SDG

지속가능보건개발

Health 2015 : from MDGs to SDGs

World Health Organization 저
남 은 우 연세대학교 교수 대표역자

World Health Organization

계축문화사

World Health Organization (WHO)

1946년 61개국의 세계보건기구헌장 서명 후 1948년 26개 회원국의 비준을 거쳐 정식으로 발족하였다. 1923년에 설립한 국제연맹(League of Nations) 산하 보건기구와 1909년 파리에서 개설한 국제공중보건사무소에서는 약물을 표준화하고, 전염병을 통제하며 격리 조치하는 업무를 수행하였다.

WHO에서는 이 업무를 이어받아 세계 인류가 신체적·정신적으로 최고의 건강 수준에 도달하는 것을 목적으로 활동한다. 이를 위해 질병검역 업무와 연구자료 제공, 유행성 질병 및 감염병 대책 후원, 회원국의 공중보건 관련 행정 강화와 확장 지원 등의 일을 관장하고 있다.

주요조직으로는 총회·이사회·사무국이 있다. 총회는 주요정책의 결정 기관으로 매년 회의를 개최하고, 이사회는 30여 명의 보건전문가로 구성되며 3년마다 새로 선출한다. 사무국은 전세계에 설치된 지역사무소와 각 분야별로 행정요원들이 활동한다. 그밖에 전문가자문부회·전문가위원회 및 세계 각 지역에 지역위원회·지역사무국으로 구성된 지역기구가 있다. 재정은 회원국 정부의 기부금으로 충당한다.

연세대학교 연세글로벌헬스센터

연세글로벌헬스센터(Yonsei Global Health Center, YGHC)는 국제보건사업기관으로서 산학협력을 중시하는 연세대학교 원주산학협력단에 2014년 3월 1일에 설립되었다. 최근 보건의료의 국제화와 공적개발원조의 확대에 발맞춰 새로이 만들어진 YGHC는 지속가능한 보건개발 및 질병 없는 지구(disease free society) 조성을 목적으로 만들어졌다.

YGHC는 연세대학교 보건과학대학 보건행정학과의 인력을 중심으로 연세대학교 원주캠퍼스, 원주의과대학 및 국내외 대학은 물론이고 관련 NGOs들과의 연계를 통하여 사업을 추진하며 국제보건사업 수행 및 연구기관으로 성장하고 있다. 2015년 현재 YGHC는 아프리카 콩고민주공화국 Kwango 지역 KOICA 모자보건 역량강화 사업과 중남미 페루 리마 및 까야오 지역 KOICA 건강증진사업, 파라과이 센트럴주 림뻬오시 보건의료체계 형성 및 일차의료 강화사업을 수행중에 있으며, 2013-2014년 동안 아프리카 에티오피아 오로미아주 KOICA 대학역량강화 보건사업을 수행한 경험이 있다.

역자 소개

연세대학교 연세글로벌헬스센터 가나다 순

김도형 연세대학교 Yonsei Global Health Center 선임 연구원
연세대학교 일반대학원 보건행정학과 보건학박사

김연주 연세대학교 일반대학원 보건행정학과 박사과정
연세대학교 일반대학원 치위생학과 치위생학석사

김연희 연세대학교 일반대학원 보건행정학과 통합과정
에티오피아 Hayat Medical College대학 간호학사

김지언 연세대학교 연세글로벌헬스센터/KOICA ODA Young Professional
연세대학교 보건행정학과 보건학사

김하윤 연세대학교 Yonsei Global Health Center 선임 연구원
연세대학교 일반대학원 보건행정학과 박사 수료

남은우 연세대학교 보건과학대학 보건행정학과 국제보건학 교수
연세대학교 Yonsei Global Health Center센터장
일본 Toho University 의학박사 (공중위생학)

문석준 연세대학교 일반대학원 보건행정학과 통합과정
연세대학교 국제관계학과 정치학학사

송그룸 연세대학교 Yonsei Global Health Center 연구원
연세대학교 일반대학원 보건행정학과 석사과정

이지영 연세대학교 연세글로벌헬스센터/KOICA ODA Young Professional
미국 Johns Hopkins University 보건대학원 보건학석사

이태호 연세대학교 Yonsei Global Health Center 연구원
연세대학교 일반대학원 보건행정학과 통합과정

이호철 연세대학교 Yonsei Global Health Center 연구원
연세대학교 일반대학원 보건행정학과 통합과정

우경수 연세대학교 Yonsei Global Health Center 연구원
연세대학교 일반대학원 보건행정학과 석사과정

정은영 연세대학교 Yonsei Global Health Center 연구원
연세대학교 일반대학원 보건행정학과 통합과정

WHO도서 카탈로그 2015: 새천년개발목표(MDGs)에서부터 지속가능개발목표(SDGs)에 이르기까지.
1. 국제 보건 2. 보건 우선순위 3. 지구자원의 보존 4. 목표 조직화
ISBN 978 92 4 156511 0 (NLM classification: WA 530)

디자인과 레이아웃은 스위스의 L'IV Com Sarl, Villars-sous-Yens에 의해서, 출판은 프랑스에서 이루어졌습니다.

감사인사

이 리포트의 주된 저자는 Ties Boerma, Colin Masthers, Carla AbouZhar, Somnath Chatterji, Daniel Hogan and Gretchen Stevens, assisted by Wahyu Retno Mahanani, Jessica Ho, Florence Rusciano and Gary Humphreys입니다.

모든 챕터는 WHO 각 부서의 프로그래머와 파트너십의 헌신에 기반하고 있습니다. 뿐만 아니라, 다른 UN의 단체들과 학술 기관들, 그리고 onathan Abrahams, Heather Adair-Rohani, Najeeb al-Shorbaji, Valentina Baltag, Shannon Barkley, John Beard, Nicole Bergen, Douglas Bettcher, Michel Beusenberg, Ann Biddlecom, Monika Blossner, Elaine Borghi, Cynthia Boschi Pinto, Bela Bovy, Rick Brennan, Sylvie Briand, Alexander Butchart, James Campbell, Diarmid Campbell-Lendrum, Andrew Cassels, Jorge Castilla, Daniel Chisholm, Doris Chou, Richard Cibulskis, Giorgio Cometto, Alison Commar, Marilys Corbex, Melanie Cowan, Bernadette Daelmans, Cornelis de Joncheere, Carlos Dora, Tarun Dua, Chris Dye, Tessa Edejer, David Evans, Majid Ezzati, Cristin Fergus, Jane Ferguson, Christopher Fitzpatrick, Alexandra Fleischmann, Katherine Floyd, Silvia Franceschi, Claudia Garcia-Moreno, Abdul Ghaffar, Philippe Glaziou, Andre Griekspoor, Michael Gruber, Laurence Grummer-Strawn, Michelle Hindin, Rifat Hossain, Ahmad Reza Hosseinpoor, Justine Hsu, Hamid Jafari, Rick Johnston, Sowmya Kadandale, Rania Kawar, Edward Kelley, Ron Kessler, Marie-Paule Kieny, Rudiger Krech, Joseph Kutzin, Jeremy Lauer, Katherine Lofgren, Belinda Loring, Daniel Low-Beer, Blerta Maliqi, Matthews Mathai, David Meddings, Christopher Mikton, J. Jaime Miranda, Nirmala Naidoo, Lori Newman, Margaret Peden, Vladimir Poznyak, Amit Prasad, Annette Pruss-Ustun, Mario Raviglione, Dag Rekve, Leanne Riley, Gojka Roglic, Alex Ross, David Ross, Nancy Sampson, Shekhar Saxena, Lale Say, Anne Schlotheuber, Gerard Schmets, Amani Siyam, Shams Syed, Tibor Szilagyi, Tamitza Toroyan, Edouard Tursan D'Espaignet, Nicole Valentine, Meindert Onno Van Hilten, Cherian Varghese, Eugenio Villar Montesinos, Joanna Vogel, Milton Were, Teodora Wi, Stefan Wiktor의 노력으로 이루어졌습니다.

역자 서문

들어가는 말

이 책은 세계보건기구(WHO, World Health Organization)에서 펴낸 Health 2015: From MDGs to SDGs를 번역한 책이다. 국제연합(United Nations)은 2015년도에 새로운 개발의제를 개발하여 SDGs 즉 Sustainable Development Goals 지속가능개발목표를 발표하였다.

이 SDGs 의제는 전 세계의 정상들이 유엔본부에 모여 서명한 범 지구적인 아젠다로 2016년부터 2030년까지 발효된다. 이 책은 WHO가 SDGs 의제 가운데 보건 관련 분야만 정리한 보고서를 Yonsei Global Health Center에서 번역한 것이다.

이 책의 주요 내용과 의미

이 책의 주요 내용은 제1장에서는 그간 추진되어 온 새천년개발목표(MDGs, 2000–2015)의 성과 및 지속가능개발목표(SDGs, 2016–2030) 개념에 대한 이해 및 전반적인 소개를 담고 있다. 제2장에서는 건강의 경제적, 사회적 및 환경적 맥락에서 본 주요 사항들에 대하여 국제적인 측면에서 소개를 하고 있다. 제3장에서는 의료의 접근성을 강화하기 위한 보편적 건강보장(Universal Health Coverage)의 원리와 개념에 대하여 소개를 하고 있다. 제4장에서는 인간의 생식보건, 모성보건, 신생아 건강, 아동보건, 청소년 건강 및 영양결핍 문제에 대한 관리 원칙 및 성공 사례들을 소개하고 있다. 제5장에서는 감염성 질환의 원인, 유행 상황 및 전 국가적인 차원에서 꼭 알아야 할 대응원리들을 소개하고 있으며, 특히 성공 사례를 보여주고 있다. 제6장에서는 새로이 문제시 되고 있는 지구상의 문제인 비감염성 질환의 발생원인, 지역별 문제 크기 및 WHO 차원에서의 대응원리들을 소개하고 있다. 제7장에서는 정신건강 및 약물남용에 대하여 대륙별 문제 크기, 대응원리 및 성공 사례를 보여주고 있다. 제8장에서는 손상 및 폭력 문제에 대하여, 원인 주요 발생 지역 및 대처 방안에 대하여 설명을 하고 있다. 그리고 마지막으로 제9장에서는 건강에 대한 시사점 및 도전과제에 대한 고찰을 통하여 미래 지향적인 세계 보건에 대한 통찰력을 제공해 주고 있다.

감사의 말

이 책의 번역은 대학원 보건행정학과에서 국제보건학을 전공하는 학생들과 함께 작업을 하였으며, 문장의 딱딱함, 어려운 용어 등을 가급적 쉬운 한글로 번역하도록 노력하였다. 특히, 최종적으로는 KOICA Young Professional인 이지영 양과 김지언 군과 학부생인 김진리, 김마현 양이 오역을 중심으로 교정을 하였다.

이러한 노력에도 불구하고, 이 책의 많은 내용과 자료들을 충분히 소화해 내고 번역하기란 쉬운 일이 아니었다. 혹시, 각 나라의 공중보건 분야 전문 용어를 번역할 시에 그리고 각 나라의 문화와 관련된 내용을 번역시 종종 잘못된 번역이나 어색한 부분이 있을 수 있다. 이는 대표 번역자의 미숙함으로 돌려 주기 바란다.

이 책이 번역되어 나오기 까지 반년이라는 시간이 흘렀다. 그동안 번역 작업에 참여해준 보건행정학과 대학원생, Yonsei Global Health Center의 연구원 그리고 KOICA Young Professional인 이지영 양 그리고 김지언 군에게 고마움을 표하며, 출판을 맡아 주신 계축문화사에게 감사의 뜻을 표한다. 마지막으로 한국어판 번역권을 허락해 준 WHO 본부에도 감사의 글을 드린다.

2016년 12월
연세대학교 원주캠퍼스
Yonsei Global Health Center에서
대표역자 남 은 우

저자 서문

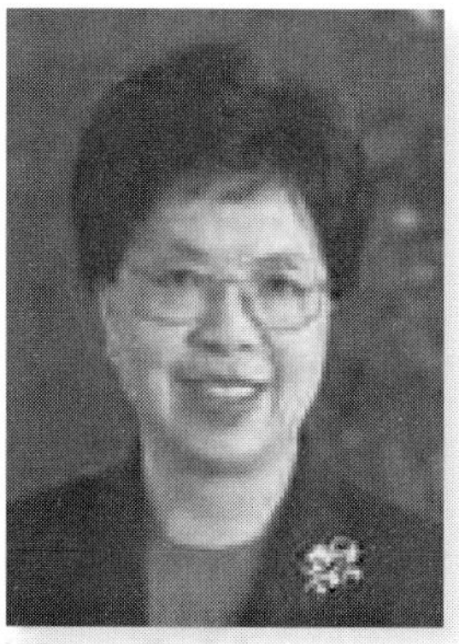

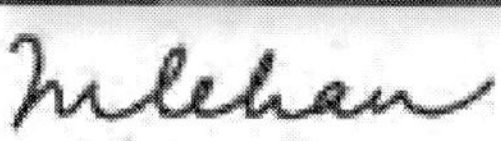

Dr Margaret Chan
Director-General
World Health Organization

2015년에 새천년개발목표(MDGs)의 기한이 만료되었습니다. 그리고 Post-2015 의제로써 17개의 지속가능개발목표(SDGs)가 자리잡게 되었습니다. 우리는 새로운 시대의 문턱에 서 있습니다. 그리고 지금은 굉장히 중요한 순간이기도 합니다. MDG 하에 정의된 보건 관련 개발 동향을 되돌아보고, 업적을 주목하며, 배웠던 교훈을 복습하고, 미해결된 영역들을 환기시키고, 우리가 현재 직면한 도전과제들을 바라봐야 하기 때문입니다.

MDG를 향한 진전들이 다양한 방법으로 인상적인 결과를 남겼지만, 대부분 완전히 해결되지 못한 상태로 남아있습니다. 보건 부문에서 모성 사망 및 아동 사망을 줄이고 감염성 질환에 대응하는 측면에서 전례 없는 진전을 이뤘지만, 여러 세계 많은 국가들의 MDG 세부목표들은 충족되지 못했습니다. 때문에 미해결 의제들에 대한 재조명이 필요합니다. 하지만, 더욱 중요한 것은 이러한 극적인 진전이 2030년까지 야심찬 성과를 위한 디딤돌이 되어야 한다는 것입니다. 이와 비슷하게, 급성 감염성 질환의 전파, 자연재해 및 분쟁 상황, 비감염성 질환 및 정신건강 장애의 급속한 확산, 세계 각지의 광범위한 불평등 등 MDG에서 간과되었던 현재 진행중인 모든 공중보건 도전과제들을 해결하는 것 역시 중요합니다.

SDG는 새로운 보건 목표("모두의 건강한 삶 보장과 모든 연령대의 웰빙 증진")를 설정하여 광범위한 세부목표와 더불어 앞서 언급한 문제들의 많은 부분을 정면으로 다루고 있습니다. SDG는 또한 지속가능개발의 3대 축인 경제, 사회, 환경을 넘나들고, 방대한 인간 행동의 범위를 포함하는 17개의 목표와 함께 행동 범위를 확장시켰습니다. 새로운 의제의 5p[즉, 사람(people), 지구(planet), 번영(prosperity), 평화(peace), 파트너십(partnership)]는 곧 모든 국가들의 것이기도 합니다.

SDG 달성의 기본은 빈곤 및 불평등 근절, 포용적인 경제성장의 이룩, 지구환경 보존, 인구집단 건강증진 등이 단순히 연계되어 있는 것이 아닌 상호의존하고 있다는 사실을 인지하는 것입니다. 이는 개발 전략에 대한 심오한 함의를 가지는데, 이들 중 대부분은 우리가 전진함으로써 드러나게 될 것입니다. 그러나, 몇 가지는 처음부터 분명해 보입니다. 개발을 위한 사일로 기반(silo-based), 수직적 접근법은 보다 폭넓게 제공되어야 한다는 것이나, 범분야적(cross-cutting) 접근법은 국가별 필요 및 우선순위에 맞춰 통합되고 조정되어야 한다는 것 등이 대표적입니다.

보다 통합적인 개발 접근법을 취함으로써 SDG는 우리에게 발전할 수 있는 기회를 제공하고, 협력하고 시너지 효과를 이끌어 낼 수 있는 기회를 포착하게 해줍니다. 그러나, 이에 대한 도전들 역시 명백하게 나타납니다. 예를 들면, 범분야적 문제들을 다루기 위해서 부문간 훨씬 더 큰 통합 및 조정의 노력을 이루는 것이 필수적입니다. 이를 달성하기 위해 국제적, 지역적 파트너십 및 협력과 함께 국가적 대책에 초점을 맞추어야 새로운 추진력을 얻을 수 있습니다.

2000년 이후 상당한 성과가 달성되었습니다. 그러나, 이러한 진전은 누구도 소외되지 않도록 모두를 위해 더 나은 세상을 만들겠다는 우리의 노력을 유지하지 않는다면, 판도는 쉽게 뒤집힐 수 있습니다. 이러한 비전을 성취시킬 수 있는 열쇠는 우리의 노력을 현명하게 집중하며, 정부나 개발 파트너들이 지원할 수 있는 명확하고 측정 가능한 목표들을 설정하는 것입니다. 보건 목표 내 보편적 건강보장(UHC) 세부목표는 13개의 모든 보건 세부목표들에 걸친 통합적인 행동을 위한 플랫폼을 제공합니다. 저는 UHC를 단순히 하나의 세부목표로 간주하기 보다는 보건개발의제의 핵심으로 인정해야 한다는 믿음을 가지고 있습니다. UHC는 기타 보건 세부목표의 달성을 위해 더욱 지속가능한 접근법을 뒷받침할 뿐만 아니라 다른 세부목표들 사이의 균형을 조정하는 역할까지 담당하기 때문입니다. 이 모든 것과 관련하여 이제 적절한 모니터링 체계를 도입함으로써 세부목표를 설정하고 진전을 측정하는 모니터링이 가능해집니다. 저는 이것이 앞으로 우리가 나아가야 할 길이라고 믿습니다. 이 보고서는 SDG 의제의 이행을 전적으로 지원하기 위해 WHO가 준비하는 일련의 작업들의 첫 단계입니다.

목 차

약어표

ACT	artemisinin-based combination therapy	아르테미시닌 기반 병용요법
AFR	WHO African Region	WHO 아프리카 지역
AIDS	acquired immunodeficiency syndrome	후천성면역결핍증
AMR	WHO Region of the Americas	WHO 아메리카 지역 또는 미주 지역
ART	antiretroviral therapy	항레트로바이러스 치료
ARV	antiretroviral drug	항레트로바이러스 약물
BCG	bacillus Calmette-Guerin	칼메트-게랭균 (결핵 예방접종)
BMI	body mass index	신체질량지수
CDC	Centers for Disease Control and Prevention (USA)	미국 질병통제예방센터
COPD	chronic obstructive pulmonary disorder	만성폐쇄성폐질환
CRD	chronic respiratory disease	만성호흡기질환
CRVS	civil registration and vital statistics	주민등록 및 인구동태통계
CVD	cardiovascular disease	심혈관질환
DALY	disability-adjusted life year	장애보정수명
DHS	Demographic and Health Survey	인구통계건강조사
DTP	diphtheria, tetanus, pertussis (whooping cough)	디프테리아, 파상풍, 백일해
ECOSOC	United Nations Economic and Social Council	유엔 경제사회이사회
EMR	WHO Eastern Mediterranean Region	WHO 동부 지중해 지역
ENAP	Every Newborn Action Plan	신생아 사망 근절 실행계획
EPMM	Ending Preventable Maternal Mortality	예방가능한 모성사망 종식
EUR	WHO European Region	WHO 유럽지역
FGM	female genital mutilation	여성 성기절제 또는 여성 할례
FP2020	Family Planning 2020	가족계획 2020
G8	Group of 8 countries	미국·일본·영국·프랑스·독일·이탈리아·캐나다 선진 7개국과 러시아
GDP	gross domestic product	국내총생산
GISRS	WHO Global Influenza Surveillance and Response System	WHO 글로벌 인플루엔자 감시 및 대응 시스템
Global Fund	Global Fund to Fight AIDS, Tuberculosis and Malaria	에이즈, 결핵 및 말라리아 퇴치를 위한 글로벌 펀드
GNI	gross national income	국민총생산
GOARN	Global Outbreak Alert and Response Network	세계 유행경보 및 대응 네트워크
HAI	Health Action International	국제건강운동
HBV	hepatitis B virus	B형 간염 바이러스
HCV	hepatitis C virus	C형 간염 바이러스
Hib	Haemophilus influenzae type b	b형 헤모필루스 인플루엔자
HIV	human immunodeficiency virus	인간 면역 결핍 바이러스
HLPE	High-Level Political Forum	고위급 정치회담
HPV	human papillomavirus	인유두종 바이러스
HRH	human resources for health	보건인적자원
IAEG	Inter-agency and Expert Group	기관 간 전문가 그룹
ICT	information and communication technologies	정보통신기술
IHP+	International Health Partnership and related initiatives	국제보건파트너십

IHR	International Health Regulations	국제보건규약
IPCC	Intergovernmental Panel on Climate Change	기후변화에 관한 정부간 협의체
ITN	insecticide-treated mosquito net	살충 처리된 모기장
LLIN	long-lasting insecticidal net	지속성 살충제 함유 모기장
MCV	measles-containing vaccine	홍역 백신
MDG	Millennium Development Goal	새천년개발목표
MDR TB	multidrug-resistant TB	다약제 내성 결핵
mhGAP	WHO Mental Health Gap Action Programme	WHO 정신건강 유지 활동 프로그램
MICS	Multiple Indicator Cluster Survey	복수지표집단조사
MMR	maternal mortality ratio	모성사망비
NCD	noncommunicable disease	비감염성 질환
NMR	neonatal mortality rate	신생아 사망률
NTD	neglected tropical disease	열대풍토성 소외질환
ODA	official development assistance	공적개발원조
OECD	Organisation for Economic Co-operation and Development	경제협력개발기구
OWG	Open Working Group	공개작업반
PCV	pneumococcal conjugate vaccine	폐렴연쇄상구균 백신
PEPFAR	United States President's Emergency Plan for AIDS Relief	에이즈 퇴치를 위한 대통령 긴급구제계획
POP	persistent organic pollutant	잔류성 유기오염물질
PPP	purchasing power parity	구매력 평가지수
R&D	research and development	연구개발
RMNCAH	reproductive, maternal, newborn, child and adolescent health	생식, 모성, 신생아, 아동 및 청소년 건강
RMNCH	reproductive, maternal, newborn and child health	생식, 모성, 신생아 및 아동 건강
SARS	severe acute respiratory syndrome	중증급성호흡기증후군
SDG	Sustainable Development Goal	지속가능개발목표
SEAR	WHO South-East Asia Region	WHO 동남아시아 지역
SSFFC	substandard, spurious, falsified, falsely-labelled and counterfeit	기준 미달, 가짜, 거짓 상표, 위조, 모조 의약품
STI	sexually transmitted infection	성매개감염병
TB	tuberculosis	결핵
TRIPS	Agreement on Trade-Related Aspects of Intellectual Property Rights	무역 관련 지적재산권협정
U5MR	under-five mortality rate	5세 이하 아동사망률
UHC	Universal Health Coverage	보편적 건강보장
UN	United Nations	국제연합
UNAIDS	Joint United Nations Programme on HIV/AIDS	유엔에이즈계획
UNESCO	United Nations Education, Scientific and Cultural Organization	유엔교육과학문화기구
UNFPA	United Nations Population Fund	유엔인구기금
UNICEF	United Nations Children's Fund	유엔아동기금
UNODC	United Nations Office on Drugs and Crime	유엔마약범죄국
USAID	United States Agency for International Development	미국 국제개발처
WASH	drinking-water, sanitation and hygiene	식수위생
WHA	World Health Assembly	세계보건총회
WHO	World Health Organization	세계보건기구
WHO FCTC	WHO Framework Convention on Tobacco Control	WHO 담배규제기본협약
WHO PEN	WHO Package of Essential NCD Interventions	WHO 비감염성 질환 개입을 위한 필수 패키지
WPR	WHO Western Pacific Region	WHO 서태평양 지역
WTO	World Trade Organization	세계무역기구
YLD	years of healthy life lost due to disability	장애생활년수
YLL	years of life lost to mortality	손실수명년수

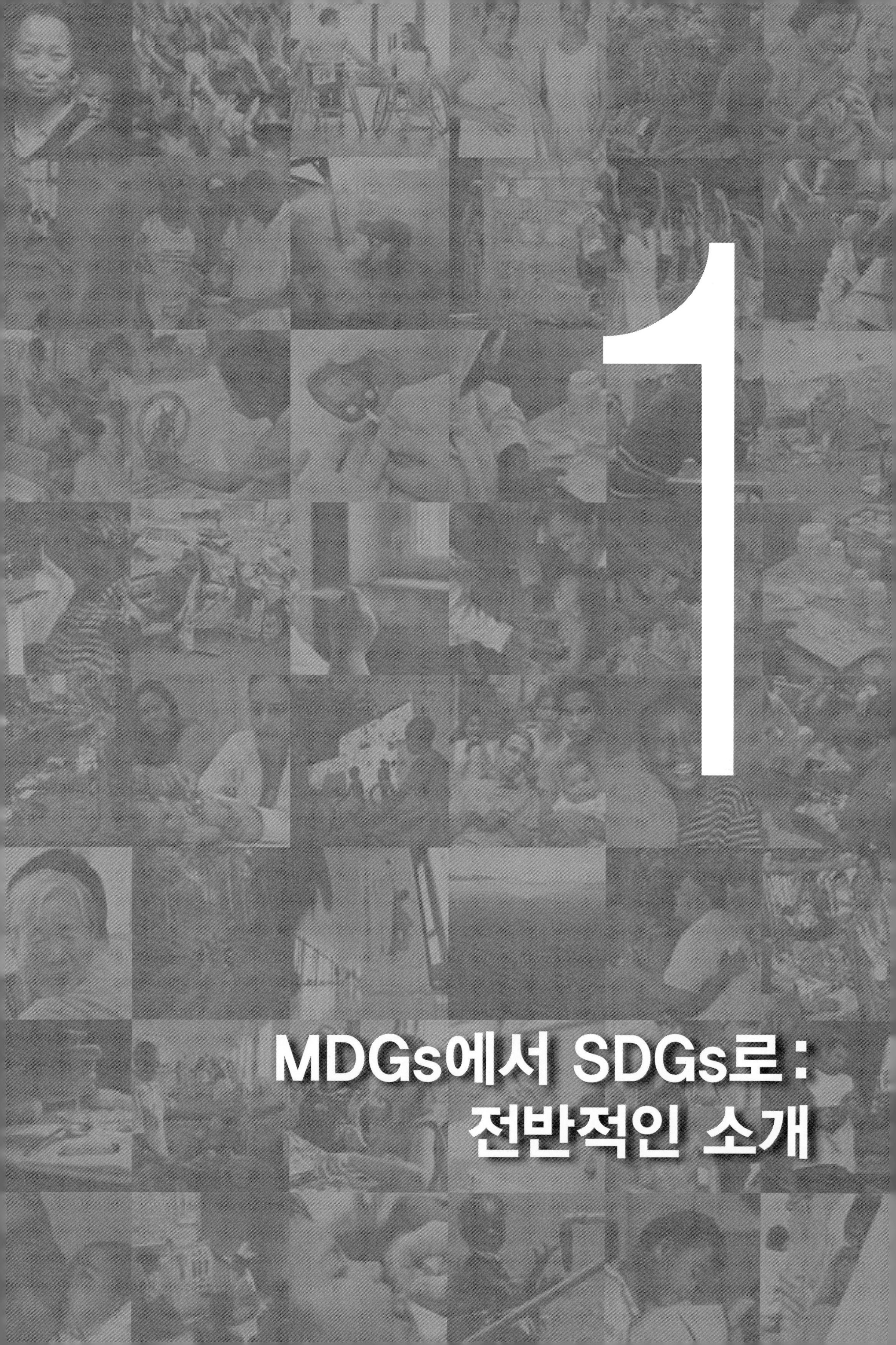

1

MDGs에서 SDGs로 : 전반적인 소개

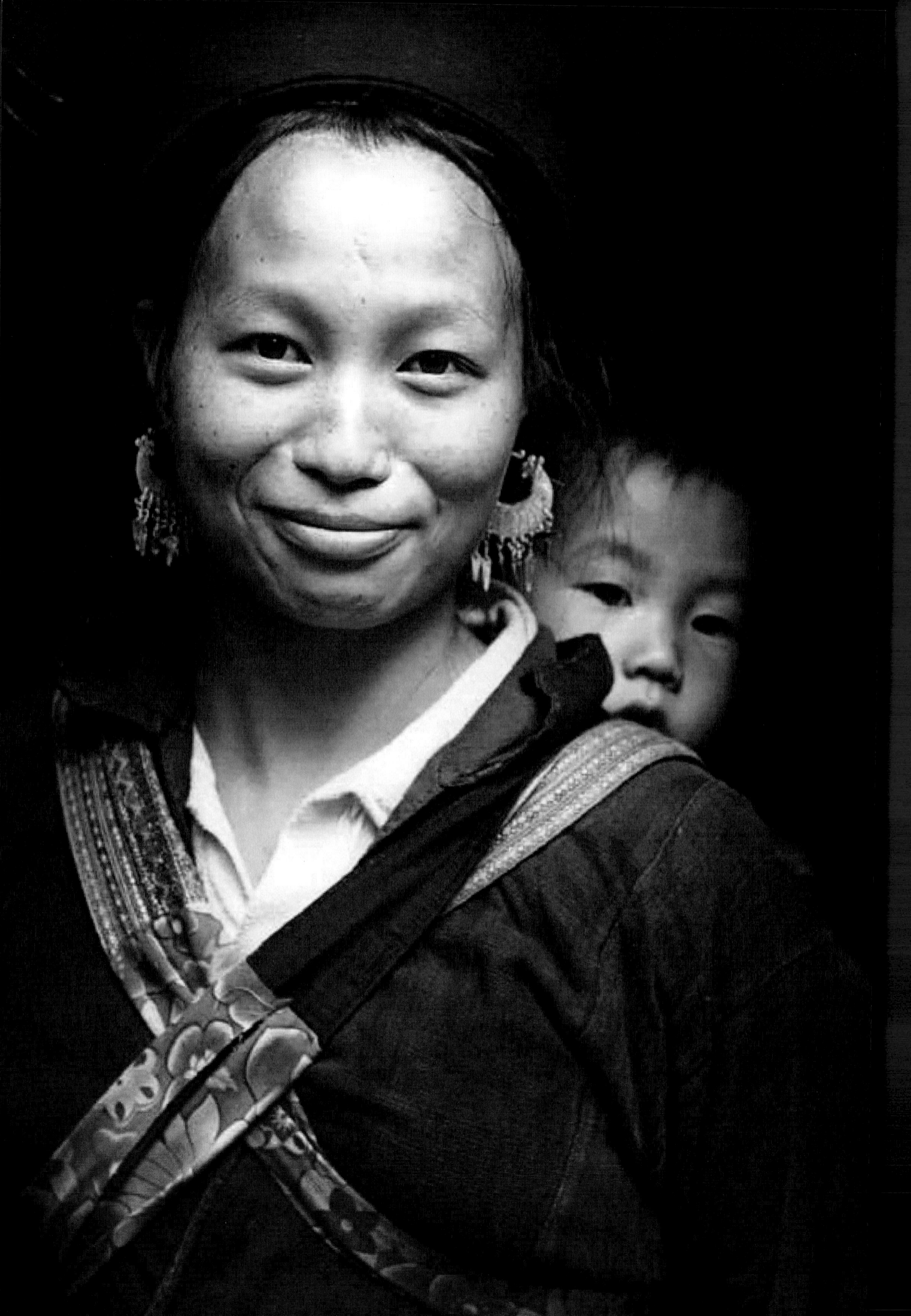

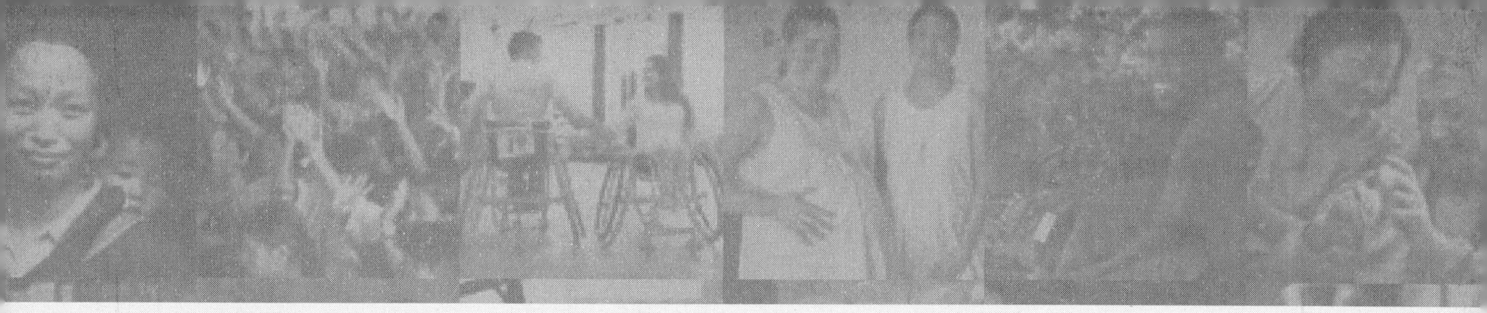

요 약

이 보고서는 지난 15년간 새천년개발목표(MDGs) 시대의 동향 및 긍정적인 영향력을 되돌아보고 향후 15년간의 주요 도전과제들을 평가함으로써 현재 시점(2015년)의 국제 보건을 설명하는 것을 목표로 한다. 2030 지속가능개발의제(Sustainable Development Agenda)는 모든 나라에 적용이 가능하고 MDG보다 확장된 역할을 수행함으로써 과거에 비해 광범위한 영역과 기회를 포함한다. 지속가능개발목표(SDGs)는 빈곤퇴치, 보건, 교육과 식량 안보, 그리고 영양을 우선순위에 둔다. 동시에 넓은 범위의 경제, 사회 그리고 환경적 목표까지 포괄함으로써 더욱 평화롭고 폭넓은 사회의 전망(prospect)을 제공한다.

빈곤 감소, 교육 개선 및 안전한 식수에 대한 접근성 향상 등 MDG의 진전(progress)은 전반적으로 주목할 만하다. 또한 3개의 보건 관련 목표와 세부목표에 대한 진전도 상당했다. 전세계적으로 HIV, 결핵, 말라리아와 같은 감염성 질환은 MDG 세부목표가 미흡했음에도 불구하고 크게 호전되어 아동 사망률과 모성 사망률이 현저히 감소하였다(1990년 이후 각각 53%와 44%).

MDG 시대에는 국제적으로 많은 진전이 있었다. MDG는 세상에 대한 우리의 사고방식을 변화시키는 데 기여하였고, 개발에 대한 국제 담론과 논쟁을 형성하였으며, 개발원조 증가에 크게 공헌하였다. 그러나 제한적인 목표를 포함하여 보건과 질병 프로그램에 관한 수직화, 보건 시스템 강화에 대한 관심 부족, "획일적인(one-size-fits-all)" 개발 계획 접근 방식에 대한 강조, 순수 가치에 집중하기보다는 총액에 집중하는 등 MDG의 한계를 드러냈다.

개별적인 한 개의 보건 목표와 13개 세부목표를 포함하는 새로운 개발의제의 17개 목표와 169개 세부목표는 사람(people), 지구(planet), 번영(prosperity), 평화(peace) 및 파트너십(partnership)을 아우르는 지속가능개발의 3대 축(경제, 사회, 환경)을 통합한다. 보건의 목적은 광범위하다: "모든 사람들 그리고 모든 연령층에 걸쳐 건강한 삶을 보장하며 웰빙을 증진한다." 보건은 지속가능한 개발 정책의 중점적인 요인으로 정책의 기여자인 동시에 수혜자이다. SDG를 밑받침하며 통합적인 접근이 반영된 다른 목표 및 세부목표와 보건 목표 사이에는 많은 관련이 있다. 13개의 보건 세부목표 중 하나인 UHC(보편적 건강보장)는 광범위하고 야심찬 보건 의제가 모든 국가에서 실행 가능하도록 전반적인 체계를 제공한다.

모니터링과 진전에 대한 평가는 SDG의 중요한 요소로, 지표체계는 아직 개발 중이며 2016년에 채택될 예정이다.

2015년 9월 25일에 개최된 국제연합(UN) 총회에서 새로운 개발 의제인 "세계의 변혁: 2030 지속가능개발 의제"를 채택했다.[1] 이 새로운 의제는 과거에 비해 광범위한 영역과 기회를 포함하며, 모든 나라에 적용 가능하다. Post-2015 체계는 지난 15년간 저중소득 국가의 발전을 촉진하고 빈곤을 퇴치하는데 중요한 체계를 제공했던 MDG를 능가한다. SDG는 빈곤 퇴치, 기본적인 인권으로써의 건강, 교육, 식량 안보와 영양 등을 우선순위로 유지하되, 경제, 사회, 환경 목표와 더불어 더욱 평화롭고 폭넓은 사회를 만들기 위한 약속으로 구성되어 있다. 13개의 세부목표와 하나의 특정한 목표를 포함하여 17개 목표와 169개 세부목표는 많은 관련성이 있으며 SDG를 뒷받침하는 통합된 접근방식을 반영하는 범분야적 요소(cross-cutting elements)가 존재한다.

이 보고서는 지난 15년간 새천년개발목표(MDG) 시대의 동향과 긍정적인 영향력을 되돌아보고 향후 15년간의 주요 도전과제들을 평가함으로써 현재 시점(2015년)의 국제 보건을 설명하는 것을 목표로 한다. 다음 장에서는 인구와 역학(epidemiological) 변화, 그리고 건강의 경제적, 사회적, 환경적 결정요인을 포함한 내용들을 알아본다. 이후 이어지는 6개의 장에서는 SDG의 보건 목표에서 매우 중요하게 여겨지는 주요 보건 영역의 동향 및 도전과제에 대해 다룬다: UHC; 생식(reproductive), 산모, 신생아, 아동 및 청소년 건강; 감염성 질환; 비감염성 질환; 정신건강 및 약물남용; 손상 및 폭력. 일부 장에서는 다수의 보건 세부목표들과 필요한 경우 다른 목표의 SDG 세부목표들을 다룬다. 마지막 장은 건강에 대한 SDG의 시사점을 반영한다.

각 장은 2000년 이후 보건과 관련된 MDG의 성과와 진전 혹은 MDG에서 도외시 되었던 동향들을 요약한다. 지난 15년 동안 MDG의 성공에 기여했던 주요 요인으로 국가적 대책, 국제적 파트너십, 재원의 증가, 그리고 새로운 개입의 규모 확대를 들 수 있다. 2015년 현재 및 향후 15년 동안 보건에 대한 주요 도전과제 또한 요약되었다. 각 장의 마지막 부분은 SDG의 세부목표에 정의된 전략적 우선순위와 함께 세계보건기구(WHO) 결의안, 글로벌 실행계획 및 기타 중요한 문서들과 연계한다. 다양한 방면에서, 세계보건총회는 새로운 SDG의 목표를 향한 중요한 진전을 이루기 위해 이미 어느 나라와 국제사회를 우선시 할 것인지에 대한 계획을 세웠다. 또한 SDG는 UHC와 부문간 접근 방법(intersectoral approaches)에 관하여 더 구체화하고 자극을 필요로 하는 광범위하고 새로운 통합적 관점을 제공한다.

이 서론 장에서는 보건과 관련된 보편적인 MDG의 성과와 강점 및 한계를 간단하게 서술한다. 두 번째 장은 보건이 다른 목표와 세부목표에 어떻게 반영이 되는지, 그리고 관찰을 통해 보건과 관련된 SDG가 어떻게 성취되었는지를 포함하여 보건과 관련된 SDG의 목표들에 대해 설명한다.

MDG

2000년 9월에 개최된 UN 총회에서는 2015년까지 달성할 8가지 자발적 개발 목표에 전념할 수 있는 글로벌 파트너십과 개발파트너를 설립하면서 밀레니엄 선언을 채택했다. 도의적 목표와 실용적인 약속을 대표하여 MDG[2]는 다음과 같은 조치를 취한다: (1) 절대빈곤 및 기아 퇴치; (2) 보편적 초등교육 달성; (3) 성 평등 및 여성 역량 강화; (4) 아동 사망 감소; (5) 모성 건강 증진; (6) HIV/AIDS, 말라리아 및 기타 각종 질병 퇴치; (7) 지속가능한 환경보존; (8) 개발을 위한 범지구적 파트너십 개발로 구성되어 있다. 위의 8가지 MDG의 요소 중에 세 가지는 보건에 초점을 맞추고 있는데, 보건은 또한 다른 여러 MDG의 요소(영양, 물, 위생)가 된다.[3]

MDG 관련 활동을 하는데 있어서 국제적, 국가적 발전에 걸친 전례 없던 자원 동원이 있었고, 개발 공동체는 그 진전을 평가하기 위해 정기적으로 소집되었다. MDG와 관련된 주요 세계적 활동들은 다음과 같다: 감염성 질환[4]에 맞서 국제적인 활동을 강화하기 위해 소집되었던 2001년, 2011년 HIV/AIDS UN 특별 세션;

밀레니엄 선언의 공약을 재차 확인한 2005년 세계 정상 회의[5]; MDG의 진전을 가속화하기 위해 소집했던 뉴욕[6]에서의 2008년 UN 고위급 회담; 글로벌 실행계획(Global Action Plan)을 채택하고, 빈곤, 기아, 질병에 대항하는 계획 뿐만 아니라 여성·아동의 건강증진을 가속화하기 위한 계획을 발표하며 국가와 다수[7]에 의해 구체적인 MDG관련 공약이 정해졌던 2010년 밀레니엄 개발 목표 정상 회의; 그리고 가장 최근인 MDG와 관련된 노력[6]을 끝까지 책임지기 위해 개최된 UN의 특별행사가 있었다. 또한 그 외에 많은 지역과 국가에서 진행단계를 검토하고 새로운 약속을 만들기 위해 많은 행사가 개최되었다.

MDG는 우리가 세상에 관하여 생각하고 말하는 방식을 바꾸고 국제 담론과 논쟁을 형성하며 성 평등과 빈곤 및 기아 퇴치 같은 도덕적 의무의 대중적인 개념을 상기시키는데 많은 도움이 되었다. MDG는 개발 원조[8,9,10]에도 많은 기여를 했다. 그 증거로 공적개발원조(ODA)가 2000년에서 2014년까지 66%나 성장을 했다. 이는 전례 없는 금액인 1350억 US 달러[3]에 이르렀다. 더 많은 자금이 교육과 공중보건에 유입되었으며, 가난한 나라의 자국 내 기반 개발 자금을 증대시키기 위해 투입되었다. 공여국의 정책 및 실행 그리고 개발도상국 정부에 상당한 영향력을 발휘했다.[12] 예를 들어, MDG(특히 MDG 6)는 2002년에 만들어진 AIDS, 결핵 및 말라리아 퇴치를 위한 국제기금(글로벌 펀드) 정책 형성에 필수 고려 사항이었다.

MDG의 진행단계를 추적하기 위해서 60개의 주요 지표 측정에 상당한 투자가 요구된다. 이 주요 지표 측정은 8개의 MDG 및 21개의 세부목표를 모니터링하는데 사용된다. 연간 진행 보고서는 UN 통계국의 조율하에 과학 기술 기관[3]의 참여를 바탕으로 MDG 지표 관련 기관 간 전문가 그룹(Inter-agency Expert Group)에 의해 만들어졌다. 2008년에 세계보건총회는 정기적인 보건 MDG[13] 진척현황 모니터링을 촉구했고, 2009년부터 WHO 연례 통계 개요 및 WHO 국제 보건 관측소 데이터[14,15]에서 생성된 사무국에 의해 만들어진 보고서를 기반으로 진척현황 연례 검토를 실시하고 있다.

MDG 내 보건: 성과

전반적으로 MDG의 진전은 주목할 만하다. 예를 들어 극심한 빈곤(기근)으로 하루에 1.25 US 달러 미만으로 살아가던 사람들의 수는 1990년에 19억 명에서 2015년에 8억 3600만 명으로 절반 이상 감소했다. 마찬가지로, 개발도상국에서 영양 결핍인 사람들의 비율은 1990-92년도 23%에서 2014-16년에 13%로 줄었다. 영양 결핍 상태의 아동에 대한 목표 지수는 거의 달성되었다(표 1.1).

교육분야에서도 탁월한 진전을 이룩했다. 개발도상국에서의 초등학교 진학률은 2000년 83%에서 2015년 91%로 증가했다. 15년 전에 비해 더 많은 수의 소녀들이 학교를 다닐 수 있게 되어 개발도상국 초등·중등·고등 교육 과정에서의 성 차별 문제를 해소하는 쾌거로 이어졌다. 이는 궁극적으로 모자보건의 향상에 도움이 되었다.

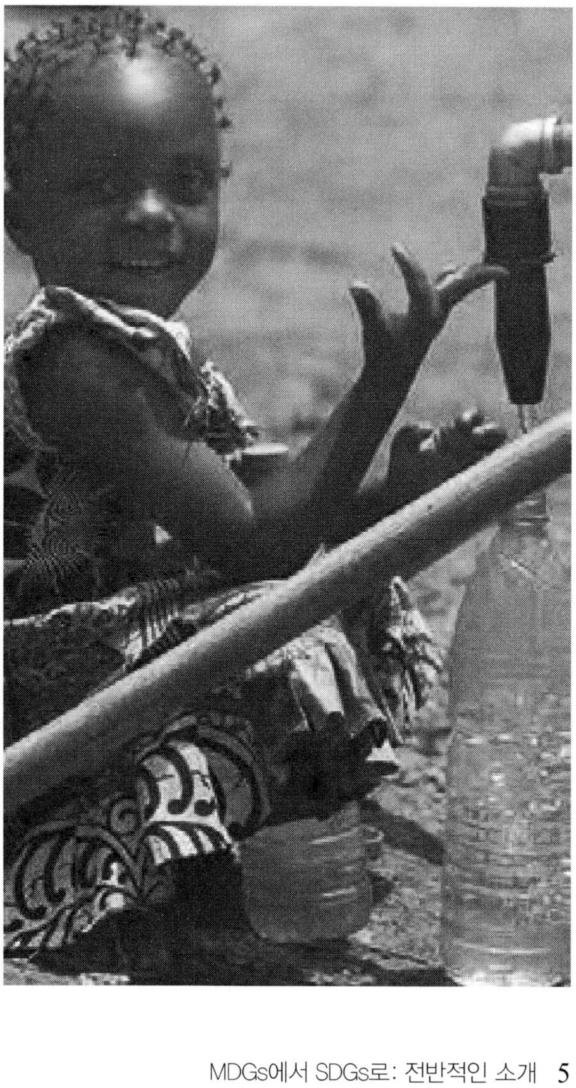

[표 1.1] 건강과 관련된 MDG의 세계 및 WHO 지역 상태

달성 진행중 불충분함

		목표	전체	AFR	AMR	SEAR	EUR	EMR	WPR
목표 1.C 1990–2015년 동안 기아로 고통받는 인구를 절반으로 줄인다.	5세 이하 아동의 저체중 인구 비율 감소 (1990년–2015년)	50	44	35	63	49	85	39	82
목표 4.A 1990–2015년 동안 5세 이하 아동 사망률을 2/3로 줄인다.	5세 이하 아동 사망률 비율 감소 (1990년–2015년)	67	53	54	65	64	65	48	74
	1살 신생아의 홍역예방접종범위[a] (%), 2014	90	85	73	92	84	94	77	97
목표 5.A 1990–2015년 동안 모성사망비율을 3/4까지 감소시킨다.	모성사망비율 감소(1990년–2015년)	75	44	44	49	69	63	54	64
	숙련된 의료 인력이 출산에 참여한 비율[b] (%), 2013	90	73	54	96	59	99	67	95
목표 5.B 2015년까지 생식건강에 대한 보편적인 접근을 달성한다.	산전관리범위 (%): 적어도 한번 방문, 2013	100	88	81	99	84	99	79	95
	가족계획에 대한 미충족 요구(%), 2015	0	24	55	19	27	28	42	10
목표 6.A 2015년까지 HIV/AIDS의 확산을 막고 줄인다.	HIV 발생 감소 비율 (2000년–2014년)	>0	45	59	28	50	−16	<−50	27
목표 6.C 2015년까지 말라리아와 다른 주요 질병들의 확산을 막고 줄인다.	말라리아 발생 감소 비율 (2000년–2015년)	>0	37	42	78	49	100	70	65
	결핵 발생 감소 비율(1990년–2014년)	>0	17	1	49	17	14	12	48
목표 7.C 2015년까지 안전한 식수에 지속가능한 접근이 어려운 인구를 반으로 줄인다.	개선된 식수자원에 대한 접근이 어려운 인구의 감소 비율(1990년–2015년)	50	62	38	62	74	67	39	84
	개선된 위생에 대한 접근이 어려운 인구의 감소 비율(1990년–2015년)	50	31	7	47	32	28	54	54

AFR: 아프리카 지역, AMR: 아메리카 지역, SEAR: 동남아시아 지역, EUR: 유럽지역, EMR: 동부 지중해 지역, WPR: 서태평양 지역

[a] 홍역 예방 접종 범위의 목표는 세계보건총회에서 설정되었다.

[b] 숙련된 의료 인력이 참석한 출생의 목표는 국제인구개발회의에서 설정되었다.

감염성 질환의 전파에 막대한 영향을 끼치는 물과 위생 관련 부문에서도 많은 진전이 있었다. 2015년에는 91%의 지구촌 사람들이 개선된 식수원을 이용하며, 이는 MDG 목표 달성에 따라 1990년 76%에 비해 향상되었다. 또한 노상배변을 하는 사람들의 비율 역시 거의 반으로 줄었다. 전세계적으로, 147개의 국가가 식수 목표를 달성했고, 95개의 나라가 위생 목표를 달성하였으며 77개의 나라는 두 개의 목표를 모두 달성하였다.

특정 건강 관련 목표 및 세부목표인 MDG4, MDG5 및 MDG6 또한 수월하게 진행되고 있다(4장, 5장 참조). 전세계적으로, HIV, 결핵과 말라리아 같은 MDG 목표들도 그 목표치를 달성했다. 아동 사망률도 53%로, 그리고 모성 사망률도 43%로 감소했다. 그러나 이

러한 성과는 축하받아 마땅하지만, 아동사망률과 모성 사망비 모두 MDG 세부목표 감소량의 2/3, 3/4 정도로 1990년 목표 수준에 비해 못 미치는 수치이다. 표 1.1에서 볼 수 있듯이, 지역적으로 균등하게 개선되지 못했으며, 아직도 심각한 불평등이 여러 국가에 걸쳐 존재하고 있다. 더 상세한 진척현황에 대한 평가는 5장과 6장에서 다룰 것이다.

MDG의 강점 및 한계

MDG는 개발 분야의 국제 목표 설정에 있어서 다른 어떤 시도보다 더 큰 영향력을 발휘했다. 2000년 이후부터 빈곤 감소, 성, 보건 및 교육에 대한 국제적 진전은 급격하게 증대되었는데, 특히 2005년 이후부터 보여진 양상은 MDG의 큰 파급효과 중 하나였다. MDG의 또 다른 강점은 간단명료하고 신속한 제도 선정에 있다. 또한 쉽게 소통할 수 있고, 측정이 용이하다는 점에서 긍정적인 평가를 받는다. 이러한 긍정적인 효과는 공여국 정부와 국제 기구 및 국가 의사 결정자가 필요한 분야에 관심을 집중하고 수행 활동 결과를 측정할 수 있도록 장려한다. 비록 특정 인과 효과를 구분하는 것은 어렵지만, 집중 강화(Intensity of focus)와 투자가 혁신의 주요한 원동력이 되었다고 할 수 있다. 이 원동력으로 항 레트로 바이러스 치료(ART), 오래 지속되는 살충 처리모기장(LLIN), 아르테미시닌 기반 병용요법(ACT), 폐렴과 설사 질환에 대항할 백신 그리고 새롭고 더 나은 진단 테스트와 같은 새로운 개발의 확대로 이어졌다. 측정 결과의 중요성을 강조한 것 역시 국가 데이터 시스템에 긍정적인 영향을 미쳤다. 2003년과 2014년 사이에 22개의 공식 MDG 지표의 하위 그룹에 대한 국가적 데이터 가용성 향상이 바로 그 좋은 예이다.[3] 2003년에는 오직 2%의 개발도상국에서만 16개 혹 22개 이상 요소에서 최소 2개의 데이터를 가진 반면, 2014년에는 모니터링 자격 요건을 맞추기 위해 국가적 통계 시스템의 역량을 증가시켜 79%의 국가로 확대되었다. 개발 파트너는 유엔아동기금(UNICEF)과 미국 국제개발처(USAID)를 비롯하여 국민건강조사에 대한 정기적인 지원을 제공함으로써 모니터링 능력을 강화하는데 중요한 역할을 했다. 이 보고서는 대부분 국가 통계 사무소가 보건부처와 협력하여 만든 것으로, 특히 생식과 모자보건 지표[18,19]와 같은 건강의 불평등에 관한 자료를 만들어냈다. 모니터링 개선의 한 가지 중요한 이점은 모니터링-검토-시정 조치로 이어지는 과정에서 책무성(accountability)의 중요성이 강조된다는 것이다. 이 책무성의 중요성은 이미 모든 수준에서 강조되었다. 예를 들어, 여성과 아동 보건을 위한 정보와 책임위원회(Commission on Information and Accountability for Women's and Children's Health)의 권고는 모니터링을 개선시켰을 뿐 아니라 시민사회, 정치, 미디어[20,21]의 평가과정에서 포괄적이고 투명한 검토를 가능하게 했다.

이러한 전반적인 성공에도 불구하고, MDG는 만장일치의 승인[8,22,23,24]을 달성하지는 못했다. 예를 들어, MDG는 친빈곤층(pro-poor) 접근법에도 불구하고, 독점적으로 집계 목표와 요소들을 이용함으로써, 국가 내 불균형을 간과했다. 그로 인해, 지역사회 내 가장 가난하고 가장 소외된 집단의 건강상태 개선을 위한 노력이 부족했다. 그림 1.1은 이러한 차이를 보여주는 예이다. 49개국에서 고소득 가정과 저소득 가정, 고학력 모친과 저학력 모친, 도농 격차를 비교했을 때 5세 이하 아동 사망률은 현격한 차이를 보인다.

또한 MDG 체계는 특정한 목표를 달성하기 위해 자원을 집중할 때, 타인의 비용으로 충당한다는 비판을

[그림 1.1] 2005–2012년[25], 저-중소득 국가[a]에서의 다수의 불평등에 의한 5세 이하 아동의 사망자 수

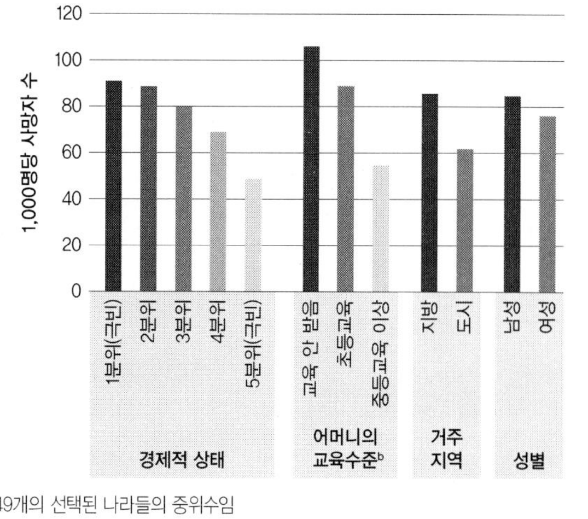

[a] 49개의 선택된 나라들의 중위수임

[b] 자료들은 10개의 국가들에서 불가능함

받고 있다. 이는 물론 집중의 특성(nature of focusing)이지만 그럼에도 불구하고 이러한 비판은 중요한 문제를 제기한다. 보건 목표가 특정 질병에 대해 특정 처방을 목표로 하는 '수직적' 접근을 택할 때, 문제는 더욱 명백해진다. '수직적' 접근 대신 보건관리에 대한 '수평적' 접근이 필요하다. 또한, 보건 문제들이 통합된 방식으로 처리되지 않아 비용의 증가와 중복 투자로 이어졌고, 이러한 수직적 접근에 대한 강조는 프로그램 전반의 통합과 지지 측면에서 제한된 투자와 함께 전략 계획의 단절, 모니터링 방법의 불일치, 자금의 흐름 및 이행 노력의 결과 분절을 야기했다. MDG는 보건 시스템과 같은 보다 광범위한 수단에 투자할 수 있도록 장려하는 것보다 수치 중심의 결과에 중점을 두고 있다. 물론 MDG 보건 지표에서 수치가 상승한 반면 감염성 질환의 발생(서아프리카의 에볼라 감염성 질환이 대표적 예이다) 혹은 급격한 NCD 부담의 증가로 약소국의 대처능력이 부족할 때 보건시스템 전반이 위축된다는 점에서 한계를 가진다.

가끔 MDG의 목적으로 여겨진 것에 대해 의문을 불러일으키기도 했다. 예를 들어, 개별국가는 MDG의 대상이 아님에도 불구하고 MDG는 모든 국가들이 도달해야 하는 일괄적이고 획일적인(one-size-fits-all) 지표로 적용되었다. 하지만, 이러한 범지구적인 목표는 후발 국가나 분쟁 상황에 놓인 국가에 도움이 되지 못한다. 특정한 상황에서 국가적 정책을 수립할 때 각 나라의 목표달성능력에 대한 심도 있는 현실적인 논의가 더 필요하다.

SDG

2015년 9월 25일, UN 총회는 "세계의 변화: 지속가능개발을 위한 2030 아젠다[1]"라는 새로운 개발 의제를 채택했다. 이 의제는 2012년 6월에 열린 유엔지속가능발전회의(Rio+20) 결과 보고서를 바탕으로 SDG에 관한 공개작업반(Open Working Group)이 설립되었다. 회원국을 주축으로 한 공개작업반(OWG)은 SDG 초안을 준비했다. 2014년 9월 유엔총회에서 제시된 SDG에 관한 공개작업반(OWG)의 초안이 받아들여져 SDG 초안은 Post-2015 개발의제[27]의 주요 지침으로 통합되었다. 이후, 추가적인 정부간 협상을 거쳐 2014년 제69회 유엔총회 최종 의정서에 반영되었다. 이 의정서는 '2015-2030[28] 재해 위험 경감을 위한 센다이 강령(Sendai Framework for Disaster Risk Reduction)'과 '아디스 아바바 행동의제(Addis Ababa Action Agenda)[29]'와 같은 주요한 국제회의의 결과와 2014년에 출판된 Post-2015 의제에 관한 사무총장의 통합 보고서 "존엄성의 길: 기아종말, 삶의 전환, 그리고 환경보호"[30]를 포함하고 있다.

새로운 개발 의제의 17개의 목표(표 1.2)는 사람, 지

[표 1.2] 17개 SDG

1	모든 국가에서 모든 형태의 빈곤 종식
2	기아의 종식, 식량안보 달성, 영양상태 개선 및 지속가능한 농업 증진
3	모든 사람의 건강한 삶을 보장하고 웰빙(Well-being)을 증진
4	모두를 위한 포용적이고 공평한 양질의 교육 보장 및 평생학습 기회 증진
5	성 평등 달성 및 모든 여성과 소녀의 역량 강화
6	모든 사람들의 식수와 위생시설에 대한 접근성과 관리 능력 확보
7	모두를 위한 적정 가격의 신뢰성 있고 지속가능한 현대적 에너지에 대한 접근성 보장
8	지속적, 포괄적, 지속가능한 경제성장과 모두를 위한 생산적 완전 고용 및 양질의 일자리 증진
9	복원 가능한 사회기반시설 구축, 포용적이고 지속가능한 산업화 증진 및 혁신 촉진
10	국가 내, 국가 간 불평등 완화
11	포용적인, 안전한, 회복력 있는 지속가능한 도시와 거주지 조성
12	지속가능한 소비와 생산 양식 확립
13	기후변화에 대한 긴급 대응[a]
14	지속가능발전을 위한 해양, 바다, 해양자원 보존과 지속가능한 이용
15	육상 생태계의 보전, 복원 및 지속가능한 이용 증진, 지속가능한 산림 관리
16	지속가능한 개발을 위한 평화적 포용적 사회 촉진, 모두가 접근할 수 있는 사법 제도, 모든 수준에서 효과적이고 책임성 있는 포용적인 제도 구축
17	이행수단 강화 및 지속가능개발을 위한 글로벌 파트너십 재활성화

[a] 유엔 기후변화협약이 기후변화에 대한 국제대응 협상을 위한 일차적 국제, 정부간 포럼임을 인식

구, 번영, 평화, 파트너십을 둘러싼 지속가능한 개발의 세 범주(경제, 사회, 환경)를 모두 아우른다. SDG는 지속적으로 빈곤 및 기아 퇴치에 주력하면서도 모든 사람을 대상으로 하는 보편적 인권에 초점을 맞추고, 성평등을 달성하기 위한 일환으로 여성과 소녀의 역량강화에 역점을 둔다. 또한 SDG는 MDG 시대 동안 미해결된 사업을 타개하기 위하여 MDG를 기반으로 확장했다. SDG는 빈곤과 불평등의 근절은 경제성장과 환경 보호의 실현과 밀접한 관련이 있을 뿐만 아니라 인구집단 건강(population health)과 역동적이며 상호적인 관계를 가진다고 인식한다. 예를 들어, 보건 부문에서 SDG는 건강을 지속가능한 개발 정책의 주요한 기여자인 동시에 수혜자로 가정한다.[26]

SDG는 보편성, 통합성, 상호보완성 및 현실성을 지향한다. 이렇게 넓은 범위의 범분야적 문제(cross-cutting issue, 모든 분야에서 공통적으로 고려해야 하는 과제)를 다루기 위해서 종전보다 더 두드러진 다부문적(intersectoral) 협력, 통합, 상호간의 결집이 필요하다. 특히 가장 가난한 취약층의 필요에 기반을 맞춘 SDG 의제를 구현하기 위한 수단으로 지속가능한 개발을 위한 글로벌 파트너십의 재활성은 강화된 국제연대 정신을 바탕으로 각 분야에 걸쳐 준비성을 갖추고, 명확하고 측정 가능한 목표를 지침으로 삼는 것이 중요하다.

보건 목표

2030 지속가능한 개발 의제의 26번째 문단은 보건에 대해 다음[1]과 같이 말한다.

> 육체적·정신적 건강과 웰빙을 증진시키고 모두의 기대 수명을 연장시키기 위하여 우리는 양질의 UHC 건강관리 접근을 달성해야 한다. 누구도 소외되지 않는다. 2030년 전에 예방 가능한 모든 죽음을 종결시킬 수 있도록 우리는 신생아와 아동, 모성 사망률 감소를 가속화시키기 위해 현재까지 많은 노력을 기울이고 있다. 우리는 가족계획과 정보, 교육을 포함한 성과 생식 관련 건강관리 서비스의 보편적 접근성 보장에 전념하고 있다. 항생제 내성 문제와 개발도상국에 영향을 미치는 방치된 질병 문제를 해결함으로써 우리는 말라리아, HIV/AIDS, 결핵, 간염, 에볼라 및 기타 감염성 질환 퇴치 진행 속도를 높이고 있다. 우리는 지속가능발전을 위한 주요 도전 과제 중의 하나인 행동 발달 및 신경 질환 등 비감염성 질환의 예방 및 치료에 최선을 다하고 있다.

17개의 목표 중 한 개는 특별히 보건을 목표로 집중적으로 다루며, 의도적으로 모든 국가와 사람들에게 해당하는 광범위한 범위를 설정하고 있다. "모든 사람들 그리고 모든 연령층에 걸쳐 건강한 삶을 보장하며 웰빙을 증진한다." 보건 목표는 3.a에서 3.d까지의 네 가지 세부실행목표를 포함하여 13개의 세부목표와 결부되어 있다. 전반적으로, SDG는 169개의 세부목표가 있다.

2030 의제가 '인권'(개발권, 자아 결정, 삶, 음식, 식수, 위생의 적정한 기준, 좋은 거버넌스 그리고 법의 규칙)이라는 용어를 여러 번 언급했다 할지라도, 이는 보건을 즉, '인권'이라고 특정하게 언급한 것은 아니다.

광범위한 보건 목표를 뒷받침하는 13개의 세부목표는 표 1.3에서 볼 수 있다. MDG 목표 중 모성 사망(3.1), 아동 사망(3.2) 및 감염성 질환(3.3)은 SDG 체계로 유지되면서 2030 의제에 맞춘 새롭고 더 야심찬 세부목표들이 증가했으며 신생아 사망률, 간염과 같은 감염성 질환, 그리고 수인성 질환까지 포함할 수 있도록 확장되었다. 성과 생식 보건 서비스(3.7), 백신과 의약품에 대한 접근(3.b)과 같은 세부목표 역시 MDG 세부목표와 밀접한 관계를 가지고 있다. 성과 생식의 권리는 성 평등에 관한 MDG5 영역 하에 다루어진다.

SDG는 NCD와 정신건강(3.4), 약물남용(3.5), 손상(3.6), 유해 화학물질과, 물, 토양 오염과 기타 오염으로 인한 건강에 미치는 영향(3.9)과 WHO 담배 규제에 관한 기본 협약(WHO FCTC)(3.a)이라는 새로운 목표들을 포함하고 있다. 3.d 목표는 국가적이고 국제적인 건강 위험 감소 및 관리에 대해 다루고 있으며, 3.c 목표는 최빈개도국 혹은 군소도서개발국에서 일어나는 보건재정조달 및 보건인력 문제를 다루고 있다.

[표 1.3] SDG 3에서의 건강과 관련된 목표들

3.1	2030년까지 모성사망비 정상출산 10만 명당 70명으로 경감시킨다.
3.2	2030년까지 예방 가능한 5세 이하 아동 및 신생아 사망을 종식시킨다. 신생아 사망률 출생아 1,000명당 12명으로 줄이고, 5세 이하 아동 사망률을 출생아 1,000명당 25명으로 줄이는 것으로 모든 국가에 해당되는 내용이다.
3.3	2030년까지 에이즈, 결핵, 말라리아, 열대성 질병, 간염, 수인성 질병 그리고 전염 가능성이 있는 모든 감염성 질환을 종식시킨다.
3.4	2030년까지 예방과 치료를 통해 비감염성 질환으로 인한 조기 사망률을 1/3로 줄이고, 정신건강과 웰빙을 증진한다.
3.5	헤로인 및 코카인 남용과 과도한 알코올 섭취 등의 마약 남용 문제를 예방하고 치료하는 방안을 강화한다.
3.6	2020년까지 교통사고로 인한 사망자와 부상자 수를 현재의 반으로 줄인다.
3.7	2030년까지 가족계획에 관한 정보와 교육, 재생산 건강 등을 국가 차원의 프로그램으로 통합시키는 프로그램을 전세계에 있는 누구나 이용할 수 있도록 한다.
3.8	경제적 위험 대비 방안, 수준 높은 필수 보건의료서비스 이용, 안전하고, 효율적이고, 수준 높으며, 부담 없는 필수 약물과 백신 이용을 포함한 보편적 보건 서비스 보급을 달성한다.
3.9	2030년까지 해로운 화학물질, 공기, 수질, 토양 오염 등으로부터 오는 다양한 질병들로 인한 사망의 숫자를 대폭 줄인다.
3.a	WHO 담배규제기본협약의 이행을 강화한다.
3.b	개발도상국에 주로 영향을 미치는 감염성 및 비감염성 질환에 대한 백신 및 의약품의 연구개발을 지원하고, 공중보건의 보호 및 특히, 모든 사람이 의약품에 접근 가능하도록 하기 위해, 무역관련 지적재산권협정(TRIPS)의 모든 조항을 활용할 수 있는 개발도상국의 권리를 확인하는 TRIPS협정과 공중보건에 관한 도하선언에 따라 적정가격의 필수 의약품과 백신에 접근 가능하도록 한다.
3.c	특히 최빈개도국 및 군소도서지역을 포함한 개발도상국에서 보건 관련 인력을 모집하고, 개발하고, 교육하고, 유지시키며 금전적 보상도 제공할 수 있는 방안을 대폭 늘린다.
3.d	국내/국제적 보건 위험들을 대처할 수 있는 방안과 위험을 줄이는 방안, 미연에 예방할 수 있는 방안을 모든 나라들 특히 개발도상국에서 실행할 수 있도록 지원한다.

UHC는 광범위하고 야심찬 의제가 모든 국가에서 실행 가능하도록 전반적인 체계를 제공하는 세부목표(3.8)이다. UHC는 모든 보건 목표에 영향을 미치는 유일한 세부목표이며, 다른 목표에 있는 보건 관련 세부목표와 연계된다. SDG의 UHC 문제는 NCD 특정 세부목표를 포함하여 모든 보건 세부목표의 중요성을 서술한 3장에서 다뤄진다. 논리적인 방법으로 보건 목표를 조직하는 간단한 체계는 9장에 제시되어 있다.

다른 목표에서의 보건

보건은 많은 비보건 목표들과 연관되어 있다. 이는 보건이 경제, 사회 및 환경적 결정요인에 영향을 주고 받는다는 사실에서 확인할 수 있다. 보건의 진전은 경제, 사회, 환경의 진전에 의존적이다. 12개가 훨씬 넘는 다른 목표들의 세부목표들은 보건 관련된 것으로 고려될 수 있으며, 보건 목표 성취와 모니터링 진전을 위해 만든 전략, 정책, 계획들에 특별한 주의를 기울여야 한다. 목표 17은 실행 방법에 관한 것이며 보건 목표의 구현을 위한 네 가지 방법과 관련되어 있다.

SDG의 장점 중 하나는 수용[31]의 폭이 넓다는 것이다. 이는 감염성 질환, 비감염성 질환, 손상뿐 아니라 나날이 증가하는 도시화와 오염, 기후변화와 같은 건강 결정요인 또한 포함한다. SDG 의제는 보건과 지속가능한 개발의 밀접한 관계를 강조한다. 만약 사람들이 그들의 건강을 증진시키고 보호하는데 필요한 정보와 서비스를 제공받으며 감당할 수 없는 의료비 지출에서 해방될 수 있다면 보건 정책은 지속가능한 개발과 빈곤 감소에 기여할 수 있을 것이다. 결국, 지속가능한 개발은 최빈국과 국가 내에서 저소득집단과 취약계층에게 제일 큰 영향을 미치는 환경 악화와 기후변화의 악영향을 줄일 수 있다.

모든 부문에서 만들어진 정책은 인구의 건강과 의료형평성에 심각한 영향을 미칠 수 있다. 사람의 건강은 전적으로 보건 부문만의 책임은 아니다. 그것은 또한 교통, 농업, 주거, 무역, 외교 정책 등의 문제에 의해 영향을 받는다. 건강 결정요인의 다양한 특성을 다루기 위해서는 정부 전체가 참여하는 정책적 의지가 필요하다. 보건 부문은 인구집단 건강과 의료 형평성 그리고 건강의 사회적 결정요인[32,33]을 다루기 위해서 "모든 정책에서 건강을(Health in All Policies)" 증진시켜야 한다. 건강 결정요인을 체계적으로 고려하며 시너지 효과를 추구하고 건강에 해로운 영향을 피하는 정부 정책의 접근방식을 권장해야 한다.

[표 1.4] 보건 SDG 3과 관련 있는 다른 목표들의 세부목표 예시

1.3	사회 안전망을 포함하여 모두를 위한 국가별로 적합한 사회적 보호체제 및 조치를 이행하고, 2030년까지 빈곤층과 취약계층에 대한 실질적 보장 달성
2.2	2025년까지 5세 이하 아동의 발육 부진 및 발달 지체에 관하여 국제적으로 합의된 세부목표달성을 포함하여, 2030년까지 모든 형태의 영양실조를 종식하고, 청소년기 소녀, 임산부, 모유수유 여성, 노년층의 영양적 필요 고려
4.2	2030년까지 모든 남녀 아동이 초등교육을 받을 준비가 되도록 양질의 영유아 발달과 보호, 취학 전 교육에의 접근을 보장
4.a	아동, 장애인, 성차별을 해소할 수 있는 교육시설을 만들어야 하며, 모두에게 안전하고, 비폭력적이고, 포용적이고, 효과적인 교육환경의 제공
5.2	인신매매, 성적으로 혹은 다른 형태로 가해지는 어떠한 착취를 포함하여 공적, 사적 부문에서 자행되는 여성, 소녀들에 대한 모든 형태의 폭력 제거
5.3	아동결혼, 조혼, 강제결혼, 여성 성기절제 등 여성에게 가해지는 모든 형태의 악습 철폐
5.6	인구와 개발에 대한 국제 컨퍼런스와 베이징 플랫폼에 따른 여성의 성적, 성과 출산에 관한 여성의 건강과 권리에 대한 보편적 형태의 접근을 보장
6.1	2030년까지 안전하고 이용 가능한 식수에 대한 모두의 보편적이고 평등한 접근성을 확보
6.2	2030년까지 위생 환경/설비에 대한 모두의 적절하고 공평한 접근성을 확보하고, 취약한 환경에 있는 여성과 아동의 필요에 특별한 주의를 기울여 노상배변을 종식
6.3	2030년까지 모든 영역의 식수이용 효율 증가, 물 부족을 해결하기 위한 정수와 공급을 통하여 물 부족으로 고통받고 있는 인구 감소
10.4	재정, 임금, 사회보장 정책 등 점진적으로 보다 공평한 사회를 달성하기 위한 여러 정책을 채택
11.5	빈곤층과 취약계층에 중점을 둔 2030년까지 물 관련 재해를 포함한 각종 재해에 의해 발생하는 사상자와 직간접적으로 영향을 받은 인구를 대폭 축소하고 국내총생산량에 부정적인 영향을 주는 경제적 손실 경감
16.1	전 지역에서 모든 형태의 폭력과 이와 관련된 사망률의 대폭 축소
16.2	아동 학대, 착취, 인신매매 및 모든 형태의 폭력과 고문 근절
16.6	모든 차원에서 효과적이고 신뢰할 수 있는 투명한 제도/기관 개발
16.9	2030년까지 출생 등록을 포함한 모든 사람에게 법적 지위 보장
17.18	2020년까지 최빈국 및 군소도서개발국을 포함한 개발도상국에서 소득, 성별, 연령, 민족, 이민신분, 장애, 지리적 위치와 기타 국내적으로 관련이 있는 내용을 종합한 수준 높고 시의 적절한 신뢰할 수 있는 데이터를 확보할 수 있도록 역량강화를 지원

추적 및 검토

진행단계를 추적(follow-up)하는 것은 MDG의 가속도를 유지하고 더 많은 노력이 필요한 영역을 식별하는데 필수적이다. 추적 및 검토는 SDG에서도 역시 중요하다. SDG선언은 체계적 후속 조치와 국가적, 지역적, 국제적 수준의 시행 검토에 상당한 주의를 기울이고 있다. 세계적으로, 지속가능한 개발을 위한 고위급정치포럼(High Level Political Forum on Sustainable Development)은 검토과정을 감독하는데 중요한 역할을 할 것이다. 그 검토는 UN 시스템과 협력하여 유엔 사무총장에 의해 준비된 연례 보고서에서 알려질 것이다.

추적 및 검토과정은 자발적이고 국가 주도적이다. SDG 결의안은 중앙 정부가 "글로벌 수준을 목표로 하되 각 나라의 상황에 맞춰 목표를 세워야 한다.[1]"라고 언급한다. 예를 들어 이것이 실제로 어떻게 수행될 것인지 지역 및 글로벌 메커니즘이 지표체계의 일부로써 작용할 것이다.

유엔 총회의 경제사회이사회에 의한 차후의 채택을 위하여 UN 통계위원회는 2016년 3월까지 세계적 지표체계(및 관련 세계 보편적 지표)에 대한 제안을 제공할 것이다.[34] 17개의 SDG와 169개의 세부목표에 대한 진전 모니터링은 그 세부목표와 지표들의 숫자만으로 도전이 될 것이다. 게다가, 새로운 목표와 세부목표 중 일부는 데이터 및 모니터링의 관점에서 적은 실적을 가지고 있다.

100가지 핵심 지표의 글로벌 참조 목록을 포함하여 성공적으로 테스트를 마친 기존의 지표들 중에서 어떤 핵심 지표들이 선택되어야 하는지 보건기관과 국가들 사이에 상당한 합의가 있었다. 그러나 상대적으로 정립되지 않은 지표들도 일부 세부목표를 확립하는데 요구될 수 있다. 의미 있는 지표를 개발하는데 직면한 최대의 난제는 많은 국가에서 자료가 부족하다는 것이다. 원인 특성 사망률(cause-specific mortality)을 모니터링하는 데 사용되는 것과 같이 잘 정립된 지표들 조차도 말이다. 공공 등록 제도와 중요한 통계시스템을

비롯하여 견고한 보건정보와 통계시스템을 위한 대내외 투자가 시급하다.[36]

보건 SDG를 위한 상위 기관으로서, WHO는 회원국들에게 진행상황에 관해 자세한 연간 업데이트를 제공하며 유엔 통계국에 의해 편성되는 전반전인 SDG 모니터링 과정을 정기적으로 업데이트해 알려야 한다. 이 업무를 최적으로 수행하기 위해서 유엔아동기금(UNICEF), 유엔마약범죄국(UNODC), 유엔인구기금(UNFPA), 세계은행(World Bank) 등 다른 기관들과 긴밀한 공조가 중요하다. SDG 보건과 보건 관련 세부목표는 세계보건총회(World Health Assembly)에서 채택된 세부목표들과 밀접한 관련이 있다. 많은 세부목표들이 이미 SDG 보건 세부목표들과 상응하며, 일부 SDG 보건 세부목표들이 일치하지 않더라도 SDG 체계의 보편적인 채택은 이 세부목표들이 세계보건총회와 적절하게 관련을 맺게 한다.

아주 중요한 보건 목표 모니터링

목표 차원에서 SDG를 모니터할 필요가 있다. 전반적인 보건 SDG는 "모든 사람들 그리고 모든 연령층에 걸쳐 건강한 삶을 보장하며 웰빙을 증진한다." WHO는 기대수명, 70세 이전 조기사망 및 건강수명[37,38]을 포함하여 그 목표를 모니터링 할 수 있는 몇 가지 매우 중요한 지표를 고려하고 있다. 만약 지표의 신뢰도를 높게 측정할 수 있다면, 건강수명은 사망률과 건강치 못하게 살아온 년 수(즉, 장애)를 모두 측정할 수 있는 적절한 하나의 지표가 될 것이다. 특히 고령화 인구와 장애 및 조기 사망을 유발하는 만성질환이 늘어나면서 건강, 장애, 웰빙에 관한 정확한 측정에 대한 관심이 증가하고 있다. 고소득 국가에서 평균 수명이 건강기대수명 보다 더 빠르게 증가하고 있다는 몇 가지 증거가 있다. 유럽연합(EU)에서 행해진 모니터링의 결과는 상당히 흥미로운데, 이 결과를 바탕으로 회원국들은 2020년[39,40]까지 추가로 건강한 기대수명을 성취할 것이라는 목표를 설정했다. 그러나 건강을 저해시키는 근본적인 요인과 더불어 인구집단 건강상태를 측정하기 위한 많은 시도에도 불구하고, 인구집단 수준의 기능적 상태를 시간 및 인구 비교에 따라 정기적 조사를 통해 수집되어야 하는 데이터의 유효성이 도전과제로 남아있다.

전세계 전체 사망률 데이터 처리 시스템의 적용이 큰 격차를 보임에도 불구하고 사망률은 질병이나 장애 보다 쉽게 정확한 측정이 가능하다. 여러 가지 원인별 사망 세부목표는 '예방 가능한' 사망[43]을 줄이고 종식시키는데 초점을 맞추어 Post-2015 의제로 제안되었다. 기대수명은 모든 연령대의 사망률을 측정하는데 매력적인 개요 측정(summary measure)이며, 모든 건강과 보건 관련 프로그램이 기대수명에 기여한다. [박스 1.1]은 MDG 시대 동안의 기대수명의 놀라운 발전을 보여준다. WHO는 아동, 산모, 감염성 질환, 비감염성 질환 등 주요 SDG 보건 목표의 달성으로 2030년까지 약 4세 정도의 세계 평균 수명이 증가할 것이라 예상한다. 고소득 국가와 저소득 국가의 격차는 2015년도에 17.5년에서 13-14년[41]으로 좁혀질 것이다.

전세계적으로 모든 국가[44]에서 2030년까지 70세 미

[박스 1.1] MDG 시대 동안의 기대수명 향상

전반적으로 출생 시 평균생존년수 동향은 일부이긴 하지만 1990년대 이후로 건강 향상을 나타내어 준다(그림 1.2). 건강수명은 2000년대 이후 대개의 지역에서 급속한 비율의 증가를 보였다. 전반적으로, 1990년대에서 2015년까지 건강수명은 세계 평균 6.8년의 증가를 보였으며, 아프리카 지역과 동남아시아 지역은 9.3년으로 큰 증가를 보였다. 10년 간 2.7년의 출생에서 세계 평균 건강수명의 평균 증가는 오늘날의 고소득 국가의 과거 증가보다 더 빠르다.[45] 아프리카 건강수명과 유럽 건강수명의 차이는 MDG 기간 동안 4년 가까이 좁혀졌다.

[그림 1.2] 1990-2015년, WHO 지역과 세계 출생 시 평균생존년수 동향[46]

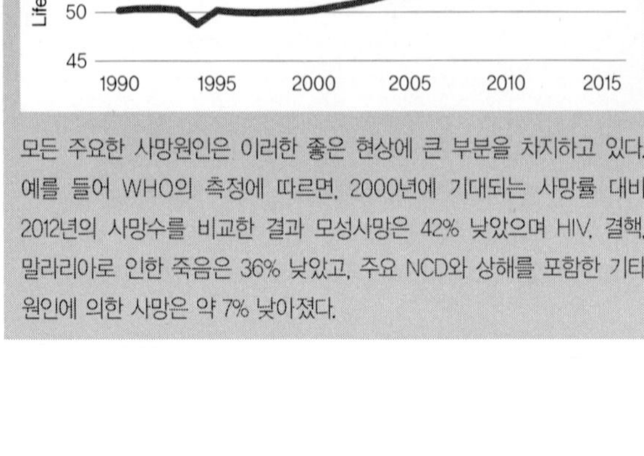

모든 주요한 사망원인은 이러한 좋은 현상에 큰 부분을 차지하고 있다. 예를 들어 WHO의 측정에 따르면, 2000년에 기대되는 사망률 대비 2012년의 사망수를 비교한 결과 모성사망은 42% 낮았으며 HIV, 결핵, 말라리아로 인한 죽음은 36% 낮았고, 주요 NCD와 상해를 포함한 기타 원인에 의한 사망은 약 7% 낮아졌다.

만 사망 수를 40%로 줄이자는 목표로 조기 사망률의 측정을 위한 제안은 고려해 볼만한 가치가 있다. 서로 다른 개발 단계에 있는 국가들은 그들과 관련된 우선순위에 따라 30세에서 70세 사이의 HIV, 말라리아, 결핵, 아동 사망률 혹은 비감염성 질환으로 인한 사망률을 줄임으로써 그러한 성과를 성취할 수 있다.

모성·아동 사망비율 2/3 감소, HIV, 결핵, 말라리아 사망률 2/3 감소, 비감염성 질환으로 인한 조기 사망 1/3로 감소, 기타 원인(다른 감염성 질환, 영양결핍, 손상)으로 인한 사망률 1/3로 감소 등 이와 같은 요소들로 인해 2030년까지 조기사망률 40% 감소가 달성될 것이다. 이러한 도전적인 하위 세부목표는 50세 미만 사망률을 반으로 줄이고 1/3 정도의 50–69세의 (대부분 비감염성 질환으로 인한) 죽음을 방지하며 70세 미만의 사망의 40%를 예방할 것이다. 이러한 감소는 WHO가 예상한 바와 같이, 70세 이상 사망률을 줄일 것이라 가정하며 전세계의 기대수명의 5년 증가를 야기할 것이다. 70세 미만의 NCD 사망을 줄이기 위한 공동 작업은 70세 이상의 NCD 사망률 또한 감소시킬 것이다.

전반적인 보건 SDG의 요소였던 '웰빙 증진'은 '정신건강과 웰빙 증진'으로 명명된 보건 세부목표 3.5와 같이 흥미로운 모니터링 과제임을 나타낸다. 건강과 자기보고식 웰빙이 (예를 들어, 건강상태는 주관적 웰빙의 중요한 결정요인이다) 복잡하게 연관되어 있지만, 동일한 것은[47,48,49,50] 아니다. 자기보고식 웰빙의 측정은 비 치명적 건강 결과의 측정에서 발생하는 많은 문제를 공유한다. 주관적 웰빙을 측정하는 분야는 급속하게 늘어나고 있으며 다음을 포함한 다른 측면들과 구별된다: (i) 평가하는 삶의 만족도: 사람의 생명 또는 그것의 일부 특정 측면에서 반성적 평가; (ii) 정서적 또는 쾌락: 일반적으로 특정 시점을 참조하여 측정된 사람의 감각이나 감정 상태; (iii) 행복론: 생활, 자율성과 자기실현[51]의 의미와 목적의식. 그러나 SDG 모니터링의 일부로 지표를 채택하는 것은 시기상조일 수 있다.

형평성 모니터링

형평성은 '누구도 소외되지 않는다'를 바탕으로 세워진 SDG의 핵심개념이다. 전반적인 보건 SDG는 평등을 중심으로 모든 연령대의 건강한 삶을 추구하며 SDG 10은 국가 내·국가 간 불평등 감소를 추구한다. 그리고 목표 3.8은 재정적 곤란의 위협에서 벗어나 보건에 평등하게 접근할 수 있는 원칙을 기반으로 UHC의 설립을 추구한다. 보건에서 형평성을 향한 움직임은 부분적으로 보건과 세분화된 모든 건강 분야와 보건 지출의 데이터를 모으는 보건 재정 정보 시스템(health financing information systems)에 의존한다. 소득, 성별, 연령, 인종, 민족 등과 같은 계층화 요인들로 인한 데이터 세분화의 활성화를 위한 역량 강화를 요구하는 세부목표 17.8은 이 사실을 인식하고 있다. 세분화된 데이터는 정책 입안자들이 취약 인구 및 직접적인 자원을 식별할 수 있게 해준다.

MDG는 국가적 성과와 산모와 아동 집단, HIV, 결핵 및 말라리아에 의해 영향을 받는 사람들과 같은 특정 집단에 초점을 맞춘다. 반면, 보건 SDG는 신생아 및 아동, 청소년, 성인 여성과 남성, 그리고 노인을 포함하여, 모든 연령대를 아우르는 건강과 웰빙을 다룬다. 이 목표는 더욱 광범위하게 모니터링 될 뿐만 아니라, 시간이 지남에 따라 연장되기에 전 생애적 접근이 필요하다. 더 말할 필요도 없이 이러한 접근 방식은 UHC의 진행단계를 모니터링 하는 것과 관련되어 있다.

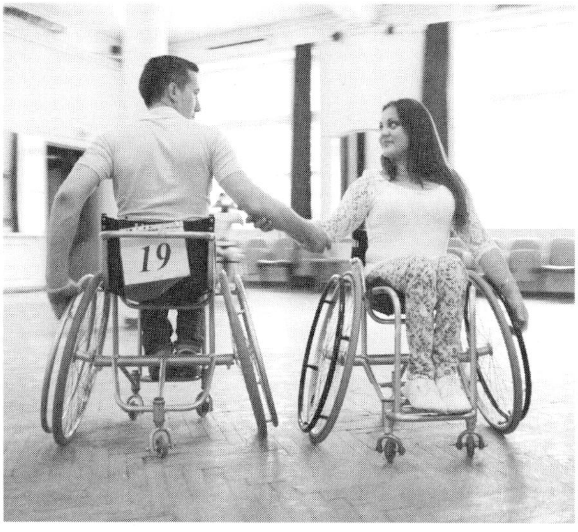

참고 및 참조

1 Transforming our world: the 2030 agenda for sustainable development. New York (NY): United Nations; 2015 (https://sustainabledevelopment.un.org/post2015/transformingourworld, accessed 5 October 2015).

2 A/RES/55/2. United Nations Millennium Declaration. Resolution adopted by the General Assembly [without reference to a Main Committee (A/55/L.2)]. United Nations General Assembly, Fifty-fifth session, agenda item 60 (b), 18 September 2000 (http://www.un.org/en/ga/search/view_doc.asp?symbol=A/RES/55/2, accessed 16 September 2015).

3 Millennium Development Goals report 2015. New York (NY): United Nations; 2015 (http://unstats.un.org/unsd/mdg/Resources/Static/Products/Progress2015/English2015.pdf, accessed 16 September 2015).

4 The attention to AIDS, particularly the 2001 United Nations General Assembly Special Session (UNGASS), was much indebted to AIDS activism, a Central Intelligence Agency (CIA) report on AIDS and security and, arguably, the work of the United Nations Secretary-General and UNAIDS.

5 A/RES/60/1. 2005 World Summit Outcome. Resolution adopted by the General Assembly [without reference to a Main Committee (A/60/L.1)]. United Nations General Assembly, Sixtieth session, agenda items 46 and 120, 24 October 2005 (http://www.un.org/womenwatch/ods/A-RES-60-1-E.pdf, accessed 16 September 2015).

6 Millennium Development Goals and beyond 2015. 2013: MDG acceleration and beyond 2015. New York (NY): United Nations (http://www.un.org/millenniumgoals/bkgd.shtml, accessed 16 September 2015).

7 For instance, at the MDG summit in 2010, many commitments were made with specific actions for the period until 2015. MDG 4 and MDG 5 attracted the largest numbers with 37 country commitments and 53 commitments by other such as the private sector, civil society, multilateral agencies and academia. There was, however, no specific global monitoring mechanism to track these and other commitments, except the overall annual monitoring(http://www.un.org/en/mdg/summit2010/pdf/MDGSummit_Matrix_12Nov2010_rev2_REV%20DZ.pdf, accessed 16 September 2015).

8 Higgins K. Reflecting on the MDGs and making sense of the Post-2015 Development Agenda. Ottawa: North-South Institute; 2013 (http://www.nsi-ins.ca/wp-content/uploads/2013/05/2013-Post-2015.pdf, accessed 16 September 2015).

9 Manning R. The impact and design of the MDGs: some reflections. In: Sumner A, Melamed C, editors. The MDGs and beyond. International Development Studies (IDS) Bulletin. 2010;41(1):7–14.

10 Other notable influences include the report of the Commission on Macroeconomics and Health, published in 2001 (http://apps.who.int/iris/bitstream/10665/42435/1/924154550X.pdf, accessed 16 September 2015).

11 Kenny C, Sumner A. More money or more development: What have the MDGs achieved? Working paper No. 278. Centre for Global Development; 2011 (http://www.cgdev.org/sites/default/files/1425806_file_Kenny_Sumner_MDGs_FINAL.pdf, accessed 16 September 2015).

12 Vandemoortele J, Delamonica E. Taking the MDGs beyond 2015: hasten slowly. International Development Studies (IDS) Bulletin. 41(1):60–9.

13 Resolution WHA61.18. Monitoring achievement of the health-related Millennium Development Goals. In: Sixty-first World Health Assembly, Geneva, 19–24 May 2008. Resolutions and decisions, annexes. Geneva: World Health Organization; 2008:25–6 (WHA61/2008/REC/1; http://apps.who.int/gb/ebwha/pdf_files/WHA61-REC1/A61_REC1-en.pdf, accessed 16 September 2015).

14 Updated from: World health statistics 2015. Geneva: World Health Organization; 2015(http://www.who.int/gho/publications/world_health_statistics/en/, accessed 16 September 2015).

15 Global Health Observatory data. Geneva: World Health Organization (http://www.who.int/gho/en/, accessed 16 September 2015).

16 For example: Caldwell JC. Education as a factor in mortality decline: an examination of Nigerian data. Popul Stud. 1979;33(3):395–413.

17 Table 1.1 summarizes regional and global progress for all the health-related MDG indicators with set targets, classified into three categories: target achieved; substantial progress; and limited progress. The classification is based on the following criteria. Target achieved: % reduction from 1990 to 2015 is equal to or exceeds the target reduction or 2015 level is within 5 percentage points of the absolute target value (% coverage); Substantial progress: % reduction from 1990 to 2015 is at least half of the target reduction or the difference between the 2015 level and the target is less than half of the gap between the absolute target and the global baseline, but more than 5 percentage points. The global baselines were rounded to the nearest 5. This results in the following cut-off values: (i) measles immunization coverage among 1-year-olds: 80%; (ii) births attended by skilled health personnel: 75%; (iii) antenatal care coverage, at least one visit: 80%; (iv) unmet need for family planning: 10%.; No or limited progress: % reduction from 1990 to 2015 is less than

half of the target reduction or the difference between the 2015 level and the absolute target is more than half of the gap between the target and the global baseline.

18 State of inequality: reproductive, maternal, newborn and child health. Geneva: World Health Organization; 2015 (http://www.who.int/gho/health_equity/report_2015/en/, accessed 16 September 2015).

19 Barros AJD, Victora CG. Measuring coverage in MNCH: determining and interpreting inequalities in coverage of maternal, newborn, and child health interventions. PLoS Med.7 May 2013;doi:10.1371/journal.pmed.1001390 (http://journals.plos.org/plosmedicine/article?id=10.1371/journal.pmed.1001390, accessed 21 October 2015).

20 Commission on Information and Accountability for Women's and Children's health. Keeping promises, measuring results. Geneva: World Health Organization; 2011 (http://www.who.int/woman_child_accountability/resources/coia_resources/en/, accessed 16 September 2015).

21 2015 iERG report: Every Woman, Every Child, Every Adolescent: Achievements and Prospects. Final Report of the independent Expert Review Group on Information and Accountability for Women's and Children's Health. Geneva: World Health Organization; 2015 (http://www.who.int/entity/woman_child_accountability/ierg/reports/2015/en/index.html, accessed 16 October 2015).

22 Fukuda-Parr S, Greenstein J, Stewart D. How should MDG success and failure be judged:faster progress or achieving the targets? World Dev. 2013;41:19–30.

23 Kabeer N. Can the MDGs provide a pathway to social justice? The challenges of intersecting inequalities. Brighton: Institute of Development Studies; 2010 (www.ids.ac.uk/go/mdgsand-social-inequalities, accessed 16 September 2015).

24 Nayyar D. United Nations Systems Task Team on the Post-2015 United Nations Development Agenda. The MDGs after 2015: some reflections on the possibilities. New York (NY): United Nations; 2012 (www.un.org/millenniumgoals/pdf/deepak_nayyar_Aug.pdf, accessed 16 September 2015).

25 Monitoring health inequality: an essential step for achieving health equity. Illustrations and fundamental concepts. Geneva; World Health Organization; 2015 (http://apps.who.int/iris/bitstream/10665/164530/1/WHO_HIS_HSI_2015.1_eng.pdf?ua=1, accessed 5 October 2015).

26 A/RES/66/288. The future we want. Resolution adopted by the General Assembly on 27 July 2012 [without reference to a Main Committee (A/66/L.56)]. United Nations General Assembly, Sixty-sixth session, agenda item 19 (http://www.un.org/ga/search/view_doc.asp?symbol=A/RES/66/288, accessed 16 September 2015).

27 A/68/L.61. Draft resolution submitted by the President of the General Assembly. Report of the Open Working Group on Sustainable Development Goals established pursuant to General Assembly Resolution 66/288. Agenda item 14. In: Sixty-eighth United Nations General Assembly, New York, 8 September 2014 (http://www.un.org/ga/search/view_doc.asp?symbol=A/68/L.61, accessed 16 September 2015).

28 Sendai Framework for Disaster Risk Reduction 2015–2030. Geneva: United Nations Office for Disaster Risk Reduction 2015 (http://www.unisdr.org/we/inform/publications/43291, accessed 28 August 2015).

29 A/RES/69/313. Addis Ababa Action Agenda of the Third International Conference on Financing for Development (Addis Ababa Action Agenda). Resolution adopted by the General Assembly on 27 July 2015 [without reference to a Main Committee (A/69/L.82)]. United Nations Gerneral Assembly, Sixty-ninth session, agenda item 18 (http://www.un.org/en/ga/search/view_doc.asp?symbol=A/RES/69/313, accessed 5 October 2015).

30 The road to dignity by 2030: ending poverty, transforming all lives and protecting the planet synthesis. Report of the Secretary-General on the post-2015 agenda. New York (NY): United Nations; December 2014 (http://www.un.org/disabilities/documents/reports/SG_Synthesis_Report_Road_to_Dignity_by_2030.pdf, accessed 16 September 2015).

31 Buse K, Hawkes S. Health in the sustainable development goals: Ready for a paradigm shift? Global Health. 2015; March(11):13 (http://www.globalizationandhealth.com/content/11/1/13, accessed 16 September 2015).

32 The Helsinki statement on Health in All Policies. 8th Global Conference on Health Promotion, Helsinki, 10–14 June 2013 (http://www.who.int/healthpromotion/conferences/8gchp/8gchp_helsinki_statement.pdf, accessed 16 September 2015).

33 Resolution WHA65.8. Outcome of the World Conference on Social Determinants of Health. In: Sixty-fifth World Health Assembly, Geneva, 21–26 May 2012. Resolutions and decisions, annexes. Geneva: World Health Organization; 2012:15–17 (WHA65/2012/REC/1; http://apps.who.int/gb/ebwha/pdf_files/WHA65-REC1/A65_REC1-en.pdf, accessed 16 September 2015).

34 An Inter-agency and Expert Group on SDG Indicators (IAEG-SDGs), consisting of 28 Member States and, as observers, regional and international organizations and agencies, is responsible for the development of a proposal for a global indicator framework in an inclusive and transparent process.

35 Global reference list of 100 core health indicators. Geneva: World Health Organization; 2015 (http://www.who.int/healthinfo/indicators/2015/en/, accessed 16 September 2015).

36 Measurement and accountability for health results: roadmap and five point call to action. MA4H summit, World Bank, Washington (DC), 9–11 June 2015 (http://ma4health.hsaccess.org/roadmap, accessed 16 September 2015).

37 WHO has organized two technical meetings to assess different options for high-level outcome measures of health: Post-2015 health outcome measures. Technical meeting, World Health Organization, Geneva, 11–12 December 2014.

38 Measurement of healthy life expectancy and well-being. World Health Organization, Geneva, 10–11 December 2012 (http://www.who.int/healthinfo/sage/meeting_reports/en/, accessed 16 September 2015).

39 Europe 2020 – for a healthier EU. Brussels: European Commission (http://ec.europa.eu/health/europe_2020_en.htm, accessed 16 September 2015).

40 Advanced research on European health expectancies. EurOhex (http://www.eurohex.eu/, accessed 16 September 2015). Includes Joint Action: European Health & Life Expectancy Information System (JA:EHLEIS).

41 An overarching health indicator for the Post-2015 Development Agenda: brief summary of some proposed candidate indicators. Background paper for expert consultation, 11–12 December 2014. Geneva: World Health Organization; December 2014 (http://www.who.int/healthinfo/indicators/hsi_indicators_SDG_TechnicalMeeting_December2015_BackgroundPaper.pdf?ua=1, accessed 13 October 2015).

42 Another approach to measuring healthy life expectancy is to rely on extensive modelling of disease and injury sequelae prevalence and distribution, and to aggregate these to population levels in order to calculate health-adjusted life expectancy (HALE). However, because the approach relies heavily on statistical modelling and the use of predictive variables to produce estimates of disease incidence and prevalence with disability weights for a large number of conditions, it may be unsuitable for monitoring progress, especially at the country level.

43 These include Target 3.1 (maternal mortality), 3.2 (neonatal and child mortality), 3.4 NCD mortality (due to four leading causes of death), 3.6 (road traffic accidents).

44 Norheim OF, Jha P, Admasu K, Godal T, Hum RJ, Kruk ME et al. Avoiding 40% of the premature deaths in each country, 2010–30: review of national mortality trends to help quantify the United Nations Sustainable Development Goal for health. Lancet. 2015;385(9964): 239–52 (http://www.thelancet.com/journals/lancet/article/PIIS0140-6736%2814%2961591-9/fulltext, accessed 16 September 2015).

45 Oeppen J, Vaupel JW. Demography: broken limits to life expectancy. Science. 2002;296(5570):1029–31 (http://www.sciencemag.org/content/296/5570/1029.full, accessed 16 September 2015).

46 Global Health Observatory data: life expectancy. Geneva: World Health Organization (http://www.who.int/gho/mortality_burden_disease/life_tables/en/, accessed 5 October 2015).

47 Dolan P, Fujiwara D. Valuing mental health: how a subjective well-being approach can show just how much it matters. London: UK Council for Psychotherapy; 2014 (http://www.psychotherapy.org.uk/UKCP_Documents/Reports/Valuing MentalHealth_web.pdf, accessed 16 September 2015).

48 Shields M, Wheatley Price S. Exploring the economic and social determinants of psychological well-being and perceived social support in England. J R Stat Soc Ser A Stat Soc. 2005;168(3)513–37 (http://onlinelibrary.wiley.com/doi/10.1111/j.1467-985X.2005.00361.x/full, accessed 16 September 2015).

49 Miret M, Caballero FF, Chatterji S, Olaya B, Tobiasz-Adamczyk B, Koskinen S et al. Health and happiness: cross-sectional household surveys in Finland, Poland and Spain. Bull World Health Organ. 2014;92(10):716–25 (http://www.who.int/entity/bulletin/volumes/92/10/ 13-129254.pdf?ua=1, accessed 16 September 2015).

50 Liu B, Floud S, Pirie K, Green J, Peto R, Beral V et al. Good health is strongly associated with happiness, but happiness does not cause good health: the Million Women prospective study. Lancet. In press.

51 See for instance: OECD Guidelines on measuring subjective wellbeing. Paris: Organisation for Economic Co-operation and Development; 2013 (http://www.oecd.org/statistics/guidelines-on-measuring-subjective-well-being.htm, accessed 16 September 2015).

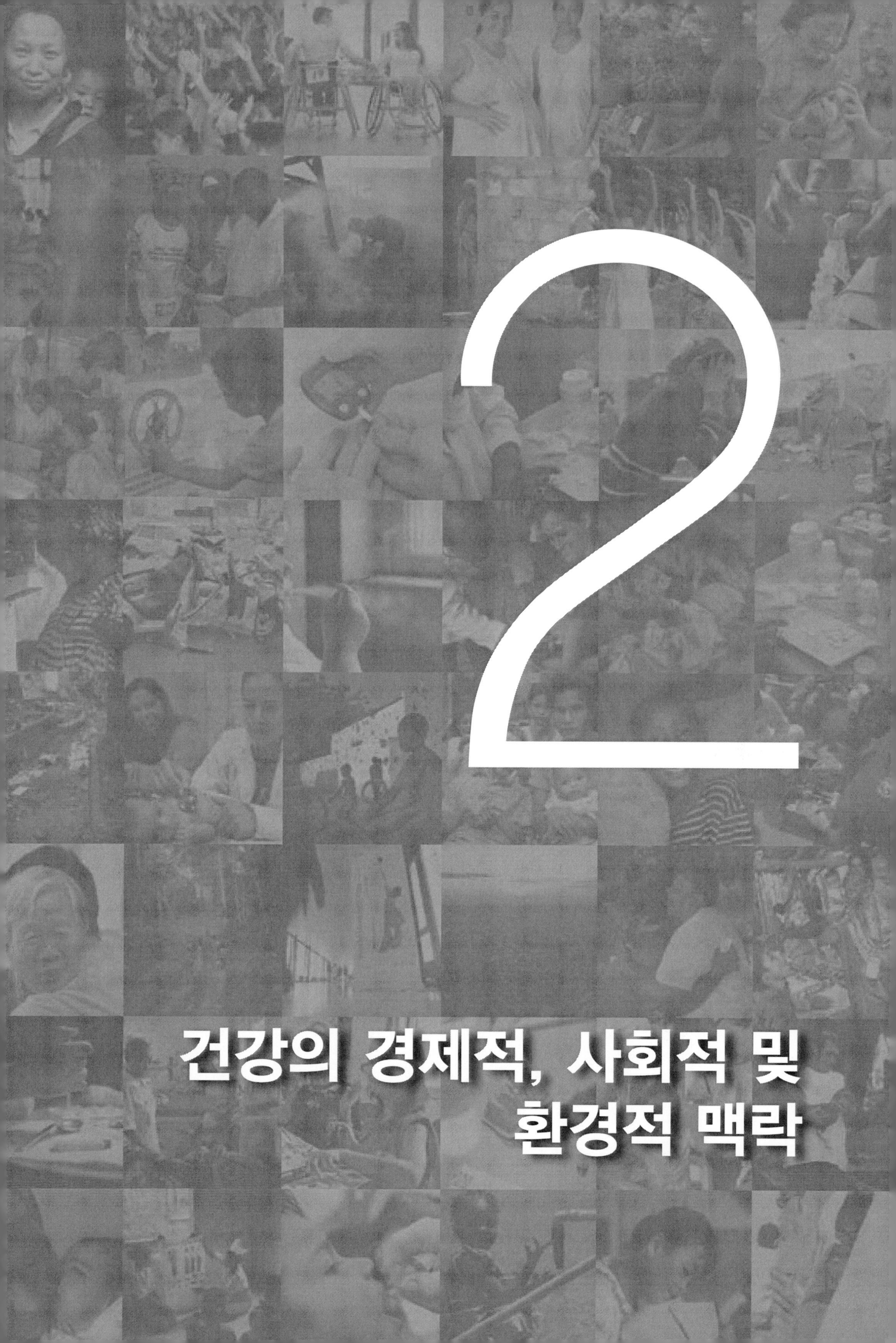

2

건강의 경제적, 사회적 및 환경적 맥락

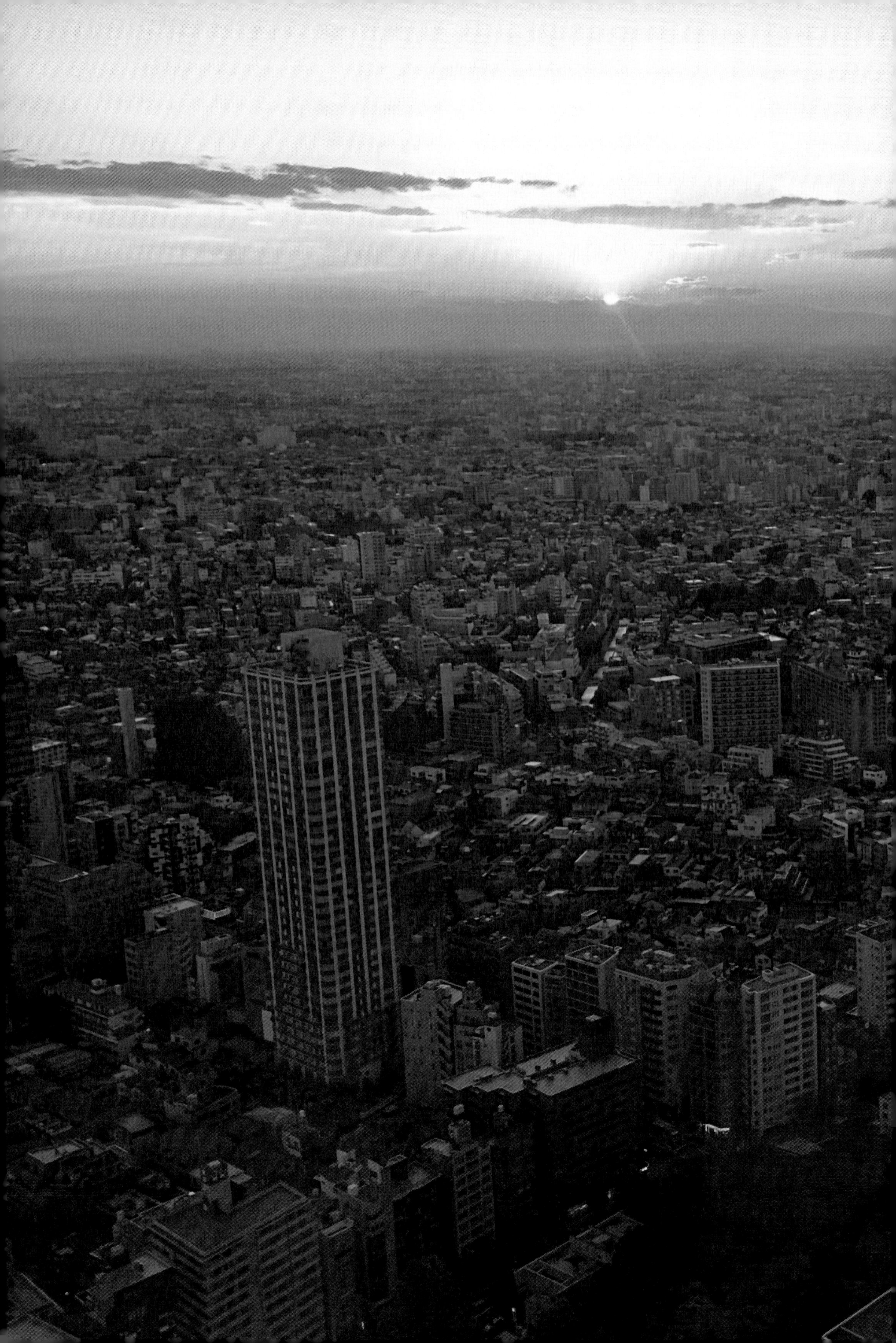

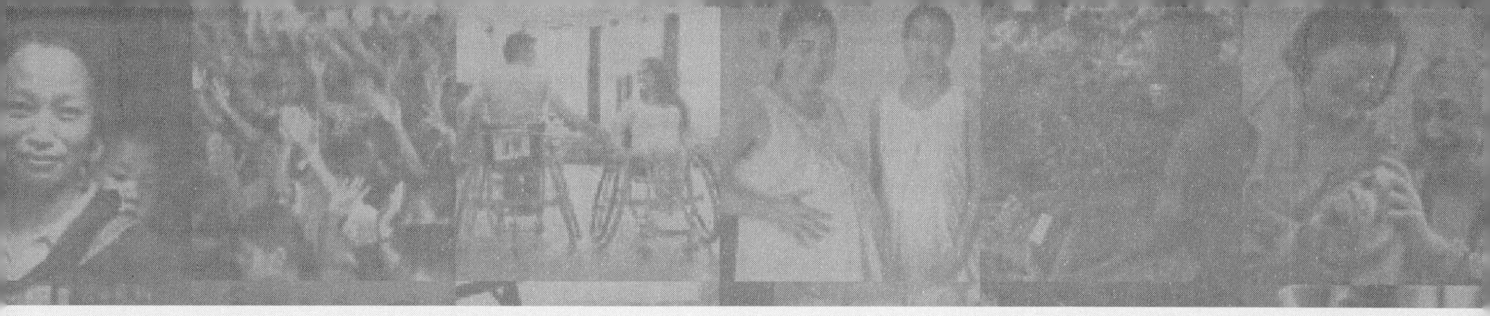

요 약

지속가능개발목표(SDG)는 건강을 인간 개발의 주요 특성으로 간주하면서 새천년개발목표(MDG) 시대의 사례보다 더욱 통합적인 방법으로 다루고 있다. 또한 사회적, 경제적 및 환경적 요인들이 건강 및 건강 불평등에 영향을 미치기도 하며 건강한 인구로부터 긍정정인 영향력을 받는다는 사실을 강조하고 있다.

주요 인구 동향은 보건에 영향을 미친다. 거의 모든 지역에서 출산율이 크게 하락했으나, 아프리카 지역에서는 여전히 높은 출산율을 보여주고 있다. 2015–2030년 동안 거의 40%에 이르는 인구 성장이 아프리카에서 발생할 것으로 예상되며, 2030년에는 세계 아동의 1/4 이상이 아프리카에 거주할 것이다. 60세 이상 인구는 SDG 시기에 50% 증가할 것으로 예상된다. 이는 많은 기회들을 제시하는 반면에 기존의 사회 규범들이 도전을 받게 되는 것을 의미한다. 보건시스템의 재정비가 필요하며, 국가들은 지속가능한 사회보장 및 장기요양을 제공해야 하는 문제에 봉착한다. 2030년쯤이면, 세계 인구의 60%가 도시 지역에 살 것이다.

빈곤 퇴치는 여전히 최우선 순위의 과제이다. 세계는 2010년에도 1990년의 빈곤율을 2015년까지 절반으로 줄이겠다는 MDG 목표를 세웠다. 긍정적인 추세에도 불구하고, 개발 도상 지역에 사는 7명 가운데 1명은 여전히 하루에 1.25달러 이하로 살고 있다. 사하라 사막 이남의 아프리카의 경우, 2015년에도 인구의 40% 이상이 여전히 절대빈곤 상황에서 살고 있다.

2013년도에는, 총 보건 지출 비용이 7조 3,500억 달러에 이르렀는데, 이는 2000년에 지출된 금액의 2배 이상이다. 보건 개발 원조는 2000년 이후 극적으로 증가했으나 현재는 줄어들고 있으며 SDG 시대에는 더 축소될 가능성도 있다. 세계에서 가장 불안정하고 취약한 국가들에 더 집중해야 할 필요가 있으며, 전통적인 개발 재원의 대상이 되어야 한다.

교육, 고용, 그리고 시민 자유에서의 성 불평등은 여성들로부터 기본적인 자유들을 빼앗고 그들의 인권을 침해할 뿐만 아니라, 건강 및 개발 성과 면에서 해당 사회 전체에 부정적으로 영향을 미친다. SDG는 보건 등 다양한 목표들에서의 성 평등 문제를 중시하고 있다. 건강권은 UHC(보편적 건강보장, Universal Health Coverage) 달성이라는 측면에서 재강조되었을 뿐만 아니라 특히 여성은 물론 이주자, 장애자와 같은 취약 그룹의 인권 실현과도 밀접하게 연관되어 있다.

교육은 건강 개선과 깊은 관계가 있고 보편적 초등 교육이라는 MDG 목표는 모든 교육 부문들을 다루는 10개의 SDG 세부 목표들을 통해 확대되었다. 불과 절반 정도의 국가들만이 MDG 목표를 달성했고, 70%는 초등 교육에서 성 평등을 이루었으나, 중등 교육에서 성 평등을 이룬 국가들의 수는 절반에 조금 못 미쳤다.

환경적 지속 가능성은 SDG의 중심 관심사이며 식수와 위생, 에너지, 도시 및 기후변화 목표 속에서 다루어진다. 기후 급변으로 인한 즉각적인 영향에서부터 가뭄과 사막화가 식량생산 및 영양실조에 미치는 장기적 영향에 이르기까지 기후변화가 건강에 미치는 영향이 점차적으로 커질 것이다. 또한 말라리아와 뎅기 등 감염성 질환 매개체들이 점점 더 많이 확산될 수 있다. 그리고 가장 가난하고 가장 취약한 인구집단이 가장 많이 영향을 받을 가능성이 있다.

건강은 그 자체가 양도할 수 없는 권리인 동시에 공동체와 사회의 성장 및 개발에 주요 기여 요인으로 인간 개발(human development)에 가장 핵심적인 사항이다. 보건은 MDG의 핵심일 뿐 아니라 SDG에서는 더 종합적인 방법으로 인간 개발의 주요 특징으로 자리매김하게 되었다. SDG 중 한 개의 목표는 특히 보건에 집중하며, 여러 다른 SDG는 건강을 증진시키고 광범위한 사회적, 환경적, 그리고 경제적 결정요인들을 다루는 행동들을 통합시킨다. 이런 결정요인들은 건강에 영향을 미치기도 하고, 건강한 인구로부터 긍정적인 영향을 받기도 한다.

아직도 보건은 개발에 필요한 중요한 요소로 간주되는 동시에 MDG 시대의 사례 보다 다른 많은 개발 우선순위들과 나란히 자리하고 있다. 이는 다음과 같은 새로운 도전과제들이 점점 많이 생기고 있다는 것을 의미한다: (i) 국가내·국가간 불평등 문제, (ii) 심각한 인구통계학적 및 역학적 변화, (iii) 급증하는 갈등, 폭력 및 극단주의, (iv) 점증하는 인구 이동 문제, (v) 자연자원 고갈, (vi) 환경의 질적 저하로 인한 부정적인 영향, 그리고 (vii) 불가역적 기후변화 전망 등이다. 두말할 필요도 없이, 이 모든 문제들은 건강에 심각한 영향을 주고, 이 문제들을 다루고자 하는 SDG는 전체적인 틀을 구상할 때 건강 문제를 고려했다(표 1.3). 본 장에서는 다음과 같이 건강에 영향을 주는 주요 경향들, 결정요인들 그리고 위험들에 대해 알아보고자 한다:

- 출산율 저하 및 인구 증가, 변하는 인구 구조 및 고령화, 인구 이동, 그리고 도시화 등 인구 동향;
- 빈곤 퇴치 및 평등, 세계화 및 무역, 그리고 개발에 필요한 재원 등 경제 및 개발 동향;
- 성, 교육, 그리고 소득 같은 사회적 결정요인들;
- 인권 및 평등;
- 기후변화 등 환경적 결정요인들과 기타 위험들

각 섹션마다, 이런 결정요인들이 SDG에 어떻게 반영되는지 간략하게 설명하고, 향후 15년 내에 건강 관련 행위들이 만들어낼 수 있는 결과들을 개략적으로 설명한다.

인구 동향

인구통계학적 동향들은 기본적으로 국가들의 경제적, 사회적 및 건강상태에 영향을 준다. 인구 증가, 출산율 변화, 그리고 인구 구조는 점차적으로 국경을 초월해 국가간 문제가 되고 있는 인구이동과 경제성장을 촉진시키는 동시에 도시화가 식량과 식수 자원 확보에 부담을 가중시켰던 것처럼 심각한 영향을 끼칠 수 있다. SDG는 인구 문제에 대해서 MDG보다 더 일목요연하게 다룬다. SDG 결과 문서(outcome document)는 국제인구개발회의의 실행 프로그램과 베이징 행동 강령(Beijing Platform for Action)[1]을 참조하였고, 세부목표 5.6은 "성 건강과 생식 건강 및 생식 권리에 대한 보편적 접근 보장"을 위한 노력을 요구하면서 이 실행 프로그램을 직접 거론한다. 급격한 도시화 문제를 다루는 한 개의 목표(목표 11: 포용적이고 안전하며 복원력 있는 지속가능한 도시와 인간 거주지 조성)가 있고, 2개의 세부목표는 특히 이주자들을 다룬다(SDG 세부목표 8.8과 10.7).

출산 및 인구 증가

출산율은 전세계적으로 감소하고 있으며, 그 결과 인구 증가는 아프리카를 제외하고 거의 모든 곳에서 둔화되고 있다. 2015년 중반, 세계 인구는 73억 명에 달했다. 이는 1950년 당시 인구의 거의 3배이며 이 가운데 60%가 아시아에 거주하고 있다. 인구 증가율이 지

[그림 2.1] 지역별 세계 인구, 1950–2050[2,3]

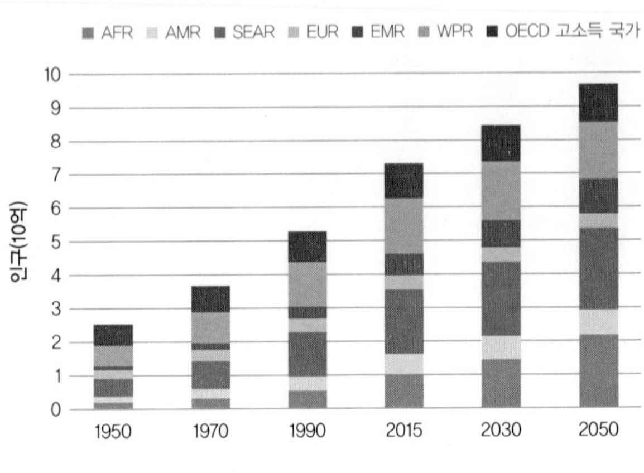

속적으로 낮아지고 있으나, 전세계 인구가 2030년쯤에 85억 명에 이를 것으로 예상된다.[2] 2015-2030년 동안 인구 증가의 약 40%는 아프리카 지역에서 발생할 것으로 예상된다(그림 2.1). 인구가 빠르게 증가하는 지역들은 대부분 기후변화에 가장 취약한 지역들이다. 인구 증가가 물 부족, 대규모 인구 이동, 그리고 곡물 수확량 감소 등 지구 온난화 결과들을 악화시킬 수도 있다.

1990년에서 2015년 사이에 아프리카 지역과 지중해 동부 지역을 제외하고 모든 지역에서 한 여성 당 평균 기대 자녀 수(총 출산율)가 대체 수준(replacement level, 2.1명) 또는 그 이하로 떨어졌다(그림 2.2). 브라질, 중국, 러시아 연합 그리고 미국 등 국가들의 출산율은 현재 대체 수준의 44%이거나 그 이하이다. 아프리카 지역의 총 출산율은 2030년 이후까지 높게 유지될 것으로 예상된다.[2]

이 예측은 2015년-2030년 기간 동안 전세계적으로 약 21억 명의 아기들이 태어날 것임을 시사한다. 이는 지난 15년에 비해 총 신생아 수가 거의 3% 정도 증가함을 의미한다. 이 신생아들의 절반은 아시아에서, 그리고 1/3은 아프리카에서 태어날 것이다. 같은 기간 동안, 가임 여성의 총 수가 9% 정도 증가해 2030년에는 20억 명에 이를 것으로 추산된다. 아프리카에서 한 여성 당 평균 출산 횟수가 감소할 것으로 추산되지만, 가임 여성의 수가 2030년까지 47% 증가할 것으로 예상된다. 이는 신생아 수가 24% 늘어난다는 것을 의미한다.[2]

[그림 2.2] 지역별 출산율 동향, 1990-2030[2,3]

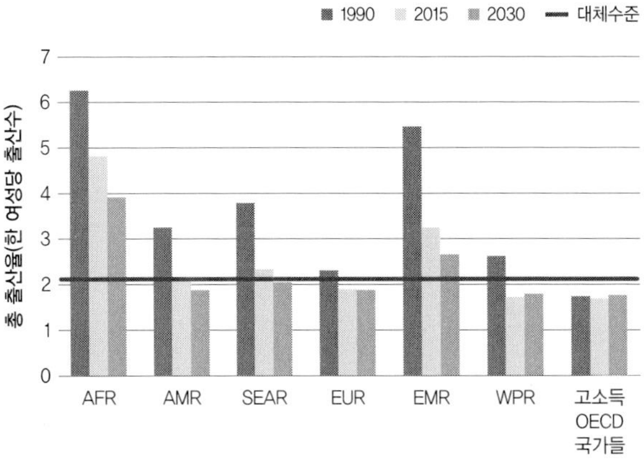

높은 출산율은 보건 및 건강 관련 문제들에 다양한 결과를 초래하기도 한다. 지속적이고 급속한 인구 증가 그리고 극빈층의 높은 출산율은 저소득 국가들 및 하위 중소득 국가들이 빈곤과 불평등을 퇴치하는데 어려움을 주기도 한다. 또한 기아 및 영양실조 극복, 교육과 보건 분야 투자, 기초 서비스들에 대한 접근 개선, 도시 계획 및 개발, 지역 생태계 보호 그리고 평화롭고 포용적인 사회를 촉진하는 것을 더 어렵게 만들 가능성이 있다.

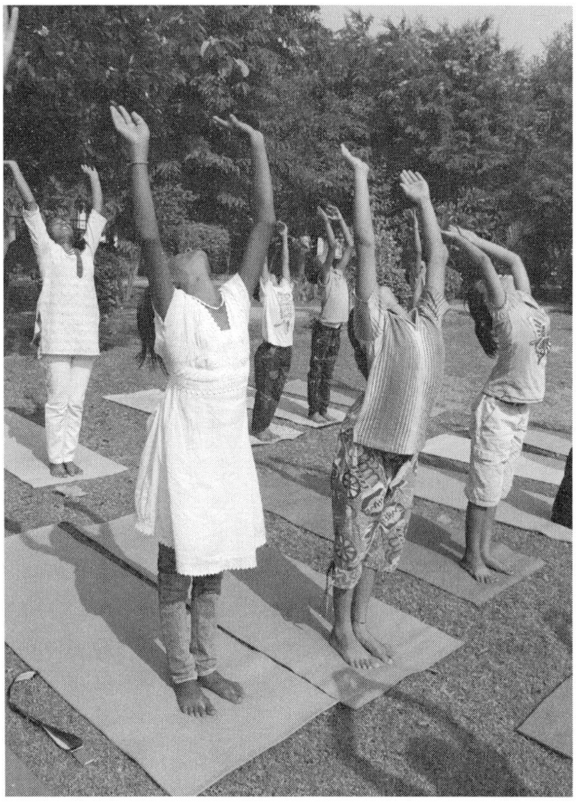

전세계적 생식, 모성, 신생아 및 아동 건강 프로그램들이 아프리카와 아시아에 집중되는데, 이는 이 지역들의 출산율이 전세계 전체 출산율의 4/5 이상을 차지하기 때문이다. 특히, 아프리카의 경우, 높은 출산율과 가임 여성의 수 증가는 예방 가능한 모자 사망을 막고자 하는 SDG의 세부목표들을 이루기 위한 노력에 상당한 영향을 미쳤다. 모든 여성들과 남성들이 자신들이 원하는 가족 규모를 만들 수 있도록 하기 위해서 생식 건강, 특히 가족 계획에 대한 투자가 필요하다. 이 밖에도, 아동 사망 및 빈곤 감소는 출산(fertility)을 줄이고 인구통계학적 및 역학적 변화를 가속화시키는데 매우 중요하다.

학령기 전 아동에 대한 조기 개입은 학교 생활과 생활 전반에 걸쳐 아동에게 실질적으로 큰 도움이 된다.[4] 아프리카의 지속적인 높은 출산율로 인해, 재원과 인적 자원이 한정된 국가들은 저비용이며 효율적인 아동발달 개입을 추진 하기가 어렵다.

인구통계학적 변화 과정에 있는 국가들의 연령 구조가 빠른 속도로 변하기 때문에 보건 분야의 방향 전환이 중요하다. 예를 들면, 출산율과 사망률 수준이 낮은 국가들의 경우, 모자보건 및 감염성 질환보다 성인 건강 및 노인 인구에 점차적으로 더 많은 자원들을 필요로 한다. 인구통계학적 변화는 역학적 변화를 동반하는데, 이런 경우, 사망 및 장애 원인으로 감염성 질환보다 비감염성 질환(NCDs), 정신장애, 그리고 손상이 더 많은 부분을 차지한다. [그림 2.3]은 어떤 국가들이 역학적 변화 과정에 있는지 보여준다. 세로축(y축)은 생식, 산모, 아동 건강 그리고 영양 부족 및 감염병 – MDG 조건들 – 으로 인한 손실수명년수(YLL)를 나타내고 가로축(x축)은 NCDs와 손상으로 인한 YLL를 보여준다. 상단에 아프리카 22개국이 위치하고 있는데, 빈곤 관련 요인들이 여전히 전체 YLL의 70% 이상 차지하고 있다. 이 역학 변화의 반대쪽 끝에 위치한 48개국은 전체 YLL의 90% 이상이 NCDs와 손상 관련 요인들에 기인한다.

청년층 팽창(The youth bulge)

전세계적으로 청년 총 수(total number of young people)가 사상 최고치에 이르고 있다. 2015년에 10–24세 청년 인구가 18억 명에 달하고 2030년까지 20억 명에 이를 것으로 추산된다. 아프리카 지역의 10–24세 청소년과 청년 인구는 2015년 3억 1,500만 명에서 2030년 4억 5,300만 명으로 증가할 것이다.[2]

인구 피라미드의 "불룩 튀어나온 부분(bulge)"에서 보여지듯 10–24세 또는 15세–24세 사이의 청년층은 총

[그림 2.3] 손실수명년수(YLL)의 주요 원인들이 MDG 질병들에서 NCDs 및 손상으로 변하는 역학적 변천 과정에서 각기 다른 단계에 있는 국가들, 2012[5]

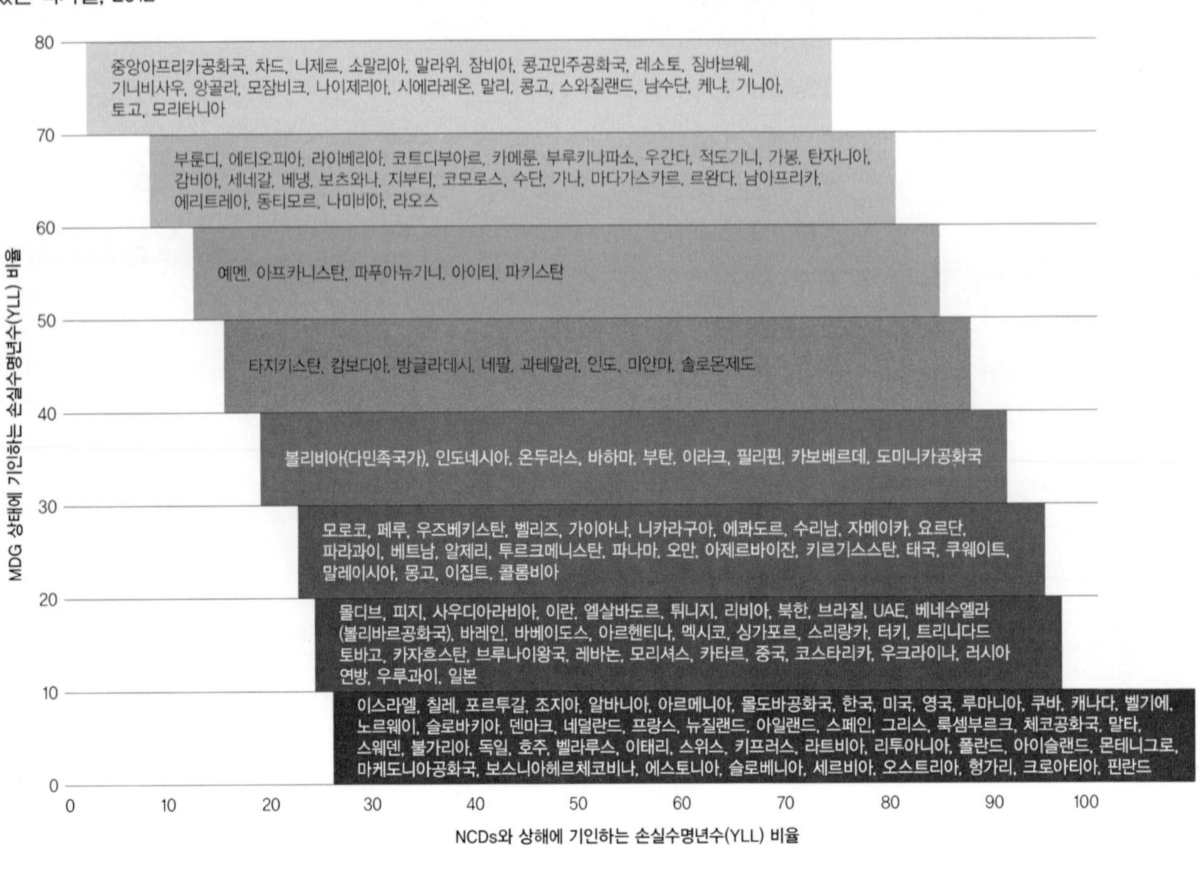

인구의 많은 부분을 차지한다. 이 청년층의 팽창은 MDG 시대 동안 많은 국가들에서 나타나는 공통 현상이다(그림 2.4). 높은 출산율과 아동 사망률 감소가 청년층 팽창의 주요 원인으로 꼽히고, 서태평양 지역에서 발생했던 것처럼 급격한 출산율 저하도 일시적인 청년층 팽창을 야기시킬 수 있다. 아프리카 지역에서는 10–24세 사이의 인구가 총 인구의 30% 이상을 차지하는데, 이 비율은 향후 15년 간 크게 변하지 않을 것으로 보인다. 아프가니스탄, 이라크, 소말리아, 그리고 예멘 등 일부 국가들에서 10–24세 인구 비율이 2030년에도 여전히 30% 이상일 것으로 예상되나, 동부 지중해 지역에서는 청년층 팽창이 감소할 것으로 예상된다.[2]

[그림 2.4] 지역별 10–24세 청년 비율 동향, 1990–2030[2,3]

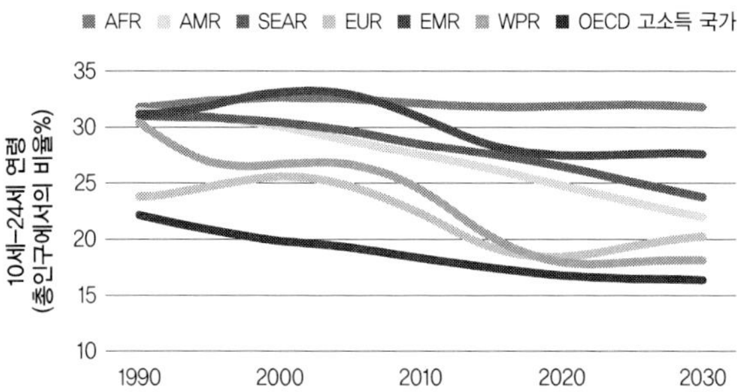

청년층 팽창이 나타나는 국가에서 노동 시장에 진입하는 청년들이 생산적인 일자리를 찾을 수 있다면, 1인당 평균 소득 수준이 증가하면서 "인구 배당효과(demographic dividend)"가 생겨난다. 하지만, 많은 젊은이들이 일자리를 찾지 못하거나 만족스런 소득을 올리지 못하면, 청년층 팽창은 사회 및 정치 불안의 잠재적 요인이 될 수 있다.[6] 동시에 젊은이들 스스로 우울증 같은 정신 질환에 더 취약하게 될 수 있다. 전세계적으로 청년 실업률은 거의 성인 실업률의 3배에 육박하며, 중동 지역에서 가장 높다.[7]

많은 국가들은 전체 인구에서 차지하는 청년층의 증가와 건강 행동 및 서비스 개선의 중요성에 많은 관심을 기울여야 한다. 여기에는 산모와 아동의 건강 개선을 청소년에게까지 확대하며 건강증진 및 예방 조치에 초점을 맞추고, 다부문적 협력에 주력하는 것이 포함된다.[8] 예를 들면, 10–19세 사망 원인 1위인 교통 사고 손상을 줄이기 위해서는 교육에서 운송에 이르기까지 다양한 서비스들에 걸친 조치가 요구된다. 더욱이, 청소년기 시절 건강에 투자하면 생애 전반에 걸쳐 엄청난 혜택을 누리게 된다. 예를 들어 NCDs의 위험도를 증가시키는 행동에 영향을 미친다면, 죽기 전까지 건강을 누리는 이득을 보기도 한다.

고령화

세계의 인구는 급속도로 나이 들어가고 있다.[9] 이 노년 인구도 중요한 인적/사회적 자원이므로 이러한 인구통계학적 변화는 사회에 많은 기회들을 제공한다. 하지만, 이는 또한 심각한 문제들을 동반하기도 한다. 세계적 기대수명은 1990년 64세에서 2015년 71세로 전대미문의 증가 속도로 늘어났다(1장, 박스 1.1 참조). 60세 이상 인구의 수가 2015년 9억 100만 명이었는데, SDG 시기에 56% 증가해 2030년에 14억 명 정도에 이를 것으로 추산되며, 이 가운데 6억 5,000만 명 이상이 70세 이상일 것으로 예상된다.[2] 이런 극적인 증가세가 아프리카 지역을 제외한 모든 지역에서 일어날 것이며, 아프리카 지역에서는 보통 정도의 증가세가 예상된다(그림 2.5). 2030년쯤, 노인 인구의 71%가 저소득 그리고 중소득 국가에서 살 것이다. 중국의 노인 인구 비율은 미국과 거의 비슷할 것이다.

인구 고령화로 인해 청년 인구 대비 노인 인구 비율이 높아질 것이며, 전통적인 노동 연령 구조에 변화가 일어난다. 15–64세 인구 대비 65세 이상 인구 비율의

[그림 2.5] 지역별 60세 이상 인구 비율 동향, 1990년–2030년[2,3]

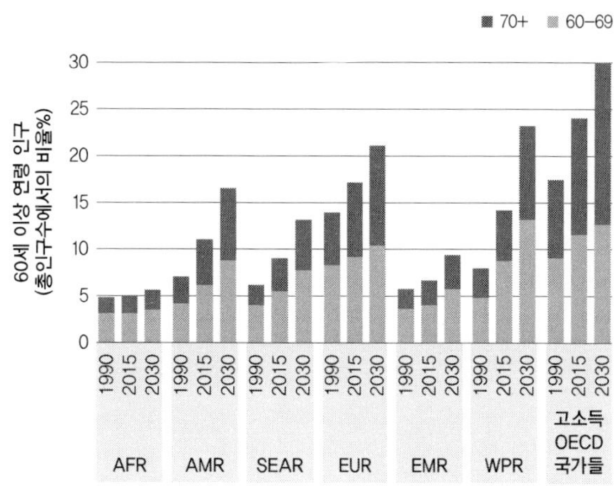

추정 추세가 지역 별로 인구 나이 구조에 큰 차이가 있음을 보여준다. MDG 시대에 대부분의 개발도상 지역들에서 이 비율은 약간 증가하거나 전혀 증가하지 않았다(그림 2.6). 하지만, 이 상황은 SDG 기간 동안에 극적으로 바뀔 것으로 기대된다. 아프리카 지역을 제외하고 모든 지역에서 비율이 상당히 증가할 것으로 예상된다.

[그림 2.6] 지역별 65세 이상 인구와 15-64세 인구 비율의 동향, 1990-2030[2,3]

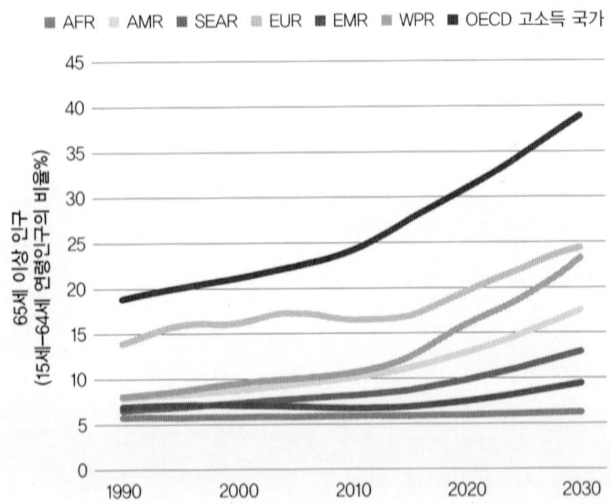

많은 중소득 국가들과 심지어 일부 저소득 국가들이 갹출형과 비갹출형을 혼합하는 방식으로 연금 적용 범위를 확대하였음에도 불구하고, 거의 절반에 이르는 고령자들이 어떠한 형태의 연금도 받지 못하며, 연금을 받는 사람들에게도 대부분 그 지원 수준은 충분하지 않다.[10] 중요한 사회적 지지 시스템들이 아직 제대로 시행되지 않은 국가들에서 많은 고령자들이 은퇴 시기에 접어들고 있다. 따라서, 지원 시스템들이 아직 시행되고 있지 않은 국가들과 이미 시행하고 있는 국가들에서 긴급히 연금 적용 범위를 확대할 필요가 있다. 분명히 말해서, 이는 재정 문제를 야기한다. 하지만, 높고 지속적인 빈곤 및 불평등 수준과 연관이 있기 때문에 부적합한 사회 보장은 지속가능한 개발에 커다란 장애가 될 수 있다.

지난 30년 동안 고령자들의 사망률이 감소했다는 사실은 적절한 의료 개입으로 인해 수명 연장이 가능해졌다는 것을 의미한다.[11] 하지만, 기대수명의 증가가 주로 근골격계 질환들과 치매 같은 만성 비감염성 질환(NCDs)으로 인해 건강한 상태에서 수명이 길어진 것인지는 명확하지 않다.[12] 최근의 분석은 기능 불편 양상(patterns of limitations in functioning)이 국가간 그리고 국가내에서 시간의 흐름에 따라 상당히 다르다는 것을 보여준다. 이는 고소득 국가에서는 다음 세대가 그 이전 세대보다 더 건강하게 더 오래 살 것이라는 것을 시사한다.[13] 하지만, 베이비 붐 세대의 비만 및 이와 관련된 위험 요인 증가를 예로 들면서, 고소득 국가들을 대상으로 한 최근의 연구들이 이러한 건강 개선 이익에 대하여 몇 가지 의문을 제기하였다.[14,15,16,17] 나이가 들어감에 따라 건강이 쇠약해지는데, 이 문제는 노인 인구 가운데 가장 빠른 속도로 늘어가는 최고령층에서 더욱 심각하다. 가난한 국가들에 살고 있는 최고령 연령대 여성들의 건강상태와, 학력 수준과 소득 수준이 낮은 최고령 연령대 사람들의 건강상태는 모든 국가에서 더 악화되어 왔다.

모두의 건강한 삶을 보장하고 모든 연령층의 웰빙을 촉진시키는 보건 SDG는 노년층의 건강에 관심을 가지지 않고서는 달성될 수 없기에 이제 이 문제는 모든 국가에서 중요한 의제가 되었다. 이는 보건시스템 설계의 큰 변혁을 요구한다. 이 전략은 1차 예방과 신체 기능의 쇠퇴 관리에 주안점을 둔다. 병약한 육체는 고령화에 따른 불가피한 결과가 아니며, 고령자들이 마주친 건강 문제들의 대부분은 예방, 지연 또는 관리가 가능한 만성 질환들과 결부되어 있다. 점차 의학과 기술은 감각 및 운동 장애를 보완할 수 있는 보조 장치들을 제공할 것이다. 또한, 환경적 지원은 기능이 크게 손상된 사람들조차도 자신들이 가고자 하는 곳에 갈 수도 있고 하고자 하는 일을 할 수 있게 한다.

일반적으로, 보건시스템은 보건서비스를 확대하고 노인들의 요구에 부응하기 위해 효율적인 전략들을 갖추고 있어야 한다. UHC의 세부목표들을 달성하기 위해, 복잡한 여러 가지 만성 질환들을 앓고 있는 노인들의 특정한 필요들은 보건시스템에 의해서 해결되어야 한다.[18,19] 또한 재앙 수준의 천문학적 의료비 지출을 방지할 수 있도록 재정적 보호가 요구된다. 이러한 보건 개입으로 인해 건강 개선 이익이 균등하게 분배될 수 있다. 신체 기능이 크게 손상된 경우에도 사람들이 각자 삶의 존엄과 의미를 지킬 수 있도록 모든 사회에서 지속가능한 장기요양 및 지원 모델들이 필요하다. 장기 요양과 지원을 필요로 하는 사람들의 수가 2030년에 2배로 늘어날 것으로 예측된다.[9]

인구 이동

우리는 오늘날 그 어느 때보다 많은 인구가 이동하는 거대한 인적 유동성 시대에 살고 있다. 2013년도 국제 이주자들의 총 수는 2억 3,200만 명으로 추산되거나 또는 전세계 인구의 3.2%로 추산된다. 2013년도에 개발도상 지역("global south") 출신 이주자들 가운데 절반은 선진국("global north")으로 이동했다(그림 2.7).[20]

[그림 2.7] 남–남 인구이동도 남–북 인구이동만큼이나 흔하다[a,20,22]

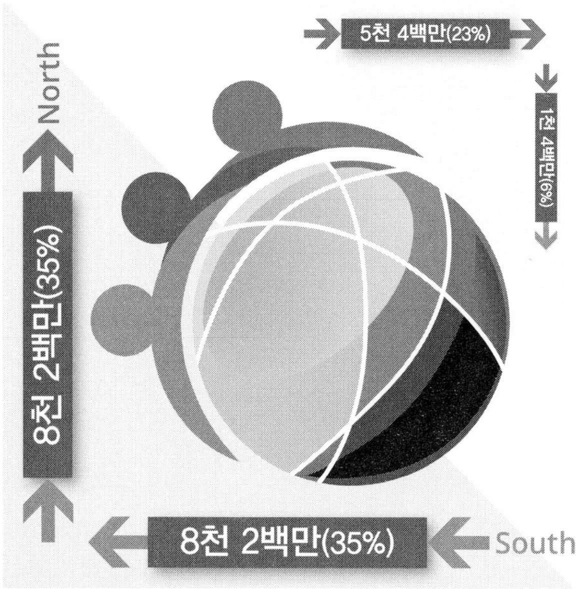

[a] 이민자 데이터 기준, 2013, 북: 선진국 지역, 남: 개발도상국 지역

개발을 대신할 수 없지만, 인구 이동은 올바른 일련의 정책들이 뒷받침 된다면, 개발을 향한 긍정적인 원동력이 될 수 있다. 예를 들면, 세계가 최대의 인구 밀도를 향해 다가가면서 인구 이동은 국가 별로 매우 다른 경제적 및 인구학적 상황들을 조화시키는데 도움이 된다. 동시에, 의사와 간호사 등 고숙련 노동자들의 이동은 상당히 부정적인 영향을 끼친다.[21]

인구 이동은 국가내·국가간 갈등의 원인 및 결과로 재조명되고 있다. 몇몇 고소득 국가들은 망명을 요구하는 난민들의 권리를 대폭 제한하고 있다. 국제 유동성의 증가로 이주 방식이 점점 더 복잡해지면서 국가, 이주자, 그 가족 및 공동체에 영향을 미치는 국제 인구 이동은 국제사회의 우선 순위가 되었다.

국경을 초월한 인구 이동을 촉진시키는 요인들은 여전히 강하게 지속되고 있을 뿐만 아니라 더 심화될 가능성이 있다. 이에 따라 국제 인구 이동은 25년 전보다 훨씬 더 빠르게 증가하고 있다.[23] 인구 이동 수준을 결정하는 요인들에는 부국들과 빈국들 사이의 이질적인 연령 구조와 소득 불평등, 저비용의 손쉬운 교통, 향상된 커뮤니케이션 기술, 이주자를 보내는 국가들과 이들을 받아들이는 국가들을 연결시키는 이주민 네트워크의 존재가 포함된다. 그리고 국가 내 인구 이동은 훨씬 더 많은 사람들에게 영향을 끼치며 일반적으로 저중소득 국가에서는 농촌에서 도시로 인구 이동이 발생한다.

분쟁과 박해 또한 인구 이동을 촉발시킨다. 2014년에 전쟁, 갈등 또는 박해로 인해 살던 곳에서 쫓겨난 사람들의 총 수는 전세계적으로 거의 6,000만 명에 육박했고, 이는 전년도에 비해 830만 명이 증가한 기록적인 수치이다(그림 2.8).[24] 이 6,000만 명 가운데 거의 2,000만 명은 난민이고, 3,800만 명은 자국 내 유민(Internally displaced people)이며 1,800만 명은 망명 신청 결과를 기다리고 있다. 전세계 난민, 망명 신청자, 그리고 자국 내 유민의 총 수는 지난 10년 동안 대략 3,800–4,300만 명 정도를 유지해 왔었으나, 2012년에 무엇보다도 중앙아프리카공화국, 이라크, 남수단, 시리아, 그리고

[그림 2.8] 갈등으로 인해 살던 곳에서 쫓겨난 사람들의 수 변동 추세, 2005–2014[24]

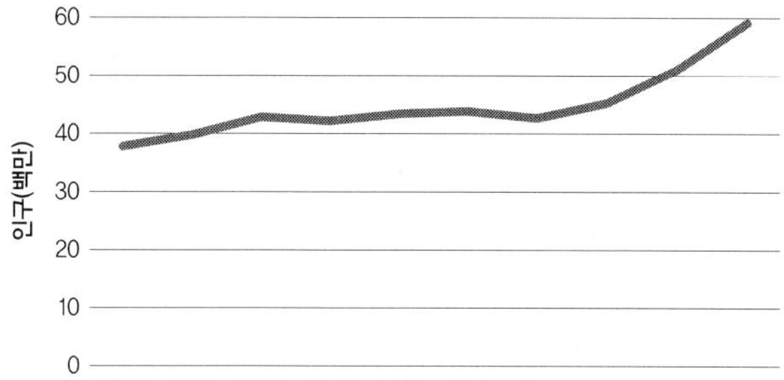

우크라이나의 분쟁으로 인해 증가세로 돌아섰다.

일부 국가들의 경우, SDG 추진 일정(timeframe) 수립이 끝나감에 따라서, 환경 요인들과 기후변화가 인구 이동의 동력으로 크게 작용할 수도 있는데, 그 이유는 환경 및 기후변화가 아프리카 및 아시아의 빈곤한 국가들에게 매우 불리한 영향을 줄 수 있기 때문이다.

많은 이주자들, 특히 인신매매 피해자들은 건강 및 사망 위험에 시달리고 있다. 예를 들면, 2015년 상반기에만 2,700명 이상의 이주자 사망이 보고되었고, 이들 중 상당수는 지중해 지역에서 발생했다.[25] 이주자들은 착취, 위험한 작업 환경, 그리고 수준 이하의 생활 환경으로 인해 더 큰 건강상의 위험에 처해 있음에도 불구하고 의료 및 복지 서비스 혜택을 거의 받지 못하고 있다. 인신매매 근절은 전세계적으로 무엇보다도 시급한 과업이다.

최근에 있었던 유럽으로의 난민 유입은 모든 국가들에게 사전 준비의 중요성을 생생하게 보여주었다. 모든 국가들은 인구 이동이 유발할 수 있는 잠재적 유해 건강 결과를 최소화하기 위해 난민들을 보호하는 법규와 정책 그리고 의료서비스 등 여러 가지 대책을 마련해야 할 필요가 있다. 인구 이동과 관련된 건강 문제들은 각 정부들과 사회들이 직면한 주요 공중보건 과제들을 보여주고 있는데, 이는 2008년 5월에 열렸던 제61차 세계보건총회(WHA, World Health Assembly)에서 승인된 이주자 건강 관련 결의안에 반영되었다.[26] 많은 이주자들이 의료 혜택을 받지 못하고 있으며, 장기 이주자들도 법적 신분과 시민권을 얻는데 어려움을 겪고 있다. 이들 모두와 관련하여 UHC가 단지 시민이 아니라 실질적인 거주자(De facto residents)로 해석되도록 만드는 것이 중요하다.

SDG는 인구 이동과 관련된 몇 가지 세부목표들(8.1, 10.7, 10.c)은 물론 저중소득 국가에서 고소득 국가로의 의료계 종사자 "두뇌 유출" – 이런 현상은 세계화와 함께 증가하고 있다 – 과 관련하여 1가지 세부목표(3.c)를 가지고 있다. 2010 보건인력 국제 모집에 관한 WHO 글로벌 실무지침(Global Code of Practice on the International Recruitment of Health Personnel)[27]은 이런 문제들을 강조하면서, 특히 보건인력 부족으로 어려움을 겪고 있는 가난한 국가들에서 부유한 국가들이 이들을 모집하는 문제를 집중 조명하고 있다. 이 지침은 2010년에 당시 193개 WHO 회원국 전체에 의해 자발적으로 채택되었으나, 그 시행은 아직 요원하다. 이 지침에 대한 인식을 높이기 위해 국가들간 그리고 민간 단체들간에 더 많은 협력이 필요하며, 보건인력 위기를 다루는 방법들에 대한 잠정적인 정책 논의의 틀로서의 타당성을 보강해야 할 필요가 있다.[28] 이 지침은 SDG 세부목표 3.C와 직접적으로 연관되어 있다.

도시화

2000년에 MDG가 채택된 이후로, 도시 지역으로 10억 명 이상의 인구가 새로 유입되었다. 세계 인구에서 도시 인구가 차지하는 비율은 1990년 43%에서 2015년에는 54%로 늘어났으며, SDG가 끝나는 2030년에는 전세계 인구의 60%가 도시 지역에 살 것으로 추정된다. 세계의 농촌 인구는 수 년 내에 최고 수준에 달했다가 점차적으로 감소해 2050년쯤에는 32억 명 정도에 이를 것으로 예상된다(그림 2.9).[29] 이는 예측 가능한 미래에 실제로 세계 인구 성장의 전부가 도시 지역에서 발생한다는 것을 의미한다. 도시화의 주요 원인은 도시의 자연적 성장으로, 출산율이 대체 수준을 앞지르기 때문이다.[30] 10억 명 이상의 사람들이 현재나 과거에 이주자였고, 이들의 대부분은 도시 지역에 정착한다.[31]

[그림 2.9] 세계의 도시 인구와 농촌 인구의 동향, 1950–2050[29]

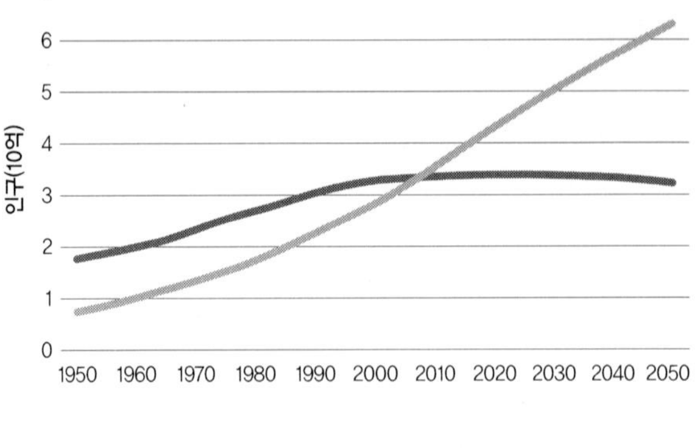

도시화는 세계 도처에서 진행되고 있다. 도시화가 50% 이하인 아프리카와 아시아는 수 년 내에 가장 빠른 도시화를 경험할 것으로 예상된다. 인구가 100만 명 이상인 도시들의 수가 MDG 기간 중에 270개에서 501개로 늘어났으며, 2030년에는 662개로 늘어날 것으로 추정된다. 인구 1,000만 명 이상인 초대형 도시(mega city)의 수는 2015년 29개에서 2030년에는 41개가 될 것이며 이 가운데 절반은 아시아에 있을 것으로 보인다.[29]

[그림 2.10] 도시 지역 가구들의 20%를 차지하는 최상위분위와 최빈분위간 5세 이하 사망률을 통해 본 사회경제적 불평등[35]

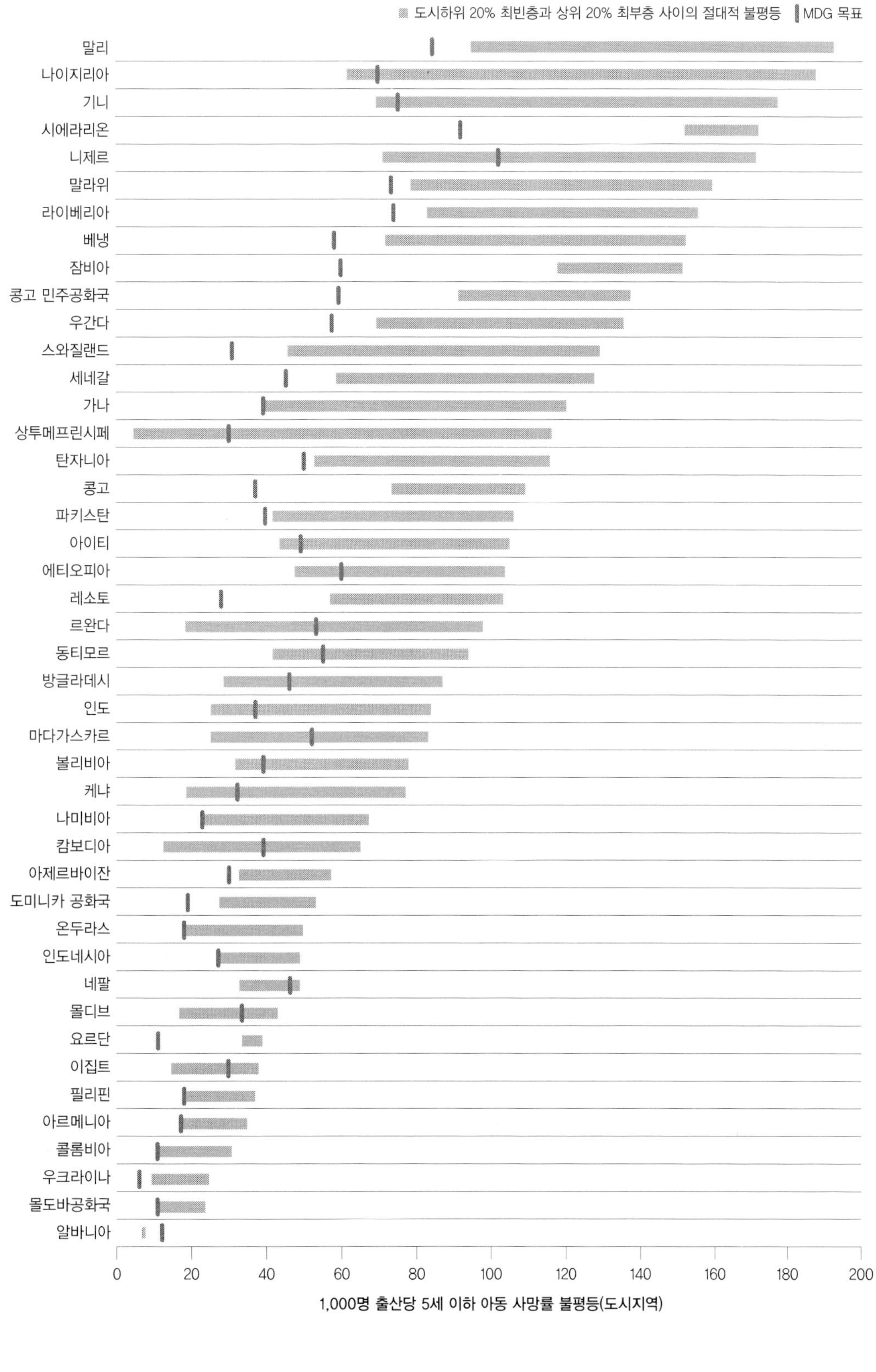

도시화는 도시 빈민가의 증가를 동반한다. 빈민가의 특징은 인구 과잉, 깨끗한 식수 및 위생에 대한 열악한 접근성, 빈약한 주거 상태, 그리고 확실한 거주권 결여 등이다. 2000년도에는 개발도상국 빈민가 거주자들의 수가 7억 6,700만 명 정도로 추산되었으며, 2010년에는 8억 2,800만 명으로 그리고 2020년경에는 8억 8,900만 명에 이를 것으로 추산된다. 사하라 사막 이남 아프리카 도시 인구의 60% 이상과 서아시아 및 동남아시아 도시 인구의 30% 이상이 빈민가에 살고 있다.[32]

도시 건강 불평등에 대한 우려가 커지고 있다.[33,34] 예를 들면, [그림 2.10]은 선정된 46개국의 도시 지역 최빈분위 아동이 최상위분위 아동에 비해 5살까지 생존하지 못할 가능성이 2배 이상임을 보여주고 있다. 이 중 단 한 국가에서만, 최빈분위 아동의 5세 이하 사망률을 줄이고자 하는 국가적 MDG 목표가 달성되었다.

약 절반 정도의 도시 거주자들이 인구 50만 정도의 소도시에 살고 있다. 대부분의 도시 성장은 이런 도시들에서 일어나는데, 그 이유는 이런 도시들이 고속도로를 따라 확장되며, 교차로와 해안 지역주위로 통합되기 때문이다. 하지만, 이러한 성장은 대개 공식적인 일자리 창출이나 적절한 기본 서비스 없이 이뤄진다.

도시 빈민에 대한 의료서비스 제공은 UHC를 포함해 SDG 건강 세부목표들 가운데 가장 중요한 부분이며, SDG 세부목표 11.1은 다음과 같다: "2030년까지, 모두에게 적절하고, 안전한, 그리고 적절한 가격의 주택과 기본 서비스들을 제공하고 빈민가들을 업그레이드 한다." 도시화는 사람, 자원 그리고 각종 서비스들을 집중시킴으로써 더 많은 건강 기회들을 제공하고 그 결과, 더 나은 의료서비스들을 제공하며 공중보건 개입 범위를 더 넓힐 수 있다. 하지만, 빠른 속도의 무계획적 도시화는 감염성 질환 확산 위험을 증가시킬 수도 있고, 비만 같은 NCD 위험 요인들의 부정적인 경향을 촉발시킬 수도 있다. 또한 교통 사고와 폭행 사고 위험을 증가시킬 수 있고, 대기오염, 수질 저하, 그리고 위생 시설의 부재 등 환경 악화를 가중시킬 수도 있다. 따라서, 도시 빈민의 건강 상황을 더 잘 모니터링할 수 있도록 주의를 기울여야 하며, 비위생적 식수와 위생, 폭력 및 손상, 열악한 주거 상태와 대기오염으로 인한 질병 및 사망 위험을 줄일 수 있는 정책들과 프로그램들을 수립하고 이행하는 일에 각별한 주의를 기울여야 한다. 강력한 보건 증진(예, HIV 및 NCDs) 및 적절한 비용의 의료서비스들이 주요 과제이며, 지역 정부와 공동체가 이를 주도적으로 해결해 나가야 한다.

건강의 경제적 결정요인 및 개발재원

MDG는 절대빈곤 근절, 기아 퇴치, 성 평등 촉진, 그리고 교육 및 건강증진을 위해 국가들과 개발 공동체들의 집단적인 노력을 동원해왔다. 절대빈곤 상태에서 사는 사람들의 수를 줄이는데 상당한 진전이 있었음에도 불구하고, 전세계의 수백만 명은 여전히 결핍에 시달리고 있다. 일부 국가들, 특히 분쟁과 내전에 영향을 받은 국가들은 미개발, 불평등, 그리고 극심한 가난이라는 악순환의 굴레에 빠져 있다.

사회경제적 영역의 최상위 집단부터 최하위 집단까지 건강의 사회적 경사도(social gradient in health)는 국가의 경제적 수준을 막론하고 저소득, 중소득, 고소득 국가에서 모두 발견되는 전세계적인 현상이다. 아동과 산모 건강 결과와 관련하여 이 현상의 구체적인 사례는 4장에서 확인할 수 있다.

세상은 변화했다. 이제 세상은 더 이상 다수의 가난한 나라와 소수의 부자 나라로 구성되지 않는다. 오늘날, 많은 저소득 국가들이 세계은행그룹(World Bank Group)이 지정한 저소득 국가 그룹에서 "졸업"하여 중소득 국가 그룹으로 진입하였다. 실제로, 2000년-2013년 기간 중에, 저소득 국가의 수가 63개국에서 34개국으로 감소하여 현재 105개의 중소득국이 존재한다. 중소득 국가 그룹은 매우 다양하게 구성되어 있다. 중국과 인도 같이 인구가 많은 국가들 뿐만 아니라 작은 도서 국가들이 포함되어 있고, 경제적으로 안정된 국가들 뿐만 아니라 분쟁에 휩싸인 국가들도 포함되어 있다.[36] 게다가 보건 및 개발에 관련된 많은 사회경제적 발전 목표들의 진척 상황이 국가 별로 크게 다르다. 이는 절대빈곤 문제가 더 이상 가난하거나 취약한 국가들에만 집중되어 있는 것이 아니라 좀더 부유한 중소득 국가들에도 실재한다는 것을 의미한다. 비교적 적은 수의 국가들이 절대빈곤 수준에 도달해 있는 반면에 (즉, 인도, 나이지리아, 중국, 방글라데시, 그리고 콩고 민주 공화국), 일부 고소득 및 중소득 국가들의 가장 취약한 계층에서도 빈곤은 지속되고 있다. 그 결과, 현재 전세계 절대빈곤층의 약 3/4 정도가 개발원조에 덜 의존하는 (그리고 더 이상 수혜 자격이 없는) 중소득 국가에서 거주하고 있다.[37]

엄밀히 말해서, 외부 개발 재원에 기반한 빈곤 퇴치 방식은 빠른 속도로 퇴조하고 있다. 가난한 국가들에 초점을 맞추는 대신 가난한 사람들에게 집중하는 방식을 선택해야 한다. 다시 말해서, 저소득 국가의 빈곤을 감소 시키려는 시도는 중소득 국가로 확대되어야 하며, 국제적 빈곤 분포(distribution of poverty)에 대한 우려는 국가적 경계 안에서 발생하는 빈곤 분포도 고려해야 한다. 이 밖에도, 자원을 이전하는 방식의 "전통적" 원조 제공을 고수하는 것보다 현재 국제적 맥락에 맞게 점진적으로 조율하는 것이 필요하다. 또한 이용 가능한 자원들을 더 잘 사용할 수 있도록 공급원에 관계없이 국가 정책 및 제도적 구조 개발을 지원하는 형식을 취할 수 있다.

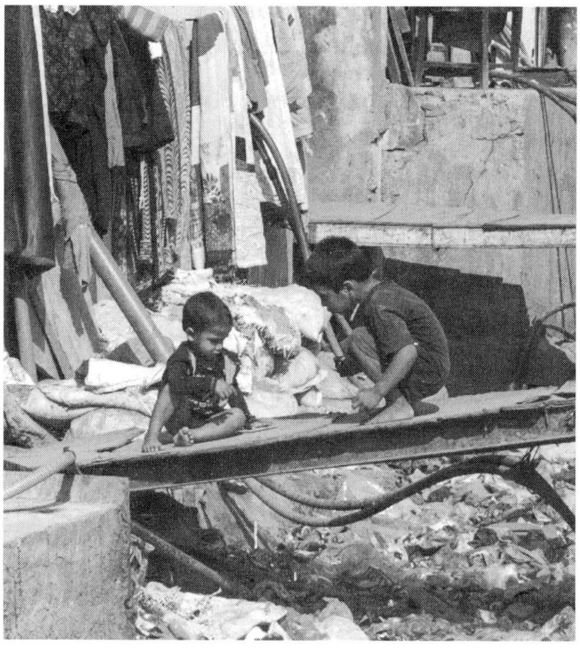

SDG는 이러한 변화를 폭넓게 반영한다. SDG는 건강 증진에만 초점을 맞추는 것이 아니라 SDG 전 범위 – 보건, 영양, 교육, 거버넌스, 경제 개혁, 소외 계층, 성 차별, 그리고 폭력 및 분쟁 – 에 걸쳐 진척을 증대시키기 위해 훨씬 폭넓은 방식의 빈곤 퇴치 전략을 강조한다. 최초의 MDG는 절대빈곤과 기아 문제의 근절에 목표를 두었고, 영양을 포함한 3가지 세부목표들을 가지고 있었다. 이에 반해, SDG는 빈곤 및 기아 근절에 직접적으로 주력하는 여러 SDG 세부목표들과 빈곤 감소 및 개발에 이바지하는 다른 많은 세부목표들을 포괄한다. 더욱이 SDG가 MDG보다 불평등 문제를 더 중점적으로 다루고 있는데, 특히 SDG 10은 "국가 내 그리고 국가 간 불평등을 줄이기 위한" 노력을 촉구한다. 마찬가지로, 세계화 및 무역 관련 문제들도 MDG 8의 일환으로 다루어졌으나, 이 문제들은 SDG에서 더 중요한 위치를 점하고 있으며, 경제적, 사회적, 그리고 환경적 문제들에 대한 여러 가지 세부목표들에 반영되어 있다(예, 무역 관련 세부목표 17.10 그리고 필수 의약품과 백신 연구 및 접근 관련 세부목표 3.b).

다음 섹션에서는 빈곤 퇴치와 소득 불평등, 세계화 및 무역, 그리고 보건 및 개발을 위한 글로벌 재원 조달 문제를 집중적으로 다룬다.

빈곤 퇴치 및 소득 불평등

세계는 1990년의 빈곤율을 2015년까지 절반으로 줄이겠다는 MDG 세부목표를 2010년에 달성하였으며, 이 세부목표는 사하라 사막 이남 아프리카를 제외하고 전 지역에서 달성되었다. 2015년에는 전세계적으로 8억 3,600만 명 정도의 사람들이 하루에 미화 1.25달러 이하를 가지고 살고 있는데, 이 숫자는 1990년도에 19억 명이었다. 개발도상국가들의 경우, 2015년에 14%의 인구가 하루에 미화 1.25달러 이하를 가지고 살아가고 있으나 1990년에는 이 비율은 47%에 달했다.[38] 하루 생계비가 미화 2달러 같이 더 높은 빈곤선에서는 진전이 더디었다.

세계에서 인구가 가장 많은 국가, 중국과 인도는 빈곤의 세계적 감소에 중추적인 역할을 감당했다(여전히 인도가 세계 극빈층의 30%를 차지하지만; 그림 2.11). 그리고 이러한 빈곤 축소의 대부분은 노동집약적 경제 성장에서 비롯되었다. 가난한 사람에게로의 직접 소득 이전, 송금 및 인구 구조의 변화는 이에 비해 덜 영향을 주었다.[39] 긍정적인 추세에도 불구하고, 개발도상 지역 사람들 7명 가운데 1명은 여전히 하루에 미화 1.25달러 이하를 가지고 살아가고 있다. 2015년에, 사하라 사막 이남 아프리카 인구의 40% 이상이 여전히 절대빈곤 상태에 놓여 있으며[38] 전세계 빈곤층 73%는 중소득 국가들에 살고 있다.[40]

[그림 2.11] 극빈 국가 상위 10개국[a], 2011[41]

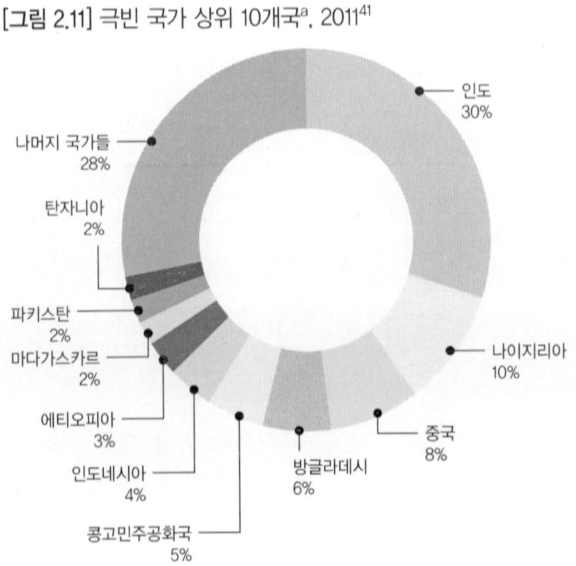

[a] 하루 1.25달러보다 낮은 소득으로 살아가는 사람들

빈곤층은 신용 또는 자신의 땅에 대한 접근 불가능, 거버넌스 실패 등 여러 가지 이유로 가난의 "덫"에 걸리고, 교육, 기술 또는 건강 수준이 낮아서 경제 활동 확대로 생겨나는 기회들을 잡을 능력이 없다. 가난한 사람들은 또한 경제적 "쇼크" – 주로 건강 현상, 날씨 관련 자연 재해, 그리고 광범위한 경제 위기에서 비롯된 – 에 더욱 취약한 경향을 보인다. 이러한 악재는 가난한 가정들을 빈곤선 이하로 내몰아 계속 그곳에 있게 만든다.[42] 세계화로 인해 많은 국가들에서 평균 소득이 증가하고 있는 반면에, 국가 내에서 그리고 국가 간에 소득 불평등이 심화되고 있다는 우려도 있다.[43,44,45] 소득 불평등은 세계 모든 국가들에 영향을 주며, 저소득 계층의 사람들의 건강 결과가 고소득 계층의 건강 결과 보다 더 나쁘다는 것이 여러 광범위한 지표들에 의해 밝혀졌다.[46,47] 선진국은 물론 개발도상국에서도, 인구의 하위 50%가 해당 국가의 부의 1/10도 통제하지 못한다.[48] 소득 불평등 문제 논의에 실패한다면, 경제 성장의 지속가능성이 저해될 뿐만 아니라 사회 통합 및 사회 보장이 약화되고, 분쟁의 위험이 고조될 가능성이 있다.

기아로 고통받는 사람들의 비율을 반으로 줄이고자 했던 MDG 세부목표 1.C는 1990–1992년 23.3%에서 2015–2016년 12.9%(추정)로 감소되어 거의 달성되었다.[38] 이는 자연 재해 및 기상 악화 사태, 불안정한 물가, 높은 식량 및 에너지 가격, 치솟는 실업, 그리고 1990년대 말 및 2008–2009년에 발생했던 극심한 경기 침체 같은 중대한 전세계적 난제들에도 불구하고 이뤄낸 성취이다. 또한 아동 영양 지표(5세 이하 아동 저체중 및 발육 부진) 상으로도 상당한 진전이 있었다. 이 부분은 4장에서 다뤄질 것이다. 가장 가난한 국가, 가장 가난한 지역 또는 국가 내에서 가장 가난한 사람들을 겨냥했든 안 했든 간에 현 추세와 예측은 빈곤층을 목적으로 하는 지속적인 프로그램의 중요성을 보여준다. 세분화된 보건 및 영양 지표들을 기준으로 진전 성과를 측정해야 한다.

'거시경제 및 보건위원회(Commision on Macro-economics and Health)'의 2011년 보고서는 다른 무엇보다 건강에 투자함으로써 파생되는 커다란 경제적 이익을 보여주면서, 건강 향상으로 경제수익과 이를 달성하는 데 필요한 비용에 관한 국제적·국가적 논의 활성에 크게 기여하였다.[49] 국민소득계정으로 추정한 결과, 사망률 감소가 저중소득 국가의 최근 경제성장 가운데 약 11%로 이어지는 것으로 추산된다.[50] 이어서 '건강의 사회적 결정요인 위원회(Commission on Social Determinants of Health)'의 2008년 보고서는 건강 불평등 감소가 건강 수익(health return)을 증대시킨다는 증거를 추가함으로써 이 메시지를 보완하였다.[51] 다른 분야의 정책들을 최대한 활용하여 건강 불평등 감소에 도달할 수 있는데, 다른 분야의 공통 주제는 권력, 돈, 그리고 자원의 불평등으로 이는 3가지 가장 중요한 권장 사항들 가운데 하나였다. 다른 분야의 정책들을 통해 얻은 건강 개선 이익이 상당한 수준인 것으로 추산된다. 1990년–2010년 기간 동안 5세 이하 아동 사망률이 개선되었는데, 이 가운데 50%는 비-건강 부문 투자 덕분이었다.[52] 또한, NCDs 불평등을 줄이기 위해서는 실질적인 비-건강 부문 투자, 특히 심혈관 질환 및 폐암에 대한 투자가 요구된다.[53] 현금 지원 및 적극적인 노동 정책 등 소득 불평등 문제들을 다루는 정책들과 프로그램들이 건강과 경제에 이득이 된다는 것을 입증하였다.[54]

건강 향상에 대한 투자를 빈곤 퇴치에 필요하면서도 효과적인 방법으로 인식하고 경제 발전하기 위해서 보건 및 재정 집행 기관들 간에 논의가 필요하다. 이러한 협의를 시작하고 유지시키는 한 가지 방법은 재정적 제약에 대한 인식을 증명하는 것이다. 우리가 최적의 서비스를 제공하기 위해 자원을 효율적으로 사용할 수 있음을, 다시 말해 "비용에 비해 더 나은 건강(more health for the money)"을 제공할 수 있음을 보여주는 증거를 활용함으로써 신뢰를 구축할 수 있다.[55]

세계화와 무역

지난 수십 년간 세계 각지에서 경제, 금융, 정치 및 사회 통합과 협력이 점점 증대되었으며, 이는 일련의 경제, 사회 및 정치 관련 지표들을 하나의 종합 지수로 결합해 0–100점으로 표시하는 KOF의 세계화 지수를 봐도 알 수 있다(그림 2.12).[56,57] 고소득 OECD 국가들은 최고 수준의 세계화를 경험했고, 아프리카 지역과 동부 지중해 지역은 최저 수준을 기록했다.

범지구적 경제 통합의 증대는 무역 및 지적 재산과

[그림 2.12] 지역별 그리고 전세계적 세계화 지수 동향, 1990–2012[3,58]

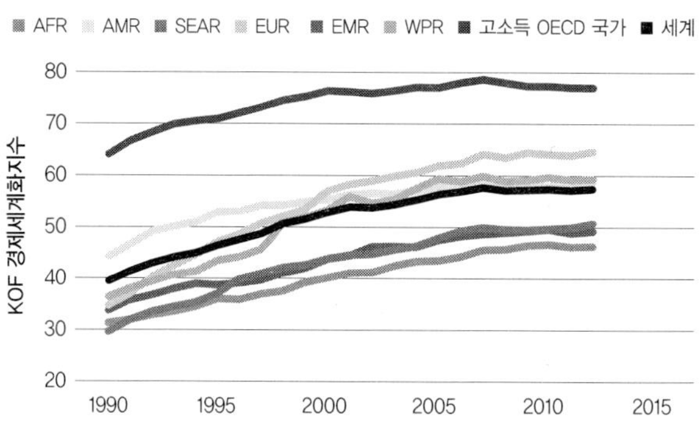

관련된 글로벌 형태의 거버넌스 개발과 연관되어 있고, 정치적 권리, 사회적 권리, 인권 및 환경 분야를 아우르는 초국가적 기준 및 행동들과 관련이 있다. 세계화는 다른 무엇보다도 시장 통합과 민족 국가 통합의 증가, 사회적·문화적 협의에 대한 지리적 제약의 쇠퇴, 아이디어와 기술의 광범위한 확산, 초국가적 행위자들의 국가 통치권에 대한 위협 증가, 그리고 사회의 경제적, 정치적 그리고 문화적 토대 변화로 이루어진다.

세계화는 국제 보건에 긍정적인 영향과 부정적인 영향 모두에 영향을 준다. 세계 무역의 증가가 일자리 창출 및 소득 증가로 이어지고, 개도국들에서 빈곤 퇴치의 많은 부분을 감당해온 노동집약 산업의 성장을 부추긴다. 반면, 이러한 국제적 연계성은 2008–2009년 세계 금융·경제 위기의 충격을 이와 무관한 국가들로 퍼트리는데 일조했다. 많은 국가들이 정부 지출 축소를 감당해야 했는데, 이에 따라 경제성장 전망이 어두워졌으며, 새로운 양질의 일자리를 만들어낼 시장의 능력에 의구심이 드리워졌다.[59] 2014년, 전세계적으로 2억 100만 명이 일자리를 잃었다; 이는 2008년 세계 금융위기 전보다 3,100만 명이 더 늘어난 수치다. 세계 전체 실업자수는 2015년에 300만 명 정도 증가하다가 그 후 4년 동안 800만 명이 늘어날 것으로 예상된다.[60] 청년 실업은 특별 관심 사안(본 장의 인구 동향 섹션 참조)으로, SDG 8 지속적인 포용적 성장 및 고용의 핵심 주제이다.

새로운 세기에도 한편으로는 국가의 그리고 다른 한편으로는 시장, 시민사회 그리고 개인들의 사회적 네트워크의 상대적 힘의 변환을 목격하였다. 종종 다국적 기업들을 통해 국경을 넘나들기 때문에, 성장과 혁신의 엔진으로서 민간 부문의 역할은 낯선 것이 아니다. 정부는 이를 조정하고 규제할 힘을 가지고 있으나, 민간 부문이 중요한 역할을 수행하지 못한다면, 보건, 식량 안보, 지속가능한 에너지 및 기후변화 완화 등 주요한 범지구적 문제들이 실질적인 진전을 이루기 어렵다. 마찬가지로, 저소득 국가에서 자원은 외국의 직접 투자로부터 유입되는 반면, 송금액은 개발 지원 금액 보다 훨씬 상회한다. 송금의 경우, 경기 침체기에 원조보다 더욱 탄력적인 것으로 밝혀졌다.[61]

전세계적으로 인구 및 상품 이동이 활발해짐에 따라 세계화는 감염성 질환 확산 및 감염성 질환 관련 위험 확산을 용이하게 할 수 있다. 예를 들어, 해외 여행 및 이주 그리고 동물과 상품의 교역을 통해 역학적으로 영향을 미칠 수 있다. 이 밖에도, 시장(그리고 마케팅)의 세계화가 식습관과 생활 양식을 바꿈으로써 NCDs의 확산을 뒷받침한다. 세계화는 또한 건강 및 의료체계에 복합적으로 영향을 줄 수도 있다. 예를 들면, 저소득 국가들은 보건인력을 잃을 수 있지만, 세계화는 건강 위협에 맞서서 신속하고 공고한 조치를 취할 수 있게 할 수도 있다.

세계무역기구(WTO)는 공중보건에 직·간접적으로 영향을 미칠 수 있는 분야를 포함하여 세계 무역을 관장하기 위해 1995년에 설립되었다. 거의 동시에, 무역 관련 지적재산권(Trade Related Aspects of Intelectual Property Rights, TRIPS)에 관한 협정이 재산권 각 카테고리 별로 최소한의 보호 기준을 수립했고 제약 특허에 대한 논의를 촉발시켰다. 2001년에, TRIPs 협정과 공중보건에 대한 도하 각료 선언문(Doha Ministerial Declaration on the TRIPS Agreement and Public Health)은 공중보건을 보호하고 일정한 환경 하에서 약품 접근을 원활하게 하는 조치를 취할 수 있도록 회원국들에게 폭넓은 유연성을 부여하였다.[62]

2003년에, 세계보건총회가 개발도상국들의 약품 접근과 현행 특허 보호 제도의 영향에 대해 우려를 표명하면서 회원국들에게 TRIPs 협정에 수록된 유연성을 활용하기 위해서 법률을 제정하라고 촉구했다. 2004년에는 상호균형무역협정을 실효를 위해 TRIPs 협정에 수록되고 도하 선언에 의해 인정된 대로 유연성을 고려하라고 계속해서 회원국들을 독려했다.

이러한 다양한 시도와 논의를 통해 얻은 주요 성과는 특정 약품의 파격적인 가격 인하였다. 예를 들어 2000년부터 HIV/AIDS 항레트로바이러스 약물의 가격이 100배나 하락했고, 특히 사하라 사막 이남 아프리카에서 이런 치료법을 확대하고자 하는 범세계적 노력이 훨씬 저렴하면서도 고품질의 복제의약품(generic) 생산 등 TRIPs 협정의 성공적인 이행으로 결실을 보게 되었다(5장 참조). 하지만, 도하 라운드의 실패 그리고 환태평양경제동반자협정(Trans-Pacific Partnership, TPP) 및 유럽 연합-미국 협정 등 거대-지역(mega-regional)간 무역 협정들이 속속 체결되면서 지적 재산 보호가 강화되었다. 하지만, 이는 의약품에 대한 접근성을 저해할 수 있다.

SDG 보건 목표 내에서, 세부목표 3.b는 TRIPs 협정과 공중보건에 대한 도하 각료 선언문에 따라 저렴한 필수 약품 및 백신 접근성 중요성을 반복해서 말한다. 개도국에서 필수 약품, 백신 및 기술의 가격을 낮추는 일은 세계화와 무역 자유화가 계속되는 한 주요 우선 순위로 계속 남아 있어야 한다.

보건 개발원조

2000년 이후 건강에 필요한 재원 등 개발 자금이 실질적으로 증가함으로써 서비스의 유용성과 이용 측면에서 그리고 건강 및 개발 성과 측면에서 많은 개선이 이루어졌다. 2013년에, 건강 관련 총 지출이 7조 3,000억 달러에 달했는데, 이는 2000년 지출액의 2배 이상으로[63] 보건 개발원조의 증가는 MDG 시대의 특징 가운데 하나였다. 보건 개발원조 지출금이 2000년 후 3배가 되었는데(그림 2.13), 이는 2008-2009년 금융 위기 이후 증가 속도가 다소 느려지긴 했으나 국내 보건 지출 증가 속도보다 더 빠르게 증가한 것이다. 2000년부터 2014년까지 지출된 모든 보건 개발원조의 61%에 해당되는 이러한 외부 재원 지원은 특히 MDG에서 강

[그림 2.13] 보건 집중 분야별 보건개발원조, 2000-2014[64]

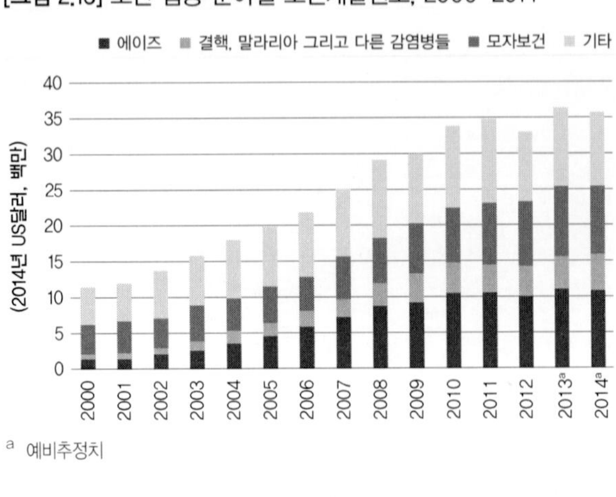

a 예비추정치

조된 3가지 건강 목표들을 중점적으로 겨냥하였다.

국내 지출 – 정부 지출과 민간 지출 – 도 실질적으로 증가했다. 보건 개발원조보다 느린 속도로 증가했음에도 불구하고, 저소득 국가들에서조차 유력한 건강 재원 조달원으로 남아있으며 2013년에 평균 75%를 보였다. 국내 지출의 증가는 경제 위기에도 불구하고 대부분의 저·중소득 국가들의 지속적이고 강력한 경제 성장 덕분에 가능해졌다.

그럼에도 불구하고, 국내 및 외부 지출을 합친 2013년 총 의료비 지출이 39개국에서 1인당 미화 86달러라는 목표치[65]를 하회하였으며, 6개국에서는 1인당 미화 20달러를 밑돌았다.[63] 다른 한편으로, 개인부담 지출에 기대는 보건시스템의 의존도 역시 이 기간 동안에 감소했다. 국민의 입장에서, 이는 사람들이 필요한 의료 서비스를 이용할 수 있는 능력을 향상시킬 뿐만 아니라 재정 파탄과 빈곤화를 경감시킨다. 하지만, 이러한 지출은 여전히 많은 국가에서 많은 사람들에게 많은 부담을 안겨준다. 많은 사람들에게 의료비 지출은 접근 장벽이 되고, 치료를 받는 사람들에게 경제적으로 궁핍해질 위험뿐만 아니라 장기적으로 재정 문제를 가중시킨다.

가비(GAVI)와 글로벌 펀드(Global Fund) 같은 공공–민간 파트너십과 비정부기구(재단 포함)로부터의 기부금이 많이 확대되었다.[66] 이는 새로운 방식의 기금 조성으로 이어졌다. 혁신적인 시도를 지원하고, 신기술을 저비용 및 대규모로 일상적인 시스템 안으로 도입하기도 한다; 하지만 또한 수직적 질병 프로그램에 자원을 집중하였다. 경우에 따라서 균형이 맞지 않고 분열된 의료 시스템에 자원을 집중하여 서아프리카에서 최근에 발생했던 에볼라 감염병 사례에서 봤듯이 취약한 질병 감시 및 대응 시스템 및 NCD의 급속한 전파에 대처하기에 불충분한 자원 등 많은 빈틈을 노출시켰다.

SDG는 수직적 프로그램의 재원 공급으로부터 벗어나 보편적 건강 보장(UHC) 목적에 좀 더 부합하도록 시스템 전체에 걸쳐 범분야적 지원을 할 수 있는 기회를 제공한다. 예를 들면, 건강 세부목표 3.C는 특히 "개도국에서 특히 최빈개도국 그리고 작은 도서 국가들에서 건강 재원을 실질적으로 늘리고 보건인력의 모집, 개발, 훈련 및 유지"하기 위한 노력들을 요구한다. 또한 이런 맥락에서 관련있는 다른 목표들 아래에 "ODA와 자금 흐름들이 시급하게 필요로 하는 국가들, 특히 최빈개도국들, 아프리카 국가들, 작은 도서 국가들, 그리고 내륙 개도국들에게 해당 국가들의 국가적 계획들과 프로그램들에 따라서 직접 투자하라고 권유"하는 세부목표 10.b처럼 국가들로 하여금 자국의 우선순위들에 따라서 재원을 할당하도록 권장하는 여러 개의 세부목표들이 있다. 세부목표 17.2 같은 다른 목표들도 고소득 국가들에게 ODA에 대한 약속을 지키라고 독려한다.

우리가 SDG 시대로 옮겨가면서 직면한 도전 과제 가운데 하나는 제도적 국제 보건 지형이 갈수록 복잡해지고 세분화된다는 것이다; 중첩, 복제 및 개입을 악화시키는 위험을 개혁하기 위한 새로운 조직, 재원 조달 수단 및 모니터링 시스템 장려책도 하나의 도전 영역이다.

개발 재원 조달도 ODA를 넘어 다양해지고 있다. 중요성이 점점 커지는 개발 재원 조달처에 기금과 재단들, 비정부기구, 시민사회 단체 그리고 직접 기부 플랫폼이 포함된다. 예를 들면, 자선단체들의 개발 기부금은 2003년–2012년 기간에 10배 정도 증가했으며, 그 중에서도 빌 앤 멜린다 게이츠 재단(Bill & Melinda Gates Foundation)이 돋보였다. 원조 효과성에 대한 파리 선언과 아크라 행동강령(Paris Declaration on Aid Effectiveness and the Accra Agenda for Action) 맥락에서, 보건은 결합된 리더십과 추적자 역할을 했다. 또한 국제보건파트너십(International Health Partnership, IHP+)과 이와 관련된 계획[67] 그리고 아프리카에서의 건강 조화(Harmonization for Health in Africa)같은 계획들을 통해, 각기 다른 많은 참가자들이 있음에도 불구하고, 국가 보건 전략들에 대한 협력이 개선될 수 있음이 입증되었다. 이런 시도들이 UN을 넘어 양자개발기구, 개발은행, 그리고 비–정부조직에게까지 확대되었으며, 효율성과 보건 성과 모두 향상되었음을 보여준다.

개발원조의 기본 원칙들이 재원 분담금을 기준으로 공여국-수원국 관계를 강조하는 방식에서 다양한 종류의 지원 및 교류[68] 등 협력과 파트너십 개념을 반영하는 방식으로 바뀌면서, 보건 재원 조달에 대한 국제적 자금 흐름이 변화하였다.[50] 2000년부터 개발원조가 극적으로 증가하던 시기가 끝난 후, 2009년부터 증가폭이 낮아졌지만 그래도 계속될 것으로 보인다. 더욱 중요한 것은, 많은 저중소득 국가의 경제성장이 자국 내 건강 투자를 늘릴 수 있는 기회들을 많이 제공하게 하였으며 앞으로도 계속될 것이라는 사실이다. 정부 수입을 더 많이 동원하고 보건을 위한 공공 자원 배분 우선 순위를 높이려는 노력과 함께 재원의 효율성을 개선하고자 하는 노력들이 더해지면서 이러한 발전을 가속시킬 것이다.

아디스 아바바 행동 의제(Addis Ababa Action Agenda)[69]의 일환으로, 국가들은 SDG의 이행을 지원하기 위해 모든 재원, 기술, 혁신, 무역 및 데이터를 활용하는 100가지 이상의 조치들로 이루어진 폭넓은 합의에 도달하였다. 이 조치들 가운데 주목할 만한 것은 효율적인 조세 징수와 탈세 및 불법 자금 흐름 방지 조치들이다. 이런 조치들은 국가의 재정 여력을 확대하는데 필수적이고, 그 결과 SDG의, 그리고 특히 UHC의, 건강 목표와 세부목표들 측면에서 진전을 이루는데 매우 중요한 역할을 한다. 저중소득 국가들이 국내 자원 동원을 강화한다면 ODA는 주로 최빈국들에 주력할 수 있게 된다.[68] 그렇다고 해서, 다른 하위소득 국가들 및 일부 저중소득 국가들에게 있어서, 외부 재정 원조 필요성이 없어지지는 않을 것이다.

보건 개발원조 구성은 감염성 질환에서 NCDs 및 손상으로 급변하는 역학적 변화와 국가들마다 다르게 나타나는 질병 및 위험 요인들의 복잡한 사회경제적 패턴들에 적응할 필요가 있다. 또한, 항생제 내성, 새로 출현한 감염성 질환 그리고 기후변화 같은 새로운 국제적 위협들을 다루어야 할 필요도 있다. 세계는 개도국에 영향을 주는 질병에 관한 보건 연구 및 개발 같은 국제적 공동 이익, 규범 및 기준을 수립하는데 자금이 적절하게 지원되도록 보장해야 한다.[50]

세계 극빈 인구의 상당수는 아직도 외부의 재정 지원 및 기술 지원에 의존하고 있다. 따라서, 전통적 개발 재원처럼 가장 도움이 필요한 곳, 즉 세계에서 가장 불안정하고 취약한 국가들에 지원이 집중될 수 있는데, 하지만 이러한 전통적인 방식은 신용 불안 위험 요소 때문에 공여국들에게 인기가 없는 편이다. 그 결과, 공여국들은 자국 시스템들과 병존 가능한 시스템을 선호함으로써 국가 역량을 강화하는데 필요한 자신들의 분담금을 통제하려고 한다. 이는 또한 다른, 덜 가난한, 국가들에서 UN이 하는 일에 어떻게 재원을 조달할 것인지에 대해 중요한 질문을 제기하였다. 2011년 대한민국에서 개최된 개발 회의 후에 제정된 효과적 개발 협력을 위한 부산 파트너십(Busan Partnership for Effective Development Co-operation)은 "원조"에 기반한 프레임워크가 폭넓고, 좀더 포용적이고, 국제적인 합의 방식으로 대체되었고, 특히 남-남 협력 및 삼각 관계 등 파트너십 방식이 강조된다는 점을 시사하였다.[70]

사회 개발

교육과 성 평등이라는 SDG 4와 5를 통해 MDG 2와 3을 지속하는 것 이외에도, SDG는 MDG 시대 보다 인권과 형평성 – 특히 불평등 감소를 위한 목표 10과 함께 – 을 훨씬 더 중요하게 생각한다.

성 평등과 권리

성 불평등은 한 성에 의한 다른 성의 학대, 사회 내 힘과 기회의 차이, 그리고 의료서비스 접근 방법의 차이 등 다양한 방법으로 표출된다. 교육, 고용 및 시민 자유 측면에서 성 불평등은 비용을 발생시킨다. 성 불평등은 여성에게서 기본 자유권[71]을 빼앗고 이들의 인권을 짓밟을 뿐만 아니라 사회 전반적으로 개발 성과에 부정적인 영향을 준다. 성 불평등은 건강에, 특히 여성들의 건강에 악영향을 끼친다. 많은 나라와 사회에서, 여성과 소녀들은 사회적으로 열악한 취급을 받는다. 행동 규범 및 기타 다른 사회 규범들, 행동 강령들, 그리고 법률은 여성들의 예속을 영구화시키고 이들에 대한 폭력을 용납한다. 불공평한 권력 관계 그리고 성별화된 규범 및 가치는 가족 내에서는 물론 가족을 넘어서서 보건의료 자원에 대한 차등적 접근과 통제로 발생했다. 광범위한 건강 문제에 대해 소녀들과 여성들은 차별적으로 노출되고 취약할 수 밖에 없는데, 이 문제에 대한 인식은 형편없이 저조한 수준이다.[72]

MDG는 교육의 성별 불균형(gender disparity)에 초점을 맞춘 성 평등 목표를 포함하며 여성의 노동시장 참여 및 의회 내 여성의원 비율 지표들도 포함한다. SDG 또한 성 평등(목표 5)을 목표로 삼으며, 남녀 평등은 특히 다른 목표들 가운데 교육, 경제권 및 다른 권리, 여성에 대한 폭력(8장 참조) 그리고 성과 생식에 대한 권리(4장 참조) 등 여러 가지 세부목표들에서 다루어진다.

MDG 시대 동안, 여러 분야에서 실질적인 진전이 있었다. 개발도상국 전 지역에서 초등학교 등록시 남녀 평등 비율은 2015년에 달성되었다. 비-농업 부문에서 여성이 유급 일자리를 갖게 되는 비율이 전세계적으로 1990년 35%에서 2015년 41%로 증가했으며, 이런 증가 추세는 비록 불균형하긴 해도 거의 전 지역에서 관찰된다. 의회 내 여성의원의 평균 비율은 지난 20년 동안 거의 2배 정도 높아졌으나 여전히 여성은 5명 가운데 1명에 불과하다.[38] 이러한 진전에도 불구하고, SDG 시대로 나아가면서 우리가 해야 할 일이 아직도 많이 남아 있다. 2015년에 여성지위위원회(Commission on the Status of Women)는 1995년 베이징 선언과 행동 강령(Beijing Declaration and Platform for Action) 이후로 진전이 더디고 일정치 않으며 주요 격차도 그대로 존재한다고 결론을 내렸다.[73] 2014년 인구개발국제회의(International Conference on Population and Dvelopment)는 인구개발위원회(Commission on Population and Development)의 행동 이행 보고서에서 비슷한 결론을 내렸다.[74,75]

여성의 지위와 보건의 밀접한 관계는 종합적인 행동 강령의 기반을 형성한다. 보건 분야에 대한 행동 강령들은 다음과 같다:

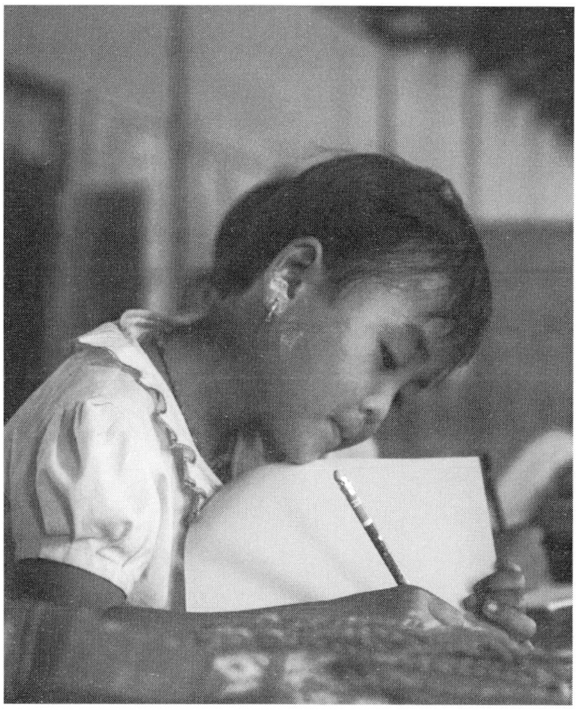

- **데이터와 통계 활용성 제고** : 주요 통계자료를 성별로 나누어 분석하는 것이 진척 상황을 모니터링하고 주요 격차들을 확인하며 건강 데이터 등을 표적화하는데 있어서[76] 매우 중요하다.[72] 이에는 감염성 질환(3.3), NCDs와 정신건강(3.4), 약물남용과 음주 폐해(3.5), 손상(3.6), 그리고 UHC(3.8) 관련 세부목표들이 포함된다.

- **양질의 의료 접근성 향상** : 의료 분야에서의 성 불평등을 표적으로 삼아 여성, 청소년 그리고 청년들이 1차 의료 및 기초 영양 등 저렴하고 적절한 의료서비스를 받을 수 있는 정책들을 시행할 수 있는 종합적인 전략들이 필요하다.

- **간병 역할 지원** : 보건 인적 자원을 강화하기 위해 접근할 때, 저소득 국가에서 HIV/AIDS 환자를 간병하거나 고소득 국가에서 노인 간병을 하는 것과 무관하게 여성들이 가정이나 공동체에서 비공식 간병인으로 결정적인 역할을 한다는 것을 반드시 인정해야 한다.[72]

- **유해한 관습 제거** : 차별적 사회 규범들과 성 고정관념을 변화시킬 수 있는 정책과 전략적 행동을 취

한다. 그리고 아동의 조혼 및 강제 결혼, 명예 살인 및 여성 할례 등 유해한 관습들을 제거해야 한다.

- **여성에 대한 폭력 방지** : 여성에 대한 폭력은 남녀 평등을 이루는데 심각한 장애물로 남아있다. 보건 분야는 폭력 예방 및 폭력의 결과를 치료하는데 중요한 역할을 한다.

- **성-인지적 정책 도입** : 성-인지적 국가 정책, 프로그램 및 전략으로 개선하고 강화시킨다.

인권

도달 가능한 가장 높은 수준의 육체 및 정신건강을 누릴 권리는 1946년 WHO 헌법에 처음으로 명시되었으며[77], 법적 구속력이 있는 다수의 인권 협약에 반영되었다.[78,79] 2000년에, 유엔 경제, 사회, 문화적 권리위원회(United Nations Committee on Economic, Social and Cultural Rights)는 건강권에 대한 일반 논평(General Comment on the Right to Health)을 채택하면서, 이 권리는 시의 적절한 건강 관리를 넘어 건강의 기본 결정요인으로 확대되어야 한다고 명시하였다. 이는 안전한 식수 및 위생, 안전한 식량, 영양 및 주거의 적절한 공급, 산업 보건 및 환경 조건, 그리고 성적 건강 및 생식 보건 등 건강 관련 교육 및 정보에 대한 접근을 포함한다[80].

가장 최근에, 건강권이 UHC 달성 측면에서 재강조되었으며(3장 참조), SDG 선언은 하나의 핵심 기본 원칙으로 세계인권선언(Universal Declaration of Human Rights)(그리고 인권 및 국제법과 관련된 기타 국제 문서들)의 중요성을 여러 방면으로 강조한다. 건강권은 국제인권장전(International Bill of Rights)에 수록된 대로 식량, 주거, 일 그리고 교육에 대한 권리 같은 다른 인권의 실현과 밀접하게 관련되어 있을 뿐만 아니라 이에 따라 좌우되기도 한다. 건강권을 포함하여 인권은 차별, 낙인 그리고/또는 사회경제적 장애물에 직면할 가능성이 더 많은 여성, 이주자 또는 장애인 같은 취약 그룹에게 특히 중요하다.

장애인은 특별 관심사안으로, 이들은 동등한 사회 참여를 제한하는 차별과 불평등의 장벽에 마주치기도 한다. WHO는 전세계적으로 약 10억 명이 사람들이 장애나 불구를 가지고 사는 것으로 추산한다. 이 가운데 많은 비율의 사람들이 저중소득 국가에 살고 있다.[81] MDG에서는 장애를 다루지 않았으나, 모든 연령대에서 모두를 위한 건강과 안녕에 관심을 기울이는 SDG 3에는 암묵적으로 포함되어 있다. 장애는 또한 교육(4.a), 사회, 경제, 그리고 정치적 포용(10.2), 지속가능한 도시(11.7), 그리고 형평성 모니터링(17, 18)에 대한 세부목표들에서 특별히 다루어진다. 이 밖에도, 장애인들은 UHC 세부목표에도 분명히 포함되어 있는데, 그 이유는 장애인들이 더 많은 의료비 지출과 더 높은 자기부담률을 감당할 가능성이 크기 때문이다.[82] UHC 목표의 일환으로 장애인들이 재활 및 보조 의료 기술과 제품 등 적절한 의료 개입을 받아야 할 필요성이 있다는 것을 명확하게 인식한다면 장애 관련 보건 계획들을 추진하는데 박차를 가할 수 있다.

주요 전략은 모든 국가들이 합의한 대로 2014-2021 WHO 글로벌 장애 실행계획(WHO Global Disability Action Plan 2014-2021)의 목적을 달성하기 위해 요구되는 행동 강령을 이행하는 것이다.[83,84] 행동 강령의 목적은 3가지다: (i) 의료서비스 및 프로그램에 대한 접근을 개선하고 방해하는 장애물을 개선하며, (ii) 재활, 보조 기술, 원조 및 지원 서비스, 그리고 공동체 기반 재활을 강화하고 확대하는데 있고, 그리고 (iii) 장애에 관한 적절하고 국제적으로 호환 가능한 데이터 수집을 강화하고 장애 및 관련 서비스들에 대한 연구를 지원하는데 있다.

교육

교육은 건강 및 기타 건강의 결정요인들과 밀접하게 연관되어 있으며 더 나은 건강에 직·간접적으로 기여한다.[54] 예를 들면, 교육은 독자적이고 실질적으로 성인 사망률과 이환율(morbidity)에 인과적 영향을 미치며,[85] 영양, 위생, 그리고 예방 및 치료 관행 같은 직접적인 결정요인들을 통해 간접적으로 건강에 영향을 미친다. 상호 대등하게, 좋은 건강(good health)은 사람들로 하여금 교육으로부터 혜택을 충분하게 받게끔 해주는 반면에, 빈약한 건강(poor health)은 저조한 학업 성취와 직접적으로 연관되어 있다. 여성 교육은 모든 사회에서 아동 생존의 가장 강력한 결정요인들 가운데 하나이다.[86,87,88] 따라서, 여성 교육은 예방 가능한 산모와 아동 사망을 종결시키고 출산율을 낮추며 아동, 성인 그리고 가족의 건강과 영양을 한층 높이는데 필요한 핵심 전략이다.

기초 교육을 수료하는 것은 글을 읽고 쓰는 능력, 수리력을 갖추고 식견있는 시민이 되는데 없어서는 안될 필수적인 것으로 널리 여겨졌다. 좀더 전문화된 중등 교육 및 고등 교육에 일부 성인들이 참여하는 것 또한 개인적 기회, 경제 발전 그리고 사회 복지를 촉진시키는데 매우 중요하다. 최근의 증거 또한 중등 교육과 건강 간에 HIV 예방 등 직접적인 연관성이 어느 정도 있다는 것을 보여주고 있다.[89]

MDG에는 보편적 초등 교육을 달성하기 위한 하나의 세부목표가 있다. 개발도상 지역에서 초등학교 순 취학률이 1990년 80%에서 2015년에 91%가 되었는데, 이는 그 어느 때보다 많은 아동이 초등학교에 다니고 있다는 것을 의미한다. 모든 국가의 절반 정도가 2015년까지 보편적 초등 학교 취학 목표를 이루었고 10%는 거의 이루었지만, 나머지 38%는 목표 달성에 한참 모자랐다. 이는 세계적으로 5,700만 명의 아동이 학교에 다니지 않는다는 것을 의미한다. 2015년에, 저중소득 국가들에서 거의 1억 명의 청소년들이 초등 교육을 수료하지 못했다. 소외계층에 대한 관심 부족으로 인해 가난한 아동이 부자 아동보다 초등 교육을 수료하지 못할 가능성이 5배나 높았다. 학교에 다니지 않는 아동 대부분이 분쟁 지역에 살고 있으며, 이 숫자는 점점 더 많아지고 있다. 그 결과, 대부분의 국가에서 초등 교육의 수료율(그림 2.14)과 질은 만족스럽지 못한 것으로 나타난다.[4,38]

성 평등(gender parity)은 2015년까지 69%의 국가들에서 초등 교육 수준에서 달성되었다. 중등 교육 수준에서는, 불과 48%의 국가들만이 이 목표를 달성했다. 아동 조혼(Child marriage)과 조기 임신은 소녀들

[그림 2.14] 세계 지역별 초등학교 수료율, 1990 and 2015[3,90]

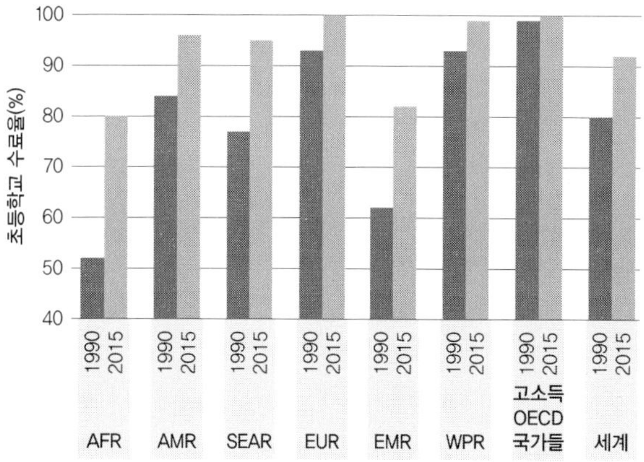

의 학업적 성과를 지속적으로 방해하는 요인이다. 소녀들은 소년들보다 학교에 다닐 가능성이 적으며, 이는 소녀들이 가난한 집 출신일 경우 더욱 그렇다. 이에 반해, 유럽과 미국의 중고소득 국가들 소녀들은 몇몇 과목에서 소년들보다 성적이 우수하며, 소년들이 중등 교육을 수료하지 못할 위험이 더 높다.[4]

2015년까지 저조한 중등 교육 취학률이 세계적으로 27% 정도 증가했고 사하라 사막 이남 아프리카에서는 1999년 수준에 비해 2배 이상 높아졌다. 그럼에도 불구하고, 저중소득 국가 청소년의 1/3이 2015년에 중등 교육을 수료하지 못하였다. 만약 이런 추세가 계속된다면, 보편적 중등 교육 수료 목표는 금세기 말에나 달성될 것으로 보인다.

세계적으로 문맹 성인의 비율이 2000년 18%에서 2015년 14%로 떨어졌지만, 이런 결과의 대부분은 교육을 받은 젊은이들이 성인이 된 덕분이다. 문맹 성인 인구의 거의 2/3는 여전히 여자들이다. 사하라 사막 이남 아프리카에 사는 여성들의 절반은 글을 읽고 쓰는 초보적인 능력이 없다.

SDG는 초등 교육과 글을 읽고 쓰는 능력뿐만 아니라 질 좋은 조기 유아 개발, 양육 및 초등학교 이전 교육, 중등 및 고등 교육 그리고 직업 훈련, 소외계층, 그리고 교사 공급 문제도 다루는 9가지 세부목표들을 바탕으로 교육에 대한 관심을 실질적으로 키워왔다. 현재의 진행 속도를 감안했을 때, 추가 비용 문제를 해결하

는 자원들을 찾는 측면에서뿐만 아니라 실행 가능성 측면에서도 의제는 희망적이지만 달성하기 어렵다. 유엔 교육과학문화기구(UNESCO)는 2030년까지 모두에게 질좋은 초등교육 이전 교육과 기초 교육 제공을 목표하는 새로운 SDG 교육 목표를 달성하기 위해서는 이미 집행된 정부 분담금들 외에 추가로 매년 220억 달러가 필요하다고 추산했다.[4]

환경 및 기후변화

환경은 인간의 활동으로 인해 압박을 받고 있으며 기후는 변하고 있다. 주로 경제 활동 및 인구 증가에 기인한 인위적 온실가스 배출은 산업화 이전 시대 이후로 이산화탄소, 메탄 및 이산화질소의 대기 농도를 최소한 지난 80만 년 안에 한 번도 없었던 농도로 끌어올렸다. 이런 영향은 다른 인위적 요인의 효과와 함께 기후 시스템 도처에서 탐지되었고 20세기 중반 이후에 관찰된 온난화의 유력한 원인일 가능성이 아주 높다.[91] 세계 각지에서, 기후변화가 깨끗한 공기, 안전하고 충분한 식수, 안전한 배설물 관리, 양질의 일자리, 안전하고 영양이 풍부한 식량 공급, 극심한 일기로부터의 보호, 그리고 적절한 피난처 등 건강에 필요한 기본 요건들을 위태롭게 할 것이다. 건강, 기후변화, 그리고 공기 오염 같은 기타 주요 환경 요인들간의 관계를 다루는 것이 앞으로 더욱 중요해질 것이다.[92,93]

MDG 7은 지속가능한 개발을 다루었으며 인간의 건강만을 위한 한 가지 환경 세부목표를 가지고 있었다 – 안전한 식수 및 기본적인 위생에 지속적으로 접근할 수 없는 인구의 비율을 절반으로 낮추는 것이다. 식수 관련 세부목표는, 비록 국가 내에서 그리고 국가들 간에 차이가 있긴 하지만, 이미 달성되었다. 하지만, 기본적인 위생과 관련하여, 24억 명의 사람들이 여전히 개선된 위생 시설들을 이용하지 못하고 있다.[94]

SDG는 특히 "2030년까지, 유해 화학약품과 공기, 물 및 토양 공해 및 오염으로 인한 사망과 질병의 수를 실질적으로 감소"라는 세부목표 3.9, 물과 위생(SDG 6), 에너지(SDG 7), 화학약품과 모든 폐기물에 대한 노출(SDG 12), 그리고 자연 재해 및 기후변화(SDG 13)와 관련된 세부목표들 등 환경 지속 가능성 및 인간의 건강과 관련된 여러 개의 세부목표들이 있다. 건강의 환경 결정요인들 또한 다른 SDG와 관련이 있다. 예를 들어, 요리할 때, 고체 연료 또는 깨끗하지 않은 물과 위생의 사용 같은 환경 위험들이 가난한 사람들에게 훨씬 더 많이 영향을 준다는 것을 감안하면, 이 결정요인들은 빈곤/기아 목표(SDG 1)에서 중요한 고려 대상이다. 여성들과 소녀들이 요리를 할 가능성이 가장 많기 때문에 양성 불평등(SDG 5)도 마찬가지로 사실이다. 식품 불안정성(food insecurity)에 이미 취약한 사람들은 기후변화로 인해 곡물 수확량이 감소할 위험이 커질 것이라는 문제에 직면할 수 있다(SDG 2). 양질의 일자리(SDG 8에 포함된)와 직업 건강(occupational health)과 안전 사이의 연관성은 또 다른 예이며, 마지막으로, SDG 11은 도시와 거주지의 안전 및 지속 가능성을 다루는데, 이는 안전한 물과 위생에의 접근, 도로 교통, 공해, 그리고 육체 활동 같은 환경 건강 결정요인들과 연관이 있다. 안전한 물과 위생은 5장에서, 공해는 6장에서, 그리고 자연 재해는 8장에서 다루고 있다.

기후변화

기후가 온난화되고 있다는 증거가 점점 증가하고 있다. 세계의 육지와 바다 표면 온도를 통합하여 평균을 산출한 데이터에 따르면 1880년부터 2012년까지 0.85℃(0.65에서 1.06으로) 따뜻해졌다. 북반구에서, 1983년부터 2012년까지 30년 기간이 지난 1400년 중에 가장 따뜻했을 가능성이 있다.[95] 20세기 중반 이후 관찰된 온난화의 지배적인 원인은 인간의 활동일 가능성이 아주 높다. 모델들이 20세기 중반 이후 더욱 빨라진 온난화 및 대규모 화산 분출 직후의 냉각화 등 지난 수십년에 걸쳐 관찰된 대륙 규모 표면 온도 패턴들과 추세들을 현재 재현하고 있다. 기후변화에 관한 정부간 협의체(IPCC)가 가장 최근에 진행한 예상은 대표농도경로(RCP, Representative Concentration Pathways)와 같은 다양한 미래의 온실가스 배출 시나리오들을 다루고 있다. 이 시나리오들은 글로벌 온실가스 배출이 2010년–2020년 기간에 최고조에 달했다가 2020년 이후 상당히 하락할 것이라고 추정한 RCP 2.6에서부터 온실가스 배출이 21세기 내내 지속적으로 증가할 것이라는 RCP 8.5까지 다양하다. 중간 시나리오인 RCP 4.5와 6.0은 배출이 각각 2040년과 2080년에 최고조에 달할 것이라고 추정한다.[96]

1986년–2005년에 비해 2016년–2035년의 전체적 평균 표면 온도 변화는 0.3℃–0.7℃일 가능성이 있다. 1986년–2005년에 비해 2081년–2100년의 전체적 평균 표면 온도는 0.3℃–1.7℃(RCP 2.6)에서 2.6℃–4.8℃(RCP 8.5) 정도 상승할 것으로 추정된다(그림 2.15). 북극 지역은 전체 평균보다 더 빠르게 따뜻해질 것이며, 육지의 평균 온난화는 바다의 평균 온난화보다 더 클 것으로 예상된다. 모든 RCP들에서, 전체적 평균 해수면이 21세기 말에 0.26–0.82미터 정도 상승할 것으로 추정된다.

[그림 2.15] 세계 온실가스 배출 동향이 바뀐다는 시나리오 2에 근거한 세계 평균 표면 온도 변화, 1950–2100[96]

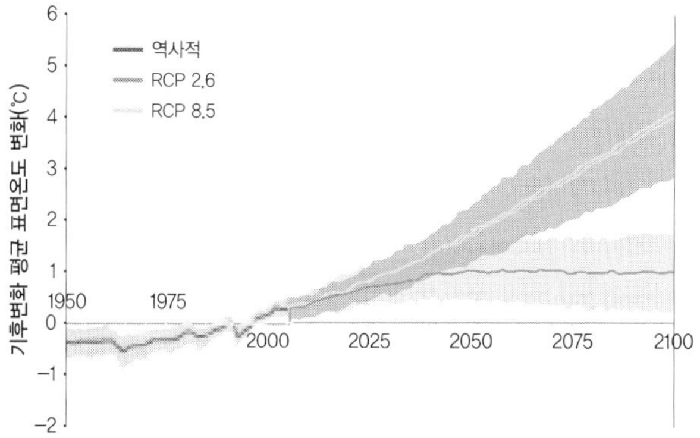

RCP: 기후변화 시나리오

전체 평균 온도가 상승함에 따라서 대부분의 육지에서 매일 그리고 계절 별로 고온과 저온 이상 현상이 더욱 빈번할 것이 거의 확실하다. 높은 빈도와 긴 지속기간에 걸쳐 폭염이 발생할 가능성이 매우 많고, 이례적인 강추위도 계속 일어날 것으로 예상된다.

기후 변동성과 기후변화는 극심한 기후 상태로 인한 직접적인 영향에서부터 가뭄과 사막화로 인한 식량 생산과 영양 부족에 미치는 장기적 영향, 그리고 말라리아와 뎅기 전염병 매개체들의 빠른 확산에 이르기까지 건강에 중요한 결과를 초래한다.[97] 장기간의 기후변화는 오늘날의 문제들을 악화시킬 우려가 있다. 동시에, 인간의 건강에 매우 중요한 미래의 보건시스템, 기반시설, 사회보장제도, 그리고 식량, 물, 그리고 기타 생태계 생산물과 서비스의 공급까지 약화시킨다. 최빈계층과 취약계층은 아주 심각한 결과를 경험할 가능성이 있다. 이는, 빠르고 무계획적 도시화, 공기 및 수질 오염, 그리고 환경적으로 지속 가능하지 않은 개발의 결과들에 의해 악화될 수도 있다.

연속적인 평가를 통해 WHO[98]와 IPCC[96]는 기후 변화가 건강에 상당한 위험을 초래하지만 잠재적 부담의 상당 부분은 물과 위생 그리고 식량 확보와 같은 건강의 환경 결정요인들의 관리 개선, 질병 감시 및 준비성 개선, 그리고 극심한 기후에 대한 대응 개선 등 핵심적인 보건시스템 기능들의 강화를 통해 피할 수 있다는 결론을 내렸다(그림 2.16).

공기 오염을 줄이는 등 기후변화 완화 조치들도 건강에 직접적인 혜택을 가져올 수 있다는 증거들이 점점 더 많아지고 있다. 이런 조치들에는 가구 에너지 및 전력 발전을 청정 에너지원으로 바꾸는 조치들과 안전한 대중 교통을 촉진시키는 조치가 포함된다.[99]

MDG 시대에, 기후변화 위험은 세계 보건 의제에서 핵심 고려사항이 되었다. 예를 들면, WHA 결의안 61.19(2008)[100]은 기후변화가 건강 및 보건시스템에 미치는 영향을 평가하기 위한 대책들을 요구하면서, 적절한 대응 대책들을 시행했다. 이 결의안은 모든 WHO 지역들에서 행동 프레임워크, 국가적 적응 계획들 내에서 건강 부문들의 개발, 그리고 저중소득 국가들의 대규모 적응 프로젝트들을 통해서 보강되었다. WHA 결의안 68.8(2015)[101]은 공기의 질을 개선하고 동시에 기후를 바꾸는 오염물질들의 배출을 줄이는 의미 있는 기회들이 있다고 명시하였다.

WHO 추산에 따르면, 기후변화로 인해 2030년–2050년 기간 동안 매년 25만 명이 사망할 것으로 보인다.[97] 대부분은 말라리아, 설사병, 열사병, 그리고 영양실조로 사망할 가능성이 있다. 기후변화는 아프리카와 아시아 저소득 및 저중소득 국가들의 아동, 노인 및 취약계층에 가장 큰 최후의 영향을 미칠 것으로 예상된

[그림 2.16] 1차 예방이 기후 위험을 막는 열쇠이다[102]

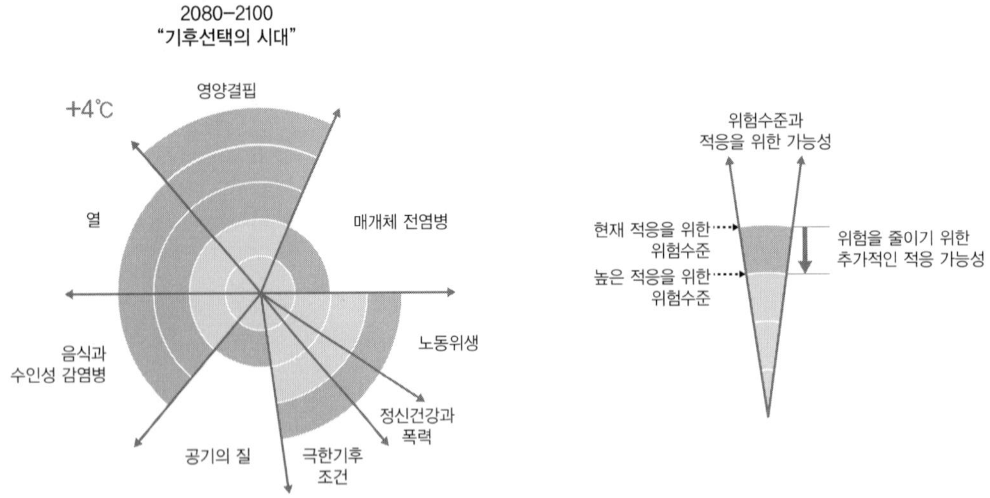

IPCC가 세기말까지 기후변화로 인해 다양한 건강 위험들의 증가가 예상된다고 평가하였다. 각 웨지(wedge)의 크기는 대략적으로 특정 영향의 예상 크기에 비례한다. 진한 부분은 건강 보호 조치들이 강화 및 적응을 통해 피할 수 있는 것으로 평가된 부분이다.

다. 영양실조는 매년 전체 아동 사망 원인의 거의 절반을 차지한다.[103] 기온 상승과 가변적 강우 패턴에 의한 기후변화로 인해 곡물 수확량이 감소하고, 그 결과 식량 안보가 저해되기 때문이다. 기후변화로 인한 인구 이동(migration)도 아프리카와 아시아의 높은 농업 의존성 때문에 이 지역들에 영향을 줄 가능성이 매우 높다.

기후변화에 적응하는데 필요한 재정 지원은 합의된 세부목표들에 의해 또는 필요에 의해 요구되는 지원 수준보다 훨씬 적고, 다자 기후 적응 기금의 1.5%는 보건 프로젝트에 할당된다.[104] 이 밖에도, 기후 완화 정책으로 인한 잠재적인 건강 이익이 정책 평가 또는 설계에 포함되는 경우는 드물다.

공해 및 오염

SDG 세부목표 3.9는 유해 화학약품들로 인한, 그리고 공기, 물 및 토양의 공해 및 오염으로 인한 사망 및 질병 수의 실질적 감소를 목표로 한다. 실내 및 실외 공기 오염은 매년 700만 명 정도의 조기 사망의 주범이다.[105] 6장에서는 공기 오염이 건강에 미치는 결과에 대해 심도있는 논의의 장을 제공한다. 지난 15년간 일부 지역에서 어느 정도 진전이 있었다. 예를 들면, 2002년–2005년 기간 중 사하라사막 이남 아프리카 48개 국가들의 유연 휘발유 단계적 사용 금지 등 2002년 이후로, 차량용 유연 휘발유를 사용하는 국가들의 수가 82개국에서 6개국으로 감소했다. 납은 특히 아동의 지적 능력 감퇴 및 신경정신계 장애의 원인이며, 심혈관 질환 위험을 증가시킨다. 사하라 사막 이남 아프리카에서만, 무연 휘발유 사용으로 거의 1,000억 달러 정도의 건강 이득이 발생할 것으로 추산된다.[106]

건강에 미치는 수질 공해와 오염의 영향은 설사병 등 수인성 질환으로 인한 사망률 증가와 연관이 있다. 수인성 질환으로 인해 매년 150만 명이 사망한다. 안전하지 못한 물 공급과 위생 시설의 부족이 사망자의 절반 이상 또는 매년 842,000건의 사망 원인이다.[107] 제5장에서는 수인성 질환을 더 자세하게 다룬다. 유해 화학약품과 토양 공해 및 오염으로 인한 질병 부담은 물과 공기 오염으로 인한 질병 부담에 비해 덜 알려져 있다. 2001년에, 대부분의 국가들이 잔류성 유기오염물질(POPs)로부터 건강과 환경을 보호하기 위해 법적 구속력이 있는 잔류성 유기오염물질에 관한 스톡홀름 협약(Stockholm Convention on Persistent Organic Pollutants)을 채택하면서 POPs의 방출을 줄이거나 금지하였다. POPs는 화약약품으로 건강에 미치는 부정적인 영향, 환경 잔류성, 장거리 이동 및 분산 및 생태계 축적량 때문에 국제적인 우려 사안이다. 스톡홀름 협약에 근거한 글로벌 모니터링 계획의 일환으로 WHO 및 유엔 환경 계획(UNEP)이 모유 실태 조사를 공동으로 실시한 결과, 알드린, 디엘드린, 미렉스, 그리고 톡사펜 같은 특정한 잔류성 농약을 제거하는데 성공했을 뿐만 아니라 뜻하지 않은 부산물이 도처에 존재한다는 사실이 밝혀졌다.[108]

보건 분야 범위 내에서, 우선 순위 사항들은 의료시설을 위한 청정 에너지 접근을 보장하는 일과 선진국의 기후 부담(탄소 배출, climate footprint)을 감소시키는 일이다. 일례로, 에너지 소비 감소, 독성 폐기물 감량, 안전한 화학약품 사용, 그리고 친환경 제품 구매를 통해 선진국들은 탄소 배출을 줄일 수 있다.

직업 건강

SDG는 직업 건강에 대해 특정한 목표를 가지고 있지 않다. 하지만, 세부목표 8.8은 "이주 노동자들 특히 여성 이주자들과 위험한 환경에서 일하는 노동자들을 포함해 모든 노동자들의 노동권을 보호하고 안전하고 확실한 작업 환경을 장려하는" 것과 연관이 있다. 2007년, 회원국들은 WHA 결의안 60.26 '노동자들의 건강: 직업 및 직무 관련 질환 및 부상의 1차 예방을 위한 필수 개입과 기본적인 직업 건강 서비스를 바탕으로 모든 노동자들을 관장하는 글로벌 실행계획'을 승인하였다. 다른 분야와 다양한 규모의 회사를 아우르는 건강한 작업장 프로그램의 개발, 이행 및 평가 체계는 노동자들의 건강을 보호하고 이를 증진시킨다. 2013년 10월, 미나마타 협약(the Minamata Convention)이 체결되었다. 이 협약의 주 목적은 수은 및 수은 화합물의 인위적 배출 및 방출로부터 인간의 건강과 환경을 보호하는데 있다. 이 협약에는 보건 분야에 전념하는 하나의 조항이 있다. 전반적인 작업장의 환경 상태를 개선하고자 하는 계획들이 진행 중에 있지만, 저중소득 국가들의 많은 의료시설들은 여전히 깨끗한 물, 기본적인 위생 또는 전기에 대한 접근성이 떨어진다(그림 2.17). 이는 의료인과 환자 모두의 감염 위험으로 이어져 결국 의료서비스 품질에 악영향을 끼친다.

[그림 2.17] 전력 또는 개선된 물 공급원이 부족한 보건시설들의 비율[a], 2010–2015[110]

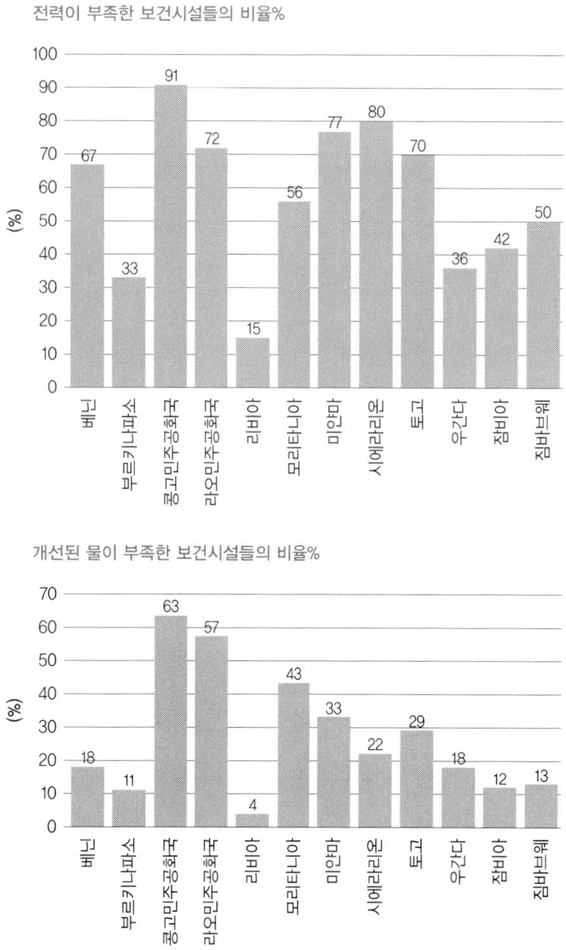

[a] 국가별 최근 설문 조사를 통해 얻은 데이터

부문간 협력

건강의 환경 결정요인 문제를 다루기 위해서는 적어도 운송 및 도시 개발과 관련하여 일치된 부문간 대응이 요구된다. 2015년 이후의 재난과 연관된 건강 위험들을 관리하는데 필요한 주요 전략은 2015–2030 재해 위험 경감을 위한 센다이 강령(Sendai Framework for Disaster Risk Reduction)에 의해 뒷받침된다.[111] 이 지침의 목적은 새로운 재난 방지, 기존의 재난 위험 완화, 위험한 노출 감소, 그리고 대응 및 복구 준비성을 증진시키는 데 있다. 응집된 다부문간 협력을 통해 위험과 손실을 경감시키기 위한 일반적인 지침을 제공한다. 8장에서 더 자세히 다뤄질 것이다. 센다이 강령과 함께, WHO와 기타 기관들은 건강을 기후 정책의 중심 사안으로 그리고 기술 및 자금 지원 메커니즘의 1차 목표로 자리매김 하고자 하였다. 기후는 더 일반적으로 개발 담론으로 다뤄져야 하며, SDG는 이런 방향에서 첫 발을 내디뎠다.

이 영역에서의 진전을 위해서는 기후변화에 대한 의료 시스템의 회복력을 구축하는 포괄적인 접근법을 지원해야 한다. 이는, 국가 적응 계획의 건강 구성 요소들의 개발에 필요한 기술 지원, 의료시스템의 핵심 구성 요소 안에 기후 회복력(climate resilience)을 구축하는 운영 체계, 그리고 예를 들면 기후변화와 보건을 물과 위생에 대한 투자와 통합시키는데 주력하는 대규모 프로젝트를 포괄한다. 말라리아 및 콜레라 같은 기후에 민감한 감염성 질환 감시 시스템들도 강화되어야 한다. 국가는 유행성 감염병의 발생, 강도 및 지속 기간을 예측하기 위해 조기 경보 정보를 더 잘 활용하도록 해야 한다. 이러한 예측을 통해 건강 관리자들이 약품과 백신을 사전에 준비할 수 있어 결과적으로 사망자 수를 줄일 수 있게 된다.

부문간 협력은 정책이 건강에 미치는 영향을 적절하게 고려해야 한다. 예를 들면, 화석 연료 보조금 지급을 삭감하는 정책으로 인해 공기 오염으로 인한 사망과 온실가스 배출이 상당히 감소할 것으로 예상된다.[112] 청정 에너지를 통해 검은 탄소(black carbon) 및 메탄 같은 단기 체류 기후 오염 유발물질 배출을 줄이고, 가구 에너지 및 교통 정책을 확대하는 등 표적 대상 정책을 통해 지구 온난화 속도를 늦추는 동시에 매년 거의 250만 명에 달하는 생명을 구할 수 있다.[113] 자전거 타기 또는 걷기 같은 지속가능한 저탄소 도시 교통도 심장질환, 뇌졸중, 유방암 및 기타 질환을 감소시킬 수 있다. 부문간 협력이 보건에서 차지하는 중요성은 1978년 알마아타 선언(Declaration of Alma-Ata) 이후 WHO의 지지를 받아왔다.[114] 최근에 제8차 헬싱키 건강증진에 관한 국제회의(Global Conference on Health Promotion in Helsinki)에서는 다른 정책들에서도 건강을 고려하는 것이 중요하다는 점을 강조했는데, 이를 '모든 정책에 건강(Health in All Policies)'이라고 지칭하였다.[115,116] 앞으로, 이런 정책들에 기반한 전략들이 주요 영역에서 SDG 의제를 진행시켜나가는데 분명히 중요한 역할을 할 것이다.

참고 및 참조

1 E/2009/25. E/CN.9/2009/10. Resolution 2009/1. The contribution of the Programme of Action of the International Conference on Population and Development to the internationally agreed development goals, including the Millennium Development Goals. In: Forty-second session of Commission on Population and Development. New York (NY): United Nations Population Division; 2009 (http://www.un.org/en/development/desa/population/commission/pdf/42/CPD42_Res2009-1.pdf, accessed 16 September 2015).

2 World population prospects, the 2015 revision. New York (NY): United Nations, Department of Economic and Social Affairs, Population Division (http://esa.un.org/unpd/wpp/, accessed 18 September 2015).

3 Graph uses WHO regional grouping with high-income OECD countries separated out (see Annex 1).

4 Education for all 2000–2015: achievements and challenges. EFA global monitoring report 2015. Paris: United Nations Education, Scientific and Cultural Organization; 2015 (http://unesdoc.unesco.org/images/0023/002322/232205e.pdf, accessed 16 September 2015).

5 Updated from: World health statistics 2014. Geneva: World Health Organization; 2014 (http://apps.who.int/iris/bitstream/10665/112738/1/9789240692671_eng.pdf?ua=1, accessed 16 September 2015). Three changes were made: Israel and Republic of Moldova moved up a category based on the last revision of the Global Health Estimates. The Syrian Arab Republic is omitted because no new estimates have yet been made since the start of the conflict.

6 World development report 2011: conflict, security, and development. Washington (DC): World Bank; 2011 (http://siteresources.worldbank.org/INTWDRS/Resources/WDR2011_Full_Text.pdf, accessed 16 September 2015).

7 Global employment trends for youth 2013: a generation at risk. Geneva: International Labour Organization; 2013 (http://www.ilo.org/wcmsp5/groups/public/---dgreports/---dcomm/documents/publication/wcms_212423.pdf, accessed 16 September 2015).

8 Health for the world's adolescents: a second chance in the second decade. Geneva: World Health Organization; 2014 (http://apps.who.int/adolescent/second-decade/, accessed 16 September 2015).

9 World report on ageing and health. Geneva: World Health Organization; 2015 (http://www.who.int/ageing/events/world-report-2015-launch/en/, accessed 23 October 2015).

10 Integrating population issues into sustainable development, including the post-2015 development agenda: a concise report. Department of Economic and Social Affairs, Population Division. Working Paper No. ST/ESA/SER.A/364. New York (NY): United Nations; 2015 (http://www.un.org/en/development/desa/population/commission/pdf/48/CPD48ConciseReport.pdf, accessed 16 September 2015).

11 Mathers CD, Stevens GA, Boerma T, White RA, Tobias MI. Causes of international increases in older age life expectancy. Lancet. 2015;385(9967):540–8 (http://www.thelancet.com/journals/lancet/article/PIIS0140-6736%2814%2960569-9/fulltext, accessed 16 September 2015).

12 Prince MJ, Wu F, Guo Y, Gutierrez Robledo LM, O'Donnell M, Sullivan R et al. The burden of disease in older people and implications for health policy and practice. Lancet. 2015;385(9967):549–62 (http://www.thelancet.com/journals/lancet/article/PIIS0140-6736%2814%2961347-7/fulltext, accessed 16 September 2015).

13 Chatterji S, Byles J, Cutler D, Seeman T, Verdes E. Health, functioning, and disability in older adults: present status and future implications. Lancet. 2015;385(9967):563–75 (http://www.thelancet.com/journals/lancet/article/PIIS0140-6736%2814%2961462-8/fulltext, accessed 16 September 2015).

14 Badley EM, Canizares M, Perruccio AV, Hogg-Johnson S, Gignac MA. Benefits gained, benefits lost: comparing baby boomers to other generations in a longitudinal cohort study of self-rated health. Milbank Q. 2015;93(1):40–72 (http://onlinelibrary.wiley.com/doi/10.1111/1468-0009.12105/full, accessed 16 September 2015).

15 Pilkington R, Taylor AW, Hugo G, Wittert G. Are baby boomers healthier than generation X? A profile of Australia's working generations using National Health Survey data. PLoS One[electronic resource]. 26 March 2014;doi:10.1371/journal.pone.0093087 (http://journals.plos.org/plosone/article?id=10.1371/journal.pone.0093087, accessed 16 September 2015).

16 Rice NE, Lang IA, Henley W, Melzer D. Baby boomers nearing retirement: the healthiest generation? Rejuvenation Res. 2010;13(1):105–14 (http://online.liebertpub.com/doi/pdf/10.1089/rej.2009.0896, accessed 16 September 2015).

17 Lin SF, Beck AN, Finch BK, Hummer RA, Masters RK. Trends in US older adult disability: exploring age, period, and cohort effects. Am J Public Health. 2012;102(11):2157–63 (Abstract: http://ajph.aphapublications.org/doi/abs/10.2105/AJPH.2011.300602, accessed 16 September 2015).

18 Arokiasamy P, Uttamacharya U, Kshipra J, Biritwum RB, Yawson AE, Wu F et al. The impact of multimorbidity on adult physical and mental health in low- and middle-income countries: What does the Study on global AGEing and adult health (SAGE) reveal? BMC Med[electronic resource]. 3 August 2015;doi:10.1186/s12916-015-0402-8

(http://www.biomedcentral.com/1741-7015/13/178, accessed 16 September 2015).

19 Banerjee S. Multimorbidity: older adults need health care that can count past one. Lancet. 2015;385(9968):587–9 (http://www.thelancet.com/journals/lancet/article/PIIS0140-6736%2814%2961596-8/fulltext, accessed 16 September 2015).

20 International migration report 2013. New York (NY): United Nations, Department of Economic and Social Affairs, Population Division; 2013 (http://esa.un.org/unmigration/documents/worldmigration/2013/Full_Document_final.pdf, accessed 20 October 2015).

21 A study showed that about 19% of doctors and 8% of nurses born in African countries were working in nine destination countries in 2000. See: Clemens MA, Pettersson G. New data on African health professionals abroad. Hum Resour Health. 2008;6:1 (http://www.human-resources-health.com/content/6/1/1, accessed 16 September 2015).

22 Updated from: Sabine Henning. Migration levels and trends: global assessment and policy implications. New York (NY): United Nations, Population Division; 2012 (http://www.un.org/esa/population/meetings/tenthcoord2012/V.%20Sabine%20Henning%20-%20Migration%20trends.pdf, accessed 28 August 2015).

23 World migration report. Geneva: International Organization for Migration; 2010 (http://publications.iom.int/bookstore/free/WMR_2010_ENGLISH.pdf, accessed 16 September 2015).

24 World at war. UNHCR global trends: forced displacement in 2014. Geneva: United Nations Office of the High Commissioner for Refugees; 2015 (http://unhcr.org/556725e69.html#_ga=1.69429392.1825024336.1437640576, accessed 16 September 2015).

25 Global overview: over 2700 migrant deaths to date in 2015. Geneva: International Organization for Migration; 2015 (http://www.iom.int/news/iom-hails-efforts-raisemigrant-death-ship-libyas-coast, accessed 16 September 2015).

26 Resolution WHA61.17. Health of migrants. In: Sixty-first World Health Assembly, Geneva, 19–24 May 2008. Resolutions and decisions, annexes. Geneva: World Health Organization; 2008:23–5 (WHA61/2008/REC/1; http://apps.who.int/gb/ebwha/pdf_files/WHA61-REC1/A61_REC1-en.pdf, accessed 16 September 2015).

27 Resolution WHA63.16. WHO Global Code of Practice on the International Recruitment of Health Personnel. In: Sixty-third World Health Assembly, Geneva, 17–21 May 2010. Resolutions and decisions, annexes. Geneva: World Health Organization; 2010:31 (WHA63/2010/REC/1; http://apps.who.int/gb/ebwha/pdf_files/WHA63-REC1/WHA63_REC1-en.pdf, accessed 16 September 2015).

28 Siyam A, Zurn P, Ro OC, Gedik G Ronquillo K, Co CH et al. Monitoring the implementation of the WHO Global Code of Practice on the International Recruitment of Health Personnel. Bull World Health Organ. 2013; 91(11):816–23 (http://www.who.int/entity/bulletin/volumes/91/11/13-118778.pdf?ua=1, accessed 16 September 2015).

29 World urbanization prospects, the 2014 revision. New York (NY): United Nations, Department of Economic and Social Affairs, Population Division (http://esa.un.org/unpd/wup/, accessed 16 September 2015).

30 Population distribution, urbanization, internal migration and development: an international perspective. Department of Economic and Social Affairs, Population Division. New York (NY): United Nations; 2011 (http://www.un.org/esa/population/publications/PopDistribUrbanization/PopulationDistributionUrbanization.pdf, accessed 16 September 2015).

31 Habitat III issue papers: migration and refugees in urban areas. Task Team on Habitat III. Nairobi: UN-Habitat; 2015 (http://unhabitat.org/wp-content/uploads/2015/04/2_Migrationand-Refugees.pdf, accessed 26 June 2015).

32 State of the world's cities 2010/2011: bridging the urban divide. Nairobi: UN-Habitat; 2013 (http://mirror.unhabitat.org/pmss/listItemDetails.aspx?publicationID=2917, accessed 20 October 2015).

33 Hidden cities: unmasking and overcoming health inequities in urban settings. Geneva: World Health Organization, WHO Centre for Health Development Kobe, United Nations Human Settlements Programme (UN-HABITAT); 2010 (http://www.who.int/entity/kobe_centre/publications/hiddencities_media/who_un_habitat_hidden_cities_web.pdf?ua=1, accessed 16 September 2015).

34 State of African cities 2014: re-imagining sustainable urban transitions. Nairobi: UN-Habitat; 2014 (http://unhabitat.org/wpdm-package/state-of-african-cities-2014-re-imaginingsustainable-urban-transitions/?wpdmdl=111948, accessed 16 September 2015).

35 Global Health Observatory data: urban health. Geneva: World Health Organization (http://www.who.int/gho/urban_health/en/, accessed 20 October 2015).

36 Country and lending groups. Washington (DC): World Bank (http://data.worldbank.org/about/country-and-lending-groups, accessed 20 October 2015).

37 Sumner A. Global poverty and the new bottom billion: what if three-quarters of the world's poor live in middle-income countries? Working Paper. Brighton: Institute for Development Studies; September 2010 (https://www.ids.ac.uk/files/dmfile/GlobalPovertyDataPaper1.pdf, accessed 16 September 2015).

38 Millennium Development Goals report 2015. New York (NY): United Nations; 2015 (http://unstats.un.org/unsd/mdg/Resources/Static/Products/Progress2015/English2015.pdf, accessed 16 September 2015).

39 Azevedo J, Inchauste G, Olivieri S, Saavedra J, Winkler H. Is labor income responsible for poverty reduction? A decomposition approach. (April, forthcoming as World Bank Policy Research Working Paper). Washington (DC): World Bank; 2013 (http://www-wds.worldbank.org/external/default/WDSContentServer/WDSP/IB/2013/04/18/000158349_20130418083935/Rendered/PDF/wps6414.pdf, accessed 16 September 2015).

40 The world's middle income countries. Washington (DC): World Bank (http://www.worldbank.org/en/country/mic/overview, accessed 15 October 2015).

41 Global monitoring report 2014/2015: ending poverty and sharing prosperity. Washington (DC) : World Bank and International Monetary Fund; 2015 (http://www.worldbank.org/content/dam/Worldbank/gmr/gmr2014/GMR_2014_Full_Report.pdf, accessed 16 September 2015).

42 World development report 2014: risk and opportunity – managing risk for development. Washington (DC): World Bank; 2013 (http://siteresources.worldbank.org/EXTNWDR2013/ Resources/8258024-1352909193861/8936935-1356011448215/8986901-1380046989056/ WDR-2014_Complete_Report.pdf, accessed 16 September 2015).

43 Alderson AS, Nielsen F. Globalization and the great U-turn: income inequality trends in 16 OECD countries. Am J Sociol. 2002:107(5):1244–99 (http://citeseerx.ist.psu.edu/viewdoc/download?doi=10.1.1.466.4335&rep=rep1&type=pdf, accessed 16 September 2015).

44 Pavcnik N. Globalization and within-country income inequality. In: M. Bacchetta and M. Jansen, editors. Making globalization socially sustainable. Geneva: International Labour Organization and World Trade Organization; 2011: 233–59 (https://www.wto.org/english/res_e/booksp_e/glob_soc_sus_e.pdf, accessed 16 September 2015).

45 Globalization and inequality. In: World Economic Outlook 2007. Washington (DC): International Monetary Fund; 2007 (https://www.imf.org/external/pubs/ft/weo/2007/02/pdf/text.pdf, accessed 16 September 2015).

46 Subramanian SV, Kawachi I. Income inequality and health: What have we learned so far? Epidemiol Rev. 2004;26(1):78–91 (http://epirev.oxfordjournals.org/content/26/1/78.full, accessed 16 September 2015).

47 Picket KE, Wilkinson RG. Income inequality and health: a causal review. Soc Sci Med. 2015;128:316–26 (http://www.sciencedirect.com/science/article/pii/S0277953614008399, accessed 16 September 2015).

48 Mohammed AJ. Deepening income inequality. World Economic Forum: Outlook on the Global Agenda 2015 (http://widgets.weforum.org/outlook15/01.html, accessed 16 September 2015).

49 Macroeconomics and health: investing in health for economic development. Geneva: World Health Organization; 2001 (http://apps.who.int/iris/bitstream/10665/42435/1/924154550X.pdf, accessed 16 September 2015).

50 Jamison DT, Summers LH, Alleyne G, Arrow KJ, Berkley S, Binaqwaho A et al. Global health 2035: a world converging within a generation. Lancet. 2013;382(9908):1898–1955 (http://www.thelancet.com/journals/lancet/article/PIIS0140-6736%2813%2962105-4/fulltext, accessed 16 September 2015).

51 Commission on Social Determinants of Health – final report: Closing the gap in a generation: Health equity through action on the social determinants of health. Geneva: World Health Organization; 2008 (http://www.who.int/social_determinants/thecommission/finalreport/en/, accessed 18 September 2015).

52 Kuruvilla S, Schweitzer J, Bishai D, Chowdhury S, Caramani D, Frost L et al. Success factors for reducing maternal and child mortality. Bull World Health Organ. 2014;92(7):533–44 (http://www.who.int/entity/bulletin/volumes/92/7/14-138131.pdf?ua=1, accessed 15 October 2015).

53 Di Cesare M, Khang Y-H, Asaria P, Blakely T, Cowan MJ, Farzadfar F et al. Inequalities in non-communicable diseases and effective responses. Lancet. 2013;381(9866):585–97 (http://www.thelancet.com/journals/lancet/article/PIIS0140-6736%2812%2961851-0/fulltext, accessed 15 October 2015).

54 The economics of social determinants of health and health inequalities: a resource book. Geneva: World Health Organization; 2013 (http://apps.who.int/iris/bitstream/10665/84213/1/9789241548625_eng.pdf, accessed 15 October 2015).

55 World health report 2010. Geneva: World Health Organization; 2010 (http://www.who.int/entity/whr/2010/whr10_en.pdf?ua=1, accessed 16 September 2015).

56 Dreher A. Does globalization affect growth? Evidence from a new index of globalization. Appl Econ. 2006;38(10):1091–1110 (Abstract: http://www.tandfonline.com/doi/abs/10.1080/00036840500392078?journalCode=raec20#.VeRsA1erMqI, accessed 16 September 2015).

57 KOF Globalization Index 2015. Zurich: KOF Swiss Economic Institute; 2015 (http://globalization.kof.ethz.ch/, accessed 16 September 2015).

58 Calculated from: KOF Globalization Index. Zurich: Swiss Economic Institute; 2015 (http://globalization.kof.ethz.ch/

query/, accessed 16 September 2015).

59 Ortiz I, Cummins M. When the global crisis and youth bulge collide: double the jobs trouble for youth. New York (NY): United Nations Children's Fund; February 2012 (http://www.unicef.org/socialpolicy/files/Global_Crisis_and_Youth_Bulge_-_FINAL.pdf, accessed 16 September 2015).

60 World employment and social outlook: trends 2015. Geneva: International Labour Organization; 2015 (http://www.ilo.org/global/research/global-reports/weso/2015/langen/index.htm, accessed 16 September 2015).

61 Migration and development briefs; Nos. 10–12. Washington (DC): World Bank; July 2009–April 2010 (http://www.worldbank.org/prospects/migrationandremittances, accessed 16 September 2015).

62 Declaration on the TRIPS Agreement and public health. WT/MIN(01)/DEC/2. Geneva: World Trade Organization; 2001 (https://www.wto.org/english/thewto_e/minist_e/min01_e/mindecl_trips_e.pdf, accessed 16 September 2015).

63 Global health expenditure database. Geneva: World Health Organization (http://apps.who.int/nha/database, accessed 9 October 2015).

64 Financing global health 2014: shifts in funding as the MDG era closes. Seattle (WA): Institute for Health Metrics and Evaluation; 2015 (http://www.healthdata.org/sites/default/files/files/policy_report/2015/FGH2014/IHME_PolicyReport_FGH_2014_1.pdf, accessed 16 September 2015).

65 Shared responsibilities for health: a coherent global framework for health financing. Final report of the Centre on Global Health Security Working Group on Health Financing. London: Chatham House, Royal Institute of International Affairs; 2014 (http://www.chathamhouse.org/publication/shared-responsibilities-health-coherent-global-framework-health-financing, accessed 16 September 2015).

66 Murray C, Anderson B, Burstein R, Leach-Kemon K, Schneider M, Tardiff A et al. Development assistance for health: trends and prospects. Lancet. 2011;378(9785):8–10 (http://www.thelancet.com/journals/lancet/article/PIIS0140-6736%2810%2962356-2/fulltext, accessed 16 September 2015).

67 The International Health Partnership (ihp+). Geneva: International Health Partnership (http://www.internationalhealthpartnership.net/en/, accessed 28 August 2015).

68 Development Co-operation report 2014. Paris: Organisation for Economic Co-operation and Development; 2014 (http://www.oecd.org/dac/development-co-operation-report-20747721.htm, accessed 16 September 2015).

69 A/RES/69/313. Addis Ababa Action Agenda of the Third International Conference on Financing for Development (Addis Ababa Action Agenda). Resolution adopted by the Sixty-ninth United Nations General Assembly. New York (NY), 27 July 2015 (www.un.org/en/ga/search/view_doc.asp?symbol=A/RES/69/313&Lang=E, accessed 16 September 2015).

70 The Busan Partnership for Effective Development Co-operation. Paris: Organisation for Economic Co-operation and Development (http://www.oecd.org/development/effectiveness/busanpartnership.htm, accessed 28 August 2015).

71 Sen A. Development as freedom. New York (NY): Alfred A. Knopf; 1999.

72 Women and health: today's evidence, tomorrow's agenda. Geneva: World Health Organization; 2009 (http://www.who.int/gender/women_health_report/full_report_20091104_en.pdf, accessed 16 September 2015).

73 Political declaration on the occasion of the twentieth anniversary of the fourth world conference on women. Document E/CN.6/2015/l.1, Commission on the Status of Women. New York (NY): United Nations Economic and Social Council; March 2015 (http://www.un.org/ga/search/view_doc.asp?symbol=E/CN.6/2015/L.1, accessed 16 September 2015).

74 Framework of actions for the follow-up to the programme of action of the international conference on population and development (ICPD) beyond 2014. E/CD.9/2014/4. New York (NY): United Nations Economic and Social Council; 2014.

75 Both conferences were referred to as part of SDG Target 5.6: Ensure universal access to sexual and reproductive health and reproductive rights as agreed in accordance with the Programme of Action of the International Conference on Population and Development and the Beijing Platform for Action and the outcome documents of their review conferences.

76 Gender statistics. New York (NY): United Nations (http://unstats.un.org/unsd/gender/default.html, accessed 16 September 2015).

77 Constitution of the World Health Organization. Geneva: World Health Organization; 1946 (http://www.who.int/governance/eb/who_constitution_en.pdf, accessed 16 September 2015).

78 The Core International Human Rights Instruments and their monitoring bodies. Geneva: United Nations Office of the High Commissioner for Human Rights; 2015 (www.ohchr.org/EN/ProfessionalInterest/Pages/CoreInstruments.aspx, accessed 16 September 2015).

79 For example, the International Covenant on Economic, Social and Cultural Rights (1966); the Convention on the Elimination of All Forms of Discrimination against Women

(1979); and the Convention on the Rights of the Child (1989).

80 Committee on Economic Social and Cultural Rights. Substantive issues arising in the implementation of the International Covenant on Economic, Social and Cultural Rights: General comment No. 14. Geneva: United Nations Office of the High Commissioner for Human Rights; 2000 (http://tbinternet.ohchr.org/_layouts/treatybodyexternal/TBSearch.aspx?Lang=en&TreatyID=9&DocTypeID=11, accessed 16 September 2015).

81 World report on disability. Geneva: World Health Organization; 2011 (http://whqlibdoc.who.int/publications/2011/9789240685215_eng.pdf?ua=1, accessed 16 September 2015).

82 Mitra S, Posarac A, Vick B. Disability and poverty in developing countries: a multidimensional study. World Dev. 2013;41:1–18 (http://www.sciencedirect.com/science/article/pii/S0305750X12001465, accessed 16 September 2015).

83 WHO global disability action plan 2014–2021. Geneva: World Health Organization. (http://www.who.int/disabilities/actionplan/en/, accessed 26 October 2015).

84 Resolution WHA67.7. WHO global disability action plan 2014–2021: better health for all people with disability. In: Sixty-seventh World Health Assembly, Geneva, 19–24 May 2014. Resolutions and decisions, annexes. Geneva: World Health Organization; 2014:14 (WHA67/2014/REC/1; http://apps.who.int/gb/ebwha/pdf_files/WHA67-REC1/A67_2014_REC1-en.pdf, accessed 28 August 2015).

85 Baker DP, Leon J, Smith Greenaway EG, Collins J, Movit M. The education effect on population health: a reassessment. Popul Dev Rev. 2011;37(2):307–22 (http://www.ncbi.nlm.nih.gov/pmc/articles/PMC3188849/, accessed 16 September 2015).

86 Caldwell JC. Education as a factor in mortality decline: an examination of Nigerian data. Popul Stud. 1979;33(3):395–413 (Abstract: http://www.jstor.org/stable/2173888?seq=1#page_scan_tab_contents, accessed 16 September 2015).

87 Hobcraft J. Women's education, child welfare and child survival: a review of the evidence. Health Transit Rev. 1993; 3(2):159–73 (https://digitalcollections.anu.edu.au/bitstream/1885/41205/2/Hobcraf1.pdf, accessed 16 September 2015).

88 Bicego GT, Boerma JT. Maternal education and child survival: a comparative analysis. Soc Sci Med. 1993;36(9): 1207–27 (Abstract: http://www.ncbi.nlm.nih.gov/pubmed/8511650, accessed 16 September 2015).

89 De Neve J-W, Fink G, Subramanian SV, Moyo S, Bor J. Length of secondary schooling and risk of HIV infection in Botswana: evidence from a natural experiment. Lancet Glob Health. 2015;3(8):e470–77 (http://www.thelancet.com/journals/langlo/article/PIIS2214-109X%2815%2900087-X/fulltext, accessed 16 September 2015).

90 Calculated from: The International Futures (IFs) modeling system, version 7.15. Frederick S. Pardee Center for International Futures, Josef Korbel School of International Studies, University of Denver (www.ifs.du.edu, accessed 16 September 2015).

91 Fifth assessment report. Intergovernmental Panel on Climate Change, 2015 (https://www.ipcc.ch/report/ar5/, accessed 16 September 2015).

92 Pruss-Ustun A, Corvalan C. Preventing disease through health environments: towards an estimate of the environmental burden of disease. Geneva: World Health Organization; 2006 (http://www.who.int/quantifying_ehimpacts/publications/preventingdisease.pdf, accessed 16 September 2015).

93 Climate change and health: report by the Secretariat. Geneva; World Health Organization; 6 March 2009 (http://www.who.int/globalchange/A62_11_en.pdf, accessed 16 September 2015).

94 Progress on sanitation and drinking water: 2015 update and MDG assessment. Geneva and New York (NY): World Health Organization and United Nations Children's Fund; 2015 (http://apps.who.int/iris/bitstream/10665/177752/1/9789241509145_eng.pdf?ua=1, accessed 28 August 2015).

95 Climate change 2013: the physical science basis. Summary for policymakers. Contribution of IPCC Working Group I to the fifth assessment report of the Intergovernmental Panel on Climate Change. Cambridge and New York (NY): Cambridge University Press; 2013 (https://www.ipcc.ch/pdf/assessment-report/ar5/wg1/WG1AR5_SPM_FINAL.pdf, accessed 16 September 2015).

96 Climate change 2014: synthesis report. Contribution of IPCC Working Groups I, II and III to the fifth assessment report of the Intergovernmental Panel on Climate Change. Geneva: Intergovernmental Panel on Climate Change; 2014:151 (https://www.ipcc.ch/report/ar5/syr/, accessed 16 September 2015).

97 Quantitative risk assessment of the effects of climate change on selected causes of death, 2030s and 2050s. Geneva: World Health Organization; 2014 (http://apps.who.int/iris/bitstream/10665/134014/1/9789241507691_eng.pdf, accessed 16 September 2015).

98 McMichael AJ, Campbell-Lendrum DH, Corvalan CF, Ebi KL, Githeko, AK, Scheraga JD et al., editors. Climate change and human health: risks and responses. Geneva: World Health Organization; 2003 (http://www.who.int/globalchange/publications/cchhsummary/en/, accessed 16 September 2015).

99 Protecting health from climate change: connecting science,

policy and people. Geneva: World Health Organization; 2009 (http://whqlibdoc.who.int/publications/2009/9789241598880_eng.pdf?ua=1, accessed 16 September 2015).

100 Resolution WHA61.19. Climate change and health. In: Sixty-first World Health Assembly, Geneva, 19-24 May 2008. Resolutions and decisions, annexes. Geneva: World Health Organization; 2008:26-8 (WHA61/2008/REC/1; http://apps.who.int/gb/ebwha/pdf_files/WHA61-REC1/A61_REC1-en.pdf, accessed 16 September 2015).

101 Resolution WHA68.8. Health and the environment: addressing the health impact of air pollution. Sixty-eighth World Health Assembly, 26 May 2015 (http://apps.who.int/gb/ebwha/pdf_files/WHA68/A68_R8-en.pdf, accessed 27 July 2015).

102 Adapted from: Smith, KR, Woodward A, Campbell-Lendrum D, Chadee DD, Honda Y, Liu Q et al. Human health: impacts, adaptation, and co-benefits. In: Climate change 2014: impacts, adaptation, and vulnerability. Part A: global and sectoral aspects. Contribution of working group II to the fifth assessment report of the Intergovernmental Panel on Climate Change. Cambridge and New York (NY): Cambridge University Press; 2014:709-54 (https://ipcc-wg2.gov/AR5/images/uploads/WGIIAR5-Chap11_FINAL.pdf, accessed 15 October 2015).

103 Black RE, Victora CG, Walker SP, Bhutta ZA, Christian P, de Onis M et al. Maternal and child undernutrition and overweight in low-income and middle-income countries. Lancet. 2013;382(9890):427-51 (http://www.thelancet.com/journals/lancet/article/PIIS0140-6736%2813%2960937-X/fulltext, accessed 19 October 2015).

104 Based on data from: Climate Funds Update. Berlin and London: Heinrich Boll Foundation and Overseas Development Institute. (http://www.climatefundsupdate.org/, accessed 5 September 2015).

105 Burden of disease from the joint effects of household and ambient air pollution for 2012. Geneva: World Health Organization; 2014 (http://www.who.int/phe/health_topics/outdoorair/databases/AP_jointeffect_BoD_results_March2014.pdf, accessed 18 September 2015).

106 Partnership for Clean Fuels and Vehicles: Outcome and Influence Evaluation of the UNEP Based Partnership for Clean Fuels and Vehicles (PCFV). Nairobi; UNEP; 2010 (http://www.unep.org/Transport/PCFV/PDF/leadEvaluation_summaryreport.pdf, accessed 16 September 2015).

107 Preventing diarrhoea through better water, sanitation and hygiene: Exposures and impacts in low- and middle income countries. Geneva: World Health Organization; 2014 (http://apps.who.int/iris/bitstream/10665/150112/1/9789241564823_eng.pdf?ua=1/, accessed 17 September 2015).

108 Results of the global survey on concentrations in human milk of persistent organic pollutants by the United Nations Environment Programme and World Health Organization. Sixth meeting of the Conference of the Parties to the Stockholm Convention on Persistent Organic Pollutants, UNEP/POPS/COP.6/INF/33. Geneva: United Nations Environment Programme and the World Health Organization; 2013 (http://www.unep.org/chemicalsandwaste/portals/9/POPs/docs/UNEP-POPS-COP.6-INF-33.English.pdf, accessed 16 September 2015).

109 Minamata convention on mercury. Nairobi: United Nations Environment Programme (http://www.mercuryconvention.org, accessed 16 September 2015).

110 Service availability and readiness assessment (SARA) survey results. Geneva: World Health Organization (http://www.who.int/healthinfo/systems/sara_introduction/en/, accessed 15 October 2015).

111 Sendai Framework for Disaster Risk Reduction 2015-2030. Geneva: United Nations Office for Disaster Risk Reduction; 2015 (http://www.unisdr.org/we/inform/publications/43291, accessed 28 August 2015).

112 Coady D, Parry I, Sears S, Shang B. How large are global energy subsidies? IMF Working Paper WP/105/105. Washington (DC): International Monetary Fund; 2015 (http://www.imf.org/external/pubs/ft/wp/2015/wp15105.pdf, accessed 8 June 2015).

113 Shindell D, Kuylenstierna JC, Vignati E, van Dingenen R, Amann M, Klimont Z, et al. Simultaneously mitigating near-term climate change and improving human health and food security. Science. 2012;335(6065):183-9 (https://www.sciencemag.org/content/335/6065/183.full, accessed 29 October 2015).

114 Declaration of Alma-Ata. International Conference on Primary Health Care, Alma-Ata, Kazakhstan, 6-12 September 1978 (http://www.who.int/publications/almaata_declaration_en.pdf, accessed 16 September 2015).

115 Kickbusch I, Buckett K, editors. Implementing Health in All Policies: Adelaide 2010. Adelaide, South Australia: Department of Health, Government of South Australia; 2010 (http://www.who.int/sdhconference/resources/implementinghiapadel-sahealth-100622.pdf, accessed 16 September 2015).

116 Leppo, K, Ollila, E. Health in All Policies: seizing opportunities, implementing policies. Helsinki: Ministry of Social Affairs and Health, Government of Finland; 2013 (http://www.unrisd.org/80256B3C005BCCF9/(httpAuxPages)/5416E4680AD46606C1257B730038FAC1/$file/HiAP%20web%20version%20-%20FINAL.pdf, accessed 16 September 2015).

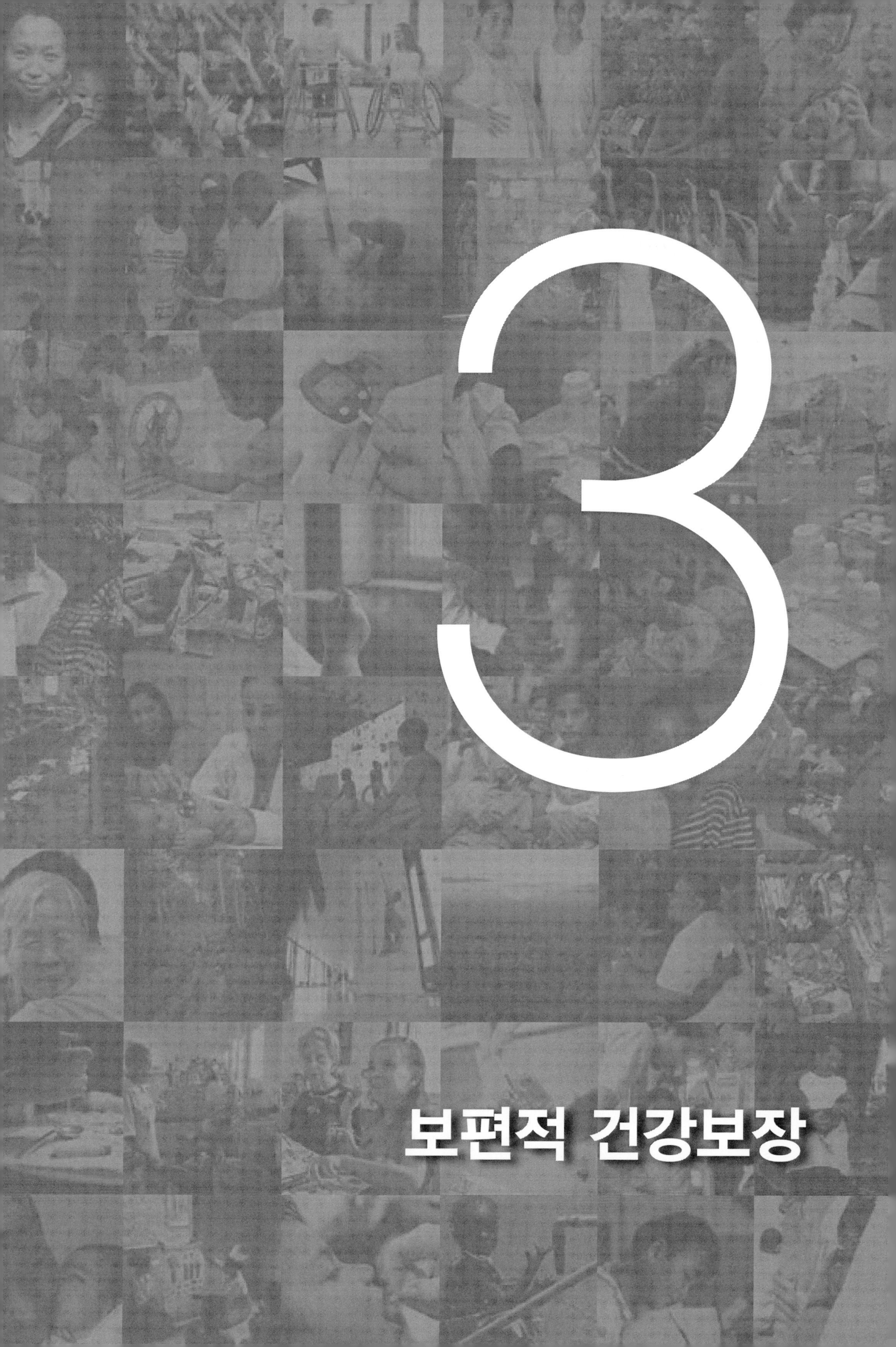

3

보편적 건강보장

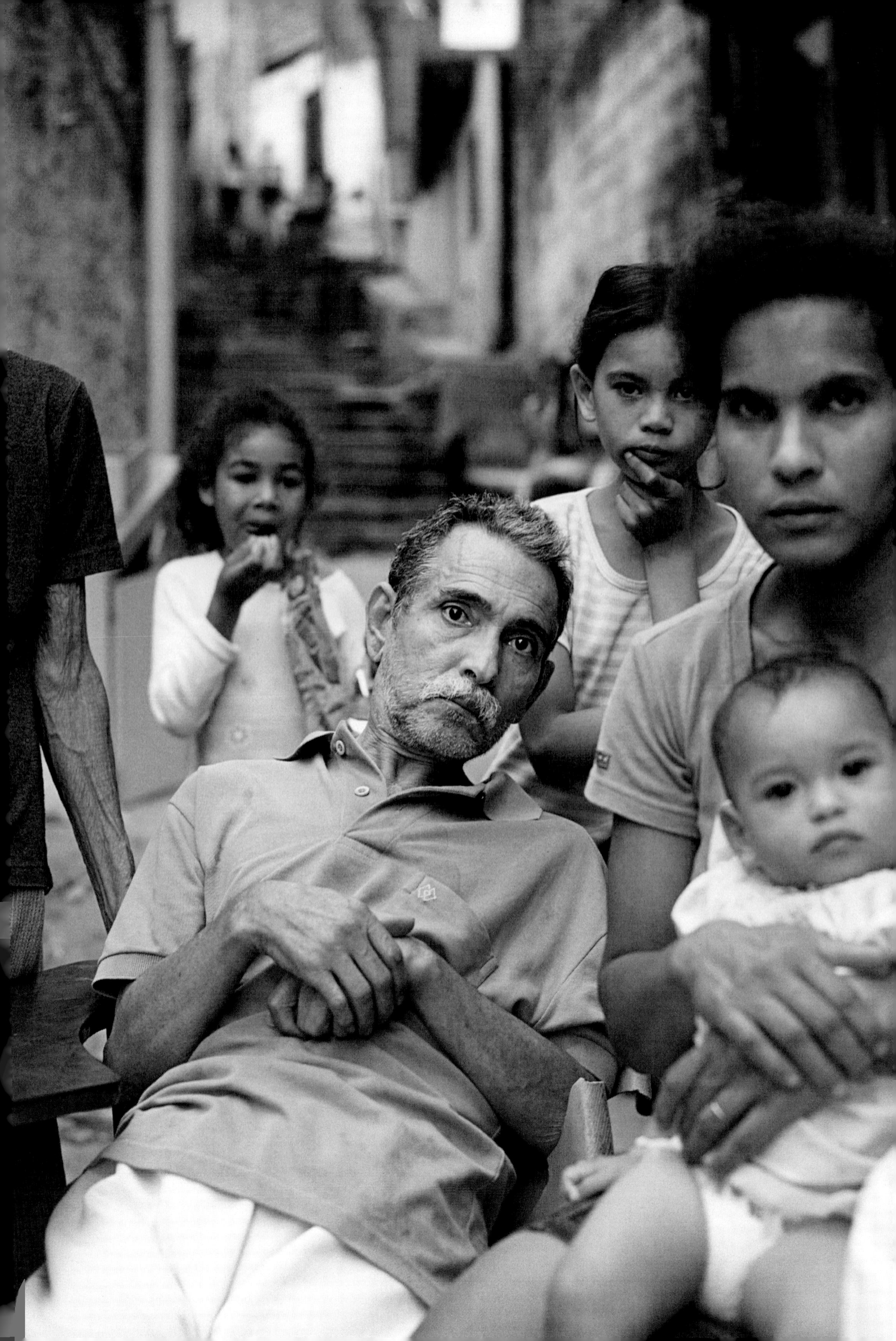

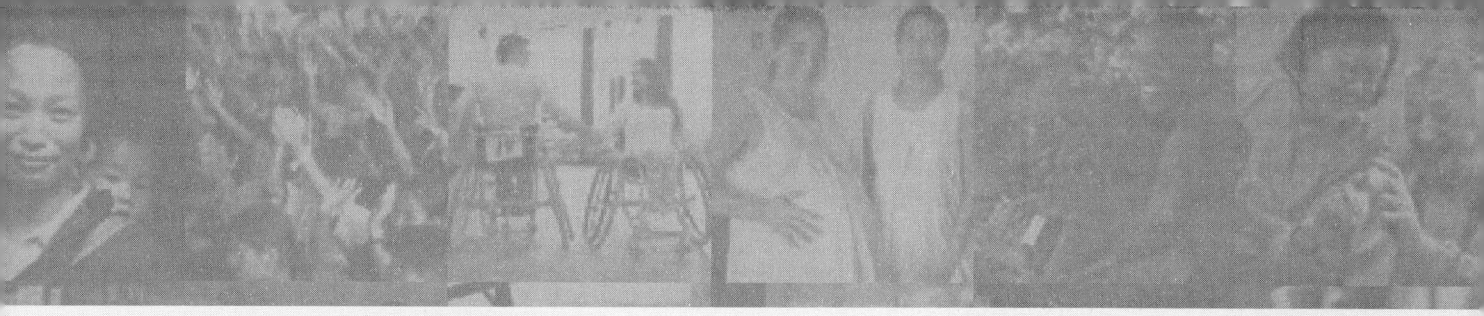

요 약

보편적 건강보장(Universal Health Coverage, UHC)은 모든 사람들이 필요로 하는 건강증진, 예방, 치료, 재활, 고통 완화 등 양질의 의료서비스를 큰 재정적 부담 없이 효과적으로 이용할 수 있도록 보장하는 것으로, 보건의료비 부담으로부터 이용자를 재정적으로 보호해야 한다. UHC는 SDG 선언에서 두드러진 역할을 수행하며 보건 목표(Health Goal) 하에 구체적인 세부목표를 설정한다. UHC는 다른 세부목표들을 달성하기 위한 열쇠인 동시에 뒷받침하는 유일한 세부목표이다.

MDG시대 동안, 모자보건 분야와 감염성 질환에 대응하는 주요 개입(key intervention)의 보장(coverage)으로 인해 많은 진전이 이루어졌다. 대부분의 국가에서 이러한 개입에 대한 부유층과 빈곤층 사이의 보장 격차(coverage gap)가 점차 감소하고 있다. 2000년에서 2013년까지 정부의 국민 1인당 보건의료비 지출은 실질적으로 약 40% 증가하였고, 본인부담금 지출(out-of-pocket spending)은 전체 보건의료비 지출의 35%에서 31%로 약간 감소하였다.

국제 기관 및 파트너십에 의해 지원되는 국가적 대책과 진단(예. HIV와 말라리아를 위한 신속한 검사법), 예방(예. 백신) 및 치료(예. ART 와 ACT) 등 혁신적인 개입의 확대는 보건의료서비스 공급 및 성과를 향상시키는 데 기여하였다.

하지만, 주요 보건시스템 약점이 잔재한다. 대다수의 국가에서 견실한 보건 재정이 결여되어 높은 본인부담금과 재정 파탄 또는 가구의 빈곤화를 초래한다. 또한, 주요 보건인력의 부족, 사회기반시설의 미비(특히 농촌지역), 의료용품의 결함(의약품에 대한 열악한 접근성 그리고 기준 미달, 가짜, 거짓 상표, 위조, 모조(substandard, spurious, falsely labeled, falsified and counterfeit, SSFFC) 의약품에 대한 부적절한 사용 및 보고), 서비스의 질적 저하, 정보 부족 및 책무성 결핍 등이 재정 부족으로 인해 야기되었다. 부실한 보건시스템은 또한 에볼라 바이러스와 유행성 인플루엔자 같은 감염성 질환의 전파에 대항하는 국가적, 지역적, 국제적 대응에 있어서 심각한 격차를 유발한다.

MDG가 특정 질병 및 보건 문제에 집중하여 엄선된 개입의 이행을 위한 프로그램 사일로(programme silos) 형성을 강화하는 경향을 촉진한 반면, 현재 모든 국가들은 더욱 광범위한 스펙트럼을 가진 보건 과제에 직면하고 있다. 이러한 도전과제는 비감염성 질환(NCD)의 급속한 증가, 손상 및 보건안보 문제 등을 포함한다. 강력한 보건시스템은 미해결된 MDG 의제를 지속 및 확장하고, 보편적 건강보장을 향한 주요 진전을 이루며, 전염병 및 재난에 대항하는 회복력을 강화하기 위하여 필요하다.

SDG 세부목표는 미해결된 그리고 확장된 MDG 의제를 타개할 뿐 아니라, 비감염성 질환, 손상 및 환경 문제와 관련된 주요 도전과제 또한 해결하기 위하여 포괄적인 보건 세부목표를 설정한다. 효율성의 원칙, 의료서비스 통합 및 사람중심 의료서비스를 기반으로 시스템 전역에 걸친 개혁을 통해 더욱 지속가능한 접근을 위한 노력을 재조명할 수 있는 기회를 제공한다. 또한, SDG는 보건 목표의 달성이 보건 분야 내 활동 뿐만 아니라 경제적, 사회적, 문화적 및 환경적 요인에 영향을 받는다는 사실을 인정하고, 부문간 협력을 요청한다. 보편적 건강보장을 향한 진전은 보건시스템이 작동하는 광범위한 정책 환경 그리고 사회경제적인 발전 수준 및 격차에 상당히 좌우된다.

보편적 건강보장(UHC)은 모든 사람들이 필요로 하는 의료서비스를 큰 재정적 부담 없이 이용할 수 있도록 보장하는 것이다.[1] 이 정의에 따르면, 의료서비스는 효과적이고 질적으로 보장된 건강증진 계획(금연정책 또는 비상사태 대비), 질병 예방 활동(예방접종), 치료, 재활, 고통완화 처치(임종 간호)의 제공 등을 모두 포괄한다. 보편적 건강보장은 MDG에서 명시적으로 언급되지 않았지만, 2005년 세계보건총회가 각 국에 UHC 이행에 대한 계획을 촉구하면서, 새로운 신념 및 열망으로 재조명되었다.[2] 이에 힘입어, 일차보건의료를 위한 2008년 세계보건보고서(World Health Report)[3], 보건의료재정을 포함하며 UHC의 중추적인 역할을 담당한 2010년 세계보건보고서[1], 2011년 세계보건총회 결의안[4], 2012년 보편적 건강보장을 위한 UN총회 결의안[5]이 잇달아 이어졌다. MDG와 대조적으로 SDG는 UHC에 대해 직·간접적으로 언급하면서, UHC의 중요성에 대한 최근의 합의를 반영하였다. 지속가능한 국가를 위한 2030 지속가능개발의제 최종본의 서문(point 26)은 다음과 같이 기술한다: "모든 사람의 신체적 건강, 정신적 건강, 웰빙을 증진시키고 기대수명을 연장하기 위해 반드시 보편적 건강보장과 양질의 의료서비스 접근을 달성해야 한다. 누구도 소외되지 않는다."[6]

SDG 세부목표 3.8은 국가들에게 다음과 같이 제안한다: "재정적 위험을 보호하고, 양질의 의료서비스를 제공하며, 안전하고 효과적이며 저렴한 필수 의약품 및 백신을 공급하는 것과 같은 보편적 건강보장을 제공한다." 2개의 추가적인 SDG 세부목표들은 개발도상국들의 보건시스템 강화와 직접적인 연관이 있다; MDG 세부목표 8을 기반으로 둔 SDG 세부목표 3.b는 다음과 같이 정리된다:

> 개발도상국에 주로 영향을 미치는 감염성 및 비감염성 질환에 대한 백신 및 의약품의 연구개발을 지원하고, 공중보건을 보호하고 특히 모든 이들이 의약품에 접근가능하도록 하기 위해 무역 관련 지적재산권협정(TRIPS)의 모든 조항을 활용할 수 있는 개발도상국의 권리를 확인하는 TRIPS 협정과 공중보건에 관한 도하 선언에 따라 적정가격의 필수 의약품 및 백신에 대한 접근성을 제공한다.

SDG 세부목표 3.c는 개발도상국의 보건의료재정 및 보건의료인력에 집중한다:

> 개발도상국, 특히 최빈국과 군소도서개발국을 대상으로 보건의료재정을 확충하고, 보건의료인력의 육성, 훈련, 채용을 확대시킨다.

SDG의 많은 세부목표들 가운데 비보건 문제를 다루는 세부목표들이 있다. 이들은 비록 보건 문제를 다루지 않지만, 보건 분야에 중요한 영향을 미칠 뿐만 아니라 UHC와 연관되어 있다. 예를 들어, 안전한 식수 및 위생의 보급을 목표로 하는 세부목표들은 질병예방에 대한 보편적 보장과 중요한 연관성을 가진다. 교통사고 사망 및 도시개발에 관한 세부목표들도 이와 동일하다. 마찬가지로, 보건 분야 및 기타 사회 분야의 노동시장도 경제성장을 촉진하고, 생산성 고용을 확대할 뿐 아니라, 청년고용 및 일자리 창출에도 기여한다(목표 8). 의료서비스와 다수의 기타 SDG는 구체적이고도 명확한 연관성을 가진다: 의료서비스와 빈곤(목표 1); 의료서비스 전달체계의 성 평등(목표 5); 의료기관의 식수 및 위생시설(목표 6); 빈민가의 의료서비스 전달체계(목표 11); 그리고 역량 구축을 위한 제도적인 보건 파트너십 활용(목표 17). 실제로 SDG는 국가별 의료서비스 전달체계의 수준에 따라 전략적 파트너십 구축을 위한 토대를 제공한다.

UHC는 모든 보건 SDG 세부목표와 범분야(cross-cutting)적으로 연결되어 있기 때문에, 보건 및 보건 관련 세부목표의 통합을 위한 발판을 제공한다. 또한, '모든 정책에서 건강을(Health-in-All-Policies)' 다루는 접근법과 함께 정책개발 및 반영에 강력한 구심점의 역할을 한다.

UHC는 의료서비스 보장 및 재정적 보호 보장 두 가지 요소로 구성되어 있으며, 전체인구의 수준에서 평가될 필요성이 있다. 보편적 건강보장을 실현하기 위해 의료서비스, 재정 및 인구집단으로 대표되는 세 가지

[그림 3.1] 보편적 의료보장 구현 시 고려할 3가지 측면[1]

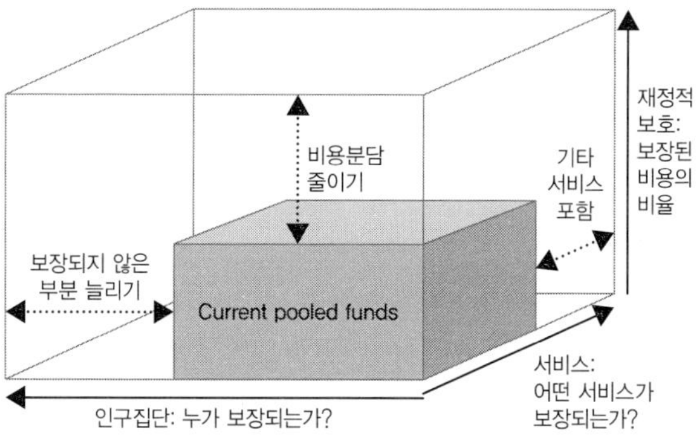

측면을 고려할 필요가 있다. 이는 대표적으로 coverage box(그림 3.1)로 정리될 수 있다. 의료시스템 개혁을 통해 모든 나라들이 coverage box를 채우기 위해 노력한다(예. 재정적 보호와 함께 양질의 의료서비스 보장범위 확대). 보건의료비용이 점점 증가하면서, 고소득국가들은 이에 대항하여 장기적으로 확립된 제도적 합의를 기반으로 현재 수준의 의료서비스 보장을 유지하기 위해 노력하고 있다. 기술혁신과 의료서비스 이용양식의 변화와 함께 인구통계학적 변화(예. 고령화 사회) 및 역학적 변화(예. 만성질환의 증가)는 중요한 역할을 한다. 이러한 이유 때문에 UHC에 대한 노력은 "달성" 가능한 최종적인 해결책 또는 목적지 보다 점진적이고 역동적인 과정 또는 여정이라고 표현된다.

서아프리카에서 창궐한 에볼라 바이러스는 탄탄한 1차 의료서비스를 갖춘 강력한 보건시스템의 중요성을 상기시키는 기폭제였다. 이로 인해 공중보건의 감시 및 감독 기능도 재조명되었다. 강력한 보건시스템 체계 안에서 공중보건 정보시스템, 공급망, 인력, 안전한 서비스(감염예방 및 통제), 재정 및 거버넌스에 대한 노력을 집중해야 한다. 이는 새로운 보건안보(health security)의 위협을 예방하고, 탐지하며, 대응하기 위한 지속적인 노력의 핵심이기 때문이다. 회복력(resilience)은 강력하고 원활하게 운영되는 보건시스템의 핵심 특성 및 지표라고 할 수 있다. 회복력은 국가 및 지역사회가 비상사태로 인한 영향을 효과적으로 최소화하는 것을 의미한다. (만약 가능하다면) 재해 발생 빈도를 줄이고, 취약성을 경감시키며, 대응 및 복구에 대한 역량을 강화함으로써 회복력을 신장시킬 수 있다.

동향

MDG는 UHC를 명시적인 목표로 포함하지 않았지만, 일반적으로 많은 나라에서 우선순위로 인정하는 서비스라고 언급했다. 생식, 모성, 신생아 및 아동 건강(RMNCH) 그리고 HIV/AIDS, 말라리아 같은 고부담 감염성 질환(그림 3.2) 등은 UHC에 중점을 둔 개선의 제(UHC-oriented reform agenda)로 다뤄진다. 이에 반해, UHC에 대한 공약과 함께 국가의 최대 관심사인 비감염성 질환(NCD)은 MDG에서 도외시 되었는데, 이로 인해 NCD에 대한 개선은 지난 15년간 한계에 부딪히게 되었다(NCD는 6장에서 자세히 논의된다).

[그림 3.2] MDG와 관련된 UHC 추적 지표의 보건 동향과 세계적 수준, 2000-2015[10]

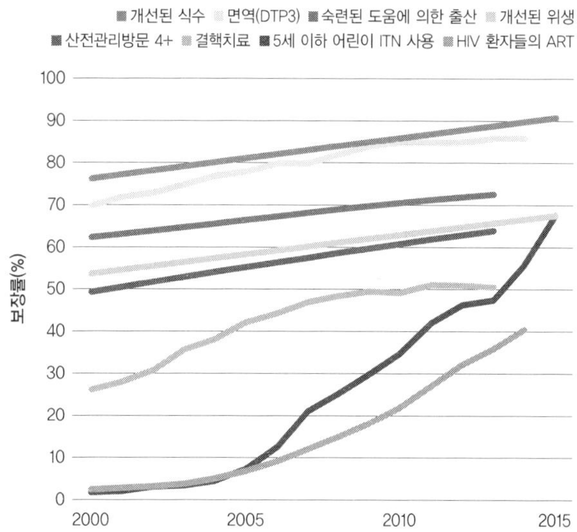

사회적 혜택을 받지 못한 하위집단에 대한 개선이 빠르게 진행되면서, 대부분의 국가에서 UHC 의료서비스 보장에 대한 사회경제적 격차가 점차 감소하는 것으로 나타났다. 1995년부터 2013년까지 중저소득 국가에서 조사한 자료가 그 예이다. 중저소득 28개국에서 4개의 개입영역(가족계획, 모성 및 신생아 관리, 예방주사, 환아에 대한 치료)에 대한 8개 RMNCH 지표를 조사했는데(그림 3.3), 부(wealth)에 관한 최하위분위와 최상위분위의 복합보장중간지수(median composite coverage index)가 각각 11%와 4% 증가하였다. 이는 부의 불평등이 약간 감소했다는 것을 의미한다. 농촌과

[그림 3.3] 저-중소득 국가들에서 인구 하위집단과 국가적 평균에서 보장성 지수와 합성된 RMNCH의 시간에 따른 변화[a], 1995-2013[11]

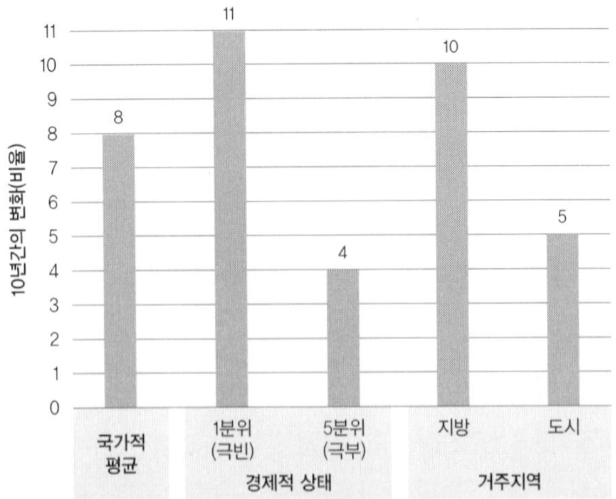

[a] 28개의 선택된 국가들의 중간값

도시지역에서도 복합보장중간지수가 각각 10%와 5%씩 증가했는데, 이는 주거의 불평등이 약간 완화된 것을 의미한다. 하지만 양질의 의료접근성에 대한 국가 내 또는 국가 간 불평등은 여전히 최대 관심사로 남아있다.

UHC 달성을 위해, 의료서비스 보장 뿐만 아니라 서비스의 질 및 재정적 보호를 이루기 위한 노력이 필수적이다. 사람중심적·통합적인 양질의 의료서비스를 전달하기 위한 핵심은 효과적·분권적·통합적 보건시스템의 설립으로, 이 시스템은 훈련되고 능력 있는 전문가들에 의해 운영되어야 한다. 효과적인 보건시스템을 통해 광범위한 양질의 필수 의약품(약, 혈액 및 의료장비 등)을 제공하고 이에 대한 적절한 이용을 보장하며, 의료서비스에 대해 예측가능하고 충분한 재원을 보장함으로써 의료서비스 이용자들에게 재정적 보호를 제공한다.[1]

지난 15년간 병원인증제도(hospital accreditation scheme)의 수립과 같은 긍정적인 동향이 부각되었다.[12,13] 또 다른 긍정적인 추세로 입원환자 중심의 의료서비스로부터 벗어나 외래환자 중심의 분권적·통합적 의료시스템으로 이동한 것을 들 수 있다. 이 의료시스템은 의료서비스를 전달할 때, 쉽고 편리하게 이용할 수 있는 서비스로 변화시킨다.[14] 이러한 서비스를 전달하기 위한 핵심은 건강관리 조정(health-care coordination)에 대한 중대한 책무를 맡고 있는 1차 의료시설의 역량 강화이다.[15,16] 구체적인 의료개입의 성과로 주사기 재사용을 억제함으로써 중저소득 국가에서 안전하지 못한 주사 사용을 경감시킨 것을 들 수 있다. 2000년-2010년 동안 주사기 재사용의 비율이 40%에서 6%로 하락하면서 일년에 한 사람당 주사기 사용의 평균치를 3.4번에서 3.0번으로 감소시켰다.[17] 그러나 다른 분야에서는 서비스의 질 및 의료 관련 합병증(medical care-associated complication)에 대한 개선을 거의 찾아볼 수 없다. 고소득 국가에서도 거의 전무한 실정이다.

보건의료재정 또한 개선되었다. 보건에 투입되는 재원의 양이 증가했을 뿐만 아니라 재원을 확보하고 소비하는 방법도 개선되었다. 2000년-2013년 동안 정부가 지출하는 국민 1인당 보건의료비는 실질적으로 약 40% 증가하였다(그림 3.4). 정부의 보건의료비 지출 증가는 전 지역에서 관찰되었는데, 경제성장을 반영한 결과로 해석된다. 또한 건강에 대한 관심이 증대하면서 각국 정부가 더 많은 예산을 보건의료비 지출에 배분한 것을 의미한다(그림 3.6). 전세계 본인부담금은 2000년-2004년 전체 보건의료비 지출의 35%에 비하여 2010년-2013년 31%로 약간 감소하였다(그림 3.5). 이는 재정적 보호에 대한 개선이 이루어졌음을 의미한다. 하지만, 본인부담금은 평균적으로 여전히 높은 편이다. 특히 저소득 국가에서 본인부담금은 42%로 평균

[그림 3.4] WHO 지역별로 본 1인당 보건의료비 지출[a], 2000년과 2013년[18]

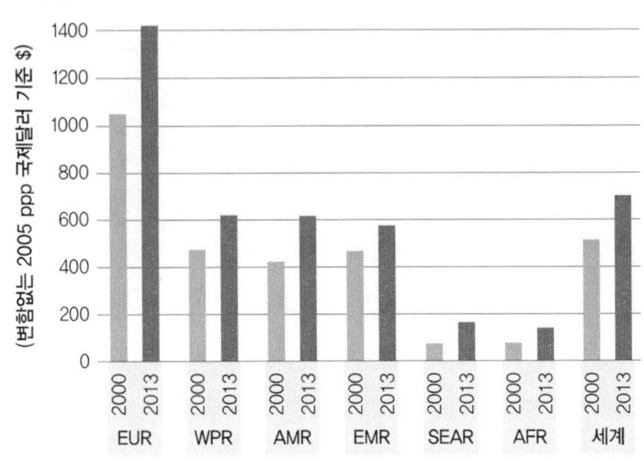

[a] 비가중치 평균; PPP: 구매력 평가

수준을 훨씬 상회한다.

의료인력 분야에서도 어느 정도 개선이 이뤄졌지만, 이는 매우 단편적인 개선에 불과하다. 심각한 의료인력 부족에 시달리는 일부 국가들은 숙련된 의료전문가에 대한 이용가능성(availability)이 향상되었다고 보고하였다.[19] 이는 국가 정책의 변화를 통해 의료인력이 농촌 지역에 더 많이 잔류하는 것을 내포한다. 의약품 및 기술에 대한 세계시장은 계속해서 성장하고 있다(거의 11조 달러로 추정). 하지만, 의약품 및 기술의 이용가능성과 품질에 대한 신뢰성 있는 데이터는 대체적으로 불충분하다. 표준화된 WHO/HAI(Health Action International) 방법론[20]을 활용하여 26개의 저소득 및 하위 중소득 국가들을 대상으로 조사한 결과, 국가 간의 편차가 상당히 크지만, 복제의약품이 공공 의료시설의 58%와 민간 의료시설의 67%에서 사용된 것으로 보고되었다.[21] 2004년 이후 헌혈이 증가함에 따라 혈액의 이용가능성이 25%로 증가한 것으로 나타났다.[22] 반면, 의료인력을 위한 eLearning 또는 전자의무기록(electronic health record) 등 향후 유망한 eHealth 계획들은 문서로 입증할 만한 영향력을 발휘하지 못했다.[23,24]

핵심 보건지표에 대한 진척도를 모니터링 하는데 주목할만한 개선이 있었다. 특히 가구건강조사(household health survey)를 통하여 사망, 출산 및 MDG 연관 개입지표에 대한 데이터를 확보할 수 있었다. 미국 국제개발처(USAID)의 인구통계건강조사(Demographic and Health Survey, DHS)와 유엔아동기금(UNICEF)의 복수지표집단조사(Multiple Indicator Cluster Sample Survey, MICS) 등 국제적인 가구조사는 다양한 조사와 더불어 100개 이상 국가에서 진행되었다. 최근 몇 년 동안, NCD 관련 위험요소에 대한 데이터를 확보할 수 있는 조사들을 많은 나라에서 시행하고 있다.[25] 또한 현재 많은 조사들을 통해 신체계측, 혈압 혹은 HIV 진단 등 생물학적 데이터와 임상 자료들을 수집하고 있다. 추가적으로, 국민보건계정(national health account)을 통해 보건의료비 지출을 추적하는 등 기타 유형의 데이터 확보에도 개선된 점들이 있다.[26]

긍정적 발전

UHC의 성공적 발전을 위해 다면적·복합적인 노력과 함께 많은 요소들이 필요하다. 핵심 요소는 다음과 같다: (i) UHC의 구현을 위한 국가 리더십 및 정치적 공헌의 중심적 역할; (ii) 범분야적(cross-sectoral) 대책, 지역사회 및 시민사회 동원 등 파트너십의 중요한 역할; 그리고 (iii) 개발파트너에 의한 저소득 국가 및 하위 중소득 국가에 대한 지원 필요. 재원은 주로 질병 특이적 개입(disease-specific intervention)에 집중되었지만, 국내외 재원이 실질적으로 증가하면서 진전을 촉진했다. 그러나, 보건시스템 강화에 대한 통합적 접근 없이는 진전을 유지하고 향상시키는 데 어려움이 따를 것으로 보인다.

국가적 대책: 국가적 대책은 고도의 정치적 공헌, 조직화된 국제전략 및 계획, 혁신적인 접근법의 이행과 기존에 입증된 개입의 규모 확장을 포함한다.

- 많은 국가들이 통합적인 국가 보건 정책, 전략 및 계획을 개발해 왔다. 예를 들어, 의료인력에 관한 국가적 전략 및 계획은 점점 더 전반적인 질 및 성과지향성(performance orientation)을 다루고 있으며, 의료종사자들의 채용, 훈련, 유지 및 이직과 관련한 문제들을 해결하기 위해 고안되었다. 대부분의 경우, 일차보건의료의 전달을 촉진하기 위해 의료인력의 동기 부여를 강화한 전략들은 보건의료재정 개혁의 도입을 통해 구체적인 장려책을 지원해 왔다.[27] 여러 나라들은 UHC에 중점을 둔 종합적인 건강 부문 결과에 대한 프레임워크를 설립하여 정기적인 모니터링 및 진전에 대한 포괄적인 검토를 보장한다.[25]

- 70개 이상 나라에서 의료서비스 품질을 향상하기 위해 병원인증제도를 수립했다. 140개국의 일부는 구매의사결정을 가이드하기 위해 국가 필수 의약품 리스트를 규정하였다. 의료서비스를 강화하기 위한 국가적 노력의 또 다른 예는 100개 이상 국가에서 각 국의 의료법에 편입시킨 우수의약품제조관리기준(good manufacturing practice)을 들 수 있다.

• 가난한 사람들이 접근할 수 있고 지불가능한 의료서비스를 만들기 위해 특별한 노력을 기울인 국가에서 UHC를 향한 가장 큰 진전이 이루어졌다.[11]

글로벌 파트너십 및 국제적 대책: 다수의 글로벌 파트너십 및 국제선언은 보건시스템을 강화하고, UHC를 국가, 개발파트너, 시민사회 및 기타 단체들의 의제로 만드는데 성공했다. 세계보건총회를 통하여 국가들은 보건시스템 강화 및 UHC와 연관된 여러 결의안들을 채택하였다.[29,30] 추가적으로, 유엔 총회는 2012년에 UHC에 관한 결의안을 채택했다.[5] 국제선언 및 글로벌 파트너십의 일부는 부족한 자원이 걸림돌이 되어 오래 지속되지 못했다. 중복된 의제 또한 문제로 부각되었지만, 일부 국제선언 및 글로벌 파트너십은 매우 중요한 영향력을 행사했다. 그 예는 다음과 같다:

• 원조 효과성에 관한 파리선언(Paris Declaration on Aid Effectiveness), 아크라실행계획(Accra Agenda for Action),[31] 2011년에 개최된 효과적인 개발협력을 위한 부산 글로벌 파트너십(Busan Partnership for Effective Development Co-operation)[32] 등은 원조 효과성을 증진시키는 노력과 연관되어 있다. IHP+는 2007년에 설립되어 현재 65개의 개발도상국과, 양자공여국, 국제기구 및 재단의 공동의 노력을 도모한다.[33] 이는 중앙정부, 개발기구, 시민사회 등이 그들의 노력을 국가 주도의 단일한 보건전략 및 계획과 연계할 수 있도록 장려함으로써 성과를 이끌어 냈다.

• 일부 파트너십 전략들은 특정한 분야의 보건시스템을 강화하기 위해 지원하였다. 그 예로 2006년에 설립되어 공동 기반으로 보건의료인력의 위기를 다루는 국제보건인력연합(Global Health Workforce Alliance),[34] 여성과 아동 보건을 위한 정보와 책임위원회(Commission on Information and Accountability for Women's and Children's Health),[35] RMNCH의 주요 지표들의 진행상황을 추적하는 Countdown for Maternal, Newborn, and Child Survial,[36] 국가보건정보시스템(country health information system) 구축에 중점을 둔 건강측정네트워크(Health Metrics Network),[37] 그리고 의료의 질을 보장하는데 초점을 둔 환자안전계획(patient safety initiative)[38] 등이 있다.

• 다음과 같은 전략 및 파트너십은 보건시스템에 대한 폭넓고 체계적인 접근을 시행했다: UHC와 사회건강안전(social health protection)과 연관된 국가개혁을 지지하는데 적극적인 개발파트너들의 글로벌 네트워크 Providing for Health(P4H);[39] 보건시스템 강화에 집중하는 Harmonization for Health in Africa 지역 계획;[40,41] 그리고 보건시스템 연구영역을 발전시키기 위해 연구자, 정책 입안자 및 수행자 주도의 Health Systems Global.[42] 이같은 파트너십들은 UHC를 향한 추진력을 발생시켰을 뿐 아니라 본인부담금 의존을 줄이기 위한 필요성 등 특정한 문제들에 대한 합의를 이끌어냈다.

• 추가적으로, UHC 달성을 위한 국가적인 노력을 지원하기 위해 정책 집행기구 및 기술적 지침의 형성에 기여한 범국가적 노력들에 대한 사례는 다음과 같다.[43,44] UHC를 위한 보건의료재원에 대한 2010 세계보건보고서는 UHC에 대한 인지도를 높이고, 관련 기술 및 정책 지원을 폭넓게 전파하는데 획기적인 역할을 했다. 모든 국가에서 이용가능한 양질의 1차 의약품을 만드는데 도움이 되는 WHO 사전인증(prequalification) 프로그램도 또 다른 예이다.

혁신적 접근: 개선된 서비스 공급 및 시스템 성능에 대한 정보통신기술(Information and communication technologies, ICT) 등 신기술의 영향력은 많은 부분에서 극적이었다. ART, ACT, C형 간염 치료 등 새로운 치료법들은 사회경제적 집단 전반에 걸쳐 치료에 대한 접근성을 향상시켰다. 새로운 진단기술 및 진단법들은 이제 조기발견(early detection)을 가능하게 하고, 치료상의 의사결정(therapeutic decision-making)을 간소화한다. 조기발견 및 간소화된 의사결정은 HIV와 말라리아와 같은 감염성 질환에 적용될 뿐만 아니라, 암(특히 자궁경부암)과 빈혈, 비만, 간염 등 만성질환에도 적용될 수 있다. 보건 분야에서 e-Health와 m-Health로 알려진 ICT 사용은 보건의료인력, 개인

및 공동체 사이의 의사소통을 향상시키는데 엄청난 잠재력을 가지고 있다. 또한 환자의 치료요법에 대한 순응(adherence to treatment regimens)을 향상시키고, 응급 치료의 접근을 가능하게 하는데 많은 성공을 거두었다. 더욱이 e-Health와 m-Health는 성과 측정 그리고 자료수집, 관리, 공유 및 보급에 따른 책무성을 신장시키는데 도움을 준다.

도전과제

의료시스템 약화: 보건에 대한 국내(정부 및 개인) 지출 및 외부 지출이 증가하지만, 많은 나라에서 의료시스템의 재원이 충분하지 못하여 국민을 위한 기본적인 의료서비스 보장을 제공하는데 어려움을 겪고 있다. 농촌지역과 극빈계층에서 의료서비스에 대한 접근성은 여전히 낮은 편이며, 비효율적인 관리감독과 부적합한 기술 및 경영 역량에 의해 많은 의료시설에서 수준 이하의 의료서비스를 제공하고 있다. 또한 많은 국가에서 다양한 영역에 걸쳐 중요한 자원들이 부족한 실정이다.

의료재정: 매년 1억 명 가량의 인구가 의료서비스의 본인부담금 지출로 인해 빈곤선 이하의 빈곤층으로 내몰리고 있으며, 이미 빈곤층에 속해 있는 12억 명도 같은 이유로 극빈층으로 전락하고 있다.[1] 또 다른 난관은 중저소득 국가에서 발견되는 수직적, 질병특이적 구조로 인한 시스템 전반의 비효율성이다. 이러한 비효율성은 보건 MDG에 대응하기 위해 국제 재정 매커니즘에 의해 지원된 MDG 시대의 잔재이다. 결국, UHC를 확대하기 위해 재원 확보에만 주력하는 것은 재정 문제를 초래할 뿐이다. 시스템 비효율성을 해소하고 모든 인구집단을 위한 서비스의 품질 보장을 향상시키는데 최소한 동일한 수준의 관심이 주어져야 한다.[45]

인력자원의 부족: 어느 정도 개선이 이루어졌음에도 불구하고, 많은 나라들이 의료인력의 부족으로 인해 심각한 문제에 직면하고 있다.[19] 2010 보건인력 국제모집에 관한 WHO 글로벌 실무지침에 대한 국가별 이행은 일관성이 없다. 또한, 이직을 선택하는 숙련된 의료전문가의 수는 해마다 증가하고 있다.[46] 국가 내 의료인력의 분포에 대한 심각한 불평등이 지속되고 있다. 의료인력의 임금은 전체 보건의료비 지출에서 상당히 많은 부분을 차지함에도 불구하고, 의료인력에 대한 교육은 조악하고 시대에 뒤떨어질 뿐만 아니라 역량에 기반하지 않는다. 또한, 많은 나라에서 의료인력 데이터[47]를 살펴보면, 용납할 수 없을 정도로 낮은 수준의 투명성 및 품질이 나타난다.

부적합한 의약품: 값싼 필수 의약품에 대한 접근성을 제공하는데 불균등한 진전이 있었다.[48] 많은 국가들의 의료서비스 공급과정에서 SSFFC 약품들을 확인할 수 있었는데, 이는 사람들의 건강을 위태롭게 하고, 의료서비스에 대한 신뢰성을 저해한다.[49] 신규 의약품 및 의료용품의 복잡성 그리고 제품 및 유통의 세계화로 인해 규제 시스템은 점점 더 많은 난관에 직면한다. 항생제의 경우, 부적절한 처방과 항생제 오남용으로 인해 항생제 내성 관련 문제들이 점점 더 늘어나고 있다. 혈액 제제(blood product)에 대한 불균형한 공급 및 수요가 지속되면서 이에 대한 우려가 깊어지고 있다. 확보된 전체 혈액의 절반 정도는 주로 전세계 전체 인구의 1/5 이하에 해당하는 고소득 국가에서 기부하였다.[22]

의료서비스의 질: 의료서비스의 질에 관하여, 다수의 국가에서 병원의 수준을 높이기 위해 병원인증제도를 시행하고 있다.[50] 그리고 사람중심 서비스를 전달하기 위한 방법[51]으로써 시스템 통합에 공을 들이고 있다. 하지만, 많은 곳에서 수준 이하의 서비스를 제공하고 있는데, 많은 의료과실이 서비스 수준을 악화시킨다.[52,53] 병원에 치중된 의료시스템은 병원 주변의 보건의료시스템 또는 지역사회와 연관성이 거의 없다.[54] 1차 보건의료기관에 대한 인증은 사실상 존재하지 않는다.[12,55] 거의 대부분의 국가에서 모니터링 시스템 및 실적 개선을 위한 시스템은 매우 열악하다.

부실한 거버넌스: 많은 국가에서 보건 거버넌스는 대체적으로 부실하다. 민간 의료서비스 공급의 많은 부분이 허술하게 규제되고, 이로 인해 의료서비스의 유형, 양, 분배, 질 및 가격에서 잠재적인 왜곡을 야기시킨다.[56] 보건 거버넌스의 다른 측면(참여, 투명성, 책무성 향상)은 분명 개선되고 있지만, 아직 제한적이다. 더

육이, 거의 대부분의 국가에서 모니터링 시스템 및 실적 개선을 위한 시스템은 불충분한 실정이다.

불충분한 정보 및 책무성: 거의 모든 지역에서 계획, 목표 이행, 실적 개선에 대한 자료의 격차가 존재한다. 또한, 시민사회, 의회, 개발파트너 등의 책무성에 대한 자료의 격차도 존재한다. 예를 들어, 주민등록 및 인구동태통계(Civil Registration and Vital Statistics, CRVS) 시스템, 원활하게 운영되는 의료시설, 지역정보(community information) 시스템, 질병 감시 시스템, 의료인력, 보건재정계정(health financing account) 등은 대부분의 저소득 국가 및 하위 중소득 국가에서 거의 전무한 실정이다.

분열: MDG가 집중했던 특정 질환 및 보건 문제의 의도치 않은 결과 중의 하나는 엄선된 개입들을 전달하기 위해 구축한 프로그램 사일로가 강화되는 경향이었다. 이러한 경향은 중복되는 시스템에 대한 비용을 증가시키고 보건시스템 거버넌스의 일관성을 저해한다. 현재 모든 국가들은 더욱 광범위한 스펙트럼을 가진 보건과제(예. NCD의 급속한 확산)에 직면하고 있다. UHC 세부목표와 같은 SDG 보건 세부목표들이 의료시스템 전반의 개혁을 통해 효율적인 접근법을 재조명할 기회를 제공할 것이라는 넓은 공감대가 형성되어 있다. 의료서비스 전반에 걸친 광범위한 개혁은 의료서비스 통합 및 사람중심 서비스의 원칙에 기반하며,[57,58,59] 기초지원(underlying support) 시스템(예. 정보, 물품조달, 공급망)의 결합 역시 개혁의 토대이다. 국제적인 움직임은 질병특이적 재원과 연계되어 있는데, 그러나 이는 국가적 수준에서 창의적인 해결책을 요구하는 주요 도전과제들을 지속적으로 야기할 것이다.

보건시스템의 회복력 부족: 취약한 보건시스템은 감염병 확산과 같은 다양한 보건안보 위험들과 관련되어 있고, 보건 관련 비상사태가 일어났을 때 제대로 된 대응을 할 수 없다. 회복력의 부족은 서아프리카에서 뚜렷하게 나타났는데, 열악한 의료시스템 기반시설 및 자원 그리고 준비성(preparedness)의 부족으로 인해 에볼라 사태에 직면했을 때 기니, 라이베리아, 시에라리온 모두 고군분투할 수 밖에 없었다.[7] 다른 환경에서는, 재해(자연재해 및 인공재해)와 분쟁으로 인한 비상사태에 대한 대비 및 관리가 부적절하다는 것이 증명되었다. 보건시스템의 회복력은 위기에 대비할 수 있는 역량, 위기에 효과적으로 대응할 수 있는 역량 그리고 위기가 닥쳤을 때 핵심 보건시스템 기능을 유지하고 적응할 수 있는 역량으로 구성된다.[9] 회복력은 (국가적, 국제적 수준 모두를 충족하는) 견고한 법·규제·정책 기반위에 세워진다. 국제보건규약(International Health Regulation, IHR)은 공동의 보건대책을 강화하는 국제적인 기틀을 제공한다. 또한 IHR의 핵심역량은 보건시스템의 구성요소를 반영하는 것이다. 보건시스템의 구성요소는 품질 감시 및 연구 역량, 지역사회 및 숙련된 의료인력과 연계된 대응 역량 등을 포함한다.[60] 그러나 IHR 이행은 그다지 만족스럽지 못하다(5장 참조).

R&D에 대한 불충분한 투자: 혁신적인 진단법, 백신, 치료 및 의료용품에 대한 접근 및 투자에 있어 구조적인 불균형은 계속되고 있다. 저소득 국가 및 하위 중소득 국가에서 의약품에 대한 접근성을 확대하기 위해 기술이전(technology transfer)이 필수적인데, 기술이전을 확산시키기 위해 해야 할 일들이 많이 남아있다. 의료기기의 경우, 시스템 전반에 걸친 의료기술평가(systemic health technology assessment)의 활용[61]은 국가(주로 고소득 국가)들이 필요에 따라서 적절한 제품을 구입할 수 있도록 도와준다. 동시에 비용절감의 혁신은 저렴한 가격의 의료기기 뿐만 아니라 지역상황에 더욱 잘 맞춘 의료기기를 제공할 수 있다.[62] 사실상, 역혁신(reverse innovation)을 위한 기회–개발도상국(south)에서 선진국(north)으로 이동–보건시스템을 좀더 효율적·효과적으로 만들기 위해 보건시스템, 정책 및 실행연구(implementation research)를 고려해야 하지만, 이에 대한 큰 격차가 존재한다.

소외된 질병을 위한 새로운 의약품, 백신 및 기타 의약품에 대한 R&D는 여전히 부족한 편이다. 2000년–2011년 동안 등록된 새로운 제품의 오직 4%만이 소외된 질병을 위한 제품이었고,[64] 2010년에 R&D 투자의 약 1%만이 소외된 질병에 투자하였다.[65] 수익 전망이 불투명하기 때문에, 민간 부문의 투자는 거의 없는 형편이다. 공공재원 및 특별조치들이 증가하면서 결과를 도출해 내기도 하지만, 전체 범위를 포괄하지 못한다. 이 격차를 해소하기 위해 많은 새로운 계획들과 접근법들이 논의되고 있으며, 이는 세계보건총회(WHA) 결의안 채택으로 이어졌다.[66]

전략적 우선순위

MDG 시대에는 UHC를 위한 보건시스템 강화는 그다지 눈에 띄는 주제가 아니었다. 하지만, 국가 및 글로벌 파트너들에 의해 의료시스템의 특정한 요소에 다양한 투자가 이뤄지면서, 주요 영역의 개선으로 이어졌다. 또한, 여러 나라에서 친빈곤층(pro-poor) 정책들이 왕성하게 펼쳐졌는데, 이는 UHC를 향한 진전을 촉진한다. 이러한 노력들은 UHC가 앞으로 전진하는데 중요한 토대를 제공하였다. 마찬가지로, UHC를 위한 SDG 세부목표들을 지원하는 세부실행목표는 의료시스템 및 UHC에 초점을 맞춘 다수의 결의안들을 토대로 수립되었다. 2005년 이후 세계보건총회와 UN총회의 회원국들에 의해 채택된 결의안들은 의료인력(7개 결의안), 의약품 및 기술(18개 결의안), 의료재정 및 UHC(3개 결의안), 의료정보(1개 결의안), 정책논의(1개 결의안)를 포함하고 지역적 포럼의 많은 기타 결의안들을 포함한다. 이 결의안들은 단지 국가토론 및 정책에 반영되는 것이 아니라 국가정책, 전략 및 계획에 전반적인 영향을 미칠 수 있다. 또한, 결의안들은 자료수집, 보고 및 진행단계 검토를 통해 진행단계에 대한 모니터링을 증진시킨다. 동시에, 의료시스템 측면에서 결의안들은 사람중심 통합 의료서비스에 대한 국제적 및 지역적 관심을 증대시킨다.

목표 3은 9개의 세부목표와 4개의 세부실행목표로 구성되어 있다. SDG 선언문은 새로운 의제를 다음과 같이 서술한다:

> 모든 사람의 신체적 건강, 정신적 건강, 웰빙을 증진시키고 기대수명을 연장하기 위해 반드시 보편적 건강보장과 양질의 의료서비스 접근을 달성해야 한다. 누구도 소외되지 않는다.

UHC는 다른 세부목표들을 달성하기 위한 열쇠인 동시에 뒷받침하는 유일한 세부목표이다. 국가들이 UHC 없이 개별적인 세부목표를 따로 추구하는 것은 분열과 혼란을 야기시킬 위험이 있다. 따라서 UHC는 많은 세부목표들 중에 단지 한 개의 세부목표로 인식되는 것이 아니라, 통합적인 역할을 담당하는 것으로 인식되어야 할 필요성이 있다. UHC는 다른 보건 세부목표의 달성을 위한 지속가능한 접근을 뒷받침하고, 그 세부목표들 사이에 균형을 맞추도록 한다.

의료시스템의 범분야적 특성 때문에, UHC 진전을 이루는데 필수적인 개발행동(development action)은 모든 SDG 보건 세부목표들의 통합을 위한 가장 효율적인 기반으로 간주되는 동시에 다른 SDG의 보건 관련 세부목표들(교육, 고용, 성, 영양, 빈곤 그 외 포함)과 밀접한 연관성을 가진다. 더욱이 UHC 의제는 모든 나라와 연관되어 있는데, 이는 모든 나라에 UHC에 내재된 목표에 대한 개선의 여지가 있기 때문이다. 특정한 SDG 세부목표들은 최저개발국의 의약품과 백신, 보건재정, 보건인력과 관련되어 있다. 하지만, 시스템 전반에 걸친 역량강화는 지속가능한 UHC 진전을 이루는데 필수불가결한 요소이다. 2010년 세계보건보고서에 설명된 대로 강제성 있는 공동 재원(compulsory pooled financial resources) – 즉, 세금 또는 법으로 정해진 다른 공여 매커니즘 – 에 대한 의존도의 증가

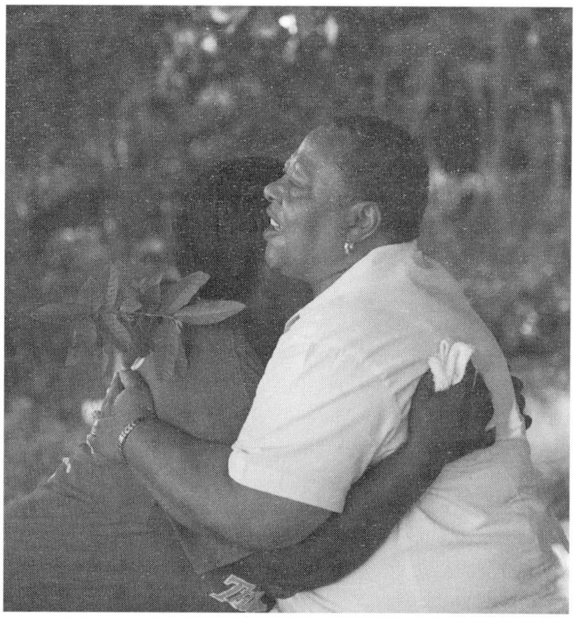

는 UHC를 뒷받침한다. 이러한 재원들은 WHO/World Bank에 의해 제안된 UHC를 위해 공동으로 구성된 모니터링 프레임워크를 통해 추적 관찰된다.[67]

UHC에 중점을 둔 개선은 광범위한 문제들을 다룬다. 이러한 문제들의 우선순위는 각 국의 상황에 의존한다.

사람중심 통합 의료서비스: 각 나라의 상황이 모두 다르지만, UHC 의제가 양질의 의료서비스 전달을 우선순위에 두는 것은 매우 중요한 일이다. 의료시스템에 대한 핵심적인 도전과제들을 다루고, 그 의제를 지지하기 위해서 WHO는 사람중심 통합 의료서비스에 대한 국제적인 전략 시행을 준비 중이다.[68,69] 이 국제적인 전략은 다섯 가지의 전략적 방향에 토대를 두고 있으며, 기존의 서비스 전달 방식에서 탈피하여 치료의 연속성 개념에 의한 통합 의료서비스를 향해 서비스 모델을 재배치한다. 이 전략은 노년기를 포함한 전 생애 모든 단계에 적용된다. 의료시스템은 사람들을 다양한 병리학적 측면에서 다룬다. 하지만, 보건시스템의 성공은 특정 질병의 부재(absence)에 국한된 것이 아니라 지속가능성 및 자율성에 의해 정의된다.[70] 또한 이 전략은 사람들의 역량 강화 및 고용 그리고 거버넌스와 책무성 강화에 초점을 맞춘다.

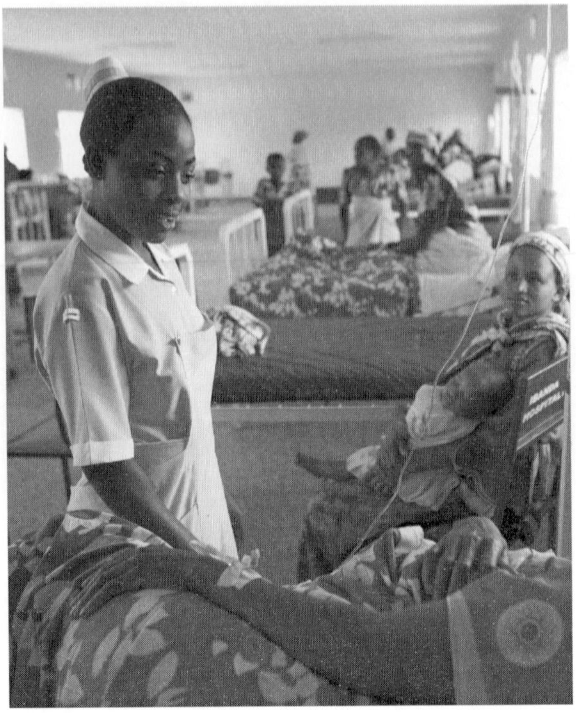

보건인력 부족: WHO 보건인적자원에 관한 글로벌 전략: 2030 인력(Global strategy on human resources for health: Workforce) 보고서는 2016년 5월에 제출된다. 이 보고서는 보건인력을 SDG를 향한 진전 및 변화를 위한 주요 수단으로 고려하며, 보건부문을 중요한 고용주(공공, 민간 및 기타)인 동시에 경제성장의 동력이라고 표현한다. 새로운 전략의 4가지 목표들은 다음과 같다: (i) UHC, SDG 및 전세계 보건안보를 위해 현재 보건인력의 영향력을 최대한 활용한다. (ii) 보건인적자원(Human Resources for Health, HRH) 투자 체계를 보건시스템의 향후 필요성과 보건 노동시장의 수요에 맞춰 조정하며, 일자리 창출 및 경제성장의 기회를 극대화시킨다. (iii) HRH의 효과적인 리더십과 거버넌스를 위한 국제기관 및 국가기관의 역량을 구축한다. (iv) 신뢰할 수 있고 조화로운 그리고 최신 동향의 HRH 자료, 근거, 지식을 확립한다. 이는 HRH의 모니터링 및 책무성을 국가 및 국제 수준에 맞춰 뒷받침한다.[47,71] 경제성장에 있어서 고용의 중요성을 인정하고, 보건인력의 이직 문제를 다루는 보건인력 국제모집에 관한 WHO 글로벌 실무지침에 대한 재조명은 중요한 의미를 가진다.[72] 향후, 2016년에 WHO는 UN 사무총장의 지원하에 미래 보건 고용 및 경제성장 위원회(Future Health Employment and Economic Growth Commission)를 조직할 것이다.

의약품: 다양한 결의안들과 국제적 합의는 국가 정책 및 규제 권한 등 전략적 이해의 주요 영역을 규정한다. 질병에 대한 R&D는 개발도상국에 불균등한 영향을 주고 있으며(SDG 3.b 참조) UHC의 관점에서는 필수 의약품, 백신 및 진단에 대한 접근성을 확대시킨다:[74] (i) 효과적인 사전인증을 활용하여 우선순위가 높은 질병(priority disease) 개입에 대한 접근성 향상의 지원 지속; (ii) 보건기술평가의 사용과 지불가능한 보건의료비 정책 등 필수 의약품과 기타 의약품의 적절한 선정; (iii) NCD를 위한 의약품 보장의 향상; (iv) 의약품의 적절한 사용 보증; (v) 항생제 내성과 의약품의 책임감 있는 사용; (vi) 기술이전 촉진 등 취약한 임상 영역 해소.

보건 정보와 책무성: 건강결과에 대한 측정과 책무성을 위한 로드맵과 행동지침(call to action)은 2015년-2030년의 주요 우선순위로 분류된다.[75] 이 로드맵의 핵심은 저소득 및 중소득 국가에 해당한다. 주요 추진동력은 보건 SDG 모니터링과 관련된 새로운 도전이며, 그것은 MDG 모니터링보다 더욱 광범위하다. 또한, 새로운 기회들이 데이터 혁명에 의해서 나타나고 있다. 모든 국가들이 잘 작동되는 보건 정보 시스템과 책무성 있는 시스템을 가지는 것이 목표이다. 이를 위해 더 크고 효율적인 투자를 통해 국가적 수요를 충족하고 SDG 진행 모니터링을 가능하게 하는 시스템을 구축해야 한다. 인구집단 건강 데이터 격차를 해소하는 기관 역량 강화에 집중하는 것(특히 CRVSs 강화) 또한 목표이며, 효과적이고 투명성 있는 보건시설과 지역정보 시스템, 포괄적인 책무성 매커니즘에 집중한다.

보건연구: 세계보건보고서 2013은 국가적·국제적 지원이 요구되는 UHC를 우선순위로 분류한다. 재원을 늘리고, 연구역량을 강화하며, 연구결과의 적절하고 효과적인 활용을 위해 국가 연구의제를 발전시켜야 한다. 그리고 이를 위해 시스템이 요구된다.[76] 특히 서비스 전달과 재정에 관련한 UHC 도전과제 및 기회들은 연구적 접근이 필요할 것이다. 이러한 연구적 접근은 실행연구처럼 기저 상태를 전적으로 반영한다.[77] 이러한 이유 때문에 글로벌 네트워크 및 파트너십이 실행연구를 우선순위 분야로 추진하고 있다.[78] 모든 국가에서 국민들의 건강요구를 충족시킬 수 있는 새로운 생산품에 대한 R&D가 필요하다. 따라서 보건 R&D에 대한 투자는 공중보건 수요에 맞춰 병행되어야 한다.[65]

보건재정: 세계보건보고서 2010과 뒤이은 보고서 및 보건재정에 관련된 결의안들은 필요한 주요 재정개혁을 위해 타당한 개념적 토대를 제공한다. 본인부담금에 의한 보건의료비 지출을 감소시키는 것은 어디에서든지 전략적 우선순위이며, 강제적/공공 재원에 대한 의존도를 전적으로 높이는 것이 요구된다. 따라서, 정부 보건의료비 지출이 낮은 나라들에서 공공 보건의료비 지출을 늘리는 노력이 필요하다. 더욱 자세하게 말해서, 국내의 조세제도를 강화하고 보건을 위한 공공지출 지분을 늘림으로써 정부의 보건 관련 세입예산의 수준을 증가시키는데 더욱 큰 관심을 기울여야 한다는 뜻이다. 그러나 보건시스템을 위한 자금을 단순히 증가시키는 것으로는 충분하지 않다. 공동재원의 분열을 완화시켜 재원의 재분배 역량을 강화시키고, 전략적 구매 매커니즘의 활용을 증가시켜 보건시스템 자원 이용의 효율성을 증진시키는 개혁이 요구된다.

부문 간의 협력: 보건 목표들의 달성은 단지 보건 부문 내의 행동에 영향을 받는 것이 아니라 경제적, 사회적, 문화적 및 환경적 요소에 의해 영향을 받는다. UHC의 달성은 상당한 규모의 광범위한 정책적 배경에 의존한다. 정책적 맥락은 보건시스템이 작동하고 사회경제적 발전 수준 및 격차 속에서 찾을 수 있다. 부문간 협력은 건강 성과를 강화하고 위기 및 비상사태의 부정적인 영향을 최소화하는데 기여한다. 공공정책은 건강에 악영향을 미치는 사회경제적 불평등을 제거하기 위한 필수적인 매개체이다. 공공정책들은 위험의 노출에 영향을 미치고, 의료 접근성을 높이며, 불건강의 결과들을 완화시키는 잠재력을 가진 방향으로 반드시 형성되어야 한다. 따라서 건강을 증진시키고 보호할 수 있는 전략의 실행을 위해서 범부문간 협력은 필수적이다. 건강을 지키고 향상시키는 전략은 금연정책, 환경보호, 식량 안보 및 식품 안전, 식수 안전 및 위생 등을 포함한다. 교육에 대한 접근성, 안전 고용 및 빈곤 감소는 사람들의 건강상태를 보장하고 UHC의 혜택을 달성 및 유지할 수 있게 한다. 목표간 연계를 추적할 수 있는 결정적인 시작점을 제공함으로써 SDG는 전체적인 측면에서 건강 및 발전을 확보할 수 있는 기회를 제공한다.

거버넌스의 개선: 위에 기술된 보건시스템의 각 요소를 관리하는 것은 매우 복잡하기 때문에 매우 어렵다. 또한 강력한 정보 및 재정 관리 시스템에 의해서 통합된 국가 보건시스템을 이끌 수 있는 강력한 거버넌스 역량이 요구된다. 이러한 정보 및 재정 관리 시스템은 새로운 도전과제에 대한 투명성, 책무성, 융통성을 확립할 수 있어야 한다. 양질의 거버넌스는 또한 지속성, 효과적인 부문간 협력을 보장하고, 공여자 지역사회를 다루고, 모니터링 능력을 확립할 수 있는 적절한 규제 및 법적 체계에 의존한다.

회복력 있는 보건시스템: 서아프리카에서 발생한 에볼라 바이러스 사태와 최근 대한민국에서 발생한 메르스(MERS) 사태는 떠오르는 건강에 대한 위협들을 예방, 감지, 대응하기 위한 공중보건 감시 및 관리기능을 할 수 있는 강력한 보건시스템의 중요성을 강조한다. 이는 감염 예방 및 통제 시스템을 강화하고, 광범위한 건강관리 정보시스템과 통합된 실시간 감시를 개발하고, 양질의 필수 서비스에 접근할 수 있도록 보장해야 하며, 긴급한 공중보건인력에 대한 문제를 해소하고, 지역동원을 강화하는 것을 요구한다.[79] 또한 거버넌스, 관리 및 책무성 시스템을 강화하고, 국가 및 지역사회의 노력을 지원하기 위해서 범국가적 세부지역/지역 단위의 행동이 필요하다.

거버넌스

보건 부문의 거버넌스는 인구집단 건강의 증진 및 보호에 있어 스스로 조직할 수 있는 사회에 의해 채택된 행동 및 수단에 관한 것으로, 인구집단 건강의 성과는 시스템 체계적인 방법으로 평가될 수 있다.[80,81,82] 거버넌스는 전략적 정책 프레임워크(공공 및 민간 부문 모두 포함)의 존재를 확립하며, 감시, 연합 구축, 규제, 시스템 디자인 및 책무성에 대한 관심 등과 결합되어 있다. 강력하고 현실적인 국가의 보건 정책, 전략 및 계획은 보건시스템을 강화하고 UHC를 지향하는데 핵심적인 역할을 한다. 보건 부문의 기능 내에서 광범위한 사회경제적, 환경적, 문화적 맥락을 고려함으로써 다른 부문들과 협력이 구축된다면, 보건 정책 및 계획의 효과성은 더욱 강화된다. 이 간략한 개요는 주로 개발도상국(저소득 국가 및 하위 중소득 국가)에 초점을 맞춘다.

동향

많은 국가들은 주요 이해관계자(예. 공공기관, 비영리 및 영리 회사와 기업)의 다양성 그리고 개인 및 지역사회에 의한 수요의 복잡성에 의해 분열된 보건시스템을 합리적으로 일관성 있게 통합하기 위하여 투자해왔다. 그 결과, 규제역량 향상에 대한 새로운 관점을 가지게 되었다. 강력하고 대응력 있는 보건 정책, 전략, 계획을 발전, 협상, 시행하기 위한 정책 기구를 강화시키는 것 또한 재조명되었다.[30] 2014년, 134개국들은 인구집단의 더 나은 건강결과를 달성하기 위한 국가 보건 정책, 전략 및 계획들을 상호 확인할 수 있었다.[84]

24개 저소득 국가 및 하위 중소득 국가의 최근 보고서를 검토한 결과 다음과 같은 사항들이 보고되었다: (i) 보건을 위한 총 예산 중 85%를 집행한 국가들 가운데 70%에서 국가 공공재원에 대한 예측성이 향상되었다; (ii) 보고서에 참여한 24개 보건부처 중 19개에서 중기 지출 프레임워크(midterm expenditure framework) 또는 3년 운용예산을 집행 중이다; (iii) 목표 및 예산이 포함된 국가 보건 부문 전략을 공동으로 평가하는 국가들이 점점 늘어나고 있다.[85]

보건 부문 이외에, 거버넌스는 인구집단 건강을 증진시키고 유지하기 위한 참여적이고 포용적인 방식으로 시민사회 및 민간 부문 뿐만 아니라 기타 부분과도 협력하는 것을 의미한다. 저소득 및 하위 중소득 17개국 중 16개국이 조정 회의 및 기술 실무 그룹의 시민사회 단체들과 협조하여 데이터를 만들고, 모든 국가들이 시민사회와 공동으로 보건 부문 검토에 참여하기 때문에 시민사회 단체는 특별히 중요한 역할을 맡고 있다.[85]

점차적으로 국가들은 통합적 보건 부문 성과 프레임워크(health sector results framework)를 가동 중이며, 개발파트너들은 이러한 프레임워크와 제휴하여 지원하고 있다. 하지만, 개발파트너들이 제공하는 재원은 전체 재원의 21%에서 98%로 매우 가변적이다. 상호 책임 프로세스(mutual accountability process)들은 상호평가검토(mutual assessment review)를 보고한 국가들의 71%에 도입 되었다.[85] 상호 책임 프로세스는 정부, 민간 부문, 시민사회 및 개발파트너 등 관련 이해관계자들이 국가 보건 전략을 지원하는 협약들을 수행하도록 하기 위하여 서로의 책무를 묻는 것을 통해서 이루어진다.

긍정적 발전

국가 정책 논의: 전략적 계획 및 상호 책무성의 중요성에 대한 관심이 증대되었다. 그 전형적인 예로 2011년에 인증된 WHA64.8 결의안을 들 수 있으며, 이는 더욱 강력한 보건 정책, 전략, 계획들을 구축하기 위한 국가 정책 논의를 강화하는 것을 목표로 삼은 결의안이다.[30] 몇몇 국가에서 국가 정책 논의는 더 많은 이해관계자들과 연결되어 있으며, 보건정책을 위한 범부문간 약속을 포함한다. 국가 전략들을 개발하고, 모니터링하며, 이행하기 위한 재원을 확충하기 위하여 국제사회의 공헌도 점점 더 증가하고 있다.[86,87]

규제: UHC를 향한 상당한 진전을 이룬 많은 고소득 국가들은 규제 매커니즘을 강화하는데 있어서도 성공했다. WHA63.27 결의안은 보건의료서비스 전달에 있어 민간 공급자의 중요성을 확인하였다. 결의안은 또한 국가에서 점차 관심을 받고 있는 규제 매커니즘을 강화하기 위한 필요성도 확인하였다.[88]

글로벌 파트너십: 국제 개발기구들과 국가들은 연속적인 합의를 통해 개발협력의 효율성과 영향력을 향상시키기 위해서 공헌해 왔다. 원조효과성에 관한 파리 선언문, 아크라 행동강령,[31] 그리고 2011년 효과적인 개발협력을 위한 부산 파트너십[32]이 그 예이다. IHP+는 2007년에 설립되어 현재 65개국, 양자 공여자, 국제기구 및 재단 등을 포함한다.[33] IHP+는 국가정부, 개발기구, 시민사회 및 기타를 동원하여 단일한 국가 주도의 국가 보건정책을 지원하는 결과를 도출하였다.

책무성: 국가 계획의 이행에 대한 모니터링, 검토, 개선책의 순환 과정이라고 정의되는 책무성이 많은 주목을 받고 있다. 여성과 아동 보건을 위한 정보와 책무위원회의 프레임워크는 63개국에서 실행되고 있다.[89] 정부와 공여자 사이의 상호간의 책무성은 IHP+를 통해서 촉진된다; IHP+에 서명한 파트너들은 서로 견제할 책임을 가진다.

투자와 연계: 다양한 글로벌 보건 계획들의 추진과 민간 재단의 영향력 증대는 정부의 지역적 및 국가적 수준에 대한 중요한 시사점을 가진다. 예를 들면, GAVI에 의한 투자 그리고 예방접종, HIV, 결핵, 말라리아 프로그램의 글로벌 펀드는 국가적 수준의 특정 거버넌스 구조를 설립하고 강화하도록 한다.

참여의 증가: 국제보건 거버넌스에 대한 담화는 더 이상 한정된 국가 및 시행자 집단에 국한되는 것이 아니라 넓은 범위의 이해관계자들(공공 민간 파트너십, 자선단체, 민간산업, 비정부 기관, 전문연합, 학술 기관 및 기타 시민사회 단체)을 포함한다. 이 확장되고 있는 분야가 포괄적 참가 과정들을 증진시키기 위해 수행되었지만, 이는 또한 글로벌 거버넌스 단계에 대한 증가된 복잡성을 야기시켰다.

도전과제

복잡성(complexity)의 증가: 국가들은 나날이 복잡해지는 다양한 보건 부문 거버넌스에 직면하고 있다. 중앙정부, 지역정부, 비정부기관 및 민간 분야 모두 역할을 하고 있다. 이는 보건 부문을 넘어 전반적인 관리(stewardship)를 하려는 중앙정부에게 많은 문제를 발생시키며, 정부가 정책 및 전략들을 적용할 수 있도록 요구한다.

재정 관리에 대한 우려: 저소득 및 하위 중소득 국가에서 국가 재정관리 시스템의 개발파트너에 의한 활용 그리고 재원에 대한 예측가능성이 정체하거나 감소하고 있다.[85] 추가적으로, 세계은행의 국가정책 및 기관 평가 과정에 의해 평가된 대로 보건 부문 내에서 공공 재정 관리에 대한 양적·질적 향상이 명확하지 않다.[90]

규제: 정부들이 국가 보건 전략들의 이행을 지원하기 위한 핵심수단으로서 규제에 대한 관심이 증가하고 있다. 하지만, 많은 국가들은 효과적 규제를 개발하고 이행하기 위한 역량 및 수용력에 대한 도전과제에 직면한다. 이러한 도전과제들은 관련 법률 전문성을 가진 인력자원의 부족을 의미하며, 효과적인 규제에 대한 근거 기반(evidence base)의 부족을 들 수 있다. 그리고 규제에 대한 도전과제들은 민간 및 공공 공급자 모두로부터 보건시스템의 영리성을 야기할 수 있다.

전략적 우선순위

SDG 선언문은 지속가능발전과 효과적인 이행을 위한 거버넌스의 중요성에 대해 상당한 관심을 기울인다. 예를 들면, 정책 및 기관의 일관성 그리고 이행수단 목표에 있어 세부목표 17.15는 "빈곤퇴치와 지속가능발전을 위한 정책을 수립하고 이행하는 과정에 있어 개별 국가의 정책과 리더십을 존중"한다고 언급한다.[6] 보건에서 거버넌스를 개선시키기 위한 우선순위들은 다음과 같다:

- 보건서비스를 위한 예측 가능한 재정을 가능하게 하는 예산 과정 및 재정 관리를 강화한다. 이는 효과적인 서비스 전달을 위한 핵심적인 필요조건이다.
- 강력한 모니터링, 정보 및 책무성 그리고 수용력을 통해서 국제적 파트너들의 조직화된 지원과 함께 데이터 수집 및 분석 역량을 구축한다.
- 책무성을 위해 그리고 효과적인 계획 및 이행을 확립하기 위해 다양한 이해관계자들에 의한 부문별 과정(sector process) 참여를 지속적으로 증진하고 가능하게 한다. – 시민사회, 민간 부문 보건의료서비스 공급자, 의회 및 국제 파트너들
- 점검 및 감시를 포함한 통합 보건서비스의 질을 향상을 목표로 거버넌스 기관 및 매커니즘을 강화한다.
- 국가들이 UHC를 향한 진전을 이룰 수 있도록 거버넌스에 대한 근거 기반 지침서 및 수단을 제공한다.

많은 국가에서 UHC를 위한 보건시스템의 개혁은 접근성, 형평성, 비용 및 질을 다루는 국내법을 통하여 이행될 필요가 있다. 이를 달성하기 위하여 다음과 같은 행동들이 필요하다:

- UHC를 가능하게 하는 법률과 법적 체계를 개발하고자 하는 국가가 있다면 직접적인 법적 지원 및 정책적 지원을 제공해야 한다.
- UHC를 위한 법적 체계에 대한 향후 과제를 알리기 위해서 최신 동향의 근거 기반 법률, 사례연구 및 기타 연구들을 개발한다.
- UHC를 위한 효과적인 법적 체계의 실행을 지원하고 지지하기 위해서 개인, 단체와 함께 파트너십 및 연합을 구축한다.

성과를 달성하기 위한 급속한 진전을 위해 정부, 시민사회 단체, 민간 부문, 특히 국제적 개발파트너들의 행동이 요구된다. IHP+는 개발파트너의 활동을 위한 가장 중요한 분야를 개발하였다(박스 3.1). 글로벌 보건 리더들의 최근 회의는 이러한 새로워진 7개의 행동들을 강력하게 지원해왔다. 만약 7개의 행동들이 이행된다면, 가시적인 성과를 이끌어낼 것이다.

[박스 3.1] 국제보건파트너십(IHP+) 7개 행동강령[91]

1. 포괄적인 개발과 공동감독을 통해서 통일된 하나의 건강증진 전략을 세우는 것을 우선으로 한다.
2. 정해진 예산 범위 내에서 그리고 각 국가의 우선 순위에 따라서 자원을 투입한다.
3. 재정관리시스템이 국가시스템을 강화하고 유용하게 하는 방향으로 조화를 이루고 정렬을 이루어야 한다.
4. 공급조달시스템이 국가시스템을 강화하고 유용하게 하는 방향으로 조화를 이루고 정렬을 이루어야 한다.
5. 공동감독 과정과 결과는 연간 공동 평가를 바탕으로 한다. 연간 공동 평가는 상호간의 책임감을 강화하는 행동을 규정한다.
6. 국가 간의 체계적인 상호배움의 기회는 에이전시를 통해 제공된다. (삼각 협력 관계)
7. 전략적이고 협력적인 기술 지원을 제공한다.

보건재정

한 국가의 보건재정 합의(financing arrangement)는 UHC를 향한 국가의 진전을 포함한 보건시스템의 전반적인 성과들의 주요 결정요인이다.[1] 지난 20년 동안, 많은 나라에서는 이용가능한 자원에 맞춰 보건재정 시스템을 향상시키기 위한 단계를 밟았다. 하지만, 아직 중요한 도전과제들이 남아있다. 몇 가지 중요한 교훈들은 개선을 위한 발전적인 방향과 유의사항에 대한 것이다.

동향

1995년과 2013년 사이에, 특히 저소득 국가에서 본인부담금 지출형태가 차지하는 총 보건의료비 지출의 점유율이 꾸준히 감소하는 것을 볼 수 있다(그림 3.5). 이는 매우 중요한 의미를 가지는데, 본인부담금은 비용을 지불할 수 없는 사람들에게 서비스를 이용하는데 장애물이 되고 재정적 위험 보호에 대한 위협을 야기하기 때문이다.[92]

일반적으로 강제/공공 재원 보건의료비 지출에 대한 의존도가 커질수록 본인부담금 지출에 대한 시스템의 의존도는 낮아진다. 그리고 사실상, 이는 보건재정 정책 개선의 일부로서, 더 일반적으로 말하면, 본인부담금 지출이 줄어드는지에 대한 중요한 이유는 보건 분야에서 공공지출의 증가를 살펴보면 알 수 있다(그림 3.6).

전세계적으로, 특히 저소득 국가에서 공공지출의 증가에는 정부의 보건 분야에 대한 공헌이 있었음을 데이터를 통해 알 수 있다(그림 3.7). 하지만 대부분의 경우 이는 정부 시스템을 통해 외부에서 흘러 들어온 재원에 의해 강력하게 뒷받침 되었다는 것을 보여준다.

이러한 과정에도 불구하고 본인부담 지출은 여전히 높은 상태이며 의료서비스 비용 때문에 전세계적으로 수백만 명의 사람들이 재정적 위험(빈곤화 포함)에 노출되어 있다.

[그림 3.5] 총 보건지출 비율에서의 본인부담금 비중[a], 1995–2013[18]

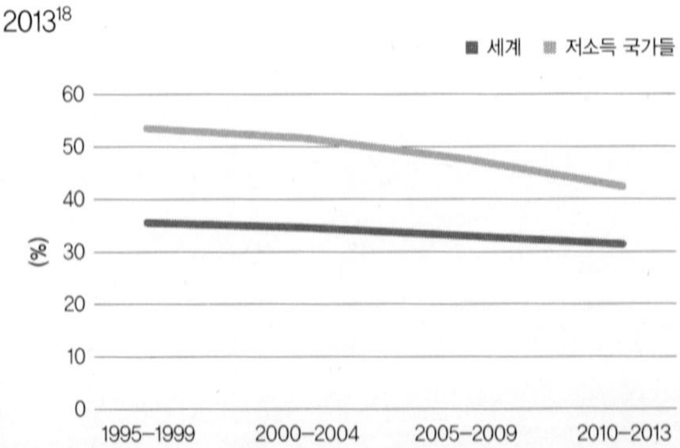

[a] 비가중치 평균.

[그림 3.6] GDP의 비율에서의 보건분야 공공지출 비율[a], 1995–2013[18]

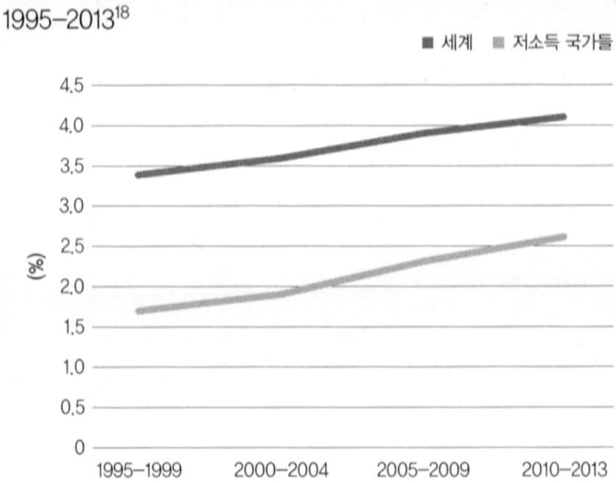

[a] 비가중치 평균.

[그림 3.7] 총 정부지출 비율에서의 보건분야 정부지출 비중, 1995–2013[18]

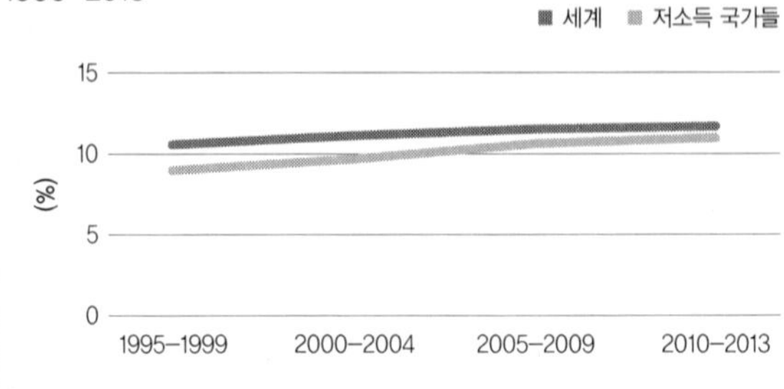

[a] 비가중치 평균.

긍정적 발전

핵심 원칙들에 대한 통합: 보건재정에 대한 단 하나의 "최고 모델(best model)"은 존재하지 않지만, 공동 핵심 원칙들은 진전을 이룬 국가들의 개혁에 반영되었다. WHO[1,93]와 세계은행[94,95] 등 국제기구들에 의해 지원되는 접근법에서 공통점을 찾을 수 있다. 이는 각 나라에서 UHC의 진전을 촉진하기 위한 보건 자금조달 방법의 바람직한 결과(desirable attribute)라고 볼 수 있다. 그리고 특히 보건시스템을 위한 강제적 재원(예, 공공 재원)[96]에 대한 의존도를 현저히 높이려는 노력을 포함한다. 또한, 공동 재원 조달에 있어서 분열을 줄이고,[97,98,99,100] 공급자의 지출에 대한 연계성을 높이는 노력을 포함한다.[101,102,103] 이 모든 노력들은 성과에 대한 정보와 인구집단의 건강 니즈를 위한 것이다. 이들은 다음의 몇 가지 사항을 반영한다.

빈곤층에 집중하는 국가 행동: 재원의 재분배적인 역량을 강화하기 위해 많은 국가들이 보건재정을 조달하는 방법에서 종합적인 변화가 이뤄졌다. 보건재정을 조달하는 방법들은 자금 출처의 다양성(mix of revenue source)을 높이고, 공동재원을 재구축하는 것을 포함한다. 또한 선언된 권리에 대한 약속을 현실로 전환시키기 위해 구매 매커니즘과 함께 정책을 조정하는 것도 종합적 변화에 해당한다. 몇몇 국가에서 이러한 접근은 일반 예산 수익의 명확한 지출과 연관되며, 빈곤층 사람들, 비공식 부문(informal sector)의 사람들 또는 전체 인구에 대한 보장을 확대하는 것까지 포함한다.[104,105,106,107,108,109,110]

성과 집중: 다른 중요한 발전은 단순히 재원의 수준을 향상시키는 것에서 공급자 지불방식(provider payment method) 개선으로의 변화이다. 이는 서비스 전달의 질과 양을 향상시키기 위해 효율성을 개선하며, 공급자들을 장려하는 동기부여 환경(incentive environment)를 만든다. 아프리카에서의 이른바 "성과기반 자금조달에 대한 움직임(performance-based financing movement)"은[27] 이와 관련된 특별한 관심사안 중 하나이다. 이러한 맥락에 맞춰 전략적 구매 기술(strategic purchasing technique)을 적용하고 있는 국가들이 늘어나고 있다.[102,111] 서면 방식에서 전자 시스템으로의 변화는 공급자 지불방식의 개선 보급에서 중요한 합법적인 요소이다.

도전과제

정부 예산 수입의 증가: 공공 재원(public revenue)에 대한 국가 재정의 압력은 계속해서 기술적 진보와 결합하였다. 수요와 비용 모두 급격하게 상승시킨 기술적 진보는 보건시스템에 대한 정치적, 기술적 도전을 증가시킬 것이다.

수직화: 또 다른 중요한 도전과제는 국제사회의 보건 MDGs에 대한 대응 유산으로 시스템 전반의 비효율성이다. 이는 저소득 국가 및 하위 중소득 국가에서 생성된 수직적, 질병특이적 구조로 인해 발생하였다.

지속가능성에 대한 한정된 접근: 수입 문제(revenue issues)로 한정시켰을 때, "국내 재정으로의 전환(transition to domestic financing)"에 대한 관심의 증가는 지속가능성을 위태롭게 할 수 있다; 따라서 시스템의 비효율성에 대해서도 관심을 기울여야 한다.[45] 지속가능한 최근의 보장 수준의 향상은 단지 새로운 수입을 발생시키기 위해 집중하는 것이 아니라 이러한 비효율성을 해소하는 것에 집중해야 한다. 2010년 세계보건보고서[1]에 따르면, 현재 전체 보건지출의 20%–40%가 비효율성으로 인해 낭비되는 것으로 추정된다. 인구집단의 건강을 향상시키기 위해 자원의 방향을 바꾼다면, 모든 나라에서 엄청난 잠재적 건강 이익을 얻을 수 있을 것이다. 건강은 세계 최대의 경제적 동력으로, 매년 7조 1천억 달러의 지출(2012년 기준)과 더불어 지난 10년 동안 연간 지출은 6.7%의 성장률을 보이고 있다.

전략적 우선순위

SDG는 보건재정과 관련된 두 가지 세부목표를 가지고 있다. UHC에 관한 세부목표 3.8은 재정적 보호에 대해 다루며, 세부목표 3.C는 "개도국, 특히 최빈개도국과 군소도서지역을 대상으로 … 보건재정 확대"를 포함한다. UN 총회와 세계보건총회의 다양한 결의안들은 UHC를 다루고 있다. 하지만, UHC가 모든 보건 세부목표들을 뒷받침하는 통합적인 기반을 확립하기 위해서 많은 일들이 남아있다.

가까운 미래에 특히 저중소득 국가의 UHC를 위한 보건재정에 대해 알아야 할 몇 가지 우선순위들이 나타날 것이다.

높은 수준의 비정형성(high informality), 재정적 영향력(fiscal implication) 그리고 자발적 선불(voluntary prepayment)로 인한 취약점을 감안한다면,[112,113,114,115] 국내 조세 제도의 강화와 보건을 위한 공공지출의 지분 증가를 통해 보건을 위한 정부 예산 세입 수준을 높이기 위해서는 보다 더 큰 주의가 필요하다는 것은 명백하다. 이것 없이, 시스템은 본인부담금, 자발적 건강보험과 함께 민간 재원에 더욱 의존할 것이다. 이는 불평등과 열악한 재정보호의 결과를 낳는다. 더욱이, 정부는 민간 공급 부문 비용의 증가를 관리할 수 있는 구매력을 가지지 못할 것이다. 따라서, 공공재원으로 인한 전체 보건의료비 지출의 지분을 늘리는 것에 실패한다면, 효율성 저하의 결과를 가져올 수 있다.

대부분의 국가에서 보건에 대한 공공지출의 증가가 필요하지만, 단순히 많은 돈을 시스템에 투입하는 것은 적절하지 않다. UHC를 향한 진전이 지속가능하기 위해서 재원은 반드시 효율적으로 활용되어야 한다. 개혁에 대한 경험(reform experience)은 변화를 위한 핵심 방향을 제안하였다. 이는 일반 예산 수입에 전략적 구매 기술을 적용하는 것을 확립시킨다.[116]

국가의 보건 부처와 재정 부처 간의 보건재원 수준에 대한 생산적 논의를 강화시키는 것이 필요하다. 뿐만 아니라, 시스템이 단지 예산 실행 및 투입 통제에 집중하기보다 결과 중심 책무성(results-oriented accountability)을 향한 현실적 단계를 밟을 수 있게 하기 위하여 재정 개선 전략이 공공재정 관리 규칙과 병행할 수 있도록 하는 논의가 필요하다.

마지막으로, 중요한 격차를 보완해야 하는 부분이 남아있다: 필요한 보건서비스를 이용하는 데 있어 비용 이외에 보건시설로 가기 위한 운송수단 또는 노동력 손실로 인한 잠재적 소득 손실 등 수요 측면의 장벽에 대한 더 나은 이해가 필요하다. 이러한 난관에 대한 정책적 대응은 꼭 재정을 필요로 하는 것은 아니지만, 대신 혁신적인 서비스 전달의 영역과 관련되어 있을 수 있다. 따라서, 앞으로 서비스 전달과 재정 문제를 진단하고 개선책을 개발하는데 있어서 균형 잡히고 함축적인(nuance) 접근이 필수적이다.

보건인력

보건시스템 및 서비스는 보건인력의 규모, 분배, 역량 및 수행에 결정적으로 의존한다. 일반적으로 보건인력은 4가지의 차원의 측면에서 논의된다: 가용성, 접근가능성, 수용성 및 질.[19] 가용성은 훈련 경로(training pipeline)를 통해서 오는 보건전문가의 공급을 측정할 수 있는 지표이며, 이미 보건의료서비스를 제공하는 숙련된 보건전문가의 이용가능인력을 측정할 수 있는 지표도 포함한다. 접근가능성은 보건서비스가 필요한 사람들이 보건전문가를 얼마나 쉽게 만날 수 있는지를 나타내는 지표이다. 두 가지 지표들을 통해 보건의료 시스템이 일반 대중의 필요를 얼마나 잘 보장하는지 알 수 있다. 한편, 수용성 및 질은 제공된 보건의료서비스의 본질과 연관되어 있다.

동향

2006년 세계보건보고서는 전체적으로 230만 명의 숙련된 보건전문가(예, 조산사, 간호사 및 의사)들과 400만 명이 넘는 보건인력이 부족한 것으로 추정된다고 파악하였다.[117] 최대 질병부담을 지닌 국가들이 가장 적은 수의 숙련된 보건전문인력을 가지고 있었으며, 이 마저도 도시 지역에 집중되어 있었다. 이후 상황은 그다지 변하지 않았다(그림 3.8).

국가 내 도농지역 보건인력 분포 동향의 평가는 제한적이다. 이는 신뢰할 수 있는 데이터 또는 비교 가능한 데이터가 부족하기 때문이다. 그러나 숙련된 보건전문가 부족으로 인해 영향 받은 국가의 절반 정도는 도농간 밀도에 대한 유의미한 개선을 보이지 않았다.[19]

[그림 3.8] WHO 지역에서, 부담의 감소와 보건지출 수준에 의한 숙련된 보건 전문가의 분배[a](2004-2005 대비 2013-2014)[118]

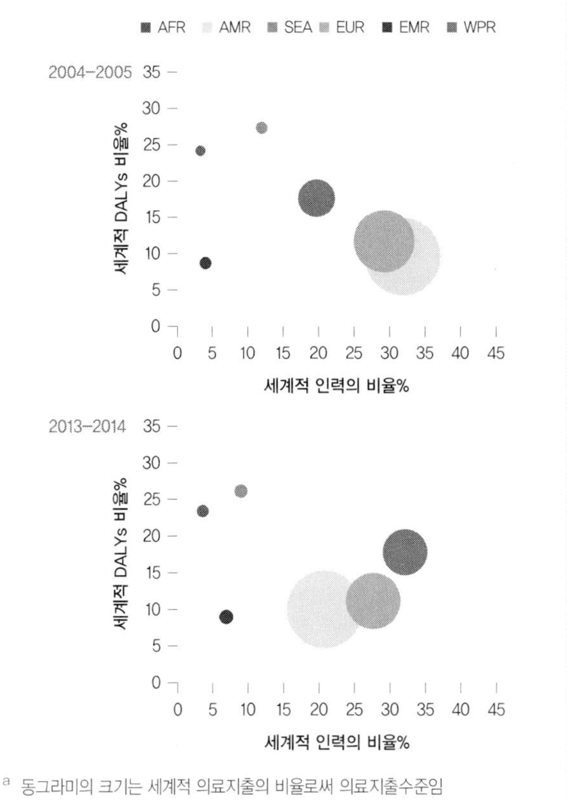

[a] 동그라미의 크기는 세계적 의료지출의 비율로써 의료지출수준임

긍정적 발전

국제적 지지 및 동원: 2006년 세계보건보고서는 보건 관련 MDG 달성을 위협하는 국제보건인력 위기에 대해 주의를 환기시키면서 국가적, 지역적, 국제적 대응을 촉구했다.[119,120,121] 인력위기를 해소하기 위한 공동 기반으로써 국제보건인력연합이 2006년에 설립되었다.[34] 모든 관련자들을 동원하고, 경험을 공유하며, 행동을 촉구하기 위해 보건인적자원에 대한 세 가지 국제 포럼들이 2008년, 2011년, 2013년에 소집되었다. 보건인력 의제에 따른 7가지의 결의안들은 세계보건총회에서 채택되었다.[119,120,122,123,124,125,126]

보건인력 국제모집에 관한 WHO 글로벌 실무지침[127]: 2010년 세계보건총회에서 이 실무지침은 채택되었으며 이직의 맥락에서 보건인력 및 보건시스템과 관련된 문제들에 대한 정보의 교환을 장려하였다. 또한, 이에 대한 이행을 측정할 수 있도록 3년마다 정기적인 보고를 할 것을 명시하였다. 이 지침에 대한 이행은 첫 시행 후 5년 뒤인 2015년에 평가되었는데, 이는 지침의 지속적인 타당성을 명시하며, 그 효과성을 강화하기 위한 이해관계자들의 추가적인 측정방법을 요청하였다. 두 번째 국가별 보고(national reporting)는 2016년에 예정되어 있다.[128]

국가 행동: 다수의 국가에서 MDG와 국가 보건 목표에 맞춰 새로운 혹은 수정된 국가적 HRH 전략이 등장하고 있다. 그 결과, 많은 국가에서 의료서비스에 대한 평등한 접근 보장에 집중하고 있다. 또한, 일부 국가에서는 효

과적인 보장(effective coverage)이 향상되었다; 지역사회 기반 MLP(mid-level practitioner) 및 AP(advanced practitioner) 등 특히 모든 유형의 보건인력 가용성, 접근성, 수용성 및 질 그리고 보건인력이 제공하는 서비스에 대한 관심 또한 증가하고 있다.[19]

새로운 접근방법: WHO의 새로운 규범적 지침(normative guideline)(예, 교육,[129] 보존(retention),[130] 양육(nurturing), 조산술(midwifery)[131])의 지원 하에 보건전문가들을 지역사회와 조금 더 가깝게 배치하는 전략은 보건서비스 및 보건인력에 대한 접근 및 수용 가능성을 높인다. 보건인력 분배를 향상시키는데 효과적인 기타 정책적 수단들은 다음과 같다: 재정적 인센티브(financial incentive); 전문성 및 경력 개발기회의 지속; 레지던트 과정 연장; 지방 지역에서 훈련과정 도입; 무료 주택 제공, 보안(security), 보건의료서비스에 대한 무료 접근 등 기타 비재정적 인센티브.[19] 지역기반 의사(practitioner)의 잠재적인 영향력과 비용-효과성에 대한 새로운 분석은 국가 의사결정을 지도하는 개선된 근거 기반 탐색 및 개발을 정당하게 만들 것이다.[132,133]

브라질, 캄보디아, 멕시코, 노르웨이 등 일부 국가는 보건전문가교육의 질에 중점을 두었다.[19]

도전과제

투자 부족: 많은 저중소득 국가에서 의료전문가의 교육, 배치, 보유에 대한 투자부족은 보건 관련 MDG의 달성을 막는 가장 큰 장벽이다.[47,134,135]

지속적인 인력부족: 기존 보건인력 및 신규 보건인력 등 보건인력의 부족은 많은 나라에서 매우 심각하다. 특히 전세계적으로 의사를 중심으로 여성인력의 증가는 작은 영향이라도 일차보건서비스의 이용가능성에 영향을 미칠 수 있다.[136,137] 남성과 여성 일차보건서비스 의사에서 목격되는 남녀 성별 차이를 유발하는 요인은 복잡하고 미묘하다. 실행 패턴, 업무 범위, 국가 보건인력 및 보건시스템에 대한 영향력 등 성별 차이를 조사할 수 있는 추가적인 연구가 필요하다. 보건인력의 고령화는 또다른 도전과제로 은퇴인력을 대체할 수 있는 신규인력이 너무 부족하다. 예를 들면, 향후 몇 년 내에 퇴직인구의 팽창은 고소득 국가에서 보건인력의 급감의 결과를 낳을 수 있다.[138]

불평등: 국가 내에서 보건인력의 분배 및 보건인력에 대한 접근성에 관한 확연한 불평등은 환경, 동기부여 수준(motivation level), 생산성 및 성과(performance)의 차이에 기인한다. 일부 국가에서 다수의 의사들과 소수의 간호사들 같은 스킬믹스(skill-mix) 불균형은 숙련된 인력의 저조한 활용과 함께 지속되고 있다.

취약한 교육: 보건인력 교육은 능력 기반 교육에 반대되는 구식 학교, 내용지향적 교육과정(content-oriented curricula)들에 의해 한계가 있다.[139]

취약한 데이터: HRH 정보 및 데이터 가용성의 향상에 대해 진전이 수월하게 이루어지고 있지만, 분열된 데이터와 데이터 자원 부족, 그리고 데이터의 저조한 활용 등 여러가지 문제가 여전히 남아있다. 대부분의 국가들은 향후 필요를 측정하기 위한 역량이 뒤떨어져 있으며, 이를 충족시키 위한 관련 정책을 수립하는데 어려움을 겪고 있다.

새로운 의료 모델에 대한 저항: 전문협회 및 기관은 업무전환, 자택 요양, ICT의 이용 등 새로운 서비스 전달 모델의 도입에 반대할 수 있다.[140]

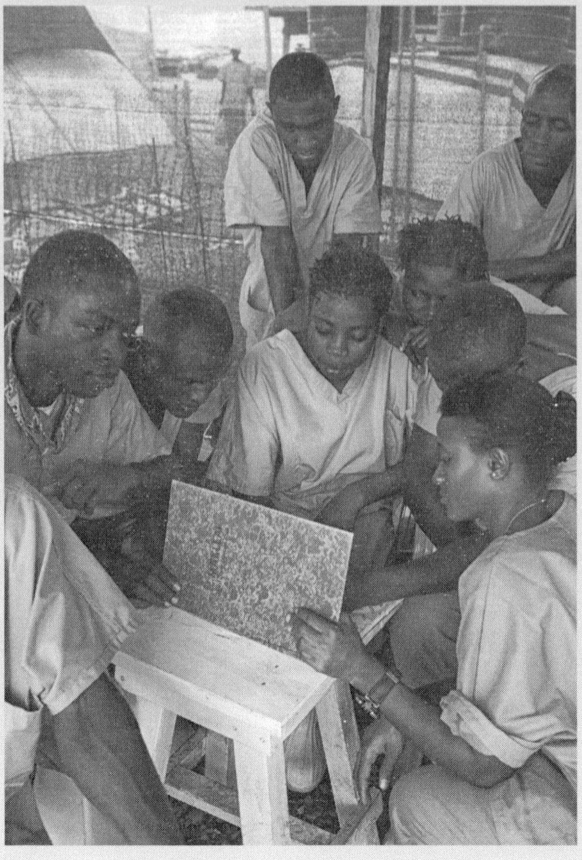

전략적 우선순위

WHO 보건인적자원에 대한 글로벌 전략: 2016년 5월 세계보건총회에 제출된 글로벌 전략 Workforce 2030[71]은 국가가 오늘날의 필요에 대응할 수 있는 비전을 제시하고 있으며 내일의 예상과 미래의 기회에 대해 예측한다. 보건 및 사회 분야에서의 일자리 창출(공공, 민간 또는 기타)이 경제성장의 주요 동력이라는 것에 대한 최근의 합의는 새로운 전략의 핵심이다. 또한, 보건 및 사회 분야에서의 일자리 창출은 노동인구 가운데 여성의 참여 증가에 주요한 영향을 미쳤다. SDG로 향하는 변화와 진전(예. 빈곤, 교육, 고용, 성차별 및 건강)을 위해 건강결과에 이로운 영향을 미치고, 질병발생을 감지하고 대응할 수 있는 역량의 강화는 보건인력의 핵심수단이다.[141]

새로운 전략을 알리는 요소들은 다음과 같다:[47]

- 보건 노동 시장의 이해에 따른 계획;
- 명확한 계획과 의사결정을 위한 데이터 및 근거 중심 투자;
- HRH 개발의 효과적 관리를 위한 리더십 및 거버넌스;
- 사람중심 통합 서비스 전달과 연계된 교육 및 트레이닝;
- 전략적 활용을 확보하고 재정적 자원 동원;
- 교육의 변화, 보건인력이 필요한 곳에 적절한 인력 배치, 질의 극대화, 기존 보건 종사자들의 활용;
- 지역사회의 자립 촉진;
- 공공 부문의 목표를 위한 민간 부분과의 긴밀한 공조

이와 같은 새로운 전략을 통해 보건 및 사회 분야에서의 일자리 창출(공공, 민간 또는 기타)이 경제성장의 주요 동력이자 전체 노동인구 중 여성의 참여 증가의 주요 요인임을 최근의 합의에서 확인할 수 있었다. UN 사무총장의 지원 속에 실시된 미래 보건 고용 및 경제성장에 관한 위원회(Commission on Future Health Employment and Economic Growth)의 설립은 다부문 관점에서 근거 및 정책 권고안들을 통합하는 업무를 맡을 것이다. 보건인적자원의 투자는 SDG 내 보건 및 폭넓은 경제 개발 목표들을 달성하는데 기틀이 될 것이다.

연간 보건인력 정보를 적절한 시기에 확보하기 위해 조화롭고 통합적인 접근방식으로써 글로벌 전략은 국가보건인력계정[142]을 통해 데이터 격차를 줄이는데 중점을 두는 것이 필요하다. 이러한 목적은 보건인력 정보체계 및 정보처리 상호운용(interoperability)을 표준화하는 것이다. 이는 UHC를 위한 HRH 정책실행의 추적과 WHO 보건인력 국제모집에 대한 글로벌 실무지침과 IHR(2005) 등 국제보건정책 수단에 대한 모니터링을 한다.

의약품

양질의 필수 의약품에 대한 접근성은 UHC의 달성에 결정적이다. 지난 15년 동안 의약품, 백신, 혈액 및 혈액 제제, 의료기기 이 전체 4가지 분야의 접근성과 보건서비스 전달 측면에서 긍정적 동향이 발견되는 것은 사실이다. 하지만, 주요 도전과제들은 여전히 남아있다.

동향

MDG 8의 일부로써 필수 의약품에 대한 접근성의 개선은 MDG gap task force에서 진행단계를 모니터링하였다. 의약품 지출은 고소득 국가에서 전체 보건지출의 10%에 해당하고 저소득 및 중소득 국가에서는 보건지출의 50%까지 차지하고 있다; 하위 중소득 국가에서 본인부담금은 의약품 지출의 50%–80%에 이른다. 표준화된 WHO/HAI의 방법론[20]을 통해 저소득국 및 하위 중소득국 26개국을 조사한 결과, 각 나라마다 큰 편차가 존재하지만,[21] 복제 의약품들은 58%의 공공부문 보건시설과 67%의 민간부문 보건시설에서 이용 가능한 것으로 나타났다.[48] 백신에 대한 접근성과 말라리아 및 HIV 진단법 같은 신속한 진단에 대한 접근성 또한 크게 향상되었다.

2012년에는 전세계 헌혈자가 1억 800만 명으로 집계되었고, 이는 2004년 전세계 헌혈자 8,000만 명에 비해 25% 정도 증가된 수치이다.[22] 73개국은 자발적 무급(unpaid) 헌혈자들이 혈액 공급의 90%를 차지한다고 보고하였다. 또한 2004년에서 2012년까지 860만 명의 자발적 무급 헌혈자가 증가한 것으로 보고되었다.[22]

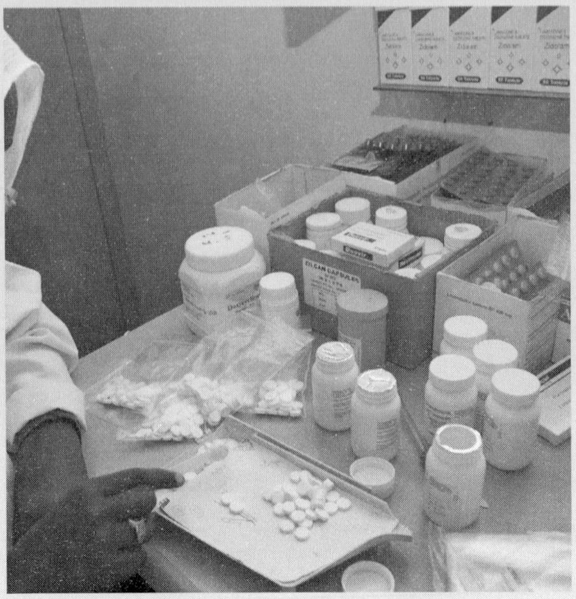

긍정적 발전

정책 및 규제 개선: 국가적 의약품 품질은 국가 정책으로부터 시작된다. 이는 충분한 양과 적절한 가격에 맞는 양질의 적합한 의약품의 지속적 공급을 보장하기 위해 고안되었다.[143] 현재 140개 이상 국가에서 각 국의 구매의 사결정을 할 수 있도록 국가 필수 의약품 목록을 규정하였다. 점점 더 많은 국가들이 종합적인 국가 의약품 정책을 개발 및 시행하고 있으며, 제약 부문에서는 각 국의 거버넌스 체계를 강화하고 있다.[143] 2004년에 60%의 국가들이 국가 혈액 정책을 보유하고 있었던 것에 비해 2012년에는 70%의 국가들이 국가 혈액 정책을 가지고 있다.[22]

혁신: 약학의 혁신(pharmaceutical innovation)은 건강결과의 개선을 지속적으로 추진하는 주요한 동력이다. 동시에 검약적 혁신(frugal innovation)은 고소득 국가를 위해 개발된 기술들을 저중소득 국가에서 활용할 수 있도록 적용시키는 방법들을 찾는다.[144]

의약품에 대한 접근성 향상: 복제의약품에 대한 세계 시장의 등장은 필수의약품의 비용을 낮추고 필수의약품에 대한 접근성을 향상시켰다.[145] 조달 기관(procurement agencies)들은 WHO의 사전인증(prequalification) 프로그램을 활용하며, 이 사전인증 프로그램은 1989년에 백신을 위한 프로그램으로 처음 수립되었고, 이후 우선순위가 높은 질병(priority disease)을 위한 약 250종 의 약품을 포함하기 위해서 확대되었다.

접근성: 백신, 진단법, 치료에 대한 접근성은 GAVI, 글로벌 펀드 그리고 HIV, TB 및 말라리아 파트너십 및 계획 등 국제적 노력을 통해 크게 증진되었다.

품질 개선: 100개 이상 국가들이 우수의약품제조관리기준(good manufacturing practice provision)을 각 국의 의료법에 편입시켰으며, 많은 나라들이 이 규약을 채택하면서 각 국 고유의 우수의약품제조관리기준을 규정하는 방식을 택했다.[146]

합리적이고 효과적인 사용: 항생제를 포함하여 의약품의 사용을 개선하기 위해 국가적 프로그램들이 실행되었으며, 고도의 수술기법 및 마취기술을 향상시키기 위해 국가적 프로그램들이 실행되었다. 또한 혈액의 경우, 혈액 손실을 줄이고 혈량 대용액(volume replacement)을 위해 전혈(whole blood) 대체제를 사용한다.[22]

도전과제

취약한 정책: 국가정책의 개발 및 이행은 연구, 혁신, 조달 및 활용을 이끌기 위해 정상적인 보건기술평가(health technique assessments)에 의해 지원받는 것이 필요하다.[147]

규제력 약화: 새로운 의약품의 복잡성 그리고 의약품 생산 및 분배의 세계화는 국가 및 지역 규제 시스템에 더 많은 도전을 제기한다.

의약품과 기술에 대한 접근성: 필수 의약품과 기술에 대한 정기적인 접근성이 여전히 많은 사람들에게 결여되어 있다.[20] 예를 들면, 저소득 및 하위 중소득 국가에서 NCD 의약품에 대한 접근성은 여전히 매우 열악하다(그림 3.9).[148,149] 또한 25개국에서 조사한 바에 따르면, 기증된 전체 혈액에 대해 전반적인 HIV, B형 간염, C형 간염, 매독 검사를 진행하지 못하는 것으로 보고되었다. 이에 진단 도구의 부족이 가장 큰 원인으로 꼽혔다.[22] 또한 의약품의 부적절한 사용은 아직도 만연하고, 치료 성공에 위협이 될 뿐만 아니라, 항생제의 내성을 높이고, 결국 자원을 낭비하게 하는 것으로 나타났다.

의약품의 품질 문제: 특히 저중소득 국가에서 기준 미달, 가짜, 거짓 상표, 위조, 모조(substandard, spurious, falsely labeled, falsified and counterfeit, SSFFC) 의약품의 신고 건수는 점점 증가하고 있으며 사망 같은 심각한 문제에 이르게 한다. SSFFC의 출현은 환자안전에 위협이 될 뿐만 아니라 보건시스템의 신뢰성을 떨어뜨린다.

소외 질환(neglected disease): 특히 빈곤층에게 영향을 주는 질병들을 예방하고 치료하는데 필요한 의약품에 대한 R&D가 필수적이지만, 이러한 혁신을 위한 이윤추구가 R&D에 대한 충분한 인센티브를 제공하지 못했다.[64] 한편에는 제약품에 대한 지적 재산권 보호를 위한 시스템과 다른 한편에는 국제인권에 대한 의무 및 공중보건 요건 사이에 긴장감이 여전히 감돈다.

약품 가격: 26개국을 조사한 결과, 저소득 국가에서 환자가 부담하는 최저가격의 복제의약품 가격이 평균적으로 국제 기준 가격보다 공공 분야 시설은 2.9배 높은 것으로 나타났고 민간 분야 시설은 4.6배 높은 것으로 보고되었다.[150] 저소득 국가의 공공 분야에서 의약품을 구매한 환자는 국제 기준 가격보다 평균 2.4배 더 많이 지불하였고, 하위 중소득 국가에서는 국제 기준 가격보다 3.4배 더 많이 지불하는 것으로 나타났다. 민간 분야에서도 상황은 비슷하다.[48] 많은 나라에서 신규 백신의 가격은 주요 우려사안이다. 암과 C형 간염 의약품 등 신규 의약품의 경우, 특히 기간 동안 신규 의약품의 가격은 고소득 국가에서 조차 감당할 수 없을 정도로 높은 편이다.

[그림 3.9] 선택된 국가들에서 NCD 필수 의약품들과 항생제의 이용가능성,[a] 2013–2015[149]

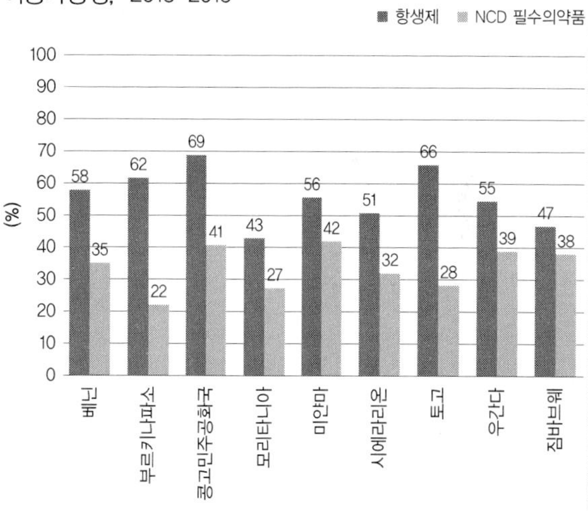

[a] NCD 서비스를 제공하는 보건시설을 조사한 날짜의 12개의 항생제와 17개의 NCD 필수의약품 이용가능성에 대한 비가중적 평균치. 자료들은 각 나라들의 가장 최근 조사에 기반함.

전략적 우선순위

SDG 세부목표 3.b:

개발도상국에 주로 영향을 미치는 감염성 및 비감염성 질환에 대한 백신 및 의약품의 연구개발을 지원하고, 공중보건을 보호하고 특히 모든 이들이 의약품에 접근 가능하도록 하기 위해 무역 관련 지적재산권협정(TRIPS)의 모든 조항을 활용할 수 있는 개발도상국의 권리를 확인하는 TRIPS 협정과 공중보건에 관한 도하 선언에 따라 적정가격의 필수 의약품 및 백신에 대한 접근성을 제공한다.

세계보건총회는 SDG 세부목표 3.b와 밀접하게 연관되는 다양한 결의안들을 채택하였다. 이는 전력적 이해의 주요 영역을 다음과 같이 나열한다:

- 국가 정책 및 규제 권한을 강화한다;[73]
- UHC의 맥락에 맞춰 필수 의약품, 백신, 진단에 대한 접근성을 확대한다;[74]
  - 효과적인 사전인증 유지, 우선순위가 높은 질병을 위한 개입에 대한 접근성을 향상시킬 수 있는 지원 지속;
  - 보건기술평가와 지불가능성에 목표를 둔 보건의료비 정책을 통하여 필수의약품 및 기타 의약품 선정;
  - NCD를 위한 의약품 보장 향상;
  - 의약품 및 기타 의약품의 적절한 사용 보장;
  - 항생제 내성 해결(5장 참조), 의약품의 책임감 있는 사용;
  - 기술이전 촉진 등을 통해 취약한 임상 영역을 해소하기 위해 접근성을 중시하는 의약품 생산에 대한 국가 정책;
- R&D에 관한 자문전문가 실무그룹(Consultative Expert Working Group on Research and Development)의 보고서를 따라 취약한 임상 영역을 위한 혁신과 저중소득 국가에서 접근성을 확대하기 위한 기술이전에 대한 새로운 모델을 개발한다.[151]

보건정보

보건 정보 시스템은 보건시스템의 토대로, 계획, 목표설정 및 모니터링에 대한 결정적 정보를 제공한다. 많은 국가에서 정보 시스템이 점진적으로 향상되고 있다. 하지만 데이터 가용성, 질 및 이용에 있어서 심각한 격차가 여전히 존재한다. 성과 측정, 돈의 가치, 모든 이해관계자들의 보다 큰 책무성에 대해 중점 두는 것은 모든 나라에서 갈수록 중요한 것으로 고려되고 있다. 이때, 모든 이해관계자들의 책무성은 모니터링, 검토 및 개선책의 순환 과정으로 정의된다.

동향

보건 데이터의 가용성은 주로 국제보건 조사프로그램 때문에 상당히 향상되었다. 500개 이상의 조사들이 저중소득 국가에서 시행되었는데, 이는 주로 미국 정부의 DHS 프로그램[152]과 UNICEF의 MICS 프로그램[153]의 재정 지원을 통해서 이루어졌다. 조사 프로그램들은 MDG 보건지표들을 모니터링하기 위한 중요한 데이터를 제공하고,[154] 모성, 신생아 및 아동 건강을 위한 개입들의 보급에 관한 중요한 데이터를 제공한다.[155] 지난 20년 동안 HIV, TB, 말라리아 및 기타 질병에 대한 질병 감시(disease surveillance) 또한 향상되었다. 많은 국가들은 보건시설로부터 얻은 데이터의 가용성 및 신뢰성을 향상시키기 위한 단계를 밟아왔다. 보건시설은 의사결정을 내리는 정보의 원천인 동시에 지역 및 지구(district) 수준의 자원 할당(resource allocation)을 위한 정보의 주요 자원이다. 또한 갈수록 더 많은 나라들이 하위계정(subaccounts)에 관한 특정 프로그램들과 함께 정기적으로 국민보건계정 활동을 실시하고 있다. 더욱이, 91%의 국가들이 2010년 인구조사에 참여하였으며, 이는 2000년 조사에서 84%의 국가보다 증가하였다.[156]

[그림 3.10] 주민 100명당 휴대전화 사용자 수, 2005–2015[172]

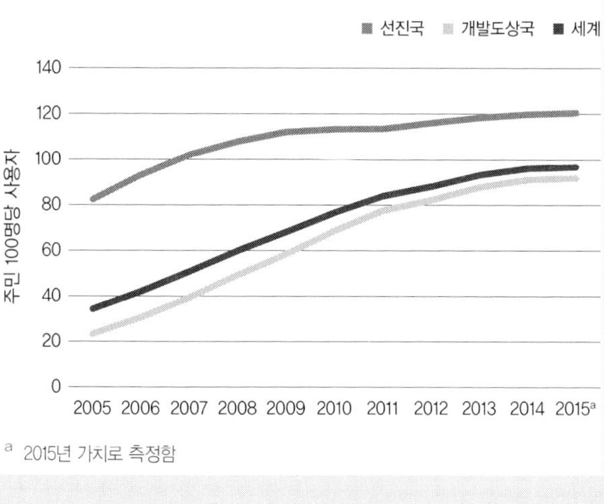

ª 2015년 가치로 측정함

UN 기관들과 학술 기관을 통한 국제보건 추정치(global health estimates)에 대한 작업은 진전과 더 큰 투자의 다른 영역이다.[157] 또한, 인구집단 내의 불평등을 평가하는 분열된 데이터의 가용성[158]과 보건을 위한 책무성의 강조를 통한 국제보건 추정도 포함한다. 이러한 작업들에 데이터 공유, 투명성, 자원을 추적하는 데이터의 사용, 문서 결과 등이 포함된다.[159]

긍정적 발전

더 많은 투자: 국제적인 조사 프로그램에 대한 국제 기관들의 지속적인 투자는 재정적·기술적으로 데이터 수집에 대한 표준화와 건강조사의 질을 크게 향상시키고 있다. DHS는 이미 40년 동안 시행되었으며, MICS는 20년 동안 지원하였다.

더 나은 측정: 경제적 현황의 측정에 대한 표준화를 포함하여 데이터 수집의 방법들이 일부 지역에서 개선되고 있다. DHS와 MICS 같은 데이터 수집 도구들의 조화를 이루기 위해 지속적인 노력을 하고 있다. 그리고 조사 응답자로부터 특히 서비스 이용에 관련된 유효한 정보들을 얻기 위해 가장 효과적이고 효율적인 방법을 찾는 데 노력하고 있다.[160] 가구조사에 대한 생물학적, 임상 데이터 수집의 추가는 공중보건 정보를 크게 향상시킨다.[161] 신체계측, 혈압측정, HIV 또는 말라리아 기생충에 대한 혈액검사 등이 그 예이다.

정치적 동원: 2010년 인구조사는 성공이었다. 왜냐하면 UN 통계위원회와 지역 단체들을 통해 모든 국가들이 배후에서 지원하였기 때문이다.[162]

국제적 공동협력: 여성과 아동 보건을 위한 정보와 책임위원회의 보고서,[163] IHP+,[164] 모성, 신생아 및 아동 생존을 위한 Countdwon,[155] HIV/AIDS와 기타 계획들의

영역에 관한 국제 및 지역 시민사회 행동 등에 의한 작업들은 모두 국가내 또는 국제적 정보 및 책임을 강조하였다. 공동협력의 구체적인 산물의 예는 DHS와 MICS 간 보건 조사의 연계, 100개 핵심 보건 지표들의 국제 기준 목록 등을 들 수 있다.[165] 다양한 기관간 준거집단(reference group), 학술 기관들이 주요 사망 및 보건지표에 대한 측정 및 추정 영역을 발전시켰다.[166]

디지털 혁명: 많은 혁신적인 접근법들이 여전히 초기단계 있는 반면, 보건 시설 데이터를 위한 웹 기반 보고 시스템(예. DHIS 2[167]), 전자건강기록을 위한 오픈 소스 데이터 시스템(예. Open MRS[168]), 그리고 휴대용 기기를 통한 진행중인 질병 감시 등 일부 디지털 혁명은 새로운 이슈로 대두되었다. 지난 10년 동안 휴대전화 사용자 수(그림 3.10)와 가정에서 인터넷 접근이 가능한 가구의 수는 극적으로 증가하였다.[169]

국가 정책의 확산: WHO 평가에 의하면 100개 이상 국가에서 eHealth 정책 및 전략이 개발되었다고 밝혀졌다.[170] 최근 OECD 조사에 따르면, 25개 고소득 국가 중 22개국이 전자건강기록을 실행하기 위한 국가 정책 및 계획을 갖고 있으며 20개국에서 이미 시행되고 있다고 보고하였다.[171]

도전과제

데이터 격차: 대부분의 저소득 및 하위 중소득 국가들(그림 3.11)은 성, 연령, 사망원인에 따른 사망에 대한 신뢰할 만한 데이터가 없다. 2014년에 오직 전체 국가의 절반만이 사망원인에 대한 데이터를 WHO에 보고하였다(1990년에는 45%의 국가만이 보고하였다). CRVS 시스템, 보건 시설과 지역사회 정보 시스템, 질병 감시 시스템, 보건인력계정 및 보건재정계정 등 핵심 데이터 원천들이 제대로 기능을 못하기 때문에 심각한 데이터 격차가 존재한다.

데이터 이용의 한계: 많은 개발도상국에서 원활하게 운영되는 공공보건 기관이 없고, 데이터가 행동으로 전환되지 못하기 때문에 분석역량은 제한적이다. 책무성의 개선은 여전히 초기단계에 머무르고 있으며, 향후 10년 동안 상당한 개선이 필요하다. 이를 위해서 시민사회, 정치인 및 미디어의 폭넓은 참여가 요구된다.

불충분한 투자: 보건 정보에 대한 국제적인 투자는 저소득 및 하위중소득 국가에서 지속적으로 중요한 역할을 할 것이다. 특정 프로그램 특정 노선(programme-specific lines)에 따른 분열은 국가 보건 정보 시스템의 강화를 진행할 때 투자의 효율성이 저하되는 결과를 야기한다. 마찬가지로, ICT 혁신도 불균형한 단편적인 노력과 같이 동일한 결과를 낳는다.[173,174]

데이터 표준의 부족: 데이터를 수집하는 국가에서 조차 문제들은 발생한다. 최근 OECD 조사에 참여한 국가들 중 전체 전자건강기록을 성공적으로 실행하고 있다고 대답한 절반 이상의 국가들이 표준 임상 용어(clinical terminology standard)를 따라 구성된 핵심 데이터 요소들을 가지고 있지 않다.

데이터 사생활: 데이터 수집의 증가와 연결성의 증가는 사생활에 대해 영향을 끼칠 수 있다. 이 문제를 해결하기 위해 환자의 건강 데이터 사생활을 구축하고, 보안 표준을 수립하며, 환자 건강 데이터에 대한 수집, 저장 및 활용을 관리하는 국가적 규칙을 개발 및 채택해야 한다.[171,176]

[그림 3.11] 국가의 사망원인 정보, 2014[175]

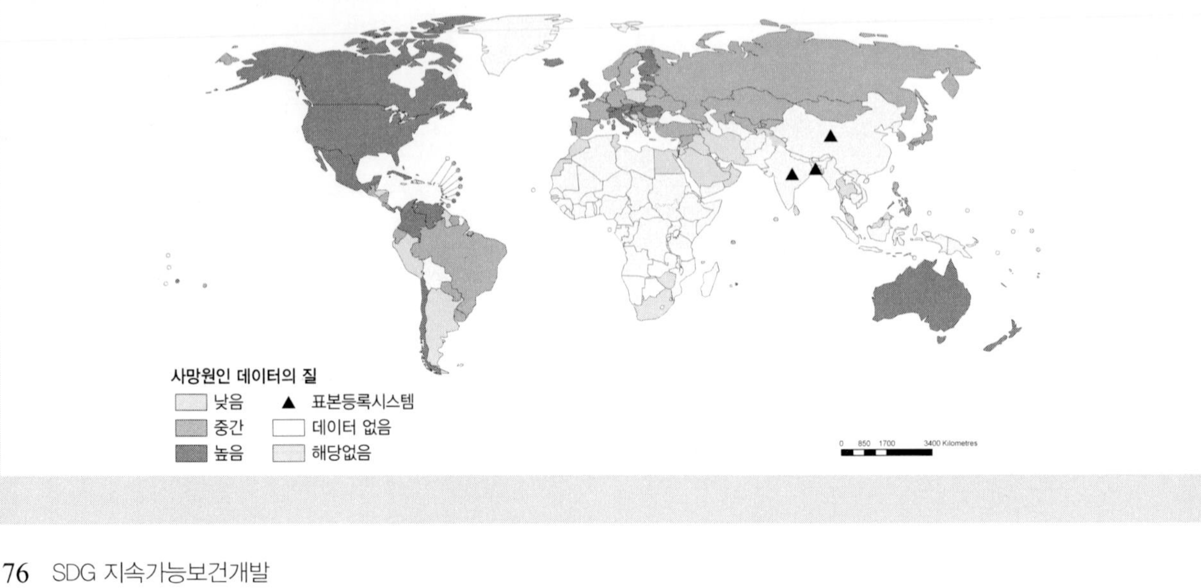

전략적 우선순위

세분화된 데이터, 모니터링, 책무성의 중요성은 SDG 아래 세부실행목표에서 강조되었다. 예를 들어, 세부목표 17.18은 다음과 같이 서술한다:

2020년까지 최빈개도국 및 군소도서 지역을 포함한 개도국에서 소득, 성별, 연령, 인종, 이주 신분, 장애, 지리적 위치 및 기타 국내적으로 관련된 내용을 종합하여 수준 높은 시의적절한 신뢰할 수 있는 데이터를 확보할 수 있도록 지원하기 위해 역량구축을 강화한다.

2015년–2030년 동안 건강 결과에 대한 측정 및 책무성을 위한 최근 로드맵 및 행동지침에서 저중소득 국가를 위한 글로벌 전략이 발견되었다.[75] 이 지침의 핵심은 다음과 같은 다섯 가지 행동지침에 초점을 맞추고 있다:

1. 국제 기준 및 공약에 맞춰 국가 보건 정보 시스템을 강화하기 위해 정부 및 개발파트너들의 투자 수준 및 효율성을 증가시킨다.

2. 모든 수준의 보건시스템에서 데이터를 수집, 편집, 공유, 세분화, 분석하고 모든 수준에 대한 데이터 사용과 수집, 편집, 공유, 분해, 분석, 확산, 이용을 위해 국가 기관의 역량을 강화한다.

3. 국가들은 국제기준에 맞춰 CRVS, 인구조사, 각 국의 필요에 맞춘 보건 조사 프로그램 등 인구집단 건강 데이터를 생성하기 위해 잘 운영되는 자료(source)들을 확립해야 한다.

4. 질병 및 위험 감시, 재정 및 보건인력 계정 등을 포함하여 보건 시설 및 지역사회 정보 시스템을 개선하기 위한 공개 기준(open standard)에 기반한 데이터 혁명의 효과적인 이용을 극대화한다. 그리고 정보에 대한 실시간 접근을 가지고 있는 의사 결정자들 전반의 역량을 강화한다.

5. 보건 관련 SDG와 연계된 모니터링 그리고 기관, 지방, 국가, WHO 지역, 국제 수준의 진전 및 성과에 대한 정기적이고 포괄적인 투명한 검토를 통해 시민 참여와 함께 국가 및 국제 거버넌스를 증진한다.

디지털 혁명은 보건 정보 시스템을 위한 많은 기회들을 제공하며(박스 3.2), 데이터 혁명을 위해 크게 기여해야 한다. 지속가능한 개발을 위한 데이터 혁명은 높은 수준의 정보를 생산하고 데이터의 유용성을 증가시키기 위해 훨씬 더 큰 개방성과 투명성을 통해 새로운 데이터와 함께 기존 데이터의 통합을 수반한다. 궁극적으로 사람들의 역량 강화, 정책 및 의사결정의 개선, 그리고 훨씬 더 큰 참여와 책무성을 통해서 데이터의 효과성과 유용성을 증가시킬 수 있다.[177]

[박스 3.2] 디지털 시대에서 데이터 혁명까지

- 휴대용 기기들을 통한 대응 시스템과 활동성 질병의 감시;
- 보건시설부터 국가적 수준에 걸친 디지털 정보 시스템;
- 지출과 자원의 흐름을 위한 디지털 추적 시스템;
- 개인적 수준 데이터와 함께 보건인력 등록 디지털화;
- 개인적 수준의 환자 데이터를 가진 데이터 기반 구축과 등록의 디지털화;
- 환자 데이터 기반의 시스템을 가진 개인을 위한 보건기록의 디지털화;
- 모바일 기기를 사용한 종합적인 건강 검사 조사와 생물학적, 임상의 데이터 수집;
- 개인 기반 추적 시스템;
- 실행계획, 연구, 환자관리를 포함한 의료를 위한 상호정보교환이 가능한 데이터 베이스;
- 빅데이터 분석;
- 많은 건강지표들을 위한 특정지역과 연관된 분석;
- 관리자를 위한 전자 계기판

서비스 전달

UHC를 달성하기 위해서 보건서비스는 사람중심적·통합적·대응적 일차보건의료 접근방식에 기반을 두어야 한다. 이 목표를 달성하기 위해 보건서비스의 이용가능성, 질 및 안전성이 반드시 향상되어야 한다. 많은 나라에서 보건서비스는 조직 및 관리가 열악하고, 인원 부족에 시달리며, 사람들이 붐빌 뿐만 아니라 대기 시간 또한 너무 길다. 또한 사람들의 문화적, 민족적 또는 성별 선호도에 대응하지 못하며, 서비스에 접근 가능하더라도, 보건서비스는 열악한 질로 인해 환자의 안전을 위협하거나 건강결과를 저해할 수 있다.

동향

감염성 질환, HIV/AIDS, 말라리아와 결핵을 위한 서비스에 대한 접근성 측면에서 현저한 개선이 있었다. 뿐만 아니라, 예방접종을 포함한 RMNCH와 같은 MDG 세부목표 영역에서도 눈에 띄는 개선이 있었다.[178] 이러한 개선은 전체 인구집단 그룹에서 발생하며, 가장 큰 혜택은 최하위 빈곤층에서 발견할 수 있다.[11]

서비스의 질 향상 계획들의 증가에도 불구하고, 고소득 국가에서 조차 서비스의 질 및 안전성이 얼마나 향상되었는지 비교할 만한 데이터가 제한적이기 때문에 국제적 또는 국가적 규모의 서비스 질 향상 여부에 대한 정보를 확인하는 것은 어려운 일이다. 보건시설의 인증, 보건인력의 수, 분배 및 성과[19]에 대한 개선 등 서비스의 질을 향상시키기 위한 개입들을 이행하는 과정에 많은 진전이 이루어졌다. 또한 수술의 안전성(surgical safety),[179] 보건의료 관련 감염 방지,[180] 1차 의료 공급자들에 대한 서비스 분권화를 포함한 구체적인 개입들이 이루어졌다.

긍정적 발전

인증의 증가: 1995년 이후 병원인증(hospital accreditation)제도는 크게 증가하였으며, 일부 국가에서는 문서상의 효력(documented impact)을 발휘하였다. 현재 70개 이상 국가에서 보건시스템의 필수적인 부분이 되었다.[12] 가장 최근에, 다수의 저중소득 국가에서 기본적인 보건서비스 질을 향상시키기 위한 정책으로써 병원인증제도를 채택하였다.[50]

서비스 질 및 안전성을 증진시키기 위한 글로벌 캠페인: "위생적인 치료가 곧 안전한 치료이다(Clean care is safer care)"와 "안전한 수술은 생명을 구한다(Safe surgery saves lives)" 같은 WHO 캠페인 등 많은 국제적·지역적 계획들이 있다.[179] 환자안전(patient safety)의 중요성을 널리 인식하게 하는 것을 지원하기 위해 WHO는 2004년에 환자안전을 위한 세계연합(World Alliance for Patient Safety)을 설립하였고, 2009년에 환자안전 프로그램(Patient Safety Programme)으로 명칭을 개정하였다. 환자안전에 관한 국제적 운동(global movement)과 지역적 행동(local action)의 연계는 개선 노력의 중추적인 역할을 하였다. 특히, 서비스 전달 향상에 있어 제도적인 보건 파트너십(institutional health partnership)의 역할이 강조되었다.[181]

1차 보건의료 강조: 1차 보건의료기관과 함께 많은 국가들이 보다 통합적인 보건시스템을 개발하기 위한 노력을 계속하고 있으며 강화하고 있다. 1차 보건의료기관은 보건의료 조정(health-care coordination)에 대해 큰 역할을 맡고 있으며, 전문적인 보건의료 공간(specialized healthcare-space)의 문지기로서 행동하였다.[16] 많은 고소득 국가에서 병원은 더 세분화되고 전문적인 역할로 재배치되고 있으며, 병원 주위의 시스템을 지지하는 역할을 요청 받았다.[182] 일부 국가들은 지역사회 기반 서비스의 공급 뿐만 아니라 계획 및 목표 설정에 있어 지역사회의 참여를 증가시키는 것을 목적으로 하였다.[183,184,185]

디지털 혁명: 과거 15년 동안, ICT의 급속한 확장은 치료의 결과 혹은 인구집단 건강에 잠재적으로 긍정적인 영향과 함께 보건서비스의 전달 방법을 변화시키기 시작했다.[23] 많은 수의 국가들이 보건서비스의 질을 모니터링하기 위해 ICT 기반 어플리케이션을 사용하고 있다.[186,187]

도전과제

분열된 보건서비스: 병원 기반의 치료는 최소화하면서 지역사회에 있는 환자들을 관리하며 일차보건서비스에 대한 접근성을 향상시키기 위해 많은 나라에서 개선의 여지가 있다. 다수의 나라에서 사람중심 의료서비스[51]를 전달하는 방법으로 보건서비스 통합을 수용하고 있는 반면에, 또 다른 많은 나라에서는 여전히 병원 주위의 보건의료 시스템 및 지역사회와 관련성이 적은 병원 및 전문의약품(specialist medicine)에 의존하고 있다.[12]

접근성과 사회기반시설의 부족: 일부 경우에서, 국가개입 보장(national intervention coverage)은 80%를 이미 초과했다. 그러나, UHC로 향하는 길을 아직 멀었다. 예를 들어, 가족계획 또는 아동 예방접종 등 여섯 가지 필수 보건서비스 가운데 최소 한 개의 서비스에 대한 접근성을 가지지 못한 사람들이 최소 4억 명에 육박하는 것으로 추정되는데, 이는 국가 내에서 하위계층 전반에 걸친 심각한 불평등이 여전히 잔재하고 있음을 보여준다(그림 3.12).[11,178] 또한, 외과적 치료(surgical care)가 도시지역에 집중된 저중소득 국가에서 긴급한 필수 보건서비스에 대한 접근성은 극도로 제한되어 있다.[188]

노령 인구의 NCD 확산: 모든 나라에서 보건서비스가 직면하고 있는 최대 난제는 보건의료 이용 및 비용의 주요 요인(primary driver)으로써 만성질환의 폭발적인 증가이다. 예방적 치료 및 장기적 치료 개입을 위한 통합 의료서비스의 지속성에 대한 필요성이 점점 커지고 있다. 다중이환(multi-morbitity) 즉 다양한 질병을 가지고 있는 노령 환자 인구를 돌보는 것은 가정 또는 시설 기반의 치료 측면에 관한 도전과제이다; 따라서, 의료서비스 제공의 새로운 모델이 필요하다.

지속적인 질병중심의 접근: 프로그램 중심의 MDG를 위한 주요 결과를 생성하기 위해서 많은 이해관계자들을 단일 우선순위에 집중하였다. 그러나 이 접근방식이 한계를 가지고 있는 것이 널리 알려지게 되었다.[57] 구체적인 보건시스템의 강화 및 더욱 통합적인 접근방식 없이는 이 질병중심 목표의 지속가능한 달성은 요원하다.[58,59]

데이터의 부족: 서비스 전달에 대한 데이터는 환자 치료에 대한 정보를 알리거나 서비스 관리 및 자원 할당을 뒷받침해야 하지만, 많은 국가들이 서비스 전달에 대한 데이터를 확보하지 못했을 뿐만 아니라 효과적으로 사용하지 못했다. 국가들이 보건시스템의 지속적인 향상을 위해서 각 국의 자원을 이동할 수 있도록 명확하게 정의된 서비스 전달 세부목표들과 함께 질병중심의 지표들을 보완하기 위해서 서비스 전달 통계지표(metrics)에 대한 투자가 필요하다. 정책결정자, 관리자, 공급자들이 서비스 전달을 향상시키기 위해 정보에 입각한 결정을 내릴 수 있도록 서비스 전달 과정에 대한 측정은 모니터링 과정에 대한 방법들을 제공한다.

개선계획(improvement initiative)을 위한 규모 확대의 결여: 많은 국가에서 품질 향상을 위한 계획이 개발되었으나, 소수의 국가만이 목표했던 계획의 규모를 달성하였고, 나머지 국가들은 광범위한 보건시스템 개편 전략(transformation strategy)과는 거리가 먼 소규모 단계에 머물러 있거나 세부 프로젝트에만 제한되어 있다.

치료의 열악한 질: 이는 모든 나라에서 핵심적인 도전과제로 남아있다. UHC 개혁을 향해 나아갈 때, 치료의 질을 필수 조건으로 고려하지 않는다면, 보건서비스의 명성 및 활용 뿐만 아니라 결과도 위태로워질 것이다. 높은

[그림 3.12] 저중소득 국가에서 발견되는 부(wealth)의 분위에 의한 개입의 중간 보장 범위, 2005–2013[178]

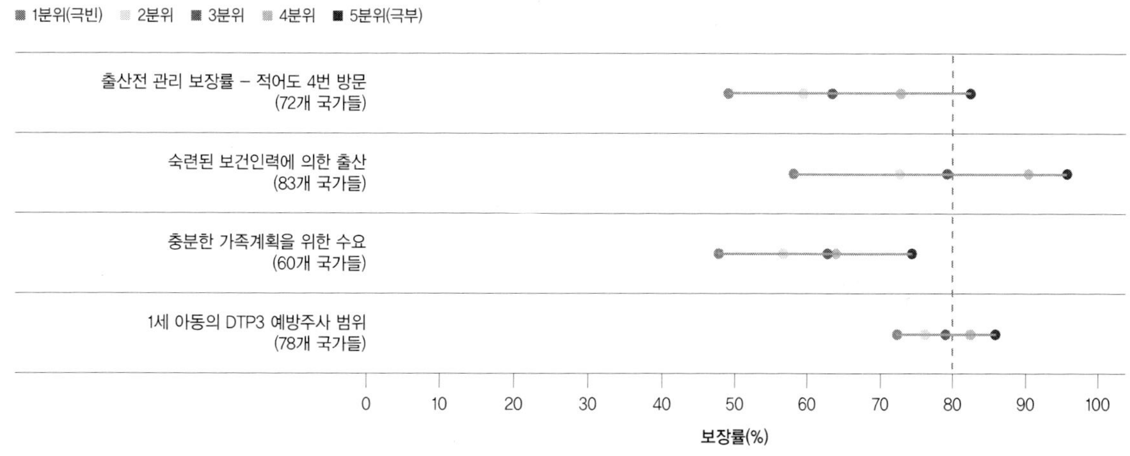

수준의 의료과실은 보건서비스 전반에 걸쳐 보고되고 있다.[53,189] 치료의 질 및 효과성을 평가하고 향상시키기 위한 정보와 성과 개선 시스템(information and performance improvement system)에 대한 투자는 선진국에서는 제한적이며, 개발도상국에서는 거의 전무한 실정이다.

전략적 우선순위

SDG 세부목표 가운데 서비스 전달과 가장 관련되어 있는 세부목표는 UHC에 관한 세부목표 3.8이다. 또한, 건강증진, 예방, 치료, 재활, 고통 완화 서비스의 효과적인 전달은 전반적인 보건목표와 대부분의 특정한 보건 세부목표에 매우 중요하다. UHC를 위한 국가 보건시스템 개혁이 인구집단 보장을 확대하는 데 중추적인 역할로 치료의 질을 확립하는 것이 필수적이다. 안전한 양질의 보건의료서비스를 제공하는데 있어 강력한 근거 기반 접근을 지원하기 위해 국제적 노력과 국가적 노력을 UHC의 흐름에 맞춰 병행하는 것은 매우 중요하다. 이는 치료의 질 및 안정성 측정의 개선을 포함한다.

WHO는 사람중심 통합 의료서비스에 대한 글로벌 전략을 추진하였다.[68] 전략은 국가들이 "모든 사람들이 그들의 전생에 니즈와 취향에 맞는 방식으로 제공되는 보건서비스에 대한 접근할 수 있는 미래"에 대한 진전을 이룰 수 있도록 고안되었다. 이 보건서비스는 치료의 연속성에 걸쳐 조직되며, 안전하고, 효과적이고, 시기 적절하며, 효율적이고, 적정한 품질을 가지고 있다. 또한 이 전략은 다섯 가지 전략적 방향에 초점을 맞추고 있으며, 국가들이 서비스 전달 모델을 재설계할 때 고려되는 근거기반 개입을 각각 제공한다.

- 인력의 역량 강화 및 고용;
- 거버넌스와 책무성 강화;
- 치료 모델의 재조정;
- 치료의 연속성에 걸쳐 서비스 조직;
- 보건서비스 변혁을 지원하는 실현가능한 환경 구현

보건시스템 전반에 안전하고 비용효과적인 양질의 외과적 치료를 통합하는 것을 촉진하기 위해 외과적 서비스(surgical service)의 질 및 접근성에 대한 주요 격차를 완화하기 위한 결의안이 세계보건총회에서 채택되었다.[190] 이 결의안은 서비스의 접근성을 확대하고 서비스의 질 및 안전성을 향상시는 것의 중요성을 강조하며 이는 다음과 같다.

- 외과인력 강화;
- 데이터 수집, 모니터링, 평가 향상;
- 케타민과 같은 안전한 마취약에 대한 접근성의 보장;
- 글로벌 공동협력 및 파트너십 조성

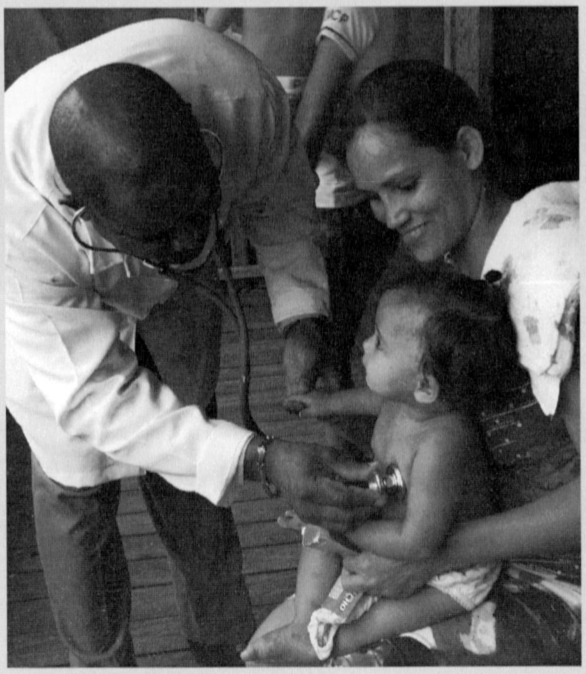

UHC를 위한 연구

연구증거(research evidence)는 UHC 달성을 위해 필요한 기술, 시스템, 서비스 등을 발전시키기 위해서 필수적이다. 한정된 자원의 제약 상황 속에서 의료서비스의 전달에 대한 장벽을 극복하고 이해하는 것이 다른 무엇보다 가장 중요한 요소이다. 연구는 보건의료서비스의 질을 개선하고 형평성을 촉진하는 것을 목적으로 하는 전략을 알려준다. 마지막으로, 연구와 증거는 어떻게 기존의 개입의 보장이 어떻게 최적화되고 있는지 그리고 추후 UHC에 대한 노력을 위해 어떻게 새로운 개입을 선정하고 도입할 수 있는지 확인해야 한다.[76]

동향

새로운 생산품: 지난 15년 동안, 새로운 백신, 신속한 진단법 및 치료 등 공중보건 우선사항인 치료와 예방을 위한 광범위한 새로운 생산품들이 선보였다. 이러한 새로운 생산품들은 치료요법의 간소화와 병용요법(combination therapy) 사용 등을 포함한다.

향상된 연구활동 및 생산: 전세계적으로 1990년 개발을 위한 보건연구위원회(Commission on Health Research for Development)의 보고서 이후 연구활동 및 역량이 눈에 띄게 상승하였다.[191] 주목할 만한 발전은 다음과 같다: 보건에 대한 핵심적인 문제들을 해결하기 위한 연구역량의 증가 그리고 설계, 실행, 윤리 및 결과보고에 대한 모범기준(good practice) 준수 및 거버넌스 강화; 연구 우선순위(research priority)에 대한 설정 향상, 질병부담에 대한 평가, 일차연구 실행 및 증거에 대한 체계적인 검토(그림 3.13).

[그림 3.13] 선택된 WHO 지역에서 시스템 검토 실행, 1996-2002년과 2003-2008년[76]

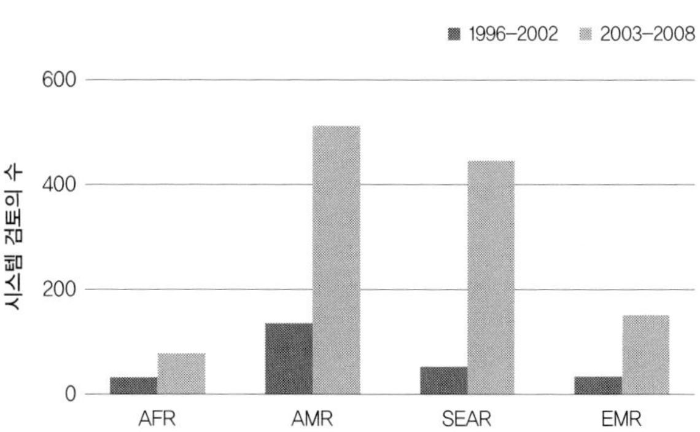

연구성과의 활용 및 보급 향상: 출판물 공개(open-access publishing)를 포함한 연구보급, 지식경영(knowledge management), 증거정보(evidence-informed)에 근거한 정책결정 및 의사결정 과정 지원 등에서 중요한 진전이 있었다.

체계적인 연구평가 및 활용: 체계적인 접근들은 연구의 평가 및 활용을 촉진하는데 이용된다. 근거의 질과 기존 지식 기반 권장 강도를 평가하기 위한 GRADE(Grading of Recommendations Assessment, Development and Evaluation) 시스템이 주목할 만한 예이다.[192]

책무성 및 투명성 강화: 연구의 책무성과 투명성에 대한 개선 또한 이루어졌으며, WHO 국제임상시험등록플랫폼(International Clinical Trials Registry Platform, ICTRP)은 현재 약 30만 개의 임상시험 기록들을 보유하고 있다.[193] 또한 일부 국가(예. 브라질, 중국, 인도, 범아프리카)들은 국가등록 시스템을 설립하였다. 또한, 연구윤리 행동(ethical conduct of research) 강화 이외에도 기관감사위원회(institutional review board)에 의한 거버넌스를 강조하였다.

지식에 대한 접근성 향상: 전세계적으로 연구 출판물의 양적 성장 및 접근성 향상이 두드러진다. 예를 들어 WHO 근거 기반 가이드라인은 정책 및 프로그램 지침에 대한 연구결과의 범지구적 활용을 보여준다. HINARI 프로그램을 통한 연구 보급 및 관련 출판물이 증가하면서, 2020년까지 저중소득 국가에서 과학기술잡지, 통계, 이북(e-book)에 대한 접근성을 확대할 것이다.[194]

긍정적 발전

연구 필요성에 대한 인식 증가: 개발을 위한 보건연구위원회(Commission on Health Research for Development)의 1990년 보고서는 저중소득 국가에서 발견되는 보건 연구에 대한 투자와 질병부담의 불균형을 폭로하였다. 이 불균형은 10/90 격차로 특징되는데, 불건강 부담의 90%에 해당하는 질병 및 상태에 전세계 연구비 지출의 10%만이 할애되었다는 것을 의미한다.[195]

재원의 증가: 보건 연구에 더 많은 재정이 투입되었다. 2009년에 보건 연구에 대한 총 투자금액은 2,400억 달러에 육박하였다.[65]

보건 정책 및 시스템에 대한 연구 증가: 보건 정책 및 시스템 연구에 대해 지원이 현저히 증가하였다.[196] 그리고 현재 많은 나라들이 국가적인 보건 연구 정책을 보유하고 있으며, 과학적 증거와 보건정책 개발 사이의 연계를 강화하는 보건시스템 개발을 위한 연구의 비중을 높이고 있다.[197]

국제 공동연구의 증가: 국제보건시스템(Health Systems Global),[42] 보건정책 및 시스템 연구를 위한 연합(Alliance for Health Policy and Systems Research)[198] 및 개발을 위한 보건연구협의회(Council on Health Research for Development, COHRED)[199] 등 다양한 국제 공동연구 및 파트너십이 존재한다. 이들은 저중소득 국가에서 더 많은 연구 투자를 지지하며 역량강화를 가능하게 한다.

[그림 3.14] 소득 집단에 따른 연구 출판물, 2000–2010[76]

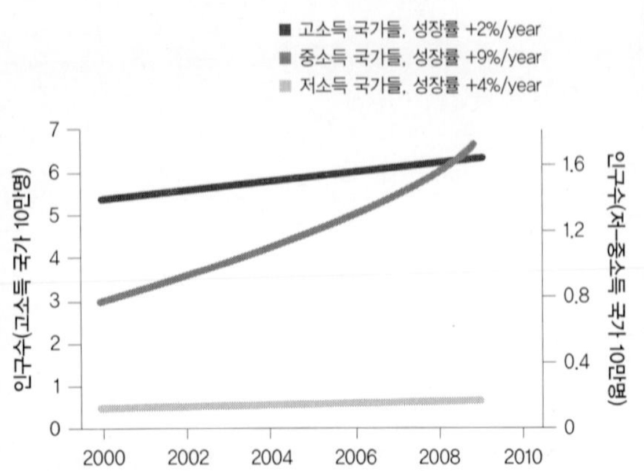

도전과제

지속되는 10/90 격차: UHC를 지원하기 위한 연구 증거의 생성에 대한 진전은 여전히 불균등하며, 저소득 국가들은 아직 연구 생산(research production)에 대한 유의미한 증가를 보여주지 못했다(그림 3.14). 심지어 오늘날에도 전세계 보건 정책 및 시스템에 대한 연구의 단지 10%만이 저중소득 국가에서 이루어지고 있다.[200]

분열된 연구: 국제적 공동연구가 증가했지만, 부실한 조정 및 보건 연구의 분열은 여전히 중요한 문제이다. 이 외에도 우선순위 결정기준의 결여, 질 낮은 연구 실행 및 보고, 연구에 대한 노력의 낭비와 중복 등의 문제가 있다.[201]

재원 부족: 긍정적인 동향에도 불구하고, 저중소득 국가 및 고소득 국가에서 보건 정책 및 시스템에 대한 연구는 여전히 전체 보건 연구 재원의 작은 부분을 차지하고 있다. 더욱이 보건 연구는 주로 생물의학적·임상적 개입들에 집중되어, 보건 정책 및 시스템에 대한 연구의 재원은 여전히 부족하다.[202]

부적합한 증거의 사용: 지식생산과 의사결정 간의 연결이 중요하다는 사실에도 불구하고, 분리되어 나타나는 경우가 많다. 이는 UHC 시스템을 개발하는 맥락에서 지식의 영역이 광범위하기 때문에 실증적인 근거를 찾기보다는 보다 많은 요인들을 찾는데 몰두함으로써 나타나는 '증거의 인과관계적 사용(linear use)'을 무시하기 때문이다.

도덕성의 부족: 연구에 있어 가장 높은 윤리적 기준들을 적용하는 것은 어디에서나 중요한 문제로 남아있다.

전략적 우선순위

2013년 세계보건보고서는 국가적 지원 및 국제적 지원이 요구되는 UHC를 위한 연구에 우선순위를 두었다. 국가 연구 의제를 개발하고, 재원을 확보하고, 연구역량을 강화하고, 연구 실적의 적절하고 효과적인 활용을 위해서 시스템이 필요하다.[76] 더 나아가, UHC의 도전과제 및 기회에 대한 세부적인 맥락들은 그 분야를 완전히 반영하는 연구접근을 요구할 것이다. 특히, 이는 서비스 전달 및 재정 지원 분야에 더욱 두드러지게 나타날 것이다. 보건정책 및 시스템에 대한 연구는 결국 규모확대와 실행단계에서 나타나는 도전과제들을 다양한 관점에서 다룬다는 점에서 의미 있다. 또한 이는 글로벌 네트워크와 파트너십의 우선순위 분야의 실행에 대한 연구를 하는 근거를 제공한다.[203]

추가적으로, 연구를 의사결정과정에 통합시키는 것이 필요하다. 또한 프로그램 계획 및 실행의 중추적인 부분으로써 수요 중심의 연구 생산을 해야할 필요성이 있다.[204] 통합되거나 내포된 연구는 근거 기반의 정책결정 및 의사결정 과정을 발전시키는 수단으로써 우선되어야 한다.

착수된 연구들을 필요에 맞춰 조정하는 것에 더 많은 노력이 필요하다. R&D의 불평등 및 도전과제들은 이 장에서 개요 부분과 의약품 부분에서 설명되었다. WHA66.22 결의안[206]에 의해 규정된 국제보건 R&D 관측소(Global Health R&D Observatory)의 개발은 이 점에서 주목할 만하다. 왜냐하면 관측소의 주요 초점이 보건 R&D에 대한 관련 정보의 모니터링 및 분석에 맞춰져 있기 때문이다. 보건 R&D에 대한 격차 및 기회들을 발견하기 위해 국가 및 지역 관측소를 구축하고, 기존 국제 데이터 확보 매커니즘을 설립해야 한다. 이는 2016년에 착수될 것이다.

마지막으로, UHC의 지원에 관한 연구 역량의 발전은 공중보건을 다루는 학교와 공공 정책을 다루는 학교 모두에서 공중보건 정책 및 시스템에 대한 연구를 가르치는 것에 의존한다. 연구센터와 행동에 의한 학습(learning-by-doing)의 공동 네트워크 또한 이런 점에서 중요하다.

[그림 3.15] UHC를 달성하기 위해 연구에 대한 니즈 증명[205]

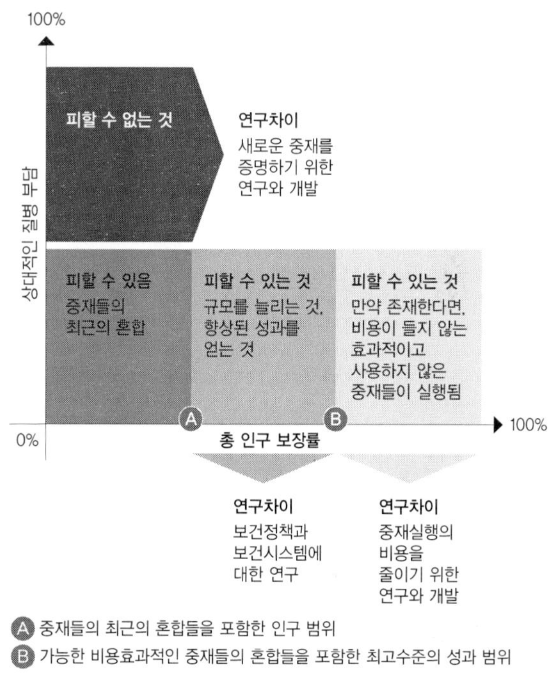

참고 및 참조

1 World health report 2010. Health systems financing: the path to universal coverage Geneva: World Health Organization; 2010 (http://www.who.int/whr/2010/en/, accessed 28 August 2015).

2 Resolution WHA58.33. Sustainable health financing, universal coverage and social health insurance. In: Fifty-eighth World Health Assembly, Geneva, 16–25 May 2005. Resolutions and decisions, annexes. Geneva: World Health Organization; 2005: 124–6 (WHA58/2005/REC/1; http://apps.who.int/gb/ebwha/pdf_files/WHA58-REC1/english/A58_2005_REC1-en.pdf, accessed 18 September 2015).

3 World health report 2008. Primary health care: now more than ever. Geneva: World Health Organization; 2008 (http://www.who.int/whr/2008/en/ accessed 28 August 2015).

4 Resolution WHA64.9. Sustainable health financing structures and universal coverage. In: Sixty-fourth World Health Assembly, Geneva, 16–24 May 2011. Resolutions and decisions, annexes. Geneva: World Health Organization; 2011:18–21 (WHA64/ 2011/REC/1; http://apps.who.int/gb/ebwha/pdf_files/WHA64-REC1/A64_REC1-en.pdf, accessed 28 August 2015).

5 A/RES/67/81. Global health and foreign policy. Resolution adopted by the General Assembly on 12 December 2012 [without reference to a Main Committee (A/67/L.36 and Add.1)]. United Nations General Assembly, Sixty-seventh session, agenda item 123 (http://www.un.org/en/ga/search/view_doc.asp?symbol=A/RES/67/81, accessed 16 September 2015).

6 Transforming our world: the 2030 agenda for sustainable development. New York (NY): United Nations; 2015 (https://sustainabledevelopment.un.org/post2015/transformingourworld, accessed 5 October 2015).

7 Kieny MP, Evans DB, Schmets G, Kadandale S. Health-system resilience: reflections on the Ebola crisis in western Africa. Bull World Health Organ. 2014;92(12):850 (http://www.who.int/entity/bulletin/volumes/92/12/14-149278.pdf, accessed 28 August 2015).

8 WHO's six-year strategic plan to minimize the health impact of emergencies and disasters: 2014–2019. Geneva: World Health Organization; 2015 (http://www.who.int/hac/ercm_strategic_plan_web.pdf, accessed 28 August 2015).

9 Kruk ME, Myers M, Varpilah ST, Dahn BT. What is a resilient health system? Lessons from Ebola. Lancet. 2015; 385(9980):1910–12 (http://www.thelancet.com/journals/lancet/article/PIIS0140-6736%2815%2960755-3/fulltext?rss%3Dyes, accessed 28 August 2015).

10 Update from: Tracking universal health coverage: first global monitoring report. Geneva and Washington (DC): World Health Organization and World Bank; 2015 (http://www.who.int/entity/healthinfo/universal_health_coverage/report/2015/en/index.html, accessed 28 August 2015).

11 State of inequality: reproductive, maternal, newborn and child health. Geneva: World Health Organization; 2015 (http://www.who.int/gho/health_equity/report_2015/en/, accessed 18 September 2015).

12 The performance of hospital under changing socioeconomic conditions: a global study. Geneva: World Health Organization; 2007 (http://www.cohsasa.co.za/sites/cohsasa.co.za/files/publication_pdfs/performance_of_hospitals_who_report.pdf, accessed 28 August 2015).

13 Fortune T, O'Connor E, Donaldson B. Guidance on designing healthcare external evaluation programmes including accreditation 2015. Dublin: The International Society for Quality in Health Care; 2015.

14 Waddington C, Egger D. Integrated health services: What and why? Geneva: World Health Organization; 2008 (http://www.who.int/healthsystems/technical_brief_final.pdf, accessed 18 September 2015).

15 Bodenheimer T, Ghorob A, Willard-Grace R, Grumbach K. The 10 building blocks of highperforming primary care. Ann Fam Med. 2014;12(2):166–71 (http://www.annfammed.org/content/12/2/166.full, accessed 28 August 2015).

16 Suter E, Oelke ND, Adair CE, Armitage GD. Ten key principles for successful health systems integration. Healthc Q. 2009; 13(Spec No):16–23 (http://www.ncbi.nlm.nih.gov/pmc/articles/ PMC3004930/, accessed 28 August 2015).

17 Pepin J, Abou Chakra CN, Pepin E, Nault V. Evolution of the global use of unsafe medical injections, 2000–2010. PLoS One. 4 December 2013;doi:10.1371/journal.pone.0080948 (http://journals.plos.org/plosone/article?id=10.1371/journal.pone.0080948, accessed 18 September 2015).

18 Global health expenditure database. Geneva: World Health Organization (http://apps.who.int/nha/database, accessed 9 October 2015). Country income grouping is according to the World Bank analytical income classification of economies based on the 2013 Atlas estimates of gross national income per capita.

19 Campbell J, Dussault G, Buchan J, Pozo-Martin F, Guerra Arias M, Leone C et al. A universal truth: no health without a workforce. Forum Report, Third Global Forum on Human Resources for Health, Recife, Brazil, 10–13 November 2013. Geneva: Global Health Workforce Alliance and World Health

Organization; 2013 (http://www.who.int/workforcealliance/knowledge/resources/hrhreport2013/en/, accessed 28 August 2015).

20 Medicines prices, availability, affordability and price components. Geneva: Health Action International (HAI) and World Health Organization; 2008 (http://haiweb.org/medicineprices/, accessed 28 August 2015).

21 Availability is assessed as the percentage of facilities stocking the medicine on the day of data collection.

22 Blood safety and availability. Fact sheet N°279, reviewed June 2015. Geneva: World Health Organization (http://www.who.int/mediacentre/factsheets/fs279/en/, accessed 12 October 2015).

23 Piette JD, Lun KC, Moura LA, Fraser H, Mechael P, Powell J et al. Impacts of e-health on the outcomes of care in low- and middle-income countries: Where do we go from here? Bull World Health Organ. 2012;90(5):365-72 (http://www.who.int/entity/bulletin/volumes/90/5/11-099069.pdf?ua=1, accessed 28 August 2015).

24 Al-Shorbaji N, Geissbuhler A. Establishing an evidence base for e-health: the proof is in the pudding. Bull World Health Organ. 2012;90(5):322-322A (http://www.who.int/entity/bulletin/volumes/90/5/12-106146.pdf?ua=1, accessed 28 August 2015).

25 For instance, WHO has developed a NCD risk factor survey called STEPS. See: STEPwise approach to surveillance (STEPS). Geneva: World Health Organization (http://www.who.int/chp/steps/en/, accessed 9 October 2015). DHS and other surveys also increasingly include modules on NCD risk factors.

26 Country health information systems: a review of the current situation and trends. Geneva: World Health Organization and Health Metrics Network; 2011 (http://www.who.int/healthmetrics/news/chis_report.pdf, accessed 28 August 2015).

27 Meessen B, Soucat A, Sekabaraga C. Performance-based financing: Just a donor fad or a catalyst towards comprehensive health-care reform? Bull World Health Organ. 2011;89(2):153-6 (http://www.who.int/bulletin/volumes/89/2/ 10-077339/en/, accessed 28 August 2015).

28 Universal health coverage study series (UNICO). Washington (DC): World Bank (https://www.worldbank.org/en/topic/health/publication/universal-health-coverage-study-series, accessed 28 August 2015).

29 For example: Resolution WHA64.9. Sustainable health financing structures and universal coverage. In: Sixty-fourth World Health Assembly, Geneva, 16-24 May 2011. Resolutions and decisions, annexes. Geneva: World Health Organization; 2011:18-21 (WHA64/2011/REC/1; http://apps.who.int/gb/ebwha/pdf_files/WHA64-REC1/A64_REC1-en.pdf, accessed 28 August 2015).

30 Resolution WHA64.8. Strengthening national policy dialogue to build more robust health policies, strategies and plans. In: Sixty-fourth World Health Assembly, Geneva, 16-24 May 2011. Resolutions and decisions, annexes. Geneva: World Health Organization; 2011:16-18 (WHA64/2011/REC/1; http://apps.who.int/gb/ebwha/pdf_files/WHA64-REC1/A64_REC1-en.pdf, accessed 28 August 2015).

31 Paris Declaration and Accra Agenda for Action. Paris: Organisation for Economic Co-operation and Development (http://www.oecd.org/dac/effectiveness/parisdeclarationandaccraagendaforaction.htm, accessed 28 August 2015).

32 The Busan Partnership for Effective Development Co-operation. Paris: Organisation for Economic Co-operation and Development (http://www.oecd.org/development/effectiveness/busanpartnership.htm, accessed 28 August 2015).

33 The International Health Partnership (ihp+). Geneva: International Health Partnership (http://www.internationalhealthpartnership.net/en/, accessed 28 August 2015).

34 About the Global Health Workforce Alliance. Geneva: Global Health Workforce Alliance (http://www.who.int/workforcealliance/about/en/, accessed 28 August 2015).

35 Commission on information and accountability for women's and children's health. About the commission. Geneva: World Health Organization (http://www.who.int/woman_child_accountability/about/coia/en/, accessed 18 September 2015).

36 Countdown to 2015: maternal, newborn and child survival. Geneva: Countdown to 2015 (http://www.countdown2015mnch.org/, accessed 28 August 2015).

37 About the Health Metrics Network (HMN). Geneva: Health Metrics Network (http://www.who.int/healthmetrics/en/, accessed 28 August 2015).

38 Patient safety: a success story for reducing risk of surgical site infections. Geneva: World Health Organization (http://www.who.int/patientsafety/en/, accessed 28 August 2015).

39 P4H: Social Health Protection network. Geneva: P4H social health protection network (http://p4h-network.net/, accessed 28 August 2015).

40 Harmonization for health in Africa. Geneva: Global Health Workforce Alliance (http://www.who.int/workforcealliance/countries/hha/en/, accessed 28 August 2015).

41 Harmonization for health in Africa. Brazzaville: WHO Regional Office for Africa (http://www.afro.who.int/en/

clusters–a–programmes/hss/cluster/hha.html, accessed 28 August 2015).

42 Health Systems Global (http://healthsystemsglobal.org/, accessed 28 August 2015).

43 Giedion U, Alfonso EA, Diaz Y. The impact of universal coverage schemes in the developing world: a review of the existing evidence. Universal Health Coverage (UNICO) Studies Series, No. 25. Washington (DC): World Bank; 2013 (http://documents.worldbank.org/curated/en/2013/01/17291221/impact–universal–coverage–schemes–developing–world–reviewexisting–evidence, accessed 28 August 2015).

44 Boerma T, Eozenou P, Evans D, Evans T, Kieny MP, Wagstaff A. Monitoring progress towards universal health coverage at country and global levels. PLoS Med. 22 September 2014;doi:10.1371/journal.pmed.1001731 (http://journals.plos.org/plosmedicine/article?id=10.1371/journal.pmed.1001731, accessed 21 October 2015).

45 Buckley GJ, Lange JE, Peterson EA. Investing in global health systems: sustaining gains, transforming lives. Washington (DC): National Academies Press; 2014 (http://iom.nationalacademies.org/Reports/2014/Investing–in–Global–Health–Systems–Sustaining–Gains–Transforming–Lives.aspx, accessed 28 August 2015).

46 International migration outlook. Paris: Organisation for Economic Co–operation and Development; 2014 (http://www.oecd.org/migration/international–migration–outlook–1999124x.htm, accessed 28 August 2015).

47 Health workforce 2030. A global strategy on human resources for health. Synthesis paper of the thematic working groups. Geneva: Global Health Workforce Alliance and World Health Organization; 2015 (http://www.who.int/hrh/documents/strategy_brochure2014/en/, accessed 28 August 2015).

48 Millennium Development Goal 8: taking stock of the global partnership for development. MDG Gap Task Force Report 2015. New York (NY): United Nations; 2015 (http://www.un.org/en/development/desa/policy/mdg_gap/mdg_gap2015/2015GAP_FULLREPORT_EN.pdf, accessed 9 October 2015).

49 Be aware: helping to fight counterfeit medicines, keeping patients safer. International Council of Nurses, International Pharmaceutical Federation, World Dental Federation, World Medical Association (http://www.whpa.org/Toolkit_BeAware.pdf, accessed 28 August 2015).

50 Smits H, Supachutikul A, Mate K. Hospital accreditation: lessons from low– and middleincome countries. Global Health. 2014;10:65. (http://www.globalizationandhealth.com/content/10/1/65, accessed 28 August 2015).

51 Health at a glance 2013. Paris: Organisation for Economic Co–operation and Development; 2013 (http://www.oecd.org/els/health–systems/Health–at–a–Glance–2013.pdf, accessed 28 August 2015, accessed 28 August 2015).

52 Hauri AM, Armstrong GL, Hutin YJ. The global burden of disease attributable to contaminated injections given in health care settings. Int J STD AIDS. 2004;15:7–16 (Abstract: http://www.ncbi.nlm.nih.gov/pubmed/14769164, accessed 28 August 2015).

53 WHO Guidelines for safe surgery 2009: safe surgery saves lives. Geneva: World Health Organization; 2009 (http://apps.who.int/iris/bitstream/10665/44185/1/9789241598552_eng.pdf, accessed 28 August 2015).

54 Healy J, McKee M. The role and function of hospitals. In: McKee M, Healy J, editors. Hospitals in a changing Europe. Buckingham: Open University Press; 2002 (http://www.euro.who.int/__data/assets/pdf_file/0004/98401/E74486.pdf, accessed 28 August 2015).

55 O'Beirne M, Zwicker K, Sterling PD, Lait J, Lee Robertson H, Oelke N. The status of accreditation in primary care. Qual Prim Care. 2013;21(1):23–31 (http://www.ingentaconnect.com/content/imedpub/qpc/2013/00000021/00000001/art00005?token=004715707404439412f415d766b256f2c492b6c5f3f5159253048296a7c2849266d656c, accessed 28 August 2015).

56 Doherty JE. Regulating the for–profit private health sector: lessons from East and Southern Africa. Health Policy Plan. 2015;30(suppl 1):i93–i102 (Abstract: http://www.ncbi.nlm.nih.gov/pubmed/25759457, accessed 9 October 2015).

57 Hafner T, Shiffman J. The emergence of global attention to health system strengthening. Health Policy Plan. 2013;28(1):41–50 (http://heapol.oxfordjournals.org/content/28/1/41, accessed 28 August 2015).

58 Dodd R, Cassels A. Health, development and the Millennium Development Goals. Ann Trop Med Parasitol. 2006;100:(5–6) 379–87 (Abstract: http://www.ncbi.nlm.nih.gov/pubmed/16899143, accessed 28 August 2015).

59 Travis P, Bennett S, Haines A, Pang T, Bhutta Z, Hyder A et al. Overcoming health–systems constraints to achieve the Millennium Development Goals. Lancet. 2004;364(9437):900–6 (http://www.thelancet.com/journals/lancet/article/PIIS0140–6736%2804%2916987–0/fulltext, accessed 28 August 2015).

60 IHR core capacity monitoring framework: checklist and indicators for monitoring progress in the development of IHR core capacities in states parties. Geneva: World Health Organization; 2013 (WHO/HSE/GCR/2013.2; http://apps.who.int/iris/bitstream/10665/84933/1/WHO_HSE_GCR_

2013.2_eng.pdf, accessed 28 August 2015).

61 Health technology assessment of medical devices: WHO medical device technical series. Geneva: World Health Organization; 2011 (http://apps.who.int/medicinedocs/documents/s21560en/s21560en.pdf, accessed 28 August 2015).

62 Gupta R. Developing sustainable global health technologies: insight from an initiative to address neonatal hypothermia. J Public Health Pol. 2015;36(1):24–40 (Abstract: http://www.ncbi.nlm.nih.gov/pubmed/25355235, accessed 28 August 2015).

63 Reverse innovation in global health systems: learning from low income countries. Globalization & health. (http://www.globalizationandhealth.com/series/reverse_innovations, accessed 21 September 2015).

64 Pedrique B, Strub-Wourgaft N, Some C, Olliaro P, Trouiller P, Ford N et al. The drug and vaccine landscape for neglected diseases (2000–11): a systematic assessment. Lancet. 2013;1(6):e371–e379 (http://www.thelancet.com/journals/langlo/article/PIIS2214-109X%2813%2970078-0/fulltext, accessed 28 August 2015).

65 Røttingen J-A, Regmi S, Eide M, Young AJ, Viergever RF, Årdal C et al. Mapping of available health research and development data: what's there, what's missing, and what role is there for a global observatory? Lancet. 2013;382(9900):1286–307 (http://www.thelancet.com/journals/lancet/article/PIIS0140-6736%2813%2961046-6/fulltext, accessed 8 October 2015).

66 Resolution WHA61.21. Global strategy and plan of action on public health, innovation and intellectual property. In: Sixty-first World Health Assembly, Geneva, 19–24 May 2008. Resolutions and decisions, annexes. Geneva: World Health Organization; 2008:31–2 (WHA61/2008/REC/1; http://apps.who.int/gb/ebwha/pdf_files/WHA61-REC1/A61_REC1-en.pdf, accessed 9 October 2015).

67 Monitoring progress towards universal health coverage at country and global levels: framework, measures and targets. Geneva and Washington (DC): World Health Organization and World Bank; 2014 (http://apps.who.int/iris/bitstream/10665/112824/1/WHO_HIS_HIA_14.1_eng.pdf?ua=1, accessed 28 August 2015).

68 WHO Global strategy on people-centred and integrated health service: interim report. Geneva: World Health Organization; 2015 (http://apps.who.int/iris/bitstream/10665/155002/1/WHO_HIS_SDS_2015.6_eng.pdf, accessed 28 August 2015).

69 People-centred and integrated health services: an overview of the evidence: interim report. Geneva: World Health Organization; 2015 (http://apps.who.int/iris/bitstream/10665/155004/1/WHO_HIS_SDS_2015.7_eng.pdf?ua=1&ua=1, accessed 28 August 2015).

70 World report on ageing and health. Geneva: World Health Organization; 2015 (http://www.who.int/ageing/events/world-report-2015-launch/en/, accessed 23 October 2015).

71 Global Strategy on Human Resources for Health: workforce 2030. Draft for Consultation. Geneva: World Health Organization; 2015 (http://www.who.int/hrh/resources/globstrathrh-2030/en/, accessed 28 August 2015).

72 Siyam A, Zurn P, Ro OC, Gedik G, Ronquillo K, Co CJ et al. Monitoring the implementation of the WHO Global Code of Practice on the International Recruitment of Health Personnel. Bull World Health Organ. 2013;91(11):797–896 (http://www.who.int/entity/bulletin/volumes/91/11/13-118778.pdf?ua=1, accessed 28 August 2015).

73 Resolution WHA67.20. Regulatory system strengthening for medical products. In: Sixtyseventh World Health Assembly, Geneva, 19–24 May 2014. Resolutions and decisions, annexes. Geneva: World Health Organization; 2014:41–5 (WHA67/2014/REC/1; http://apps.who.int/gb/ebwha/pdf_files/WHA67-REC1/A67_2014_REC1-en.pdf, accessed 28 August 2015).

74 Resolution WHA67.22. Access to essential medicines. In: Sixty-seventh World Health Assembly, Geneva, 19–24 May 2014. Resolutions and decisions, annexes. Geneva: World Health Organization; 2014:48–51 (WHA67/2014/REC/1; http://apps.who.int/gb/ebwha/pdf_files/WHA67-REC1/A67_2014_REC1-en.pdf, accessed 28 August 2015).

75 Roadmap for health measurement and accountability and 5-point call to action. Washington (DC) and Geneva: United States Agency for International Development, World Bank and World Health Organization; June 2015 (http://ma4health.hsaccess.org/roadmap, accessed 28 August 2015).

76 World health report 2013. Research for universal health coverage. Geneva: World Health Organization; 2013 (http://www.who.int/whr/2013/report/en/, accessed 28 August 2015).

77 Peters D, Adam T, Alonge O, Agyepong I, Tran N. Implementation research: what it is and how to do it. BMJ. 2013;347:f6753 (http://www.bmj.com/content/347/bmj.f6753, accessed 28 August 2015).

78 For example: Implementation research in health: a practical guide. Geneva: World Health Organization; 2013 (http://www.who.int/alliance-hpsr/resources/implementationresearchguide/en/, accessed 28 August 2015).

79 High level meeting on building resilient systems for health in Ebola-affected countries, 10–11 December 2014, Geneva,

Switzerland. Geneva, Bobo-Dioulasso, Tunis, Washington (DC): World Health Organization, West African Health Organization, African Development Bank Group, World Bank; 2015. (http://www.who.int/csr/resources/publications/ebola/hs-meeting.pdf, accessed 26 October 2015).

80 Dodgson R, Lee K, Drager N. Global health governance: a conceptual review. Centre on Global Change and Health. Discussion paper No. 1. London and Geneva: London School of Hygiene and Tropical Medicine and World Health Organization; 2002 (http://cgch.lshtm.ac.uk/globalhealthgovernance.pdf, accessed 28 August 2015).

81 Siddiqi S, Masud T, Nishtar S, Peters D, Sabri B, Bile K et al. Framework for assessing governance of the health system in developing countries: gateway to good governance. Health Policy. 2009;90(1):13–25 (http://www.sciencedirect.com/science/article/pii/S0168851008002005, accessed 28 August 2015).

82 Murray C, Frenk J. A framework for assessing the performance of health systems. Bull World Health Organ. 2000;78(6):717–31 (http://www.who.int/entity/bulletin/archives/78(6)717.pdf, accessed 28 August 2015).

83 Resolution WHA63.27. Strengthening the capacity of governments to constructively engage the private sector in providing essential health-care services. In: Sixty-third World Health Assembly, Geneva, 17–21 May 2010. Resolutions and decisions, annexes. Geneva: World Health Organization; 2010:59–61 (WHA63/2010/REC/1; http://apps.who.int/gb/ebwha/pdf_files/WHA63-REC1/WHA63_REC1-en.pdf, accessed 28 August 2015).

84 Based on reports from WHO regional and country offices.

85 IHP+ results: Progress in the International Health Partnership & related initiatives (IHP+). 2014 performance report. Brussels: HERA; 2014 (http://www.internationalhealthpartnership.net/fileadmin/uploads/ihp/Result_2014/Documents/IHP_report-ENG-WEB_v2.PDF, accessed 28 August 2015).

86 A64/12. Health system strengthening: improving support to policy dialogue around national health policies, strategies and plans. Report by the Secretariat, provisional agenda item 13.4. In Sixty-fourth World Health Assembly, Geneva, 16–24 May 2011. Geneva: World Health Organization; 2011 (http://apps.who.int/gb/ebwha/pdf_files/WHA64/A64_12-en.pdf, accessed 28 September 2015).

87 A64/13. Health system strengthening: current trends and challenges. Report by the Secretariat, provisional agenda item 13.4. In Sixty-fourth World Health Assembly, Geneva, 16–24 May 2011. Geneva: World Health Organization; 2010: 59–61 (http://apps.who.int/gb/ebwha/pdf_files/WHA64/A64_13-en.pdf, accessed 28 September 2015).

88 Resolution WHA63.27. Strengthening the capacity of governments to constructively engage the private sector in providing essential health-care services. In Sixty-third World Health Assembly, Geneva, 17–21 May 2010. Resolutions and decisions, annexes. Geneva: World Health Organization; 2010:57–61 (WHA64/2010/REC/1; http://apps.who.int/gb/ebwha/pdf_files/WHA63-REC1/WHA63_REC1-en.pdf, accessed 28 September 2015).

89 Implementing the Commission on Information and Accountability Recommendations. Accountability for women's and children's health: 2014 progress report. Geneva: World Health Organization; 2014 (http://www.who.int/entity/woman_child_accountability/about/COIA_report_2014.pdf, accessed 28 August 2015).

90 Country Policy and Institutional Assessment (CPIA) Africa: assessing Africa's policies and institutions (includes Djibouti and Yemen). Washington (DC): World Bank; 2015 (98118; http://www-wds.worldbank.org/external/default/WDSContentServer/WDSP/IB/2015/07/15/090224b082ffaf9e/1_0/Rendered/PDF/Country0Policy00Djibouti0and0Yemen0.pdf, accessed 28 August 2015).

91 IHP+ Seven behaviours: how development partners can change for the better. Geneva: International Health Partnership (http://www.internationalhealthpartnership.net/en/aboutihp/seven-behaviours/, accessed 28 August 2015).

92 Xu K, Evans D, Kawabata K, Zeramdini R, Klavus J, Murray C. Household catastrophic health expenditure: a multicountry analysis. Lancet. 2003;362:111–17 (http://www.who.int/entity/health_financing/documents/lancet-catastrophic_expenditure.pdf, accessed 28 August 2015).

93 Kutzin J. Anything goes on the path to universal health coverage? Bull World Health Organ. 2012;90(11):867–8 (http://www.who.int/entity/bulletin/volumes/90/11/12-113654.pdf, accessed 28 August 2015).

94 Maeda A, Araujo E, Cashin C, Harris J, Ikegami N, Reich M. Universal health coverage for inclusive and sustainable development: a synthesis of 11 country case studies. Washington (DC): World Bank; 2014 (88862; http://www-wds.worldbank.org/external/default/WDSContentServer/WDSP/IB/2014/07/04/000333037_20140704110435/Rendered/PDF/888620PUB0REPL00Box385245B00PUBLIC0.pdf, accessed 28 August 2015).

95 Dmytraczenko T, Almeida G. Toward universal health coverage and equity in Latin America and the Caribbean: evidence from selected countries. Washington (DC): World Bank; 2015 (https://openknowledge.worldbank.org/handle/10986/22026, accessed 28 August 2015).

96 Fuchs V. What every philosopher should know about health economics. American Philosophical Society, Proceedings of the American Philosophical Society. 1996;140(2):186–96 (http://www.jstor.org/stable/987324, accessed 28 August 2015).

97 Fragmentation in pooling arrangements. In: World health report 2010: Health systems financing: the path to universal coverage. Geneva: World Health Organization; 2010 (Technical Brief Series, No. 5; (http://www.who.int/entity/healthsystems/topics/financing/healthreport/FragmentationTBNo5.pdf, accessed 28 August 2015).

98 Kutzin J, Shishkin S, Bryndova L, Schneider P, Hroboň P. Reforms in the pooling of funds. Implementing health financing reform: lessons from countries in transition. Copenhagen: World Health Organization, on behalf of the European Observatory on Health Systems and Policies; 2010:119–53 (http://www.euro.who.int/__data/assets/pdf_file/0014/120164/E94240.pdf, accessed 28 August 2015).

99 Londono JL, Frenk J. Structured pluralism: towards an innovative model for health system reform in Latin America. Health Policy. July 1997;41(1):1–36 (http://linkinghub.elsevier.com/retrieve/pii/S0168-8510(97)00010-9, accessed 28 August 2015).

100 Frenk J. Comprehensive policy analysis for health system reform: Health Policy. 1995;32(1–3):257–77 (http://www.sciencedirect.com/science/article/pii/016885109500739F/pdf?md5=d52d8d65192fa590494842b8fd8723c6&pid=1-s2.0-016885109500739F-main.pdf, accessed 28 August 2015).

101 Figueras J, Robinson R, Jakubowski E. Purchasing to improve health systems performance: drawing the lessons. Copenhagen: World Health Organization, on behalf of the European Observatory on Health Systems and Policies; Buckingham, England: Open University Press. 2005;44–80 (http://www.euro.who.int/__data/assets/pdf_file/0004/98428/E86300.pdf, accessed 28 August 2015).

102 Limwattananon S, Neelsen S, O'Donnell O, Prakongsai P, Tangcharoensathien V, van Doorslaer E et al. Universal coverage with supply-side reform: the impact on medical expenditure risk and utilization in Thailand. J Public Econ. 2015;121:79–94 (http://www.sciencedirect.com/science/article/pii/S004727271400245X, accessed 28 August 2015).

103 Yip W, Powell-Jackson T, Chen W, Hu M, Fe E, Hu M et al. Capitation combined with pay-for-performance improves antibiotic prescribing practices in rural China. Health Aff. 2014;33(3):502–10 (http://www.ncbi.nlm.nih.gov/pubmed/24572187, accessed 28 August 2015).

104 Lagomarsino G, Garabrant A, Adyas A, Muga R, Otoo N. Moving towards universal health coverage: health insurance reforms in nine developing countries in Africa and Asia. Lancet. 2012;380:933–43 (http://www.thelancet.com/pdfs/journals/lancet/PIIS0140-6736%2812%2961147-7.pdf, accessed 28 August 2015).

105 Innovations in health system finance in developing and transitional economies. Adv Health Econ Health Serv Res. 21:291–312.

106 La Forgia G, Nagpal S. Government-sponsored health insurance in India: Are you covered? Directions in Development series: human development. Washington (DC): World Bank; 2012 (72238; http://documents.worldbank.org/curated/en/2012/08/16653451/governmentsponsored-health-insurance-india-covered, accessed 28 August 2015).

107 Evans T, Chowdhury R, Evans D, Fidler A, Lindelow M, Mills A et al. Thailand's universal coverage scheme: achievements and challenges. An independent assessment of the first 10 years (2001–2010). Nonthaburi, Thailand: Health Insurance System Research Office; 2012 (http://www.jointlearningnetwork.org/uploads/files/resources/book018.pdf, accessed 28 August 2015).

108 Knaul F, Gonzalez-Pier E, Gomez-Dantes O, Garcia-Junco D, Arreola-Ornelas H, Barrazza-Llorens M et al. The quest for universal health coverage: achieving social protection for all in Mexico. Lancet. 2012;380:1259–79 (http://www.thelancet.com/journals/lancet/article/PIIS0140-6736%2812%2961068-X/fulltext, accessed 28 August 2015).

109 Kutzin J, Jakab M, Shishkin S. From scheme to system: social health insurance funds and the transformation of health financing in Kyrgyzstan and Moldova. Adv Health Econ Health Serv Res. 2009;21:291–312 (http://www.ncbi.nlm.nih.gov/pubmed/19791707, accessed 28 August 2015).

110 Cotlear D; Nagpal S, Smith OK; Tandon A, Cortez RA. Going universal: how 24 developing countries are implementing universal health coverage reforms from the bottom up. Washington (DC): World Bank; 2015 (99455; http://documents.worldbank.org/curated/en/2015/09/25018544/going-universal-24-developing-countries-implementing-universalhealth-coverage-reforms-bottom-up, accessed 9 October 2015).

111 Success stories of health financing reforms for universal coverage: Burundi. Providing for Health (P4H) Initiative. Geneva: World Health Organization; 2011 (http://www.anglicanhealth.org/Resources/PDF/AHN%20resources/Health%20financing%20and%20Insurance/PH4_Burundi_success_story.pdf, accessed 28 August 2015).

112 Cutler DM, Zeckhauser RJ. Adverse selection in health insurance. In: Garber A, editor. Frontiers in health policy research, volume 1. Cambridge (MA): MIT Press; 1998.

113 Acharya A, Vellakkal S, Taylor F, Masset E, Satija A, Burke M et al. The impact of health insurance schemes for the informal sector in low- and middle-income countries: a systematic review. World Bank Res Obs. 2012;28(2):236–66.

114 Baeza CC, Packard TG. Beyond survival: protecting households from health shocks in Latin America. Washington (DC) and Palo Alto: World Bank and Stanford University Press; 2006.

115 Bitran R. Universal health coverage and the challenge of informal employment: lessons from developing countries. HNP Discussion Paper. Washington (DC): World Bank; 2014.

116 Kutzin J, Yip W, Cashin C. Alternative financing strategies for universal health coverage. In: Scheffler RM, editor. Handbook of global health economics and public policy, volume 1: The economics of health and health systems. World Scientific Publishing Company. In press.

117 World health report 2006. Working together for better health. Geneva: World Health Organization; 2006 (http://www.who.int/whr/2006/en/, accessed 28 August 2015).

118 Adapted from: World health report 2006. Working together for better health. Geneva: World Health Organization; 2006 (http://www.who.int/whr/2006/en/, accessed 28 August 2015); with updates from Global Health Observatory data: health workforce – 2014 update. Geneva: World Health Organization (http://www.who.int/gho/health_workforce/en/, accessed 22 September 2015) and Global health expenditure database. Geneva: World Health Organization (http://apps.who.int/nha/database, accessed 9 October 2015).

119 Resolution WHA59.23. Rapid scaling-up of health workforce production. In: Fifty-ninth World Health Assembly, Geneva, 22–27 May 2006. Resolutions and decisions, annexes. Geneva: World Health Organization; 2006:30–2 (WHA59/2006/REC/1; http://apps.who.int/gb/ebwha/pdf_files/WHA59-REC1/e/WHA59_2006_REC1-en.pdf, accessed 28 August 2015).

120 Resolution WHA59.27. Strengthening nursing and midwifery. In: Fifty-ninth World Health Assembly, Geneva, 22–27 May 2006. Resolutions and decisions, annexes. Geneva: World Health Organization; 2006:38–40 (WHA59/2006/REC/1; http://apps.who.int/gb/ebwha/pdf_files/WHA59-REC1/e/WHA59_2006_REC1-en.pdf, accessed 28 August 2015).

121 The Kampala Declaration and Agenda for Global Action: strategic document. Geneva: Global Health Workforce Alliance and World Health Organization; 2006 (http://www.who.int/workforcealliance/knowledge/resources/kampala_declaration/en/, accessed 28 August 2015).

122 Resolution WHA63.16. WHO Global Code of Practice on the International Recruitment of Health Personnel. In: Sixty-third World Health Assembly, Geneva, 17–21 MAY 2010. Resolutions and decisions, annexes. Geneva: World Health Organization; 2010:31 (WHA63/2010/REC/1; http://apps.who.int/gb/ebwha/pdf_files/WHA63-REC1/WHA63_REC1-en.pdf, accessed 28 August 2015);

123 Resolution WHA64.6. Health workforce strengthening. In: Sixty-fourth World Health Assembly, Geneva, 16–24 May 2011. Resolutions and decisions, annexes. Geneva: World Health Organization; 2011:9–13 (WHA64/2011/REC/1; http://apps.who.int/gb/ebwha/pdf_files/WHA64-REC1/A64_REC1-en.pdf, accessed 28 August 2015).

124 Resolution WHA64.7. Strengthening nursing and midwifery. In: Sixty-fourth World Health Assembly, Geneva, 16–24 May 2011. Resolutions and decisions, annexes. Geneva: World Health Organization; 2011:13–16 (WHA64/2011/REC/1; http://apps.who.int/gb/ebwha/pdf_files/WHA64-REC1/A64_REC1-en.pdf, accessed 28 August 2015).

125 Resolution WHA66.23. Transforming health workforce education in support of universal health coverage. In: Sixty-sixth World Health Assembly, Geneva, 20–27 May 2013. Resolutions and decisions, annexes. Geneva: World Health Organization; 2013:51–54 (WHA66/2013/REC/1; http://apps.who.int/gb/ebwha/pdf_files/WHA66-REC1/A66_REC1-en.pdf, accessed 28 August 2015).

126 Resolution WHA67.24. Follow-up of the Recife Political Declaration on Human Resources for Health: renewed commitments towards universal health coverage. In: Sixty-seventh World Health Assembly, Geneva, 19–24 May 2014. Resolutions and decisions, annexes. Geneva: World Health Organization; 2014:54–5 (WHA67/2014/REC/1; http://apps.who.int/gb/ebwha/pdf_files/WHA67-REC1/A67_2014_REC1-en.pdf, accessed 28 August 2015).

127 Resolution WHA63.16. WHO Global Code of Practice on the International Recruitment of Health Personnel. In: Sixty-third World Health Assembly, Geneva, 17–21 MAY 2010. Resolutions and decisions, annexes. Geneva: World Health Organization; 2010:31 (WHA63/2010/REC/1; http://apps.who.int/gb/ebwha/pdf_files/WHA63-REC1/WHA63_REC1-en.pdf, accessed 28 August 2015).

128 Monitoring progress on the implementation of the Code: second round reporting (2015–2016). Geneva: World Health Organization (http://www.who.int/hrh/migration/code/code_nri/en/, accessed 28 August 2015).

129 Transforming and scaling up health professionals' education and training. WHO Education guidelines 2013. In: Health workforce education and training. Geneva: World Health

Organization; 2013 (http://www.who.int/hrh/education/en/, accessed 28 August 2015).

130 Increasing access to health workers in remote and rural areas through improved retention: global policy recommendations. Geneva: World Health Organization; 2010 (http://www.who.int/hrh/retention/guidelines/en/, accessed 28 August 2015).

131 Health workforce documents on nursing and midwifery. Geneva: World Health Organization (http://www.who.int/hrh/nursing_midwifery/documents/en/, accessed 28 August 2015).

132 Campbell J, Admasu K, Soucat A, Tlou S. Maximizing the impact of community-based practitioners in the quest for universal health coverage. Bull World Health Organ. 2015; 93(9):590-590A (http://www.who.int/bulletin/volumes/93/9/15-162198.pdf?ua=1, accessed 9 October 2015).

133 McPake B, Edoka I, Witter S, Kielmann K, Taegtmeyer M, Dieleman M et al. Cost-effectiveness of community-based practitioner programmes in Ethiopia, Indonesia and Kenya. Bull World Health Organ. 2015;93(9): 631-639A (http://www.who.int/bulletin/volumes/93/9/14-144899.pdf?ua=1, accessed 9 October 2015).

134 Handbook on monitoring and evaluation of human resources for health: with special applications for low- and middle-income countries. Geneva: World Health Organization; 2009 (http://www.who.int/hrh/resources/handbook/en, accessed 28 August 2015).

135 Every Woman Every Child: strengthening equity and dignity through health. Second report of the independent Expert Review Group (iERG) on information and accountability for women's and children's health. Geneva: World Health Organization; 2013 (http://www.who.int/woman_child_accountability/ierg/reports/2013/en/, accessed 28 August 2015).

136 Hedden L, Barer M, Cardiff K, McGrail K, Law M, Bourgeault I. The implications of the feminization of the primary care physician workforce on service supply: a systematic review. Hum Resour Health. 2014;12(32) (http://www.hrhresourcecenter.org/node/5720, accessed 28 August 2015).

137 Russo G, Goncalves L, Craveiro I, Dussault G. Feminization of the medical workforce in low-income settings; findings from surveys in three African capital cities. Human Resour Health. 2015;13(64) (http://www.human-resources-health.com/content/13/1/64, accessed 28 August 2015).

138 European Commission. Commission staff working document on an Action Plan for the EU Health Workforce. Strasbourg: European Commission; 2012 (http://ec.europa.eu/health/workforce/docs/staff_working_doc_healthcare_workforce_en.pdf, accessed 28 August 2015).

139 Gruppen L, Mangrulkar R, Kolars J. The promise of competency-based education in the health professions for improving global health. Hum Resour Health. 2012;10(43) (http://www.human-resources-health.com/content/10/1/43, accessed 28 August 2015).

140 Zachariah R, Ford N, Philips M, Lynch S, Massaquoi M, Janssens V et al. Task shifting in HIV/AIDS: opportunities, challenges and proposed actions for sub-Saharan Africa. Trans Roy Soc Trop med Hyg. 2009;103:549-58 (http://fieldresearch.msf.org/msf/bitstream/10144/71875/1/Task%20shifting%20in%20HIV-AIDS%20-%20opportunities,%20challenges%20-%20TRSTMH%20103-06%202009-06.pdf, accessed 28 August 2015).

141 de Francisco Shapovalova N, Meguid T, Campbell J. Health-care workers as agents of sustainable development. Lancet. 2015;3(5):e249-e250 (http://www.thelancet.com/journals/langlo/article/PIIS2214-109X%2815%2970104-X/fulltext?rss=yes, accessed 28 August 2015).

142 Policy brief: National health workforce accounts. Geneva: World Health Organization; 2015 (http://www.who.int/hrh/documents/brief_nhwfa/en/, accessed 28 August 2015).

143 World medicines situation report 2011. Geneva: World Health Organization; 2011 (http://www.who.int/medicines/areas/policy/world_medicines_situation/en/, accessed 28 August 2015).

144 Chan M. Affordable versus cheap: How do we assess value; who should pay? Keynote address. Pacific Health Summit on Game Changers: Affordability and Technologies for Health, 13 June 2012.

145 Braddy A. Generic drug products: moving forward in a global environment. Washington (DC): United States Food and Drug Administration (http://www.fda.gov/downloads/AboutFDA/CentersOffices/OfficeofMedicalProductsandTobacco/CDER/UCM420430.pdf, accessed 28 August 2015).

146 WHO Expert Committee on Specifications for Pharmaceutical Preparations: TRS 986 - forty-eighth report. Geneva: World Health Organization; 2014 (WHO Technical Report Series, No. 986; (http://www.who.int/medicines/areas/quality_safety/quality_assurance/expert_committee/trs_986/en/, accessed 28 August 2015).

147 Development of medical device policies. WHO Medical device technical series. Geneva: World Health Organization; 2011 (http://apps.who.int/medicinedocs/en/m/abstract/Js21559en/, accessed 28 August 2015).

148 Cameron A, Roubos I, Ewen M, Mantel-Theunissen AK, Leufkens HGM, Laing RO. Differences in the availability of medicines for chronic and acute conditions in the public and private sectors of developing countries. Bull World Health Organ. 2011; 89(6):412–21 (http://www.who.int/bulletin/volumes/89/6/10-084327.pdf?ua=1, accessed 28 August 2015).

149 Service availability and readiness assessment (SARA) survey results. Geneva: World Health Organization (http://www.who.int/healthinfo/systems/sara_introduction/en/).

150 IRPs are median prices of quality multisource medicines offered to low- and middleincome countries by not-for-profit and for-profit suppliers (and where there is no supplier price, buyer/tender prices), as available from Management Sciences for Health (MSH) International Drug Price Indicator Guide (http://erc.msh.org/mainpage.cfm?file=1.0.htm&module=DMP&language=English, accessed 28 August 2015).

151 WHA68/18. Global strategy and plan of action on public health, innovation and intellectual property. Agenda item 17.5, 26 May 2015. In: Sixty-eight World Health Assembly, Geneva, 18–26 May 2015. Geneva: World Health Organization; 2015 (WHA68/18; http://apps.who.int/gb/ebwha/pdf_files/WHA68/A68_R18-en.pdf, accessed 28 August 2015).

152 The Demographic and Health Surveys (DHS) Programme (http://www.dhsprogram.com/, accessed 28 August 2015).

153 UNICEF Statistics and Monitoring. Multiple Indicator Cluster Survey (MICS). New York (NY): United Nations Children's Fund (http://www.unicef.org/statistics/index_24302.html, accessed 28 August 2015).

154 World health statistics 2015. Geneva: World Health Organization; 2015 (http://apps.who.int/iris/bitstream/10665/170250/1/9789240694439_eng.pdf, accessed 28 August 2015).

155 Countdown to 2015: Maternal, Newborn and Child survival. Fulfilling the health agenda for women and children: 2014 report. New York (NY) and Geneva: United Nations Children's Fund and World Health Organization; 2014:Part 1:i-iv-1-13 (http://www.countdown2015mnch.org/documents/2014Report/The2014report/Part_1_(i-iv_1-13)_final.pdf, accessed 28 August 2015).

156 2010 World Population and Housing Census Programme. Census dates for all countries. New York (NY): United Nations Statistical Division; 2015 (http://unstats.un.org/unsd/demographic/sources/census/censusdates.htm, accessed 16 September 2015).

157 For example: United Nations Interagency Group for Mortality Estimation (IGME) (http://www.childmortality.org/, accessed 28 August 2015); United Nations Maternal Mortality Estimation Interagency Group and Technical Advisory Group (MMTEIG/TAG) (http://www.maternalmortalitydata.org/, accessed 28 August 2015); Child Health Epidemiology Reference Group (CHERG) (http://cherg.org/main.html, accessed 28 August 2015); UNAIDS Reference Group on Estimates Modelling and Projections (http://www.epidem.org/, accessed 28 August 2015); Institute for Health Metrics and Evaluation (http://www.healthdata.org/, accessed 28 August 2015).

158 Monitoring health inequality: an essential step for achieving health equity. Geneva: World Health Organization; 2015 (http://apps.who.int/iris/bitstream/10665/164530/1/WHO_HIS_HSI_2015.1_eng.pdf, accessed 28 August 2015).

159 For example: Accountability for women's and children's health. 5th stakeholder meeting: setting the foundations for post-2015. Geneva: World Health Organization (http://www.who.int/woman_child_accountability/en/ accessed 28 August 2015).

160 Bryce J, Arnold F, Blanc A, Hancioglu A, Newby H, Requejo J et al. Measuring coverage in MNCH: new findings, new strategies, and recommendations for action. PLoS Med. 2013;10(5) (http://journals.plos.org/plosmedicine/article?id=10.1371/journal.pmed.1001423, accessed 28 August 2015).

161 National Research Council. Cells and surveys: Should biological measures be included in social science research? The National Academies Press; 2001 (http://www.nap.edu/catalog/9995/cells-and-surveys-should-biological-measures-be-included-in-social, accessed 28 August 2015).

162 Census Round 2010. Progression of population censuses and the size of the enumerated population. New York (NY): United Nations Statistical Division; 12 December 2014 (http://unstats.un.org/unsd/demographic/sources/census/2010_PHC/census_clock/rptEnumeratedPopulationAllCountries.pdf, accessed 5 February 2015).

163 Keeping promises, measuring results. Commission on information and accountability for Women's and Children's Health. Geneva: World Health Organization; 2011 (http://www.who.int/woman_child_accountability/about/coia/en/index7.html, accessed 28 August 2015).

164 Monitoring, evaluation and review of national health strategies. A country-led platform for information and accountability. Geneva: International Health Partnership (IHP+) and World Health Organization; 2011 (http://www.who.int/healthinfo/country_monitoring_evaluation/1085_IER_131011_web.pdf, accessed 28 August 2015).

165 Global reference list of 100 core health indicators. Geneva: World Health Organization; 2015 (http://www.who.int/healthinfo/indicators/2015/en/, accessed 28 August 2015).

166 For example, for child mortality estimates see: Child mortality estimates. CME Info (http://childmortality.org/, accessed 28 August 2015); and for maternal mortality estimates see: Maternal mortality estimates. MME Info (http://www.maternalmortalitydata.org/, accessed 28 August 2015).

167 DHIS2 (https://www.dhis2.org/, accessed 28 August 2015).

168 OpenMRS (http://openmrs.org/, accessed 28 August 2015).

169 International Telecommunication Union (ITU) Statistics. Geneva: International Telecommunication Union (http://www.itu.int/en/ITU-D/Statistics/Pages/stat/default.aspx, accessed 28 August 2015).

170 Directory of eHealth policies. In: Global Observatory for eHealth. Geneva: World Health Organization (http://www.who.int/goe/policies/countries/en/, accessed 28 August 2015).

171 Strengthening health information infrastructure for health care quality governance: good practices, new opportunities and data privacy protection challenges. OECD Health Policy Studies. Paris: Organisation for Economic Co-operation and Development; 2013 (http://www.oecd-ilibrary.org/social-issues-migration-health/strengthening-healthinformation-infrastructure-for-health-care-quality-governance_9789264193505-en, accessed 28 August 2015).

172 World telecommunication/ICT indicators database 2015. Geneva: International Telecommunications Union; 2015 (http://www.itu.int/en/ITU-D/Statistics/Pages/publications/wtid.aspx). Developed and developing countries classification follows the UN M49 (http://www.itu.int/en/ITU-D/Statistics/Pages/definitions/regions.aspx, accessed 28 August 2015).

173 Labrique A, Vasudevan L, Chang L, Mehl G. H_pe for mHealth: more "y" or "o" on the horizon? Int J Med Inform. 2013;82(5):467-69 (http://www.sciencedirect.com/science/article/pii/S1386505612002407, accessed 28 August 2015).

174 Mehl G, Labrique A. Prioritizing integrated mHealth strategies for universal health coverage. Science. 2014; 345(6202):1284-7 (http://www.sciencemag.org/content/345/6202/1284.full, accessed 28 August 2015).

175 Mortality database. Geneva; World Health Organization (http://www.who.int/healthinfo/mortality_data/en/, accessed 28 August 2015).

176 Guidelines on protecting the confidentiality and security of HIV information: proceedings from a workshop, 15-17 May 2006, Geneva. Interim Guidelines, 15 May 2007. Geneva: UNAIDS; 2007 (http://data.unaids.org/pub/Manual/2007/confidentiality_security_interim_guidelines_15may2007_en.pdf, accessed 28 August 2015).

177 A World that counts: mobilising the data revolution for sustainable development. Independent Expert Advisory Group on a Data Revolution for Sustainable Development; November 2014 (http://www.undatarevolution.org/wp-content/uploads/2014/11/A-World-That-Counts.pdf, accessed 28 August 2015).

178 Tracking universal health coverage: first global monitoring report. Geneva and Washington (DC): World Health Organization and World Bank; 2015 (http://www.who.int/entity/healthinfo/universal_health_coverage/report/2015/en/index.html, accessed 28 August 2015).

179 WHO Surgical safety checklist. Revised 1/2009. Geneva: World Health Organization; 2009 (http://www.who.int/patientsafety/safesurgery/checklist/en/, accessed 28 August 2015).

180 WHO Report on the burden of endemic health care-associated infection worldwide. Geneva: World Health Organization; 2011 (http://apps.who.int/iris/bitstream/10665/80135/1/9789241501507_eng.pdf?ua=1 accessed 6 September 2015).

181 Partnerships for safer health service delivery: Evaluation of WHO African Partnerships for Patient Safety 2009-2014. Geneva: World Health Organization; 2015 (http://apps.who.int/iris/bitstream/10665/176272/1/WHO_HIS_SDS_2015.13_eng.pdf?ua=1 accessed 6 September 2015).

182 Developing better services: the model for future health care services. Belfast: Northern Ireland Department of Health, Social Services and Public Safety (http://www.dhsspsni.gov.uk/dbs_model_for_future, accessed 28 August 2015).

183 Improving maternal and newborn health in Malawi: lessons from a landmark programme addressing maternal and newborn health in Malawi. London: The Health Foundation; 2013 (http://www.health.org.uk/publication/improving-maternal-and-newborn-health-malawi, accessed 28 August 2015).

184 MacGregor JC, Kothari A, LeMoine K, Labelle J. Linking research to action for youth violence prevention: community capacity to acquire, assess, adapt and apply research evidence. Can J Public Health. 2013;104(5)e394-e399.

185 Kamanda A, Embleton L, Ayuku D, Atwoli L, Gisore P, Ayaya S et al. Harnessing the power of the grassroots to conduct public health research in sub-Saharan Africa: a case study from western Kenya in the adaptation of community-based participatory research (CBPR) approaches. BMC Public Health. 2013;13:91 (http://www.biomedcentral.com/1471-2458/13/91, accessed 28 August 2015).

186 Hakkinen U. The PERFECT project: measuring performance of health care episodes. Ann Med. 2011;43(1):S1-S3 (http://www.ncbi.nlm.nih.gov/pubmed/21639712, accessed 28

August 2015).

187 EuroHOPE – European Health Care Outcomes, Performance and Efficiency. Community Research and Development Information Service. Brussels: European Commission; 2014.

188 Holmer H, Lantz A, Kunjumen T, Finlayson S, Hoyler M, Siyam A et al. Global distribution of surgeons, anaesthesiologists, and obstetricians. Lancet Glob Health. 2015;3 (Special Issue):S11–S27 (http://www.thelancet.com/journals/langlo/article/PIIS2214-109X%2814%2970349-3/fulltext, accessed 28 August 2015).

189 Hauri A, Armstrong G, Hutin Y. The global burden of disease attributable to contaminated injections given in health care settings. Int J STD AIDS. 2004;15(1)7–16 (Abstract: http://www.ncbi.nlm.nih.gov/pubmed/14769164, accessed 28 August 2015).

190 A68/31. Strengthening emergency and essential surgical care and anaesthesia as a component of universal health coverage. Report by the Secretariat, provisional agenda item 17.1. In: Sixty-eight World Health Assembly, Geneva, 18–26 May 2015. Provisional agenda item 17.1. Geneva: World Health Organization; 2015 (A68/31; http://apps.who.int/gb/ebwha/pdf_files/WHA68/A68_31-en.pdf, accessed 28 August 2015).

191 Health research: essential link to equity in development. Commission on Health Research for Development. New York (NY): Oxford University Press; 1990.

192 Atkins D, Best D, Briss P, Eccles M, Falck-Ytter Y, Flottorp S et al. Grading quality of evidence and strength of recommendations. BMJ. 2004;328:1490 (http://www.bmj.com/content/328/7454/1490, accessed 28 August 2015).

193 WHO International Clinical Trials Registry Platform (ICTRP) (http://www.who.int/ictrp/en/, accessed 28 August 2015).

194 HINARI Access to Research in Health Programme. Geneva: HINARI (http://www.who.int/hinari/en/, accessed 28 August 2015).

195 The 10/90 report on health research 2000. Geneva: Global Forum for Health Research; 2000 (http://announcementsfiles.cohred.org/gfhr_pub/assoc/s14791e/s14791e.pdf, accessed 28 August 2015).

196 Bennet S, Adam T, Zarowsky C, Tangcharoensathien V, Ranson K, Evans T et al. From Mexico to Mali: progress in health policy and systems research. Lancet. 2008;372 (9649):1571–8 (http://www.thelancet.com/journals/lancet/article/PIIS0140-6736%2808%2961658-X/fulltext, accessed 28 August 2015).

197 Pang T, Chia KS, Chong YS, Liu E, Mahbubani K, Wong J et al. Human wellbeing and security: a whole of planet approach. Lancet. 2015;385(9966):395–6 (http://www.thelancet.com/journals/lancet/article/PIIS0140-6736%2814%2962346-1/fulltext?rss%3Dyes, accessed 28 August 2015).

198 Alliance for Health Policy and System Research (HPSR) (http://www.who.int/alliance-hpsr/about/en/, accessed 28 August 2015).

199 Council on Health Research for Development (COHRED) (http://www.cohred.org/, accessed 28 August 2015).

200 Adam T, Ahmad S, Bigdeli M, Ghaffar A, Rottingen JA. Trends in health policy and systems research over the past decade: still too little capacity in low-income countries. PLoS One. 2011;6(11):e27263.

201 Enhancing the QUAlity and Transparency Of health Research (EQUATOR) Network (http://www.consort-statement.org/resources/equator, accessed 28 August 2015).

202 Leroy J, Habicht J-P, Pelto G, Bertozzi M. Current priorities in health research funding and lack of impact on the number of child deaths per year. Am. J. Public Health. 2007;97(2): 219–23 (http://www.ncbi.nlm.nih.gov/pmc/articles/PMC1781402/, accessed 28 August 2015).

203 References Global Health Systems, Alliance, others Alliance for Health Policy and System Research (HPSR) (http://www.healthsystemsglobal.org/, accessed 12 October 2015).

204 Changing mindsets: strategy on health policy and systems research. Geneva: World Health Organization; 2012 (http://www.who.int/alliance-hpsr/alliancehpsr_changingmindsets_strategyhpsr.pdf, accessed 28 August 2015).

205 Adapted from: Report of the Ad Hoc Committee on Health Research Relating to Future Intervention Options. Geneva: World Health Organization; 1996 (http://www.who.int/tdr/publications/tdr-research-publications/investing-in-health/en/, accessed 28 August 2015).

206 WHA66.22. Follow up of the report of the Consultative Expert Working Group on Research and Development: Financing and Coordination. Agenda item 17.2, 27 May 2013. In: Sixty-sixth World Health Assembly, Geneva, 20–27 May 2013. Geneva: World Health Organization; 2013 (http://www.who.int/phi/resolution_WHA-66.22.pdf, accessed 28 August 2015).

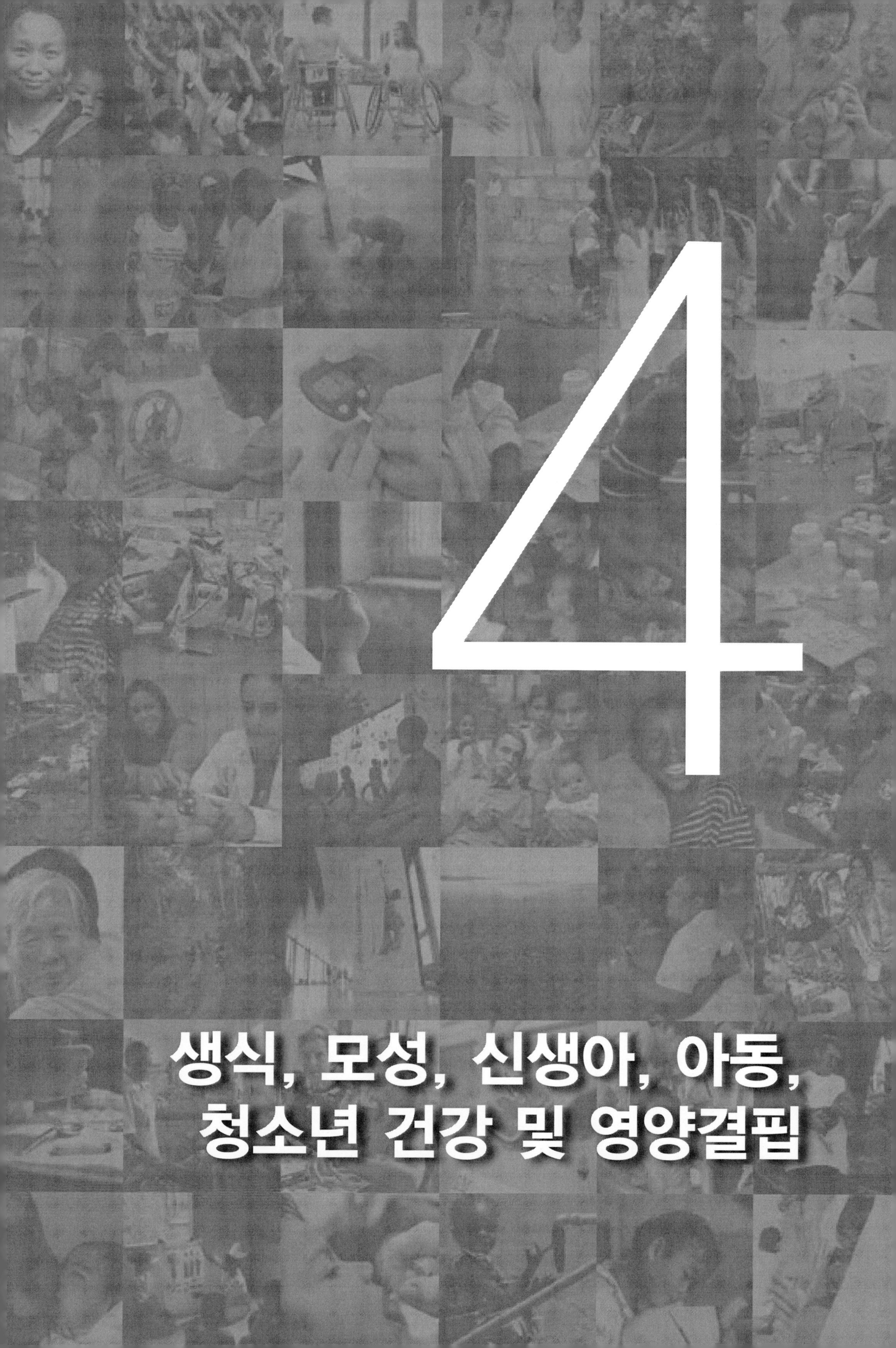

4

생식, 모성, 신생아, 아동, 청소년 건강 및 영양결핍

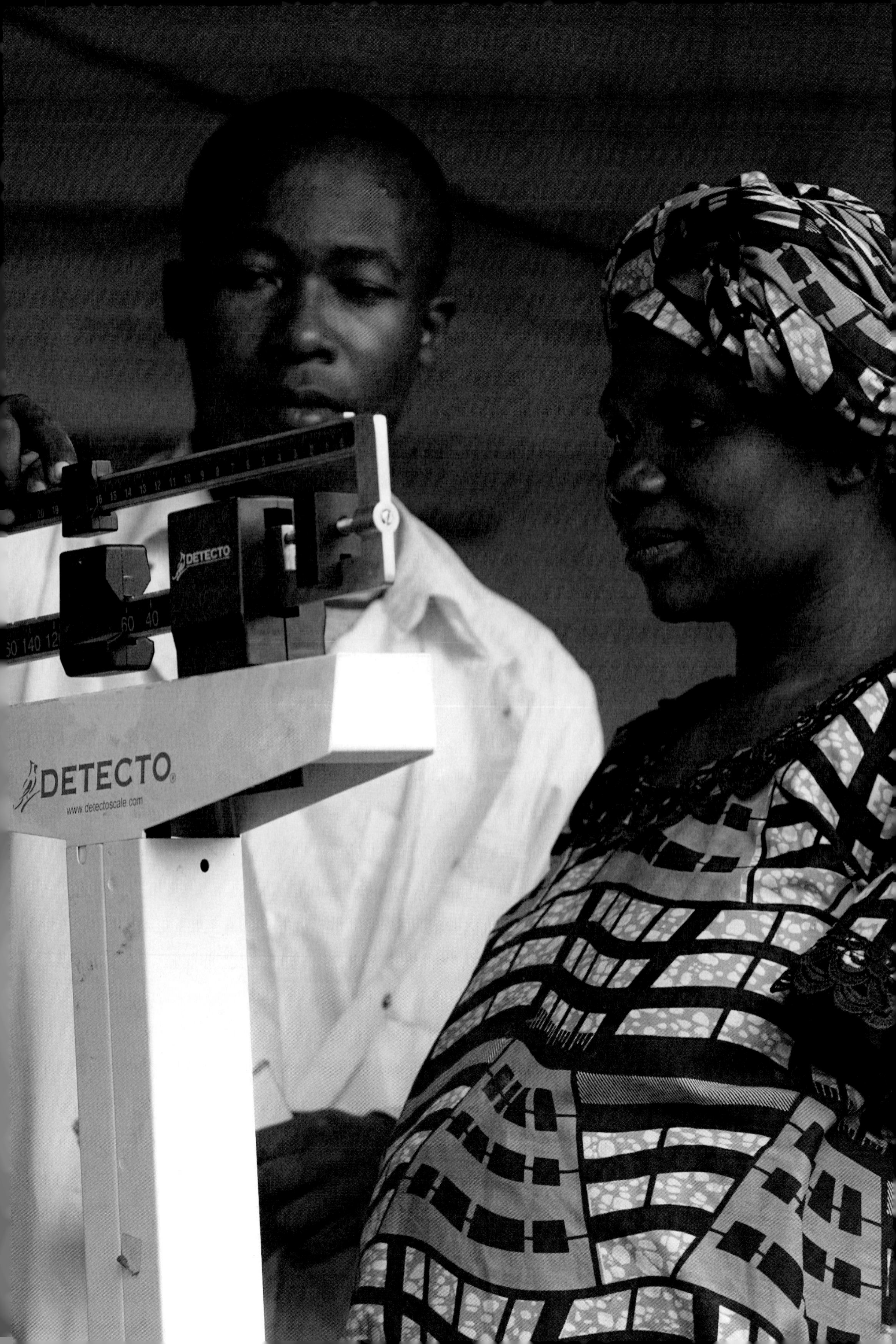
DETECTO
DETECTO
www.detectoscale.com

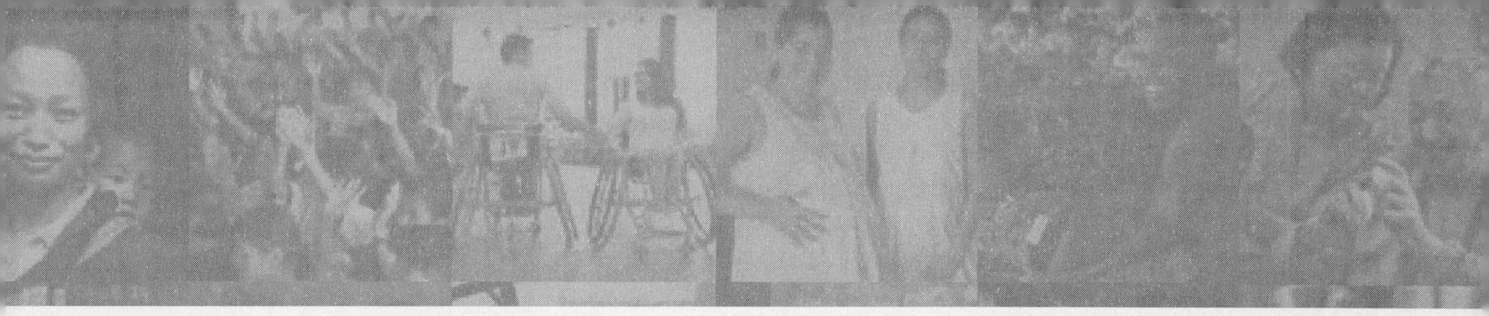

요 약

임신과 출산에 관련된 모성 사망, 아동 및 청소년 사망의 대부분은 예방이 가능함에도 불구하고, 전세계 조기사망의 1/3 이상을 차지한다. 개발도상국의 모성사망률은 선진국의 모성사망률보다 19배 이상 높으며, 개발도상국의 5세 이하 아동이 사망할 가능성은 선진국에서보다 8배 가량 높다.

모성 사망 및 아동 사망의 감소를 위한 지속적인 노력에도 불구하고, MDG 4와 MDG 5의 목표 중 어느 하나도 달성되지 못했다. 전세계 5세 이하 아동사망률(U5MR)은 1990년과 2015년 사이에 목표치의 2/3 수준인 53%가 감소되었고, 전세계 모성사망비(MMR)는 목표치 75%에 미치지 못하는 44%가 감소되었다.

2015년, 5세 이하 아동 사망자 수는 590만 명으로 추정되며, 모성 사망자 수는 총 303,000명으로 추정된다. 대부분의 모성, 아동, 신생아 사망은 아프리카 지역 및 동남 아시아 지역에서 발생한다.

소아마비(polio)를 근절시키기 위한 대규모 계획은 소아마비 발병 국가를 2개국으로 감소시키는 극적인 진전을 이루었고, 야생 소아마비 바이러스 감염사례는 2005년 약 2,000개에서 2014년 359개로 줄었다. 5세 이하 아동의 저체중 유병률은 1990년부터 2015년 사이에 25%에서 14%로 감소하여 MDG 1.C 목표인 50% 감소와 근접했다.

최근의 국제적, 지역적, 국가적 의지와 국제 파트너십 및 재원조달은 사회경제적 여건, 교육, 성 평등 및 환경을 개선하는데 큰 공헌을 하였다. 많은 나라에서 가족계획, 산전관리, 숙련된 인력에 의한 분만, 아동 예방접종을 확대하였으며, 2000년 이후 살충처리된 모기장(ITN), 말라리아 예방 및 치료, HIV 모자수직감염의 예방 등 새로운 개입의 규모를 성공적으로 확장하였다.

여성, 아동과 청소년의 건강과 웰빙을 증진시키기 위한 종합적인 세부목표 설정은 보건 목표와 기아(SDG 2)와 같은 기타 관련목표 아래 포함되었다. 이러한 야심찬 세부목표는 특히 신생아를 포함하여 예방 가능한 아동 및 모성 사망과 생식 보건의료서비스에 대한 보편적 접근성을 달성할 수 있도록 설정되었다.

보건 및 보건 관련 세부목표를 달성하기 위해 SDG 선언의 도입과 동시에 발표된 UN 사무총장의 여성, 아동 및 신생아의 건강에 대한 글로벌 전략 2016-2030(Global Strategy for Women's, Children's and Adolescents' Health)은 진전의 이행, 추적, 검토를 위한 프레임워크를 다양한 이해관계자에게 제공한다.

모든 MDG 세부목표가 달성된 것은 아니지만, 1990년 이후 주요지표의 상당한 향상과 더불어, 모성 사망 및 아동 사망, 아동의 영양결핍 감소 등 중요한 진전을 이루었다. 하지만, 보건의료서비스와 공중보건 개입의 열악한 보장 범위 및 질, 부적합한 식수 및 위생, 취약한 사회기반시설, 저조한 식량안보, 제한된 교육 및 경제 기회 등으로 최빈개도국은 모성 및 아동 건강을 증진시키는데 여전히 최대 위기에 봉착해 있다. 최빈개도국은 또한 성생식 보건의료서비스에 대한 보편적인 접근성을 확립하지 못하고, 청소년 건강을 보호하는데 어려움에 직면하고 있다. 이러한 문제는 세계 대부분의 지역에서 공유되고 있다.

[그림 4.1] 지역간에 RMNCAH 원인들과 기타 원인들에 기인하는 손실수명년수(YLL)[a], 2012[1]

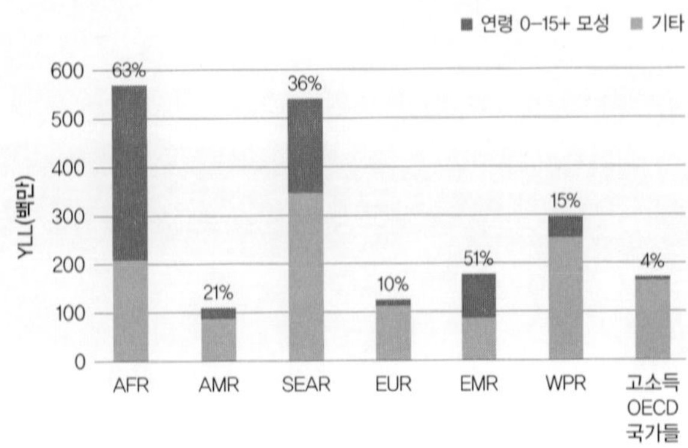

a 각 막대기의 꼭대기에 보여지는 것은 총 YLL의 비율로써 RMNCAH에 기인하는 YLL을 나타냄

전세계적으로 2012년 손실수명년수(YLLs)의 37%는 모성 사망 또는 15세 이하의 아동 사망에 기인하는 것으로 나타났다(그림 4.1). 생식, 모성, 신생아 아동 및 청소년의 건강(RMNCAH)에서 아프리카 지역의 YLL과 OECD 고소득 국가의 YLL의 격차는 이러한 사망 대부분이 예방 가능하다는 것을 분명하게 보여준다. OECD 고소득 국가에서는 전체 YLLs의 4%만이 산모 및 15세 이하 아동에서 발생하는데 반해, 아프리카 지역은 63%, 동부 지중해 지역은 36%, 동남 아시아 지역은 36%로, OECD 고소득 국가와 극명하게 비교된다.

이러한 차이의 일부는 국가 간 연령 구조 차이에 의해 설명될 수 있지만, MDG4와 MDG5가 MDG의 미해결 의제의 2개의 축을 구성하는 것은 확실하다.

다행히, SDG는 모성, 신생아 및 아동 사망을 종식시키기 위해 미해결 의제에 대한 지속적인 관심을 표하고 있다. SDG 세부목표 3.1은 전세계 모성사망비(MMR)를 현재 정상출산(live birth) 100,000명당 216명에서 2030년까지 100,000명당 70명 이하로 크게 감소시켜 140명 이상이 되는 국가가 없도록 하는 것을 목표로 한다. 2015년에 모성 사망의 원인으로 약 303,000명의 여성이 사망한 것으로 추정되는데, 모성 사망은 HIV에 이어 15–49세 연령층 여성 인구의 사망원인의 2위를 차지한다.[2] 모성 사망의 주요 요인으로 산후 출혈(hemorrhage), 고혈압성 질환(hypertensive disorder), 패혈증(sepsis), 유산 등이 있다(그림 4.2).[3] 전세계적으로 여성의 임신 및 출산 관련으로 인한 사망에 대한 평생 위험(lifetime risk)은 약 1/180 확률이다. 그러나 고소득 지역과 저소득 지역의 모성 사망 위험도에는 엄청난 차이가 존재한다. 아프리카 지역에서 모성사망비는 정

[그림 4.2] 전세계의 모성 및 5세 이하 아동사망의 주요원인, 2015[3,4]

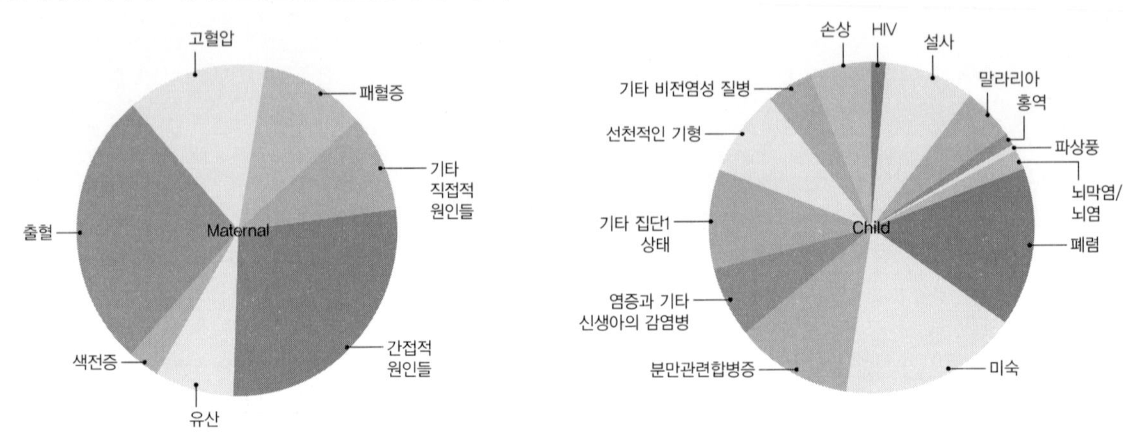

상출산 100,000명당 540명으로, 아프리카 지역의 여성은 높은 출산율로 인해 여러 차례 임신하기 때문에 일생동안 산모 사망을 겪을 위험이 1/37 확률로 매우 높은 편이다. 이는 전세계 여성의 평균에 비해 아프리카 지역의 여성이 훨씬 더 높은 확률로 모성 사망의 위험에 직면한다는 것을 의미한다.

SDG는 또한 아동 사망의 감소를 위한 야심찬 세부목표를 포함한다. SDG 3.2는 신생아와 5세 이하 아동의 예방 가능한 사망을 종식시키는 것을 목표로 한다. 해당 세부목표는 5세 이하 아동사망률이 출생아 1,000명당 25명 그리고 신생아사망률(NMR)이 출생아 1,000명당 12명을 초과하는 국가가 없도록 하는 국가적 목표를 설정한다. 이는 2015년 5세 이하 아동사망률 1,000명당 43명과 생후 28일 미만 신생아사망률 1,000명당 19명과 비교된다. 2015년에 590만 명의 5세 이하 아동이 사망했고, 270만 명의 신생아가 사망했는데, 신생아 사망의 주요 요인은 조산, 분만 중 합병증으로 인한 질식 그리고 신생아 패혈증으로 나타났다. 신생아기 이후 아동 사망의 주요 요인은 폐렴, 설사, 손상 및 말라리아 등이다(그림 4.2). 세부목표 4.2는 모든 남녀아동이 양질의 영유아 발달 및 보호, 취학 전 교육(광범위한 교육의 일부분으로써)에 접근하는 것을 보장하는 것을 목표로 한다. 이는, 아동사망률에 긍정적인 영향을 미치는 동시에 아동이 장기적으로 보람 있는 삶을 살 수 있는 가능성을 확장한다.

아동 및 산모의 건강을 증진시키는데 영양실조를 경감시키는 것은 필수적이다. 따라서, 기아의 종식을 위한 목표 2의 일부로서 SDG 2.2는 2025년까지 5세 이하 아동의 발육부진 및 신체허약을 방지하기 위해 국제적으로 합의된 세부목표이다. 2030년까지 모든 형태의 영양실조를 종식하고, 여자 청소년, 산모 및 모유수유 여성, 그리고 노인의 영양적 필요를 고려한다. 2015년에 4명 중 1명(1억 5,600만 명)은 발육부진에 시달리고, 7명 중 1명(9,300만 명)은 저체중으로 추정된다.[5] 발육부진에 시달리는 아동은 전 생애에 걸쳐 불리한 상황에 직면하기도 한다. 저조한 인지능력 및 교육 성취도가 연쇄적으로 작용하여 성인기의 임금 및 생산성에 영향을 미칠 수 있기 때문이다. 영양결핍은 전체 아동 사망의 45%를 유발한 간접원인으로 추정되며,[6] 신생아 사망의 80%는 저체중으로 인해 유발된 것으로 보여진다.[7] 영양실조는 아동 뿐만 아니라 성인에게도 중요한 문제인데, 빈혈과 함께 영양실조는 모성 사망의 20%를 유발한다.[5]

SDG의 새로운 점은 청년층을 취약한 인구계층으로 부각한 것이다. 관련 주제는 몇몇 사례에서 분명하게 확인할 수 있는데, SDG 2.2는 여자 청소년의 영양적 필요를 고려해야 한다고 명시한다(그림 4.3). 일반적으

[그림 4.3] 생식, 모성, 신생아, 아동과 청소년 건강과 영양실조와 관련된 MDG와 SDG 목표들

MDG

MDG 목표 1.C
1990–2015년간 기아 인구 비율 1/2 감소

MDG 목표 4
1990–2015년간 5세 이하 아동의 사망률 2/3 감소

MDG 목표 5.A
1990–2015년간 출산 시 산모사망률을 3/4 감소

MDG 목표 5.B
2015년까지 생식보건에 대한 보편적 접근 달성

SDG

SDG 목표 2.2
2025년까지 5세 이하 영유아의 발육부진과 신체허약을 방지하도록 국제적으로 합의된 세부목표달성을 포함하여 2030년까지 모든 형태의 영양실조 종식

SDG 목표 3.1
2030년까지 전세계의 모성사망비 10만 명당 70명 이하로 감소시킨다.

SDG 목표 3.2
2030년까지 예방가능한 5세 이하의 아동들 및 신생아 사망을 종식한다. 이는 1,000명당 12명으로 줄이고, 5세 이하 아동들의 사망률을 1,000명당 12명으로 줄이는 것을 목표로 하는 모든 나라들에 해당되는 내용이다.

SDG 목표 3.7
2030년까지, 가족계획에 관한 정보와 교육, 생식보건 등을 국가 차원의 프로그램으로 통합시키는 프로그램을 전세계에 있는 누구나 이용할 수 있도록 한다.

로 청소년들[8]은 건강한 집단으로 간주되지만, 청소년들은 광범위한 위험 및 질병에 노출되어 있다. 그리고, 청소년기에 습득된 다수의 건강 행태는 앞으로 남은 인생의 향로에 엄청난 영향을 미치게 된다. 따라서, SDG 시대에 국제 보건기관들은 이 인구계층에 더 많은 주의를 집중해야 한다. 전세계적으로, 청소년 사망의 주요 원인은 교통사고 손상, HIV/AIDS 및 자해 등이다.[9]

질병부담과 사망률에 대한 통계는 중요하지만, 때로는 건강과 웰빙의 중요한 측면을 포착하는 데 실패하기도 한다. 이는 특히 성·생식 건강에 있어 더 적용되는데, 인간이 경험하는 일부 측면은 이환율과 사망률 데이터의 범위를 넘어서기 때문이다. 현재 1억에서 1억 4,000만 명가량 여성이 여성 할례(female genital mutilation, FGM)[10]를 당한 것으로 추정되며, 1,500만 명의 소녀들이 18세 이전에 결혼을 하는 것으로 나타났다.[11] 그리고 여성의 1/3이 친밀한 파트너로 인해 신체적 또는 성폭력을 경험한 것으로 조사되었다.[12] SDG는 앞서 언급한 몇몇의 문제에 부딪혔다. 그 예로 성 평등 달성을 위한 목표 5에서 SDG 5.2는 모든 여성과 소녀에 대한 모든 형태의 폭력 근절을 촉구하였으며, SDG 5.3은 아동결혼, 조혼, 강제결혼 및 여성 할례 등 모든 악습을 철폐하는 것을 목표로 한다. 보건 목표 중 SDG 3.7는 MDG 5.B를 승계하는 세부목표로, 성생식 보건서비스에 대한 보편적 접근을 보장한다. 이러한 세부목표를 달성하기 위해서는 여전히 많은 노력이 필요하다.

마찬가지로, 현재의 통계지표(Metrics)는 생존하는 아이들이 잘 자랄 수 있는지 여부에 대한 발달지수(developmental indices)를 잘 포착하지 못한다. 빈곤과 영양결핍으로 인해 발달 저하의 위험이 있는 아동이 적어도 전체 아동의 약 1/3에 해당하는 것으로 나타났다.[13] 만약 어머니의 교육수준이 낮거나 폭력에 노출되는 등 기타 위험요소들이 추가된다면, 위험에 처한 아동의 비율은 늘어날 것이다. SDG 체계는 영유아 발달을 보호하고, 촉진하며, 지원하는 세부목표들을 포함한다. 지표와 평가도구의 가용성이 증가하면서, 시간별·지역별 비교자료가 생성되었다.[14]

성과

MDG 시대에 모성사망률과 아동사망률 감소에 상당한 진전을 이루었음에도, 국제사회는 MDG 4와 MDG 5의 야심찬 목표치를 달성하지는 못했다(그림 4.4). 1990년–2015년 동안 전세계 아동사망률이 53% 감소하고 62개국에서 아동 사망에 대한 세부목표 MDG 4를 달성했음에도 불구하고, 전체 아동사망률을 2/3 감소를 목표로 하는 MDG 4의 목표치에 미치지 못했다.[15]

전세계 모성사망비는 1990년–2015년 동안 44% 감소했지만, 목표치인 75% 감소에 실패했다.[2] 그러나 국가 수준의 모성사망비 추정치는 데이터의 격차로 인해 아동 사망 추정치보다 불확실하다. 1990년 95개국에서 모성사망비는 최소 정상출산 100,000명당 100명으

[그림 4.4] 모성사망비, 신생아 및 5세 이하 아동사망률의 세계적 동향, 1990–2015[2,15]

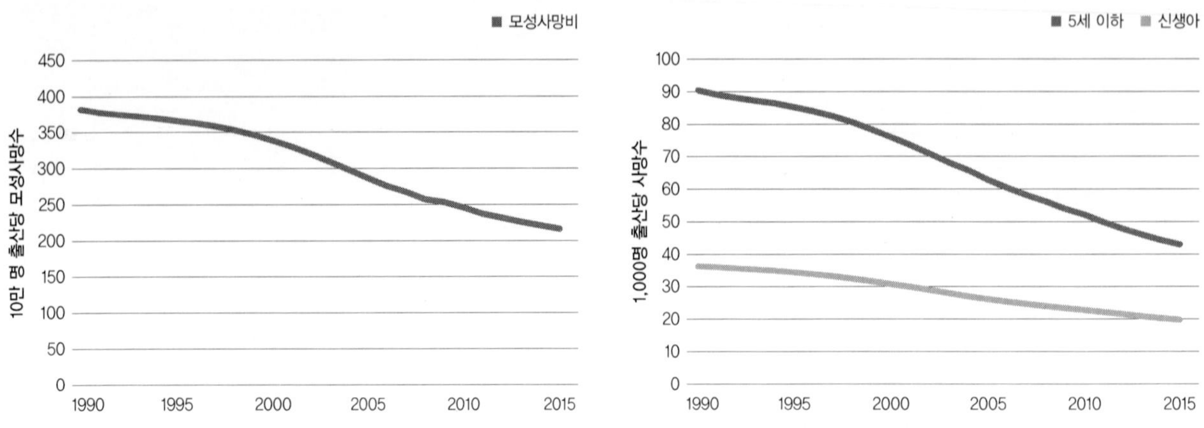

로 추정되었는데, 9개 국가에서 MDG 5 목표를 달성하였으며, 다른 42개국에서 목표치의 절반을 달성한 것으로 추정된다.

1990년–2015년 동안 서태평양 지역에서 아동사망률이 74% 감소하여 최저치를 기록했다. 동시에 동남 아시아 지역에서 모성사망비가 69% 감소하여 가장 극적인 감소를 기록했다. 동부 지중해 지역(48%) 및 아프리카 지역(54%)의 아동사망률은 가장 적게 감소하였으며, 모성사망비는 아프리카 지역(44%)과 아메리카 지역(49%)에서 가장 낮은 감소율을 보였다. 2015년에 아프리카지역에서 전체 아동 사망의 47%, 전체 모성 사망의 64% 차지하는 것으로 집계되었다.

중요한 것은, 2000년 이후 전세계적으로 진척률이 가속화 되었다는 것이다. 아동사망률의 경우 연평균 감소율이 1990년–2000년에 1.8%에서 2000년–2015년에 3.9%로 증가하였고, 모성사망비의 연평균 감소율 또한 1990–2000년에 1.2%에서 2000–2015년에 3.0%로 증가하였다.

전세계적으로 숙련된 인력에 의한 출산이 1990년 58%에서 2013년 73%까지 증가(MDG 5 지표)하면서 모성 사망의 감소가 병행되었다.[16] 이는 숙련되지 않은 인력에 의한 출산의 비율이 1990년 이후 1/3 이상으로 줄어든 것을 의미한다.[17] MDG 4는 아동 사망을 줄이기 위한 개입의 유일한 지표로서 홍역(measles) 예방접종을 지정했는데, 1990년부터 2014년 동안 12개월 이전 신생아들의 홍역 예방접종률이 73%에서 85%로 증가되어 긍정적인 결과를 나타내었다. 2000년 이후 홍역으로 인한 5세 이하 아동의 사망은 전세계적으로 75% 이상 감소된 것으로 추정된다.[4] 또한 전세계 전체 아동 사망은 2000년 이후 절반 이상 감소하는 성과를 이루었다. 이는 폐렴, 설사, 홍역 및 말라리아로 인한 사망의 감소가 생후 1개월 아동에게 영향을 미쳤기 때문이다.[18]

비록 소아마비 박멸은 MDG의 명시적인 목표는 아니지만, 전세계적으로 합의된 최초의 보건 목표 중 하나이다. 2014년 3월 27일, 동남아시아 지역은 미주 지역, 서태평양 지역, 유럽지역과 더불어 소아마비 박멸 지역으로 선언되었다; 이는 현재 전세계 인구의 80%의 지역이 소아마비에서 해방된 것을 의미하며, 지구상에서 소아마비 완전 퇴치를 위한 큰 도약이다.

[그림 4.5] 발육부진과 체중미달 5세 이하 아동들의 세계적 유병률, 1990–2015[5]

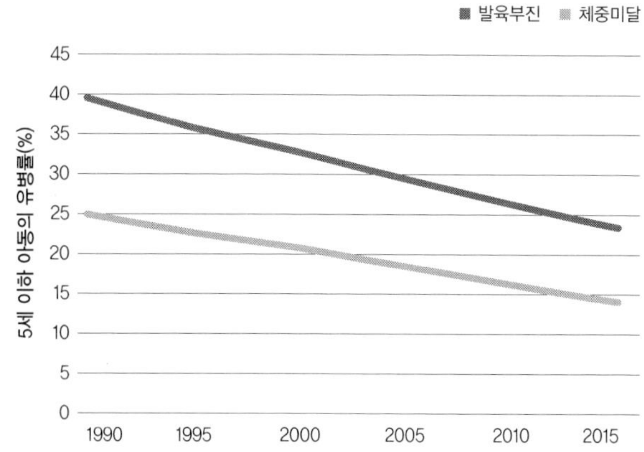

또한 아동의 영양결핍을 경감시키는데 전세계적으로 상당한 진전이 있었다(그림 4.5). 5세 이하 저체중 아동의 비율은 1990년에 25%에서 2015년에 14%로 감소된 것으로 추정되며, 이는 MDG 1.C의 목표치인 50% 감소에 약간 미치지 못한 44%였다. 서태평양 지역 내 저체중의 유병률은 1990년 2,300만 명에서 2015년 300만 명으로 82% 정도 급감하였고, 동남아시아 지역의 저체중 아동은 1990년 8,300만 명과 비교해서 2015년 4,300만 명으로 감소되었다. 저체중과 마찬가지로, 아프리카 지역을 제외한 모든 WHO 가입 지역에서 1990년–2015년 동안 발육부진 아동의 절대치가 감소하였는데, 아프리카 지역에서는 인구 성장 속도가 발육부진 유병률의 27% 감소 속도를 능가하였기 때문이다. 1990년부터 2015년 동안 발육부진 아동은 전세계적으로 41%가 감소하였다.[5]

MDG 5에 성생식 보건서비스에 대한 보편적 접근 보장에 대한 세부목표(MDG 5.B)가 2007년에 추가되었지만, 그럼에도 불구하고 어느 정도 진전이 있었다(그림 4.6). MDG 5.B는 다음과 같은 4가지 세부 지표를 포함한다: 10대 청소년 출산율; 산전관리 방문; 피임율; 가족계획을 원하지만 그 요구가 충족되고 있지 않

[그림 4.6] 4개의 MDG 5.B 지표들, 선진국과 개발도상국의 변화, 1990–2015[21]

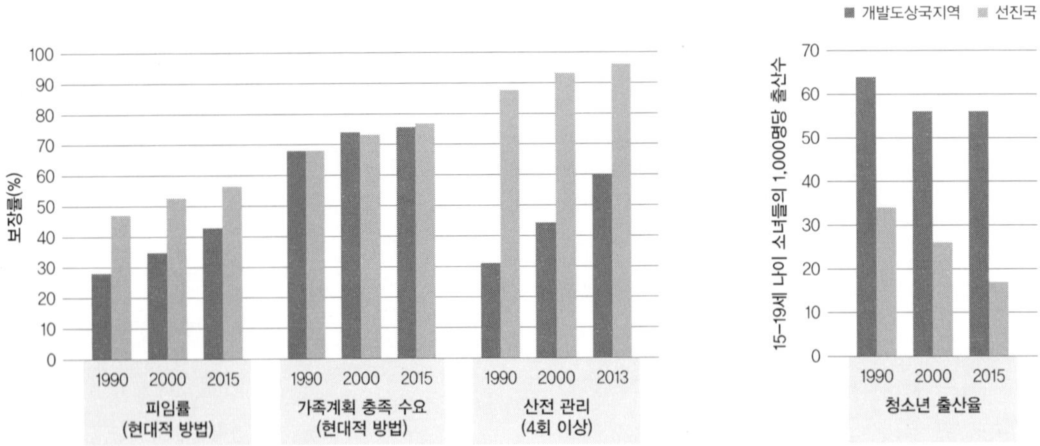

은 여성 비율. 해당 지표의 개선은 여자 청소년의 건강을 향상시킬 뿐만 아니라 모성 사망을 줄일 것으로 기대된다. 높은 출산율은 여성이 일생 동안 모성 사망의 원인으로 사망할 위험성을 높이기 때문이다. 2015년의 현재 추정치를 근거로 15세–19세의 청소년 출산율은 1990년 1,000명당 59명에서 2015년 1,000명당 51명으로 감소하였다. 청소년 출산율은 개발도상국(13% 감소)보다 선진국(50% 감소)에서 더 크게 감소했는데,[19] 남아시아에서는 청소년 출산율이 47% 정도 감소하여 두드러진 진전을 보였다. 권장횟수 4회 이상인 산전관리 방문은 개발도상 지역에서 1990년 31%에서 2013년 60%로 2배 증가하였다. 이는 분명 고무적인 일이지만, 여성 10명 중 4명은 여전히 권장횟수인 4회 산전관리 방문을 지키지 않았으며, 권장횟수대로 방문한 대다수의 사람들도 열악한 서비스의 질을 경험한 것으로 나타났다.[16] 앞서 언급한 바와 같이, 숙련된 인력에 의한 출산 또한 증가되었다. 현재 동아시아와 태평양 그리고 라틴 아메리카와 카리브해에서 약 10번 중 9번 출산이 의료시설에서 이루어진다. 이에 반해, 모성 및 신생아 사망의 부담이 가장 높은 남아시아와 사하라사막 이남의 아프리카에서는 절반 가량의 출산(각각 45%, 46%)이 의료시설에서 이루어졌다.[20]

가족계획 서비스와 관련하여, 기혼 여성 혹은 15세–49세 연령층의 가임기 여성이 현대적인 방법을 사용한 피임률이 1990년에서 2015년 기간 동안 48%에서 58%로 상승하였고, 개발도상국에서 10% 증가하였다.[21] 동시에, 현대적 피임법을 사용한 가족계획 요구 만족도는 1990년 68%에서 2015년 76%로 증가하였다. 현대적 피임법을 사용한 가족계획으로 전체 WHO 가입 지역의 미충족 요구를 최소 25% 감소하였고, 1990년 이후 유럽지역과 동남아시아 지역에서 30% 이상 감소를 달성하였다. 이러한 변화는 의도치 않은 임신을 1995년 43%에서 2012년 40%로 약간 감소시키는 결과로 이어졌다.[22] 청소년들 사이에서 특히 피임에 대한 접근성은 임신율을 결정하는 현황의 극히 일부분에 불과하다. 일부 환경에서는 아동결혼 등 문화적 요인이 중요한 역할을 한다. 전세계적으로, 2014년에 젊은 여성의 1/4이

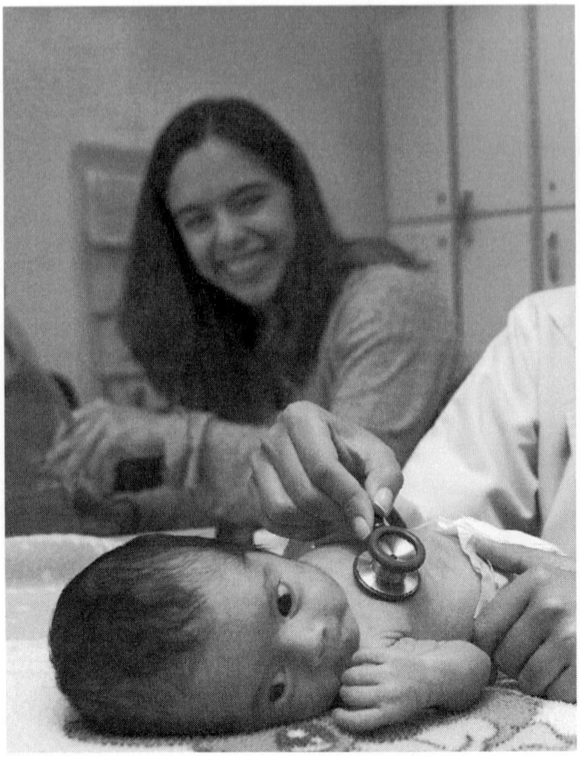

어린 시절에 결혼을 한데 비해 1980년대 초반에는 젊은 여성의 1/3이 어린 시절에 결혼을 하였다. 같은 기간 동안 15세 이전에 결혼한 젊은 여성의 인구가 12%에서 8%로 감소하였다.[11]

SDG 시대는 형평성 개선에 비중을 두고 있다. 우리가 새로운 시대로 진입할 때, 비록 이러한 이익이 보편적일 수 없지만, 다수의 RMNCH(생식, 모성, 신생아, 아동 건강) 영역에서 형평성에 대한 실질적인 개선이 실제로 이루어졌다는 것을 기억해야 한다.[23] 예를 들어, 디프테리아(diphtheria), 파상풍(tetanus), 백일해(pertussis) 백신의 보급은 대다수의 개발도상국에서 절대적으로 증가하였다. 이때, DTP 예방접종(3회/DTP3)의 보급은 부유층보다 빈곤층에 더 확산되는 경향이 있다. 유사한 패턴을 5세 이하 아동 사망에서 발견할 수 있는데, 최하위분위 아동이 최상위 아동보다 10년 동안 100,000명당 최소 26명 앞서면서, 최하위분위의 이익이 최상위분위 이익을 능가하는 것으로 나타났다. 또한 가족계획에 대한 미충족 요구에 대해 학력별 차이에 따른 불평등이 많은 국가에서 감소하였다. 그러나 불평등이 비교적 완화되었음에도 불구하고, 여러 분야에 심각한 불평등이 여전히 존재하고 있다.

성공요인

아동 건강을 위한 검증된 개입의 증가: 국가 계획 및 프로그램은 모성과 아동 건강을 위한 주요 개입의 포괄적인 보장을 달성하는 것에 초점을 맞추었다. 생식, 모성, 신생아 및 아동의 건강을 위한 필수적인 개입과 공공재 및 지침에 대한 국제적 합의는 투자의 집중을 유도했다.[24] 높은 수준의 보장 범위를 가진 국가는 낮은 수준의 보장 범위를 가진 국가보다 낮은 아동사망률을 보이는 경향이 있다.[25] 따라서, 빈곤의 감소 및 기본적인 생활 환경의 개선과 함께 우선적인 개입에 대한 규모의 확대는 건강 결과에 도움이 될 뿐만 아니라, 1990년 이후 아동사망률의 현저한 감소에 기여하였다. 예를 들어, 높은 아동사망률을 기록하는 국가에서는 5명 중 4명의 아동은 총 2회(dose)의 비타민 A 보충제를 공급받고 있으며,[26] DTP와 홍역 예방접종으로 인해 매년 2–300만 명의 사망을 예방하고,[27] 2014년에는 전세계 아동의 84%가 3회 접종분의 소아마비 예방접종을 받았다. 말라리아 고위험 국가에서 살충처리된 모기장(ITN) 안에서 취침하는 아동 비율은 2000년 0%에서 2013년 43%로 증가하였고, 항레트로바이러스 치료(ART)의 공급에서도 이와 비슷한 진전이 이루어졌다(5장 참조). 앞서 언급한 바와 같이, 산전관리, 숙련된 인력에 의한 출산 및 의료시설 분만에 대한 보장 범위가 증가하였다.

국제적 및 국가적 수준의 합의 및 공약: MDG는 모성과 아동 사망을 해소하기 위해 중요한 국제적 공약을 구성하였다. 또한 모성 및 아동의 생존을 위한 카운트다운(Countdown to 2015) 보고서를 뒤이어 2003년 란셋(Lancet)의 아동 생존(Child Survival) 시리즈, 그리고 UNICEF, WHO, UNFPA의 주도하에 UN기구 및 세계은행, 상호 기관과 시민단체가 국가적 지원을 제공하였다. 2005년에 모성, 신생아, 아동 건강에 대한 글로벌 파트너십이 설립되었다.[28] 그러나, 이 영역에서 비교적 부진한 투자를 인정하여 반기문 UN 사무총장은 여성과 아동 건강에 대한 글로벌 전략 2010–2015에 착수하였고, 다수의 국가에서 MDG 4와 MDG 5를 향한 진전을 가속화하는 노력을 촉구하였다.[29] 글로벌 전략의 이행을 지지하는 여성과 아동 보건을 위한 정보와 책임위원회(Commission on Information and Accountability for Women's and Children's Health)[30]와 여성과 아동을 위한 생명구호 위원회(Commission on Life-saving Commodities for Women and Children)는 보건 시스템 강화를 위한 다수의 권고안을 제출하였다. H4+파트너십,[31] 국가적 공약과 리더십, UN 사무총장의 '모든 여성과 모든 아동(Every Woman Every Child)' 계획은 예측 가능한 재정이 증가하면서 RMNCH의 결과 향상에 기여하였다[32] (관련 재정은 2012–2013년에 450억 달러가 모금되었고, 270억 달러는 이미 지출이 되었다).

또 다른 주목할 만한 노력은 국제소아마비박멸계획(Global Polio Eradication Initiative)으로, 2000년까지 범지구적으로 소아마비를 박멸시키기 위한 세계보건총회의 결의안의 결과로서 1988년에 추진되었다. 이는 가장 커다란 규모의 국제적 공중보건 프로그램 가운데 하나로서, 오랜 시간 동안 조직화된 지지를 통해 상당한 재원을 동원하는데 성공하였다. 추가적으로, 성생식 건강 및 권리에 초점을 맞춘 국제인구개발회의(International Conference on Population and Development)는 1994년에 179개의 국가에서 채택하였고, 2014년에 검토되었다.[33,34] 동시에, 단기적인 건강의 향상뿐만 아니라 전 생애의 인적 자원을 구축하기 위해 영유아 발달 및 청소년 건강은 점차적으로 공중보건의 중요한 분야로 인식되었다.[9,35,36] 그 결과, 새로운 '여성, 아동 및 청소년 건강에 대한 글로벌 전략'은 이러한 도전과제를 해결하기 위하여 확대되었다.

사회경제적 변화: 사회경제적 번영은 건강을 위한 다양한 혜택(및 도전과제)을 제공한다. 예를 들면, 가구의 소득 증가는 신생아 및 유아를 위한 질적, 양적 식량 수요를 충족시킬 수 있는 능력을 향상시켰다.[37] 또한 건강을 개선하는데 필수적인 식수 및 위생시설, 도로와 교통, 통신기술 등 기본 사회기반시설의 개선에 기여하였다. 특히 여성과 소녀에 대한 교육 분야에서의 진전은 모자사망, 조혼, 조기 임신에 중대한 영향을 끼쳤다.[38,39] 절반 이상의 국가에서 보편적 초등교육을 달성하였다.[40] 1990년 이후 중학교 취학률은 전세계적으로 증가하고 있다. 예를 들어, 전기 중등교육 연령대 아동의 경우, 이 연령대 인구가 절대적으로 증가했음에도, 2000년 9,700만 명의 학교 밖 아동 수가 2012년 6,300만 명으로 감소하였다.[41]

법률의 개선: 생식, 모성, 신생아 및 아동 보건 서비스에 대한 접근성과 보장을 확대하는 국가적 정책 및 규제에서 주목할만한 진전이 있었다. 예를 들어, 2008년–2015년 기간 동안 '카운트다운 계획(Countdown initiative)'에 의해 조사된 68개국 중 15개국에서 산모와 신생아의 긴급한 산과 치료(obstetric care)를 위해 조산사를 허용하는 정책을 도입하여 57%의 증가를 나타냈고, 23개국에서 단순폐렴 아동을 진단하고 치료하

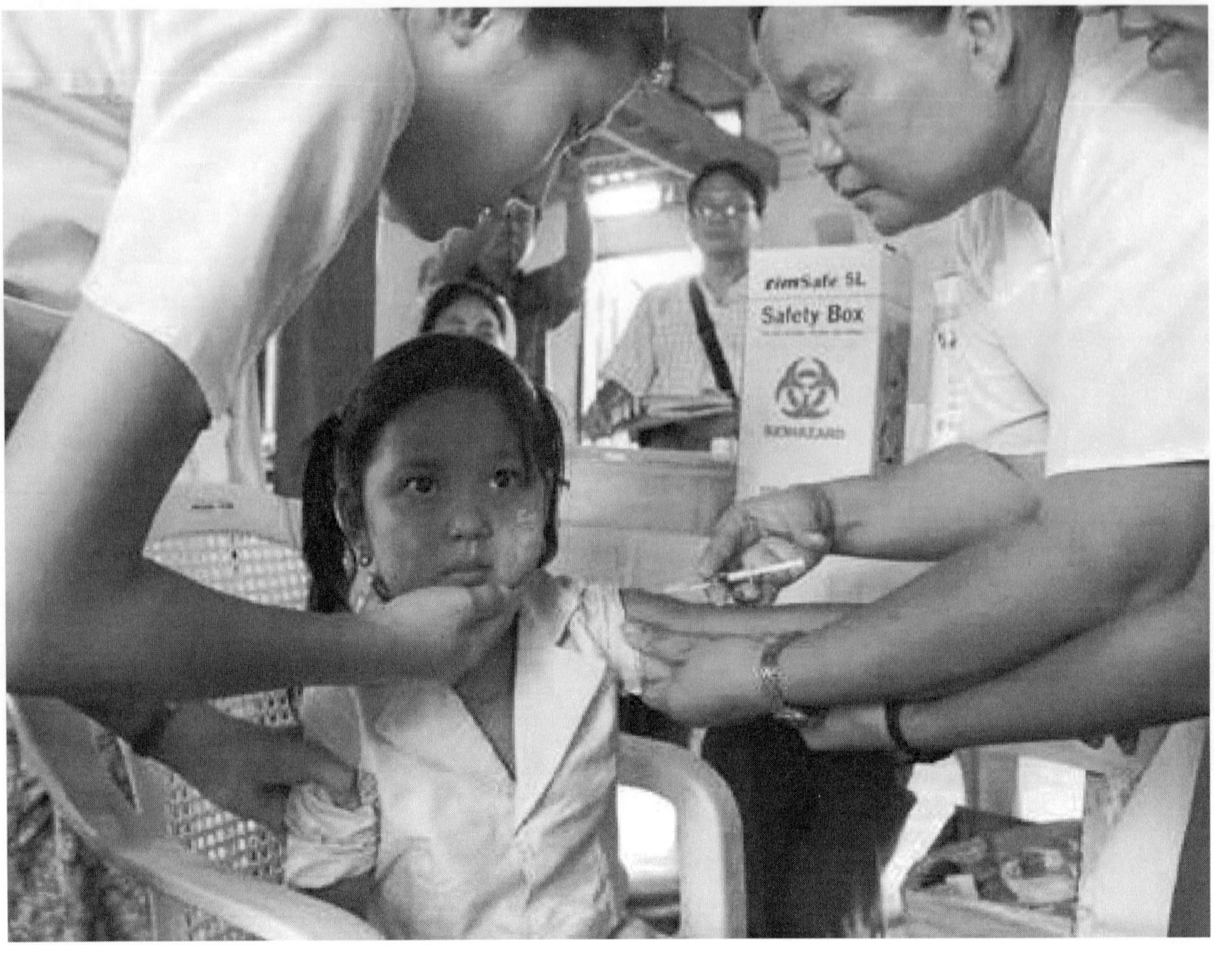

기 위한 지역보건인력(community health worker) 제도를 시행하였다.[26] 또한 여성 할례 및 폭력에 대항하는 성생식 건강 및 권리에 대한 법률이 제정되었다(관련 부분 참고). 예를 들면, 여성 할례가 횡행하는 29개국 중 최소 24개국에서 여성 할례를 금지하는 법안과 칙령이 시행되었다.[42]

재정: 2000년에 MDG 채택 이후에 보건을 위한 국제 개발원조의 연간 성장은 두 배로 증가하였다. 2000년부터 2014년까지 아동 건강을 위한 재원은 매년 8.3% 증가한 반면, 모성 건강을 위한 재원은 겨우 연평균 3% 증가에 그쳤다. 이와 비교하여, HIV, 결핵, 말라리아에 대한 재원은 2000년 이후 모두 연평균 15% 이상 증가하였다. 2010년 이후 전반적인 원조의 침체에도 불구하고, 모자보건을 위한 재원은 2006년-2013년 동안 11%가 증가하였다. 2014년에는 재원이 약간 감소하여 보건을 위한 전체 개발원조의 27%가 모성, 신생아 및 아동 건강으로 투입되었으며, 모성 건강에 30억 달러가 분배되었고, 아동 건강에 66억 달러가 분배되었다. 또한 저중소득 국가에서 1995년-2012년 동안 정부의 의료비 지출이 실질적으로 연평균 8.1% 증가한 것은 주목할 만하다. 이는 보건을 위한 개발원조가 이들 국가에서 총 의료비 지출의 약 5%를 차지하는 것을 의미한다.[43] 또한, 다수의 국가에서 선불(prepayment)과 자원 공유(resource pooling)를 기반으로 보건의료재정 시스템(Health Financing System)을 구축하거나 빈곤층이 접근할 수 있는 RMNCH 서비스 같은 MDG 세부목표 분야에 대한 공제 제도를 도입했다[16](2장 참조).

측정 및 모니터링의 향상: RMNCH 지표를 측정하기 위한 국제 조사 프로그램 특히 미국 국제개발처(United States Agency for International Development, USAID)의 재원으로 주로 운영되는 DHS와 UNICEF가 주도하는 MICS(Multiple Indicator Cluster Surveys) 등에 대한 투자가 측정 및 모니터링의 향상에 결정적인 역할을 했다. 관련 조사는 관계 부처와 전문가 메커니즘(mechanisms)[44]을 통해 모성 및 아동 사망의 정기적인 추정치를 국제적으로 제시하고, 개입의 효과적인 보장을 위한 모니터링의 기반을 형성하였다.[45] 이러한 데이터는 국제 계획, 모니터링 및 메커니즘의 검토에 널리 사용되었으며, RMNCH에 초점을 두는데 도움이 되었다. 소아마비 박멸을 위해 시행되는 모니터링 과정은 실시간 감시 및 데이터 분석, 145개국에 걸친 연구실 네트워크, 분쟁 지역 아동을 평가하기 위한 세부 전략 등의 확립을 통해 무엇이 실현가능한지 보여준다.[46]

도전과제

분만 중 치료의 개선: 1990년 이후 신생아 사망이 감소하는 속도는 5세 이하 아동의 사망이 감소하는 속도보다 더디며, 현재 신생아 사망은 아동 사망의 45%를 차지한다. 또한 같은 기간 동안 모성 사망의 감소 폭도 1-59개월의 아동보다 더 적었다. 모성 및 신생아 사망을 보다 빠르게 경감시키기 위해 진통, 분만 그리고 생후 일주일의 신생아에 대한 보건의료서비스에 초점을 맞춰야 한다. 엄마와 아기 모두에게 결정적인 영향을 미치는 비용 효과적인 개입(cost effective intervention)은 의료의 질을 개선하고, 의료시스템을 강화시키는데 집중해야 한다. 모성 및 신생아의 건강을 향상시키기 위해서는 지표의 상관관계가 보여주듯이 더 이상 각각의 분리된 전략을 추구해서는 안 된다(그림 4.7).

즉각적인 대응 치료 제공: 신생아 및 아동의 생존을

[그림 4.7] 선택된 국가들의 신생아 사망률(NMR)과 모성사망비(MMR)[a], 2015[2,15]

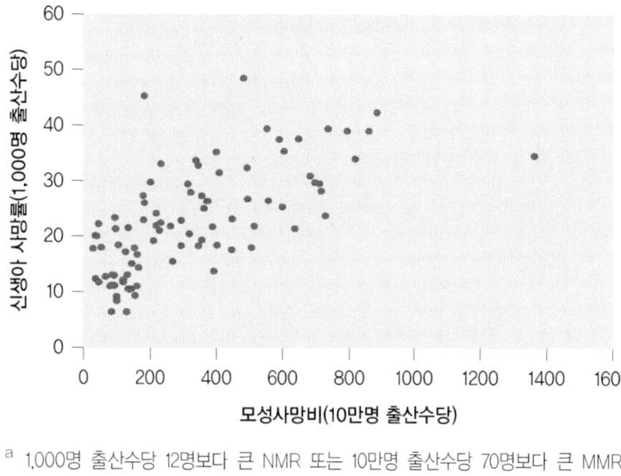

[a] 1,000명 출산수당 12명보다 큰 NMR 또는 10만명 출산수당 70명보다 큰 MMR인 국가들.

향상시키기 위한 필수적인 보건사업 즉, 개입은 유명하며 자원이 부족한 환경에서도 실행 가능하다. 그러나 개입에 대한 보장의 확대는 가변적이다. 예방접종 및 비타민 A 보충제의 보급 등과 같은 개입의 보장범위보다 폐렴, 설사병, 말라리아의 치료 등 즉각적으로 요구되는 24시간 의료서비스에 접근할 수 있는 보장범위는 더 좁은 반경을 가진다. 이러한 상황으로 인해, 높은 부담의 이환율 및 사망률을 가진 국가에서 폐렴과 설사 또는 말라리아 증상을 보이는 절반 이상의 아동이 적절한 치료에 접근하지 못하고 있다.[26]

보건의료서비스의 질 향상: 보건서비스에 대한 접근성과 이용률이 향상됨에 따라 보건서비스의 질을 철저하게 관리해야 한다. 보건의료서비스 이용의 보급률이 증가하고 있지만, 사망률 경감을 위한 진전을 저해하기 때문에 낮은 수준의 모성, 신생아, 아동 및 청소년 보건의료서비스는 지속적인 문제로 남아있다. 헌신적이고 숙련된 보건의료인력을 양성, 훈련, 배치, 동기부여, 관리 및 재교육하는 것은 여전히 해결해야 할 근본적인 도전과제로 남아있다.[47] 특히 자원이 부족한 환경에서 의약품 및 의료용품의 부족, 허술한 위탁 경로 및 정기적인 관리 감독의 부재는 서비스의 질에 영향을 미치는 또 다른 주요 요소이다.

불평등한 의료접근성 감소: 가족계획, 산전관리, 숙련된 인력에 의한 출산에 대한 접근성 및 홍역 백신에 대한 접근성 등 RMNCH 지표의 전 범위를 아우르는 의료접근성은 중저소득 국가 내에서 가구의 경제적 상태에 따라 달라진다(그림 4.8). 숙련된 인력에 의한 출산은 고소득층과 저소득층, 고학력층과 저학력층, 도시와 농촌 사이에서 가장 큰 보장 격차를 보였는데, 80%의 편차가 존재하는 것으로 보고되었다.[23]

[그림 4.8] 저-중소득 국가들에서 RMNCH 개입 범위 지표들의 경제상태와 관련된 불평등, 2005-2013[23]

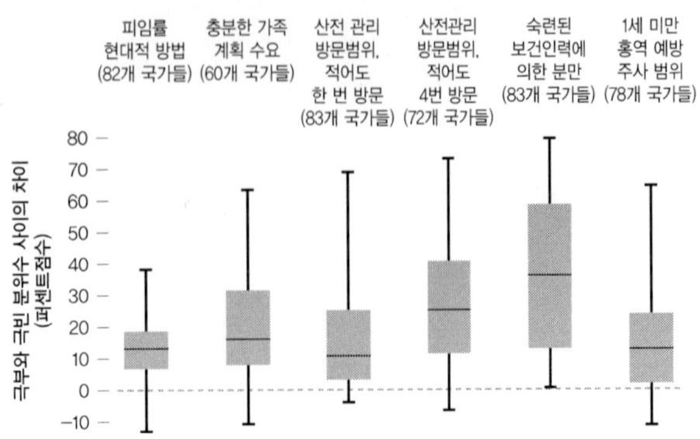

분쟁상황 및 취약국가: 분쟁상황으로 인해 정기적인 1차 보건의료서비스에 대한 접근성 및 질이 보장되지 않는다면, 필수적인 RMNCH 서비스 공급을 붕괴시키거나 심각하게 저해할 수 있다. 소아마비 박멸 계획 또한 영향을 받는다. 현재 파키스탄과 아프가니스탄 이 두 국가만이 소아마비 유행국으로 지정되어 있다. 소아마비 바이러스의 전염은 이들 국가에 정체되어 있지만, 다른 모든 국가들 특히 "소아마비 바이러스 주요 지대(poliovirus importation belt)"에 해당하는 서아프리카부터 아프리카 뿔(아프리카 북동부) 지역까지 재감염의 위험성이 남아있다. 또한, 중동에서 개별 국가들의 안보 상황으로 인해 예방접종 시스템이 악화되어 위험을 고조시키고 있다.[48]

모든 형태의 영양실조 감소: 발육부진 및 신체허약은 주요 우려사안이다. 2015년, 전세계적으로 아동 4명 중 1명(23%) 혹은 1억 5,600만 명의 아동이 발육부진에 시달리고 있으며, 인지능력 및 신체적 발달이 저하될 위험에 노출되어 있다.[5] 아기의 생후 첫 주부터 시작된 부적합한 관리 및 부적절한 모유수유로 인해 매년 5세 이하 아동 800,000명이 사망함에도 불구하고, 전세계적으로 40% 이하의 아동만이 생의 첫 6개월 동안 독점적 모유수유를 받고 있다.[6] 이 저조한 비율은 영양실조로 인한 사망을 초래하기도 한다. 산모의 빈혈 발생률 감소 또한 기대에 미치지 못하는 결과를 나타냈는데, 1995년의 43%에 비해 2011년의 38%로 유의미한 감소를 보이지 않았다.[49] 특정 지역에서 영양결핍으로 인한 영양실조는 개선되었지만, 많은 나라에서 아동과 청소년의 과체중 및 비만 비율이 증가하고 있어 현재 및 미래의 건강에 대한 심각한 위험을 제기한다.

피임률 증가: 2012년과 2013년 사이에 현대적 피임법을 이용하는 여성과 소녀의 수가 840만 명 증가되었지만, 이는 기준점인 신규 이용자 940만 명에 여전히 미치지 못하는 수준으로 향후 모든 여성과 소녀들에게

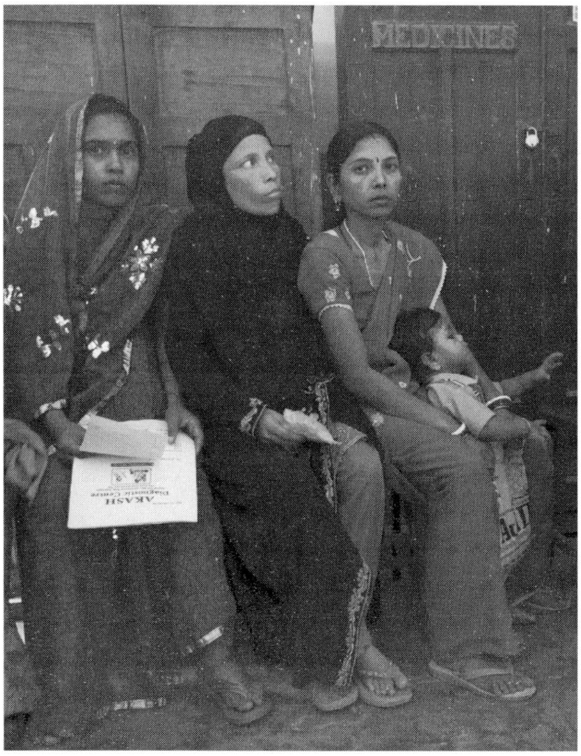

보급될 필요가 있다.[50]

청소년과 소녀의 권리 보호: 여성 할례(FGM)가 인권 침해로 인식되면서 일부 국가에서 진전이 있었음에도 불구하고, FGM이 횡행하는 아프리카 지역에서 매년 300만 명 이상의 소녀가 FGM의 위험에 노출되어 있다.[51] 전세계적으로 2014년에 전체 소녀 4명 중 1명이 아동기에 결혼을 하는데, 아동결혼 비율이 가장 높은 지역은 남아시아와 사하라 사막 이남 아프리카 지역으로 나타났다. 전반적으로, 2012년에 130만 건의 청소년 사망이 발생했으며, 대부분 예방 가능한 원인으로 인해 사망한 것으로 추정된다. 소년의 사망률은 소녀의 사망률보다 높게 나타난다. 남녀 공통의 사망원인이 다수 존재하지만, 폭력은 특히 소년과 관련되어 있고, 소녀는 임신과 출산으로 인한 요인과 관련되어 있다.

모니터링 개선: 모성사망률, 이환율 및 사망의 원인에 대한 상대적으로 부족한 데이터는 모니터링의 진행을 어렵게 한다. 예를 들어, 모성사망률이 높은 나라에서 소수의 국가만 1990년-2015년 동안 국가 자체적으로 대표 조사(representative survey)를 실시하였으며, 이는 부정확한 MMR 추정치를 제공한다. 제한적인 국가 수준의 데이터는 아동 사망의 원인에 관한 동향에 대해 정확한 모니터링을 불가능하게 하며, 청소년에 대한 데이터 또한 동일하게 부정확하다. 출생신고(birth registration) 자체가 원활하지 않은 개발도상국에서 아동 사망을 측정하는 것은 현실적으로 어렵기 때문에, 출생등록의 활성화는 중요한 문제이다. 전세계적으로 12개월 미만 유아 중 59%만 출생신고가 되었고, 남아시아와 사하라 사막 이남 아프리카 지역에서는 33%만 등록되었다.[52]

전략적 우선순위

SDG에서 여성과 아동의 건강은 여전히 주요 관심 사안으로, 2030년까지 예방 가능한 신생아, 아동, 모성 사망을 종식시키겠다는 강력한 공약이 그 증거이다. 이는 가족계획, 정보 및 교육 등 성생식 보건의료서비스에 대한 보편적 접근성을 보장하고, 영유아 발달 및 청소년 건강증진 및 지원을 목표로 한다.

2010년 UN 사무총장에 의해 시작된 첫 번째 여성과 아동의 건강에 대한 글로벌 전략(Global Strategy for Women's and Children's Health)은 재원의 증가 및 정책의 강화를 유도하였고, 그 결과 다수의 국제적, 지역적, 국가적 계획이 도출되었다.[53] 2015년 9월에 여성, 아동 및 청소년 건강에 대한 글로벌 전략 2016-2030 (Global Strategy 2.0)이 갱신되었고,[54] 예방 가능한 사망과 관련된 미해결 MDG 의제를 인지하고, 이에 대해 진행이 가속화될 수 있는 분야에 대한 근거를 검토하여 SDG 의제에서 모두를 위한 모든 세대의 건강과 웰빙 증진의 중요성을 강조한다.[29] 중요한 초점은 치료의 연속성(continuum of care)의 심각한 격차를 해소하기 위해 파급효과가 높은 특정한 개입이나 우선순위가 높은 개입의 규모를 확장하는 것이다(그림 4.9). 또한, Family Planning 2020,[55] A Promise Renewed,[52] 신생아 사망 근절 실행계획(Every Newborn Action Plan, ENAP),[56] 폐렴의 예방 및 치료 개선,[57] GAVI[58] 등 특정한 개입의 추진력을 제공하는 다양한 계획 및 결의안이 존재한다. 주요 공중보건 문제를 해결하기 위해 특정한 전략들은 각자 타당한 근거를 갖고 있지만, 통합

[그림 4.9] 치료[26]의 연속성에 따른 개입 범위[a]

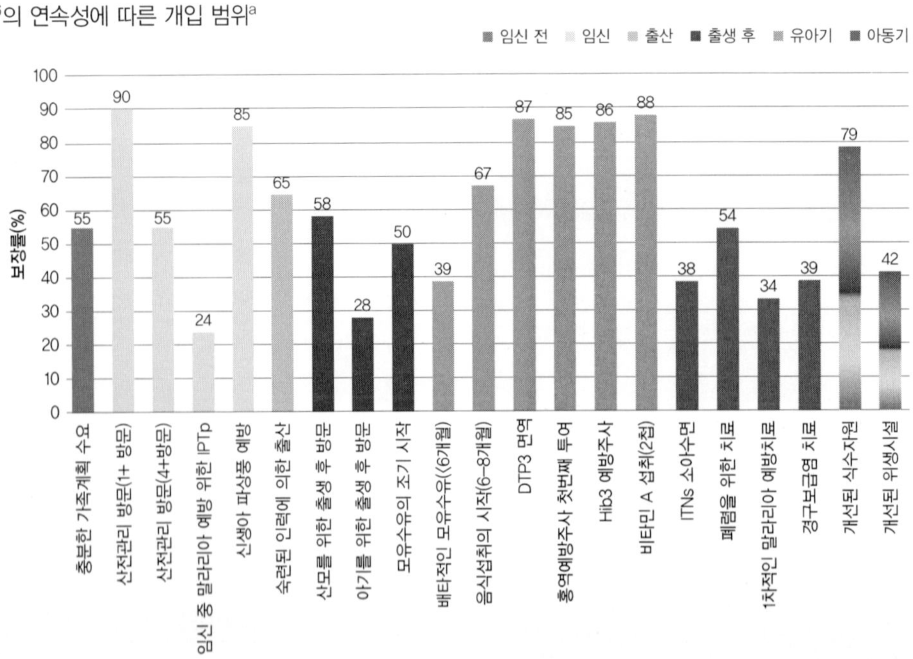

[a] 2009년 또는 그 이후의 가장 최근 조사에 근거한, 75개 국가들의 국가적 범위 중간값.

적인 접근방식을 제시하는 것도 매우 중요하다.

새로운 글로벌 전략의 기치 아래, 협력을 증진하고 분열을 줄이려는 정부의 요청에 응답하려는 열망이 분명히 존재한다. 글로벌 전략의 전달을 뒷받침하는 세 가지 상호연결된 실행 영역은 다음과 같다; 국가계획 및 이행; 국가계획 및 이행을 위한 재원; 국제적인 이해관계자의 참여 및 제휴. 따라서, 국제적 및 지역적 파트너는 국가를 위한 통합적인 지원을 확립하기 위해 예측 가능한 재원과 함께 공동 협력 메커니즘을 통해 이전 계획들과 통합되어 단순화된 구성양식을 지향해야 한다.

글로벌 전략 2.0은 형평성, 권리와 성별 문제 등에 각별한 주의를 기울인다. 동시에 여성과 아동 건강을 위한 통합적인 접근방식과 같은 연구, 새로운 기술의 개발 및 운영 혁신을 포함한 혁신의 중요성을 강조한다. 또한 특히 국가적 및 국제적 수준의 결과와 자원에 대한 공약을 이행하는 것에 대해 책무성의 중요성도 강조한다. 글로벌 전략 2.0의 지원 하에 '모든 여성과 모든 아동' 계획과 함께 국제 기금 기관(Global Financing Facility)이 설립되었으며,[59] 이는 외부 지원, 국내의 자금, 자원 동원 및 이송을 위한 혁신적 자원을 공통적으로 결합한 혁신적 접근방식을 사용한다.

RMNCAH를 증진시키기 위한 우선순위 전략은 다음과 같다:

- 양질의 RMNCAH 정보 및 합병증 관리를 포함한 무료 서비스에 대한 보편적 접근성 보장;
- 서비스의 질 및 만족도 향상과 함께 분만 당시 서비스 강화, 산모와 아기를 위한 서비스의 완전한 통합 보장;
- 지역사회, 1차 진료, 협진 등 보건서비스 전달 수준에 따른 여성, 아동, 청소년 전 생애에 걸친 보건의료서비스의 연속성 보장;
- 지역보건인력을 통해 폐렴, 설사병, 말라리아, HIV 및 영양실조 등 아동 질환에 대한 예방 및 환자 관리 강화;
- 위험으로부터 노출을 막기 위한 의무적인 개입과 건강을 증진하는 정책의 실현 – 예를 들면, 도로 교통사고의 감소 또는 담배와 같은 유해 물질의 사용 감소;
- 성, 생식, 모성, 신생아 및 청소년 건강 서비스에 대한 접근성 및 질의 불평등 해소;
- 양질의 서비스와 형평성에 대한 접근성 향상을 위한 책무성 및 투명성 보장;
- 부모, 가정, 지역사회의 역량 활용 및 사회 전체 참여;

• 물과 위생, 교육, 경제, 사회적 보호, 환경, 성별 등과 같은 건강에 중요한 영향을 미치는 보건 분야 이외의 기타 분야에도 참여

영양실조와 기아를 종식시키기 위한 SDG 세부목표는 세계보건총회에서 승인된 몇몇의 결의안들과 함께 반향을 불러일으켰다. 이 같은 결의안은 모성, 유아 및 아동의 영양에 대한 종합적인 실행계획이 담긴 결의안 WHA 65.6[60]과 영유아의 영양과 관련하여 회원국들이 유아 유동식에 대한 부적절한 광고 금지를 촉구하는 결의안 WHA 63.23[61]을 포함한다. 이러한 영역의 진척 현황을 모니터링하기 위해 특정 지표들이 제안되었다. 모든 사람들이 좋은 음식과 영양을 섭취할 권리가 있다는 원칙 하에 국제적 운동(global movement)이 설립되었다.[62] 유아에 대해 특별한 관심이 필요한 분야는 급성 영양실조에 대한 관리의 규모 확대와 지속적인 독점적 모유수유를 지원하는 출산 정책 수립을 들 수 있으며, 보충 수유기간(6–23개월)에는 양질의 영양이 풍부한 보완적 식품(complementary food)을 포함하여 건강하고 다양한 식단 프로그램 보장의 규모를 확대하는 것이 필요하다.

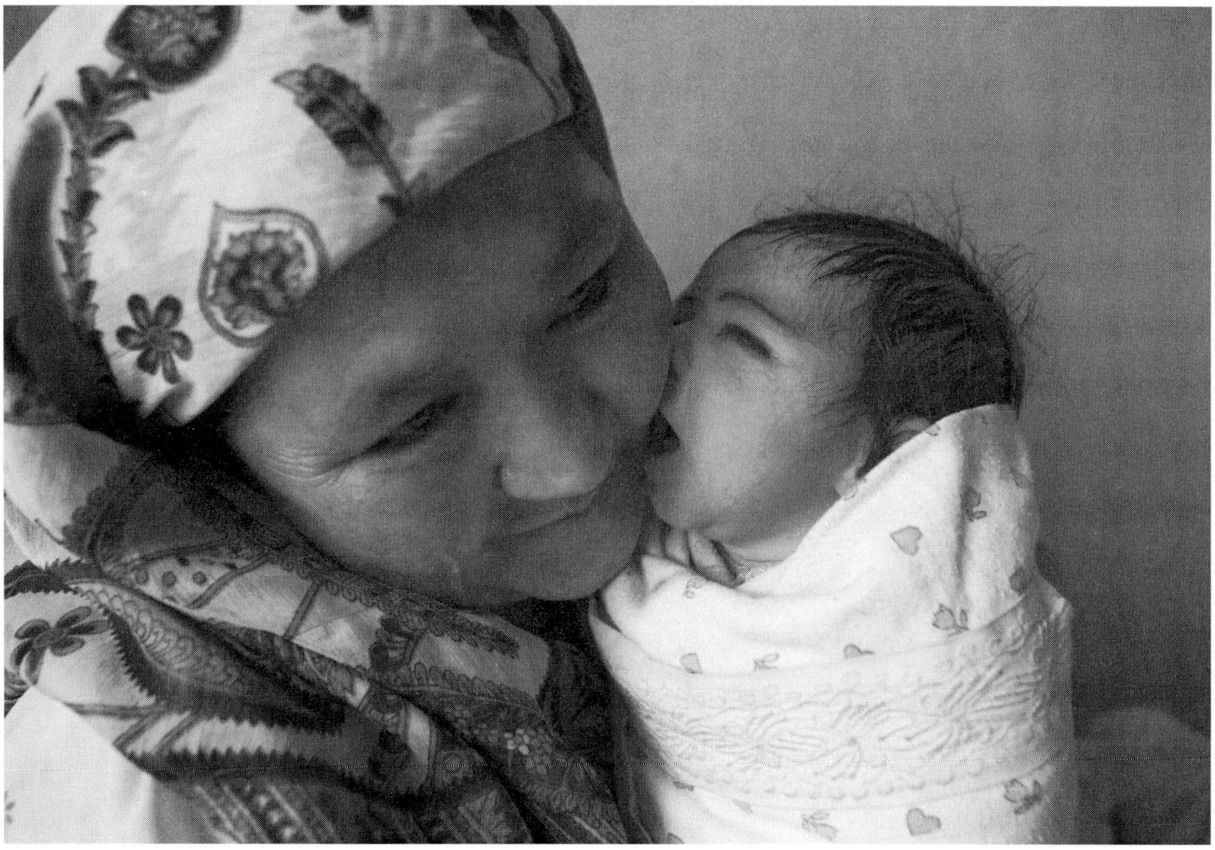

모성 건강

지난 10년 동안 상당한 진전이 있었음에도 불구하고, 예방 가능한 모성 사망의 종식은 여전히 세계에서 가장 중요한 도전과제 중 하나로 남아있다. 2015년에 약 303,000명의 여성들이 임신이나 출산의 결과로 사망했는데, 대부분의 사망은 출산 당시 및 전후에 예방 가능한 원인으로 발생하였다.[2] 전세계적으로 모성 사망은 가임기 여성의 주요 사망 요인 2위에 해당하며, 현재 여성이 일생 동안 모성 사망에 직면할 확률은 약 1/180이다.

성과

1990년 이후 정상출산 100,000명당 모성사망비(MMR)는 44% 감소하였다. 지속적인 노력으로 인한 상당한 진전에도 불구하고, MDG 5의 감소 목표치인 75%를 달성하는데 실패하였다. 모성사망비는 1990년 정상출산 100,000명당 385명에서 2000년 341명으로 줄었고, 2015년에는 216명으로 감소하였다. 모성사망비는 2000년 이후 점차 감소하는 경향을 나타낸다.

전세계 모성사망비의 감소는 주로 1990년 이후 동남아시아 지역(69% 감소)과 서태평양 지역(64% 감소)에 의해서 주도되었다. 아프리카 지역의 모성사망비는 1990년부터 2015년까지 44% 감소하여, 가장 소폭의 감소율을 보여주며(그림 4.10) 현재 전세계 모성 사망의 10명 중 6명 이상에 해당한다.

성공요인

서비스 보장의 국가적 개선: 의료서비스 전달체계에 대한 통합이 증가함에 따라 산전관리, 숙련된 인력에 의한 출산 및 의료시설 분만에 대한 보장 범위가 증가하였다(그림 4.11). 여성의 약 90%는 최소 1회 산전관리를 받았으며, 60% 이상은 최소 4회 산전관리를 받았다. 숙련된 인력에 의한 출산은 1990년부터 2013년까지 58%에서 73%로 증가되었다.[16] 또한 피임률이 증가하면서, 의도치 않은 임신을 최소화하여 모성 사망의 위험을 감소시켰다.

여성과 아동 건강에 대한 글로벌 전략 2010-2015 및 관련 계획: 모성 사망 감소를 위한 MDG 세부목표를 향한 느린 속도의 초기 진행은 2005년부터 재원이 동원되고, 국가적 대책이 지원되면서 일련의 국제 계획들로 이어졌다. WHO가 주도한 Making Pregnancy Safer 계획, 글로벌 전략,[29] 여성과 아동 보건을 위한 정보와 책임위원회,[30] H4+ 파트너십(H4+ partnership)[31]에 의한 추진력과 국가적 공약 및 리더십 그리고 예측 가능한 재정의 증가(2012-2013년에 450억 달러 지원 및 270억 달러 이미 지출)는 이전의 모성, 아동, 신생아 건강을 위한 파트너십(2005)과 같은 모성 건강 결과 향상에 기여하였다.[32]

[그림 4.10] WHO 지역별 모성사망비(MMR) 동향[a], 1990-2015[2]

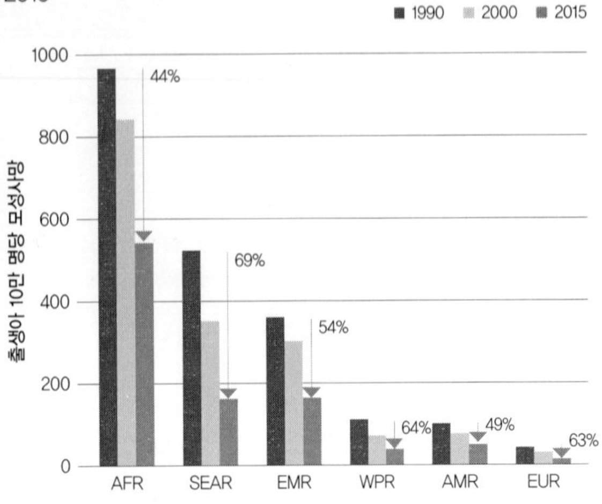

[a] 각 지역의 꼭대기에 보여지는 비율은 1990-2015년 기간 동안의 변화임.

[그림 4.11] 모성 보건 개입(Intervention)의 범위에 대한 세계적 동향, 1990-2013[63]

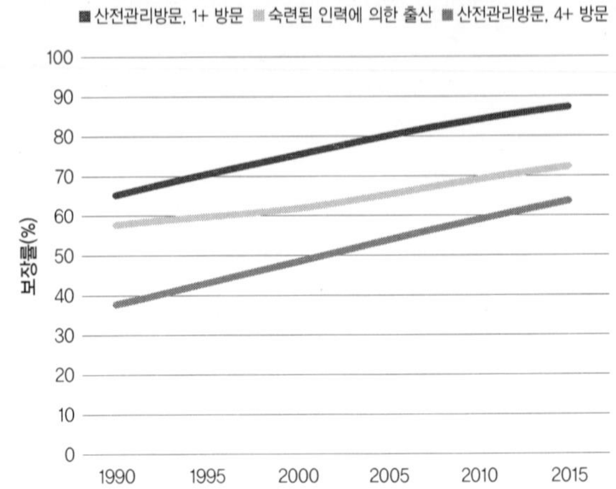

사회경제적 발전: 높은 수준의 교육, 특히 여성과 소녀를 위한 교육은 낮은 수준의 모성 사망과 연관되어 있다.[64] 25세 이상 여성의 평균 교육 수준은 1990년 4.7년에서 2015년 7년으로 증가되었고,[65] 같은 기간 동안 아프리카 지역에서는 2.0년에서 4.1년으로 증가하였으며, 동남아시아 지역에서는 2.0년에서 4.3년으로 증가되었다. 특히 아시아 지역에서 모성 사망의 현저한 감소는 경제발전으로 인해 보다 나은 서비스 접근성을 갖게 되었기 때문으로 보인다.

도전과제

분만 시 숙련된 인력에 대한 접근성: 전세계적으로 꾸준한 개선이 이뤄졌음에도 불구하고, 2013년에 아프리카 지역 및 동남아시아 지역에서 여성의 40% 이상은 분만 시 숙련된 의료 종사자의 도움을 받지 못했다.

서비스의 질: 의료기관에서 출산하는 여성이 증가함에 따라, 의료서비스의 질은 점점 더 중요해 질 것이다.[66] 보건의료인력을 양성, 훈련, 배치, 동기부여, 관리 및 재교육하는 것은 여전히 해결해야 할 근본적인 도전과제로 남아있다.[47]

간접적인 모성 사망: 모성 사망에 직접적 및 간접적으로 기여하는 감염성 질환 및 만성 비감염성 질환의 증가는 우려 사안 중 하나이다. 각 나라들이 MMR를 경감하면서, 모성 사망의 간접적 원인을 인식하고 관리를 강화할 필요성이 제기되었다. 또한, 비감염성 질환을 해소하기 위해 기타 관련 분야 및 의료 종사자와 협력해야 한다. 적절한 의료적 지침 및 절차를 포함하여 혁신적인 교육방법을 개발하고, 이러한 상태들을 감시하고 관리할 수 있는 접근방법 역시 필요하다.[67]

접근성에 대한 불평등: 많은 국가에서 여성이 출산할 때 받는 의료서비스는 그들의 소득과 밀접한 관련이 있고, 그들의 교육 수준 및 거주 지역(도시에 사는지 농촌에 사는지)에 영향을 받기도 한다. 경제, 교육, 도농 간 불균형적인 기울기는 저소득 국가에서 특히 두드러진다 (그림 4.12)

보건의료인력: 숙련되고 헌신적인 보건의료인력을 양성, 훈련, 배치, 동기부여, 관리 및 재교육하는 것은 여전히 해결해야 할 근본적인 도전과제로 남아있다.

재원: 모성 건강에 대한 전반적인 재원의 격차도 존재하지만, 공여국의 목표와 수원국의 필요 사이에 큰 격차가 존재하며, 높은 수준의 모성사망비를 보이는 최빈개도국은 상대적으로 적은 재원을 받기도 한다.[68]

모니터링: 많은 국가들에서 모성사망률, 이환율 및 아동 사망의 원인에 대한 데이터가 부족하여 모니터링의 진행을 어렵게 한다. 사망신고를 기반으로 한 인구동태 통계가 부족하여, 고소득 국가에서조차 필수 등록 시스템에서 모성 사망의 약 1/3 정도가 누락되는 실정이다.[2]

[그림 4.12] 불평등의 다차원에 의한 저소득 국가들에서 숙련된 보건인력에 의한 출산[a], 2005–2013[23]

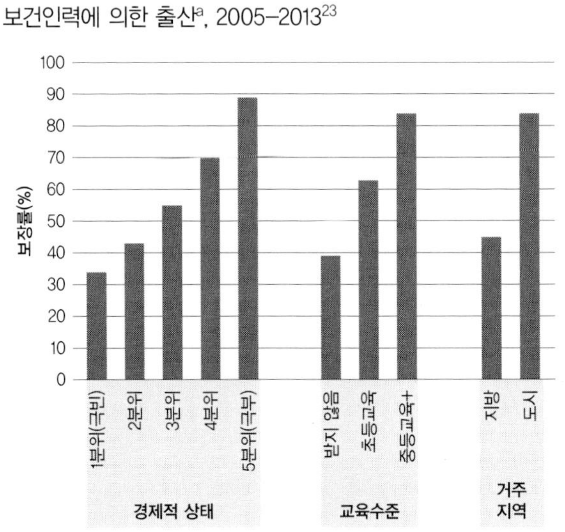

[a] 30개의 선택된 국가들의 중간값

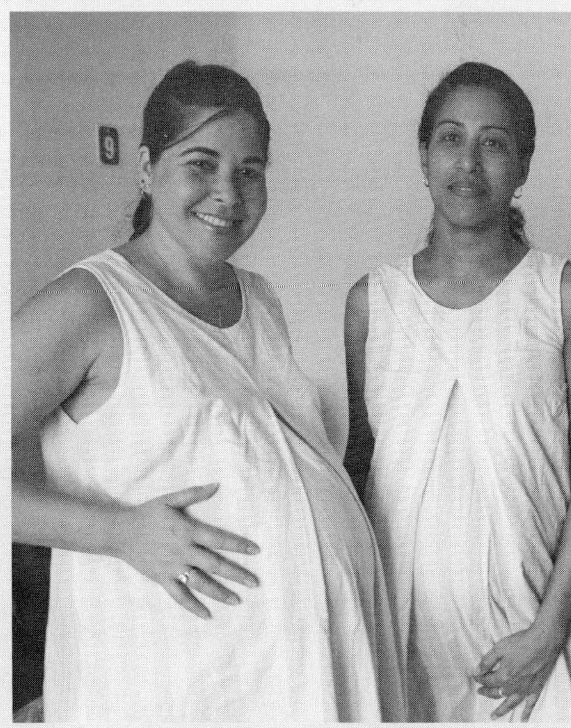

전략적 우선순위

모성 사망과 5세 이하 아동에 관한 SDG 세부목표는 WHO의 예방가능한 모성 사망 종식(Ending Preventable Maternal Mortality, EPMM) 계획을 토대로 세워졌다.[67] Post-2015의 모성 보건 전략의 목표는 이행 효과성(implementation effectiveness)에 기초하는 성, 생식, 모성, 신생아 건강에 대해 전인적(holistic)·인권 기반(human rights-based) 접근방식을 사용하여 예방 가능한 모든 모성 사망을 종식시키는 것이다. 특히, 국제적 목표는 전세계 MMR을 2030년까지 인구 100,000명당 70명 이하로 감소시키는 것이다. EPMM 또한 MMR이 100,000명당 140명을 초과하는 국가가 없도록 하는 것을 목표로 한다. 이는 각 국의 MMR을 2010년부터 2030년까지 최소 2/3 수준으로 감소하는 것을 의미한다.

EPMM 핵심 전략은 다음의 목표를 설정한다.

- 성, 생식, 모성 및 신생아 건강에 관한 양질의 정보 및 서비스의 접근성에 대한 불평등 해소;
- 종합적인 성, 생식, 모성 및 신생아 보건의료서비스를 위한 보편적 건강보장;
- 모성사망률, 생식 및 모성 이환율 및 관련 장애를 유발하는 모든 원인 해소;
- 여성과 소녀의 우선순위 및 필요에 대응하기 위한 보건 시스템 강화;
- 서비스의 질 및 형평성 향상을 위한 책무성 확립

이 밖에도, 다른 전략적 목표는 지표, 측정 시스템 및 데이터 질의 향상, 적절한 자원 할당, 효과적인 보건의료 재정을 포함한다. 이와 관련하여, 글로벌 전략 2.0을 토대로 RMNCH를 위한 재원을 지속적으로 유지하고 증가시키는 것은 매우 중요하다.[59]

신생아 건강

아동 사망을 감소시키기 위한 국제적인 노력은 생후 1개월 동안 생존한 아동에게 가장 큰 영향을 미쳤다. 2015년에 전세계적으로 신생아(생후 28일 이내) 사망은 2,700만 건이 발생하였으며, 전체 5세 이하 아동 사망 가운데 45%를 차지했다.[15] 대부분의 신생아 사망은 예방 가능한데, 특히 생후 7일 이내 발생하는 신생아 사망의 73%가 예방이 가능한 것으로 나타났다.[69] 이는, 모성 건강을 향상시키는데 필요한 투자와 동일한 보건 시스템에 대한 투자가 필요하다는 것을 시사한다.

성과

1990년 이후 모든 WHO 지역에서 신생아사망률(NMR)이 감소하여 1990년의 1,000명당 36.2명에서 2015년의 19.2명으로 47% 감소하였다.[15] 그러나 전체 5세 이하 아동 사망 가운데 출생 후 28일 미만의 신생아가 사망한 비율이 40%에서 45%로 증가되었는데, 이는 1–59개월 사이의 아동 사망이 빠르게 줄었기 때문이다. 서태평양 지역의 신생아사망률이 75%로 가장 큰 폭으로 감소한 반면, 동부 지중해 지역과 아프리카 지역에서 가장 소폭(모두 38%)으로 감소하였다.

2000년 이후, 신생아 사망이 크게 감소할 수 있었던 것은 신생아 사망의 두 가지 주요 요인인 출산 질식(전체 34% 감소) 및 조산(전체 21% 감소)이 감소하였기 때문이다. 또한, 신생아 파상풍으로 인한 사망은 거의 80%가 감소하였다(그림 4.13).[4]

성공요인

서비스 보장의 국가적 개선: 산모와 생후 일주일 된 아기를 위한 산전관리, 숙련된 인력에 의한 출산 및 산후관리 대한 개입의 보급은 신생아사망률을 줄이는데 일조하였다.[70] 예를 들면, 신생아사망률과 숙련된 인력에 의한 출산은 밀접한 상관관계가 있다(그림 4.14). 분만 중 파상풍으로부터 보호받는 아기의 비율은 1990년 60%에서 2014년 83%로 증가하였다.[71] 2014년에는 모성 및 아동 사망의 부담이 높은 75개국 중 60개국에서 산모와 아기를 위한 가정 중심의 신생아 관리 서비스 정책을 보고하였다.[72]

국제적 공약/파트너십: 출생 후 1개월 사이 신생아 사망의 중요성이 상대적으로 강조되면서, 국제사회가 신생아 건강을 우선시하기 전에 신생아 사망의 대부분이 감소되었다. 각국 정부와 파트너들은 2010년에 UN 사무총장의 여성과 아동에 대한 글로벌 전략에 반응하여,[73] 여성과 아동 보건을 위한 정보와 책임위원회[30] 및 생명구호를 위한 UN 위원회[75]의 권고안 뿐만 아니라 '모든 여성과 모든 아동' 계획[74]에도 동참하였다. 2012년에 Committing to Child Survival: A Promise Renewed와 같은 국제

[그림 4.13] 신생아 사망의 세계적인 원인 특성 위험들, 2000–2015[4]

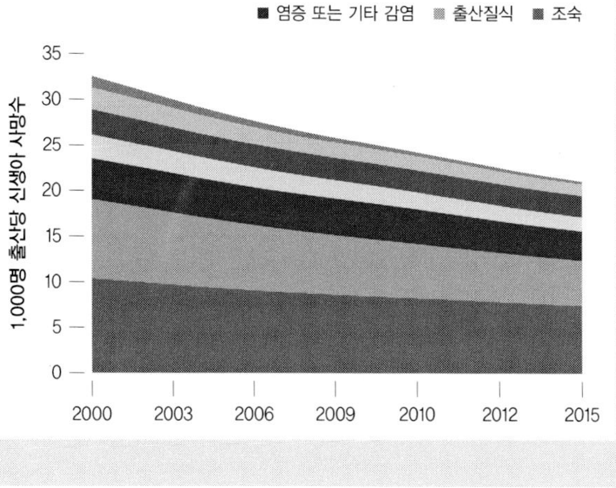

[그림 4.14] 선택된 국가들에서 숙련된 인력에 의한 출산 범위와 최근 신생아사망률(NMR)[a,15,63]

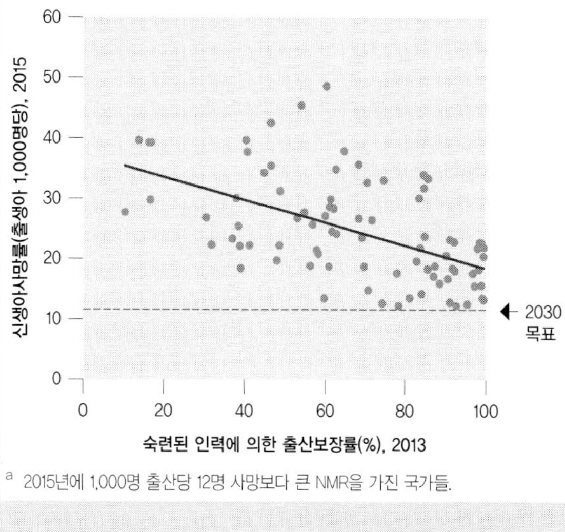

[a] 2015년에 1,000명 출산당 12명 사망보다 큰 NMR을 가진 국가들.

적 운동이 시작되었고,[52] 2014년에 국제적인 ENAP가 공표되었다.[76]

비보건 부문 결정요인: 양질의 의료서비스의 접근성을 향상시키고, 신생아의 생존율을 높이는데 식수와 위생, 모성 교육, 빈곤감소, 사회적 보호(조건적·무조건적 현금 지원 포함), 위험성을 완화시킬 수 있는 환경을 위한 정책과 법률 제정(예. 모성 보호, 모유수유 대체재에 대한 광고 규제) 및 도시화 등과 같은 요인이 기여하였다.[77]

도전과제

효과적인 개입의 확대: 모성 및 신생아 보건의료서비스의 열악한 질과 낮은 수준의 보장은 높은 신생아사망률을 유발하였을 뿐 아니라 모성 사망과 분만 중 사산에도 영향을 미쳤다(그림 4.15).[52,76] 개입의 규모를 확대하는데 가장 큰 장애물은 조산의 관리와 예방, 미숙아에 대한 입원치료 지원, 심각한 감염 관리, 캥거루 케어(Kangaroo mother care) 등과 관련되어 있다.[78] 약 3백만 건의 모성·신생아 사망 및 사산이 예방 가능한 것으로 추정되며, 가장 취약한 75개국에서 분만 당시에 필수적인 개입과 미숙아를 위한 개입의 보장 수준이 향상된다면, 2025년까지 일인당 1.15달러로 예방 가능한 모성·신생아 사망 및 사산을 방지할 수 있다.[70]

부실한 의료시스템 강화: 효과적인 개입 확대에 대한 의료시스템의 제약은 모든 고부담 국가에서 나타나며, 특히 보건인력, 재정, 신생아 건강을 위한 서비스 전달체계에서 주로 나타난다. 다수의 고부담 국가들은 조산사의 심각한 부족에 시달리는데, 조산사의 도움 없이 출산하는 것은 여성과 아동이 가장 필요로 하는 필수적인 서비스를 박탈하는 것과 동일하다.[79]

부적합한 산후관리의 극복: 절반 이하의 여성 및 신생아가 출산 후 2일내 산후관리를 받는다.[80] 산후관리는 출산 후 하루 이내 발생되는 신생아 사망을 감소시키는데 매우 중요한 역할을 하지만, 출산 후 일주일 동안의 산후관리 또한 모성과 신생아의 건강에 중요한 영향을 미친다.[81]

불평등 감소: 지리적, 경제적 그리고 문화적 장애물로 인해 양질의 의료서비스에 대한 불평등한 접근성은 지속적으로 나타났다. 산전관리, 아동의 출산, 산후관리 서비스의 이용이 증가하는 국가에서 조차 신생아에게 필수적인 개입에 접근하는데 여전히 불평등이 존재한다.

모든 아동의 출생신고: 기본 데이터의 수집이 없이 모니터링을 진행할 수 없다. 12개월 이하 유아의 59%만이 출생신고 되어 있으며, 남아시아와 사하라 사막 이남의 아프리카 지역에 등록된 유아는 33%에 불과하다.[52]

[그림 4.15] 신생아사망률(NMR), 2015[15]

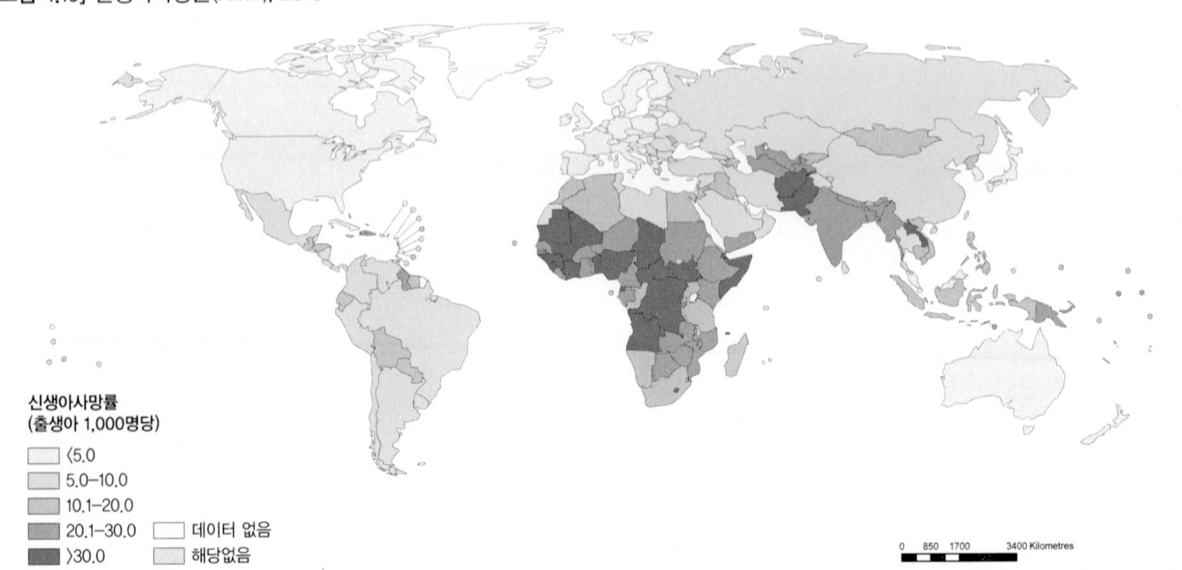

전략적 우선순위

SDG는 신생아에 대한 구체적인 세부목표를 포함한다: 2030년까지 국가들이 정상출산 1,000명 당 12명 이하의 신생아사망률을 달성. ENAP 또한 사산에 대한 목표를 포함한다: 전체출산 1,000명당 사산율은 12명으로 감소. ENAP은 예방 가능한 신생아 사망을 해소하기 위한 투자가 어떻게 3배의 투자 수익을 낼 수 있는지 또한 예방 가능한 모성 사망과 사산을 어떻게 방지할 수 있는지 전략적 방향을 제공한다. ENAP 주요 전략의 목표는 다음과 같다:

- 진통, 출산, 그리고 아동의 출생 후 하루 및 일주일 동안의 관리 서비스에 대해 투자를 강화한다.
- 산모와 신생아 모두에게 파급효과가 높은 비용 효과적인 개입(대부분 동일한 시간대에 동일한 의료인력에 의한)과 함께 양질의 의료서비스를 도입함으로써 모성과 신생아에 대한 의료서비스의 질을 향상시킨다.
- UHC를 위한 초석으로서 선불 및 자원 공유를 토대로 재원의 도입을 통해 모든 여성과 모든 신생아에 대한 불평등을 감소시킨다.
- 부모, 가정 및 지역사회의 역량을 활용한다. 지역사회 지도자, 여성단체와 지역사회인력의 참여는 신생아 건강을 더 좋은 방향으로 바꿀 수 있는 역량을 가지고 있다고 밝혀졌다.
- 모든 신생아를 등록하여 산출한다. 특히 출생 결과 및 서비스의 질에 대해 국제적으로 그리고 국가적으로 건강지표를 개선할 필요가 있다. 모든 신생아에 대해 출생신고를 통해 등록하고, 신생아 사망 또한 집계되어야 한다. 모든 모성 사망 및 사산에 대한 산출 또한 동등한 중요성을 갖는다.

아동 건강

2015년에 5세 이하 아동의 사망은 590만 명으로 추정된다.[15] 이는 여전히 높은 수치이지만, 1990년의 전세계 아동 사망률에 비해 절반 수준으로 감소한 것으로 보고되었다. 대부분의 아동 사망은 개발도상국에서 발생하고, 아동 사망의 주요 요인으로 전염성 질환, 영양결핍, 출생시 관리 등을 들 수 있다. 아동의 생명을 구할 수 있는 비용효과적 개입들이 존재하고, 향후 이에 대한 규모의 확대가 필요하다.

[그림 4.16] 5세 이하 아동사망률에서 MDG 4와 관련된 감소에 관한 나라별 진척, 1990–2015[15]

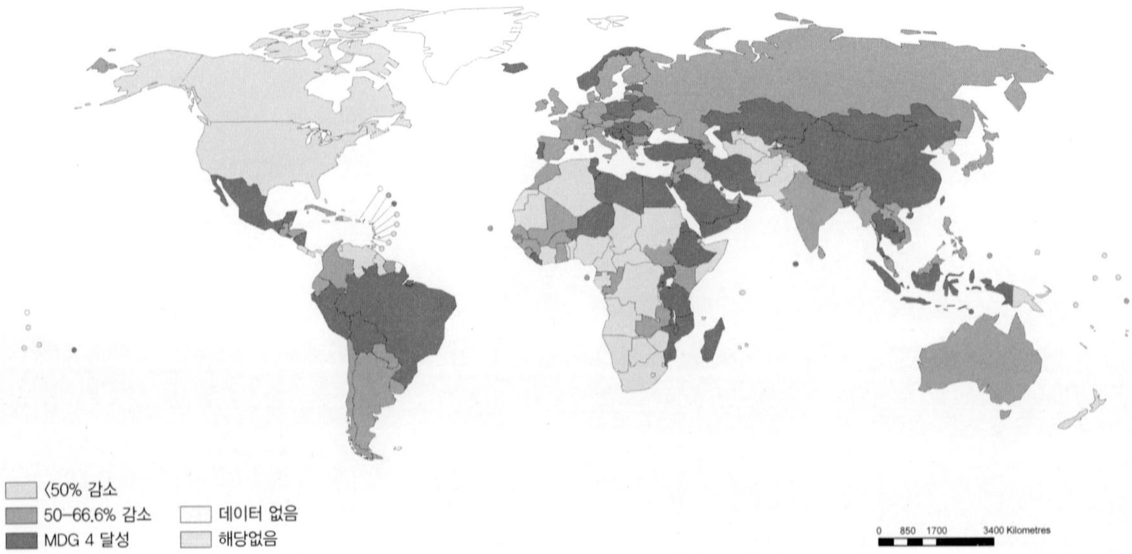

성과

전세계적으로, 5세 이하 아동사망률(U5MR)은 1990년 이후 출생아 1,000명당 91명에서 43명으로 53% 감소했지만, 이는 2015년까지 2/3를 줄이려던 당초 MDG 목표에는 미치지 못했다. 하지만, 몇몇의 저소득 국가를 포함하여 다수의 국가에서 상당한 진전을 달성했는데, 이 가운데 62개국에서 MDG 4를 달성하였다(그림 4.16). 2000년 이후 이러한 진척현황은 1990년대보다 2배 더 빠른 속도로 진행되었다.[15]

2000년부터 2015년까지 아동사망률의 감소는 폐렴(47%), 설사(57%), 말라리아(58%), 분만관련 합병증(38%)으로 인한 사망이 감소했기 때문이다. 그리고 홍역으로 인한 사망 역시 75% 이상 크게 감소하였다.[4]

성공요인

백신: 2000년 이후 전세계적으로 백신의 보급이 증가하였으며, 일부 백신의 경우 급속도로 증가하였다(그림 4.17). 같은 기간 동안 수막염과 폐렴을 예방하는 Hib3 백신의 보급은 50% 이상 크게 증가하였으며, 지난 5년 동안 폐렴연쇄상구균 백신(PCV3)과 로타바이러스(rotavirus) 백신이 도입되었다.[71] 또한 소아마비의 근절을 위한 노력 역시 예방접종 보급률이 증가하는 결과로 이어졌다(다음 항목 참조).

효과적인 다른 개입의 보장: 1990년 이후 아동사망률의 부담이 가장 높은 75개 국가에서 말라리아에 대항하는 치료를 받는 비율과 함께 살충처리된 모기장(ITN) 안에서 취침을 하는 아동의 비율이 큰 폭으로 증가하였다. 또한, 설사와 폐렴의 치료를 받는 아동의 비율도 증가하였다.[25] 남아시아와 사하라 사막 이남 아프리카를 제외하고, 비타민 A 결핍으로 인한 사망은 거의 근절되었다.[82]

영양결핍의 감소: 아동의 저체중 유병률은 1990년부터 2015년까지 44% 감소되었다.[5] 영양실조는 5세 이하 아동의 사망의 45%와 연관되어 있다.

글로벌 전략 2.0 및 관련 계획: 아동 생존은 최우선과제 중 하나로, UN기구, 특히 UNICEF, 상호기관, 시민사회 조직 및 WHO에 의해 지원되었다. 2010년 이후 여성과 아동의 건강에 대한 UN 글로벌 전략 2010-2015가 추진됨에 따라, 더 많은 계획들이 부각되었고, 많은 나라에서 실행이 가속화 되었다. 아동을 위한 국제 계획으로 아동생존을 위한 국제계획, UN 여성과 아이를 위한 생명구호 위원회 및 폐렴과 설사에 대한 글로벌 실행계획 등이 있다.

비보건 부문 결정요인: 아동 생존의 주요 결정요인에서 상당한 진전을 찾아볼 수 있다. 이는 극심한 빈곤 감소,[19] 소년과 소녀의 초등학교 등록 수 증가,[19] 개선된 식수와 위생에 대한 접근성 향상[83]을 포함한다.

데이터 및 모니터링: 5세 이하 아동사망률은 개발도상국에서 가장 일관성 있게 지속적으로 측정된 건강상 지표이다. 특히 가구 조사를 통해 지속적으로 측정되어 왔는데, 이는 MDG4의 진척현황의 모니터링을 가능하게 했다.

도전과제

모두의 발전(어떤 국가도 소외되지 않는다, leaving no country behind): 5세 이하 아동의 사망은 아프리카 지역에 집중되어 있다. 단지 전세계 정상출산의 1/4을 차지함에도 불구하고, 2015년에 전세계 5세 이하 아동 사망의 절반 이상이 아프리카 지역에서 발생하였다. 이러한 취약한 상황은 특별히 어려운 도전과제이다.

열악한 의료시스템 강화: 아동 보건 개입을 위한 보편적 건강보장에 대한 주요 장애물은 다음과 같다: 의료서비스의 열악한 질과 제한된 접근성; 최적화 되지 않은 프로그램의 관리; 열악한 조달 및 공급망 관리 시스템; 부적절한 준비와 부족한 의료인력 지원; 국가정책의 이행 실패.[84]

예방 및 치료개입의 재개: 독점적 모유수유, 폐렴 증상에 대한 적절한 관리, 설사병에 대한 경구 수액요법(oral rehydration therapy, ORT) 등에서 약간의 진전이 있었다.[25] 새로운 백신의 예방접종률은 50% 이하를 기록하고, 기존에 확립된 백신의 보장에 대한 증가율 또한 2010년 이후 점차 쇠퇴하고 있다(그림 4.17).

비감염성 질환 및 손상의 해소: 전세계적으로 1-59개월 아동 사망의 1/4 이상은 비감염성 질환에 의해 발생하고 있다.[4] 소아 비만이 점차 증가하고 있는데, 특히 도시지역에서 급증하였다. 2015년에 5세 이하 과체중 아동은 4,100만 명 이상으로 집계되었고, 이 가운데 6명 중 5명이 개발도상국에 거주하고 있다(그림 4.18).[5] 과체중 및 비만 아동은 성인이 되어서도 과체중 및 비만을 유지할 가능성이 많으며, 젊은 나이에 당뇨병과 심혈관질환 등 비감염성 질환을 겪을 확률이 더 높아진다. 특히 5세-9세 연령층 아동에 대한 손상의 공통요인은 도로 교통사고 손상, 익수 사고 및 화상으로, 이를 줄이기 위한 대책이 필요하다.

[그림 4.17] 아동을 보호하기 위한 핵심 예방접종의 전세계 보급률, 1990-2014[71]

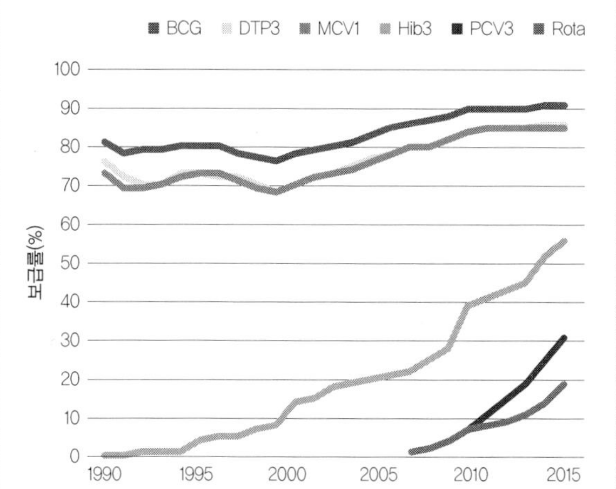

[그림 4.18] 1990년과 2015년[5], WHO 지역에서 5세 이하 비만 아동의 수[a]

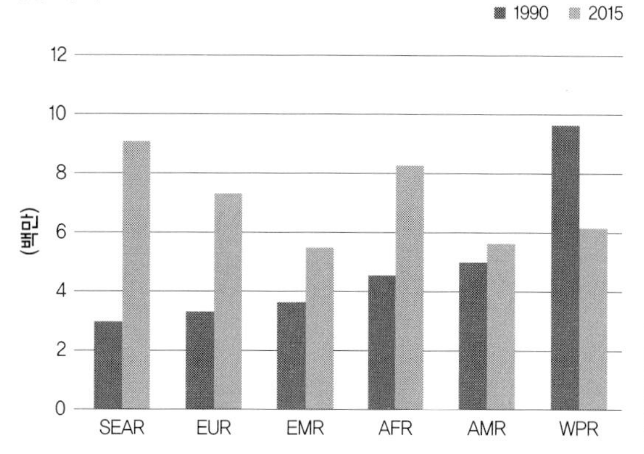

[a] 낮은 인구 보장률을 가진 유럽 지역을 측정함

아동 발달 해소: 빈곤 및 영양결핍으로 인해 약 2억 명의 아동이 자신의 발달 잠재능력을 최대치로 끌어내지 못하는 위험에 놓여있다. 영유아 발달에 대한 투자는 아동의 생존을 위한 필수적인 개입 중 일부이다.

불평등 감소: 농촌 지역의 가난한 가정 혹은 기초교육을 받지 못한 어머니에게 태어난 아동의 경우 5세 이전에 사망할 위험이 더 큰 것으로 나타났다. 1990년 이후 대부분의 지역에서 부유층과 빈곤층 간 5세 아동사망률의 격차가 감소하고 있지만, 아직도 불평등은 여전히 존재한다. 부유층에 비해 빈곤층의 아동사망률이 1.5-2.5배 더 높게 나타나기 때문이다.[52]

전략적 우선순위

아동 사망 감소를 위한 특정한 SDG 세부목표가 존재하는데, 2030년까지 아동사망률을 출생아 1,000명당 25명으로 감소하려는 목표를 포함한다. 이는, Committing to Child Survival: A Promise Renewed에 의해 수립되었다.[52] 폐렴과 설사에 관한 글로벌 실행계획(Global Action Plan)과 같은 특정 계획은 연간 2백만 명의 아동 사망을 방지하기 위해 예방접종, 영양, 식수 및 위생 분야에 대한 구체적인 운영목표를 제시하고 있다.[85]

아동 건강에 대한 post-2015 전략 방향은 다음과 같다:

- 아동 건강 개입의 통합적인 대책에 대한 접근성을 보장하기 위해 지역사회 및 시설기반의 관리가 결합된 보건서비스 시스템에 대한 투자 강화
- 아동과 신생아의 모유수유 및 영양의 증진, 안전한 식수와 위생에 대한 접근성 향상, 비누를 이용한 손 씻기, 실내 공기오염의 감소, 예방접종, 말라리아 및 HIV 예방, 말라리아, 폐렴, 설사의 치료에 대한 통합적인 대책 촉진
- 지역적 및 국가적 수준에 맞는 적절한 관리 대응에 의한 지원을 통해 모든 서비스의 질 향상
- 조건부 현금지원, 보조금 제도, 무보증 소액대출, 봉사활동 서비스 또는 보편적 건강보장을 확립하기 위해 지역사회 보건서비스에 초점을 맞춘 다면적인 접근방식을 통해 형평성 증진 및 불평등 감소
- 5세-9세 연령층 아동의 우선사항으로 부각되는 NCDs, 손상, 선천성 기형 등을 확인 및 해소
- 보건, 교육, 지방 정부 및 기타 분야의 다부문적 협력 증진

소아마비

소아마비는 고도의 전염성을 가진 바이러스성 질환으로, 주로 아동에게 영향을 미치는 질병이다. 감염된 200명 중 한 명은 영구적인 마비(주로 다리에 발생)를 갖게 되는데, 이 가운데 5–10%는 마비로 인하여 사망에 이르게 된다. 현재 소아마비에 대한 치료법은 없으며, 오직 예방만이 가능하다. 여러 차례에 걸친 소아마비 백신 예방접종을 통해 아동의 삶을 보호할 수 있다. 지역사회에서 충분히 많은 사람들에게 예방접종이 이루어진다면, 감염되기 쉬운 숙주가 사라져 소아마비 바이러스는 박멸될 것이다. 높은 수준의 백신 보급은 전염을 방지하고 발병을 예방하기 위해 반드시 유지되어야 한다.

동향

1988년 이후 소아마비 발생은 99% 감소하였다. 1988년 125개 이상의 소아마비 유행국가에서 소아마비 환자 수는 350,000명이었지만, 2005년에는 2,000명 이하, 그리고 2014년에는 359명으로 집계되었다(그림 4.19). 2015년 첫 9개월 동안 아프가니스탄과 파키스탄에서 44명의 소아마비 환자가 보고되었다. 그러나 소아마비 유행국에서 소아마비 청정국으로 소아마비가 국제적으로 확산될 위험성은 여전히 높은 편이다. 2014년에 소아마비 청정국가에서 19명의 환자가 발생한 것이 그 증거이다. 2000년에 전세계적으로 야생 소아마비 바이러스 3가지 유형 중 하나인 2형(type 2) 소아마비 바이러스로 인한 감염이 근절된 것으로 선언되었고, 이는 소아마비 박멸이 가능한 것임을 증명하였다. 2015년 9월 나이지리아가 소아마비 청정국으로 선포되었다.

1994년에 미주 지역은 처음으로 소아마비(모든 유형) 청정지역으로 인증 받았으며, 뒤이어 2000년 서태평양 지역과 2002년 6월에 유럽 지역이 소아마비 청정지역이 되었다. 2014년 3월 27일, 동남아시아 지역은 소아마비 청정지역으로 지정되었으며, 이는 인도부터 인도네시아까지 11개의 국가에서 야생 소아마비 바이러스의 전염이 근절되었음을 의미한다. 현재 전세계 인구의 80%가 소아마비에서 해방된 지역에 거주하며, 이러한 성과는 지구상에서 소아마비 완전 퇴치를 위한 큰 도약을 의미한다. 백신 예방접종은 소아마비 퇴치를 위한 노력의 성과이다. 같은 기간 동안 세계 전 지역에서 3회 접종분의 소아마비 백신 보급이 증가하고 있다(그림 4.20).

[그림 4.19] 야생 소아마비 바이러스 경우의 수, 2000–2014[86]

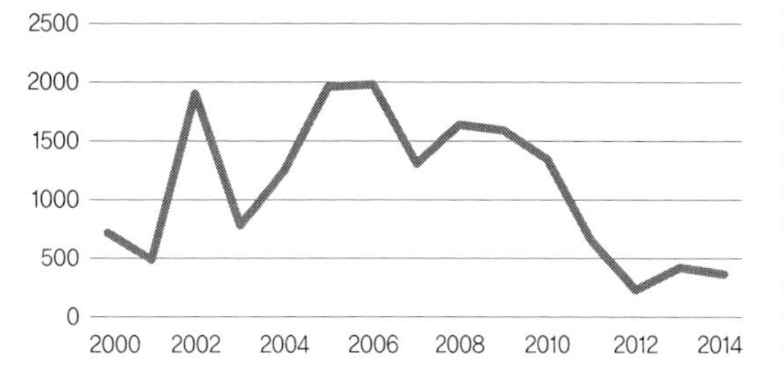

[그림 4.20] WHO 지역과 세계적으로 선택된 지역에서, 폴리오 백신의 3가지 종류의 범위, 1990–2014[87]

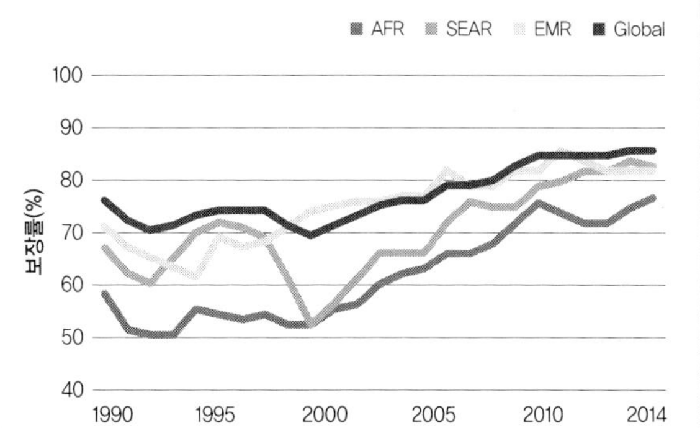

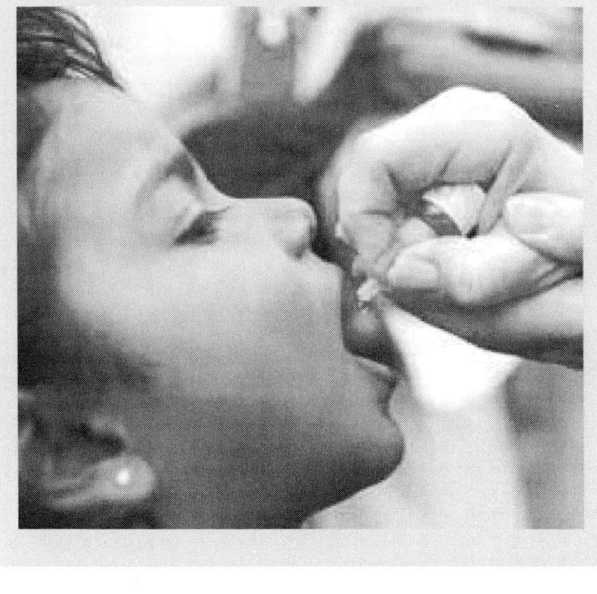

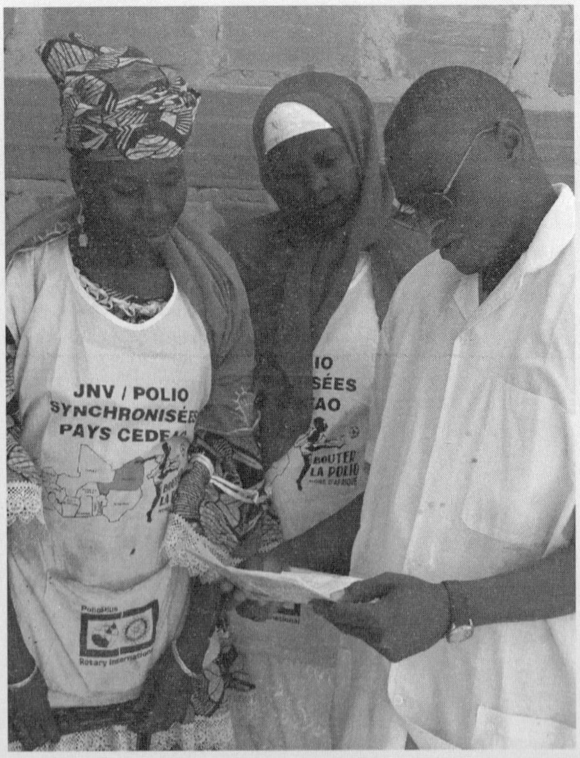

긍정적 발전

과학기술: 소아마비를 예방하기 위한 효과적인 백신 개발은 20세기 주요 의료 혁신 중 하나이다. 연구와 개발을 위한 노력은 2009년 경구용 소아마비 백신의 개발 및 평가와 함께 계속 진행되고 있으며, 4가지 경구용 백신과 한 개의 불활화 백신(inactivated vaccine)을 포함하여 현재 소아마비 감염을 근절하기 위해 총 5가지 종류의 백신이 있다.

파트너십: 세계적 천연두 근절 성공에 영감을 받아 1988년 제41차 세계보건총회는 2000년까지 전세계 소아마비 박멸을 위한 결의안을 채택하였다. 각국의 정부, WHO, 국제 로터리 협회, 미국 질병통제예방센터(CDC), UNICEF의 주도하에 국제소아마비박멸계획이 추진되었으며, 빌 게이츠 재단(Bill & Melinda Foundation) 등 핵심 파트너들이 이를 지원하였다.

재원: 국제소아마비박멸계획은 세계 최대의 국제 공중보건 프로그램 중 하나가 되었으며, 장시간에 걸친 협력을 통해 소아마비 박멸을 위한 상당한 재원 마련에 성공하였다. 그 결과, 국내 자원, 공여국 재원, 기업, 자선단체 등 다양한 재원의 유입으로 프로그램이 혜택을 받았다. 2005-2012년 동안 104개국에 외부재원은 연간 15-20억 달러에 머물렀다. 그러나 소아마비 퇴치로 인한 경제적 이익은 이러한 투자를 능가한다.[88]

효과적인 예방접종 전략: 전략의 핵심 구성요소는 표준화된 실시간 감시 및 대응 능력, 유아에 대한 소아마비 백신의 일상적 예방접종, 지역사회의 상세한 분포측정에 기반한 국가적 또는 지역적 예방접종 캠페인, 질병 발생 시 신속한 대응 등이다. 소아마비에 대항하기 위한 파트너십은 이 같은 전략의 실행을 위해 수백만 명의 자원봉사자와 지역 보건인력에 대한 동기부여 및 교육을 실시하였으며, 이와 동일한 사회기반시설을 기타 보건 개입(예. 취약지역에서 비타민 A 보급)으로 확대하였다.

도전과제

소아마비 유행국: 현재 파키스탄과 아프가니스탄 이 두 국가만이 소아마비 유행국으로 지정되어 있다. 2014년 소아마비의 모든 사례는 1형(type 1) 야생 소아마비 바이러스에 의해 발생되었고, 대부분의 사례는 파키스탄에서 발병하였다(85%). 아프가니스탄의 경우 자생적인 야생 소아마비 바이러스가 남부지역에서도 계속되고 있지만, 보고된 사례는 주로 외부 국가에서 유입된 것이다.

소아마비 외부유입 사례: 소아마비 바이러스 전염이 모든 나라에서 근절될 때까지, 특히 분쟁상황으로 인해 예방접종 서비스가 불안정한 국가에서 외부유입의 위험성에 노출되어 있다. 2014년 이라크, 소말리아, 시리아를 포함한 7개의 국가에서 외부에서 유입된 소아마비 사례를 보고하였다. 소아마비 유행국가 인접한 국가 및 지역(특히 중동) 그리고 예방접종 시스템이 악화되고 있는 국가들이 특히 높은 위험에 노출되어 있다.[48]

재해, 비상사태 및 분쟁: 소아마비가 여전히 남아있는 대부분의 국가는 분쟁 국가이다. 지속되는 분쟁으로 인해 아프가니스탄과 파키스탄에서 자연적으로 발생하는 야생 소아마비 사례가 지속적으로 발견되고 있다.

지역적 저항: 일부 지역사회 내 의심과 불신은 보편적인 예방접종의 진행을 방해하였다. 이러한 문제는 취약한 공중보건 기반시설과 최근까지 결여된 정책적 의지로 인해 매우 낮은 일상적 예방접종률을 보이는 아프가니스탄, 파키스탄 그리고 나이지리아에서 발생하였다.[89]

백신 유래 소아마비: 또 다른 문제는 경구용 백신을 제공받은 사람의 배설물에 의해 감염되는 백신 유래 소아마비 발생 사례이다. 경구용(OPV)으로 투여된 뒤에 인체에서 배설되고, 이는 유전적으로 불안정한 바이러스로 변이되어 면역력이 낮은 사람들에게 확산된다(circulating vaccine-derived poliovirus). 경구용 소아마비 백신의 출현으로 야생 소아마비 바이러스가 결국 박멸되었지만, 백신 유래 소아마비 확산 위험이 이러한 이득을 능가할 수 있다. 따라서, 바이러스 확산 위험이 없는 주사형태의 '불활화' 백신으로 백신의 유형을 바꾸는 것이 필수적이다.[90,91]

전략적 우선순위

소아마비 박멸은 전세계적으로 합의된 초창기 보건 목표 중 하나이다. 또한 MDG의 일반 아동의 건강 및 예방접종 목표에 포함되어 있다. 비록 소아마비 박멸은 보건 SDG에서 명확하게 언급되지 않았지만, SDG에서 백신의 접근성에 관한 세부목표 3.b, IHR의 실행에 대한 세부목표 3.d 그리고 의료서비스와 백신의 보편적인 접근을 다룬 세부목표 3.8에 관련 내용이 암묵적으로 내포되어 있다. SDG 16의 목표인 평화적이고 포용적인 사회 또한 소아마비 박멸과 깊은 관련이 있다.

역학적 기회와 잠재적 실패의 심각한 위험성을 인지하면서, 새로운 소아마비박멸종식전략계획 2013-2018(Polio Eradication and Endgame Strategic Plan 2013-2018)이 추진되었다. 이는 소아마비의 영향을 받은 국가, 이해관계자, 공여자, 파트너 및 국내외 자문기관과의 협의로 개발되었다.[92] 이는 야생 소아마비 바이러스 및 백신 유래 소아마비 바이러스를 포함한 모든 유형의 소아마비 근절을 위한 첫 번째 계획이다.

정치적 및 재정적 공약이 유지된다면, 성공적인 소아마비 박멸은 SDG의 초기 업적이 될 수 있을 것이다. 소아마비 박멸 프로그램에서 얻은 교훈은 SDG를 실행하는데 중요한 역할을 할 수 있다. 이 가운데 일부는 실시간 감시체계 및 데이터 분석을 포함하여 145개 국가의 연구실 네트워크, 취약한 의료시스템이 있는 국가 내 책임 메커니즘 그리고 분쟁 지역 아동을 평가하기 위한 구체적인 전략들을 포함한다.[46]

영양결핍

세 가지 핵심 영양결핍 기준 – 저체중(연령 대비 저체중), 발육부진(stunting, 연령 대비 저신장), 신체허약(wasting, 키 대비 체중)[93] – 가운데 발육부진이 임신기간과 출생 후 2년을 포함한 1,000일 동안 아동의 영양결핍 및 감염의 총체적인 영향을 가장 잘 반영하는 요소이다. 2015년에 전세계적으로 발육부진에 시달리는 아동의 수는 4명 중 1명 혹은 1억 5,600만 명으로 추정되며, 이들은 인지 및 신체 발달 저하의 위험에 노출되어 있다.[5] 저체중으로 고통을 받는 5세 이하 아동의 수는 9,300만 명(7명 중 1명)으로 추정되며,[5] 그리고 전체 아동 사망의 45%는 영양결핍과 연관되어 있다.

성과

1990년과 2015년 동안 저체중 유병률은 25%에서 14%로 44%의 감소폭을 보였지만(그림 4.21), MDG 1 목표인 50%에 약간 미치지 못했다. 전 지역에서 발육부진 유병률이 감소했지만, 인구 성장으로 인해 1990년과 2015년 사이 아프리카 지역에서 발육부진에 시달리는 아동의 수는 28% 증가했다.[5]

모성 빈혈의 감소에서 약간의 진전이 이루어졌는데, 1995년과 2011년 동안 일반 여성의 빈혈은 33%에서 29%로 감소하였고, 산모의 빈혈은 43%에서 38%로 감소하였다.[49]

1990년에 6개월 이하 유아의 28%가 독점적 모유수유를 받은데 비해, 2010년에는 약 34%가 독점적 모유수유를 받았다. 1990년부터 2010년 사이에 25개 국가는 독점적 모유수유 비율이 20% 이상 향상되었다고 발표하였다.[94]

[그림 4.21] WHO 지역에서 5세 이하 체중미달 아동의 비율[a], 1990–2015[5]

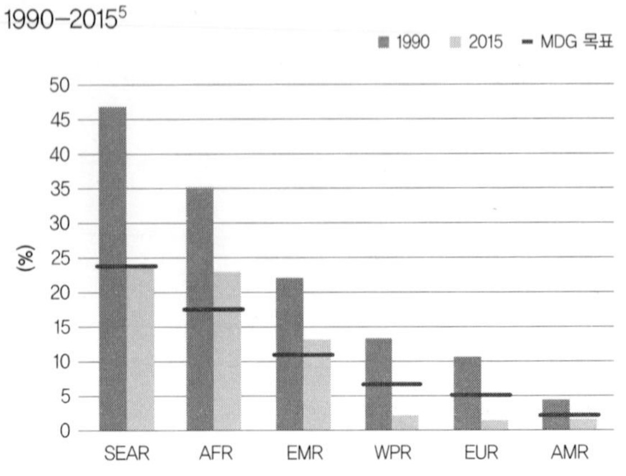

[a] 유럽지역에서 5세 이하 저체중 아동 보장률

성공요인

경제 발전: 가구 소득의 증가에 의해 영유아가 다양하고 양질의 음식을 섭취할 수 있게 되었다.[37]

보조적인 건강 프로그램: 아동의 질병은 아동성장기에 중요한 영향을 미친다. 영양상태는 말라리아 통계, 설사와 폐렴의 치료, 구충제, 식수와 위생, 여성교육, 아동 예방접종 그리고 살균된 탯줄가위와 같은 공중보건 프로그램과 관련된 광범위한 제공으로부터 혜택을 받았다.

환경 조성: 모유대체제의 국제적인 등록, 일하고 있는 여성에 대한 모성보호, 그리고 산모시설의 기준 등 신생아와 아동을 위한 WHO와 UNICEF의 국제전략에 의한 정책가이드는 모유수유를 방해하는 요소를 제거하기 위해 실행되었다.[95]

서비스 전달: 급성 영양실조 해소를 위한 지역사회 기반 프로그램과 비타민 및 미네랄의 보급은 직접적으로 영양상태를 개선시켰다. 상담서비스를 제공하는 지역인력과 의료종사자의 역량 향상은 신생아와 아동, 보호자에게 식습관을 개선하기 위해 필요한 사항을 알리는데 도움이 되었다.

도전과제

아프리카와 인도에서의 발육부진: 2015년 이후, 인도와 아프리카 지역 내 발육부진 아동의 수를 줄이는 노력이 필요할 것이다(그림 4.22).

저체중: 저체중에 대한 MDG 목표는 거의 달성되었지만, 여전히 많은 일들이 남아있다. 동남아시아 지역과 아프리카 지역은 5세 이하 저체중 아동의 전세계 부담을 84% 가까이 차지하고 있는 것으로 추정된다. 저체중 출

산 아이의 비율은 남아시아 지역이 평균 28%, 동아시아와 태평양 지역이 6%로 매우 가변적이다.[97]

모성 빈혈: 모성 빈혈의 감소를 위한 진전에도 불구하고, 빈혈은 대다수의 국가에서 보통의 또는 심각한 공중보건 문제를 유발한다.[98] 빈혈을 적정수준까지 효과적으로 감소시키기 위한 새롭고 혁신적인 전략들이 필요하다.

신체허약: 신체허약은 5세 이하 아동 사망의 강한 예측변수이며,[99] 단기간의 식량 섭취 부족이나 질병의 결과로 인해 나타난다. 심각한 신체허약의 비율은 동남아시아 지역에서(4.3%), 동부 지중해 지역(3.8%)과 아프리카 지역(3.3%)에서 높은 수준으로 유지된다.[5]

아동 영양결핍의 불평등: 영양결핍 유병률은 빈곤층 아동에게 매우 높게 나타난다(그림 4.23). 77개 저중소득 국가의 절반에서 부유층과 빈곤층 사이 발육부진 유병률의 절대적 차이가 있으며, 이 차이는 18% 혹은 그 이상이었다.[23]

부적절한 이행: 오직 소수의 국가만이 International Code of Marketing of Breast-milk Substitutes를 이행하거나 모성보호를 위한 ILO 협약 183을 준수하였다.[100]

불충분한 자원: 발육부진을 해결하기 위해 많은 새로운 자원들이 고부담 국가에서 동원되었지만, 비만, 미량영양소의 부족, 적절한 보완적 식품 보급 등과 같은 다른 형태의 영양실조 문제들은 충분한 관심을 받지 못하고 있다.

[그림 4.23] 불평등의 다수의 크기에 의한 저-중소득 국가들[a]에서 5세 이하 아동들의 발육부진 유병률, 2005–2013[23]

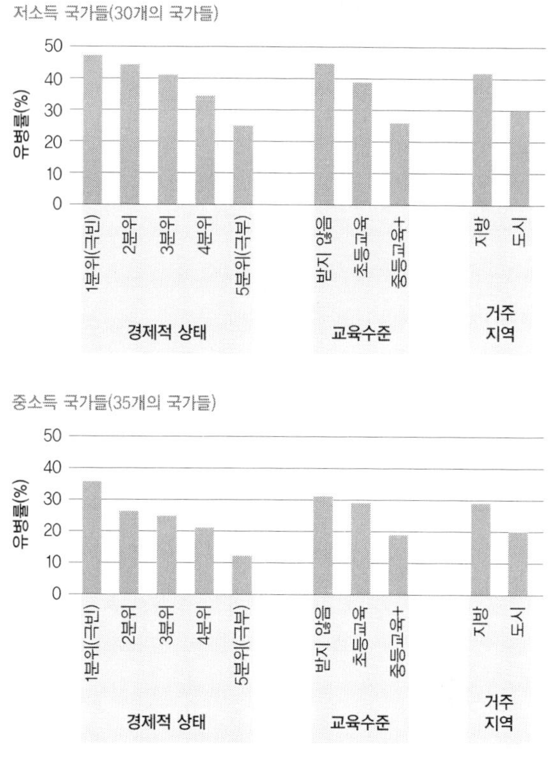

a 불평등의 모든 3가지 크기를 위한 가능한 자료들을 가진 65개 국가들.

[그림 4.22] 5세 이하 아동 중 발육부진의 유병률[96]

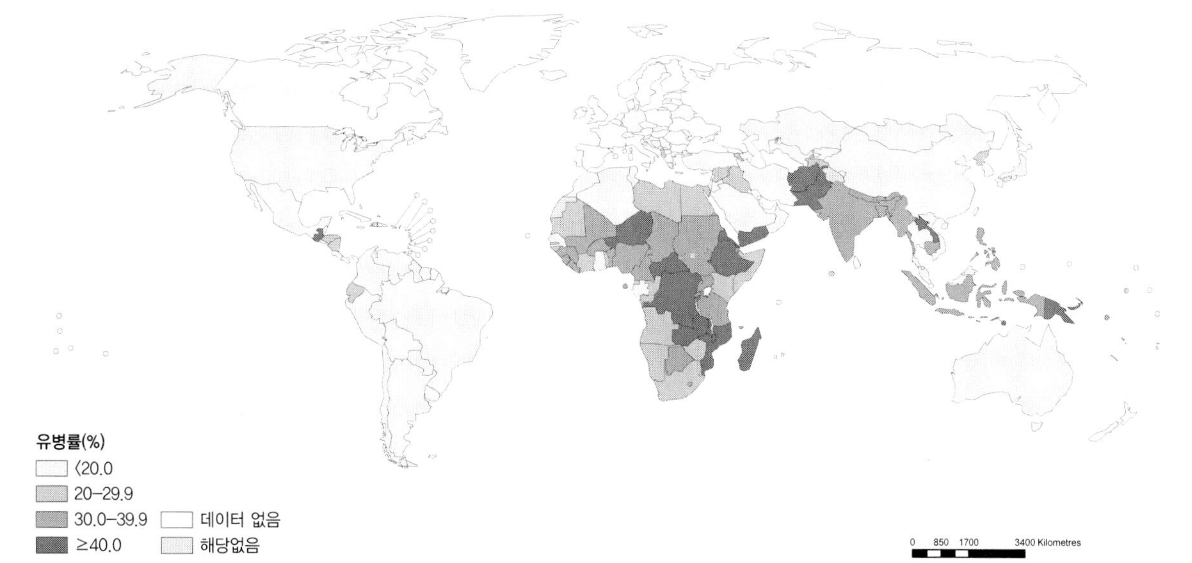

SDG를 위한 전략

"기아의 종식, 식량 안보 확보, 영양상태 개선 및 지속 가능한 농업 촉진" 목표의 일부로서 SDG 2.2는 2030년까지 모든 형태의 영양실조를 종식하는 목표를 갖고 있다. 실질적으로 영양실조가 없는 국가는 없기 때문에, 영양 문제는 국제적인 차원의 인식으로 접근하고 있다. 2012년 세계보건총회는 2025년을 위한 6가지의 세계 영양목표를 승인하였다.[60]

- 5세 이하 발육부진 아동의 수 40% 감소;
- 가임기 여성의 빈혈 50% 감소;
- 저체중 출산 30% 감소;
- 아동 과체중 증가 방지;
- 생후 6개월까지 독점적 모유수유 비율 최소 50% 증가;
- 아동 신체허약 5% 이하로 감소 및 유지

이러한 목표를 달성하기 위한 주요 전략은 모성, 신생아 및 아동 영양과 실행을 위한 체계를 다룬 세계보건총회 종합실행계획(World Health Assembly Comprehensive Implementation Plan)에서 확인되었다.[101] 이는 건강증진 프로그램, 다양한 식단, 6-23개월 보충 수유기간 동안 영양이 풍부한 모유대체제 및 보완적 식품, 식품강화를 통한 미량 영양소 섭취의 개선, 보충 식품들에 대한 프로그램의 범위의 확대, 그리고 적절한 유아와 아동의 영양상태를 위한 상담과 같은 개입범위를 포함하였다.

청소년 건강

SDG의 탄탄한 기반을 구축하기 위해 사춘기 단계에 초점을 두는 것은 중요하다. 오늘날의 청소년은 2030년의 정책 및 의제 결정자가 될 것이다. 청소년[8]은 다양한 질병과 우울증, 손상, 철분 결핍성 빈혈, HIV/AIDS와 자해로부터의 고통과 위험에 노출되어 있다.[9] 다른 연령층에 비해 사망률이 낮은 반면, 청소년 사망원인의 대부분은 예방이 가능하다. 중요한 것은, 청소년기에 습득된 행동은 삶의 전 과정에 걸쳐 건강에 대해 중요한 영향을 미칠 수 있다.

동향

전세계적으로 청소년 사망자의 수는 2000년부터 2012년 사이에 150만 명에서 130만 명으로 감소하였다.[9] 1990–1995년에 비해 청소년 출산율(15세–19세)은 2010–2015년에 약 30% 감소되었다(그림 4.24). 이는 저중소득 국가에서 가장 많이 감소된 것을 보여준다.[102]

[그림 4.24] 국가별 소득 집단에 따른 청소년 출산율, 1990–2015[102]

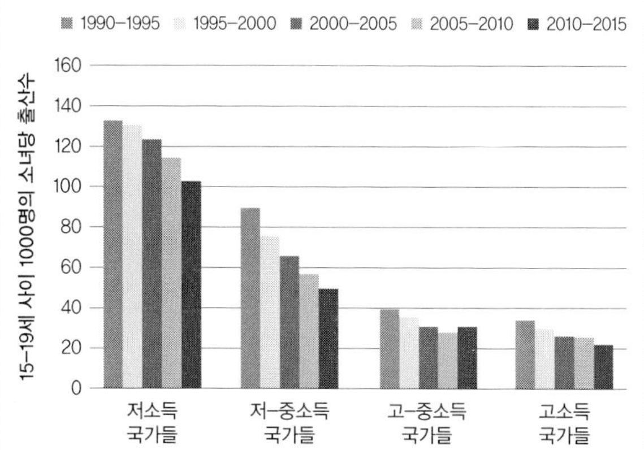

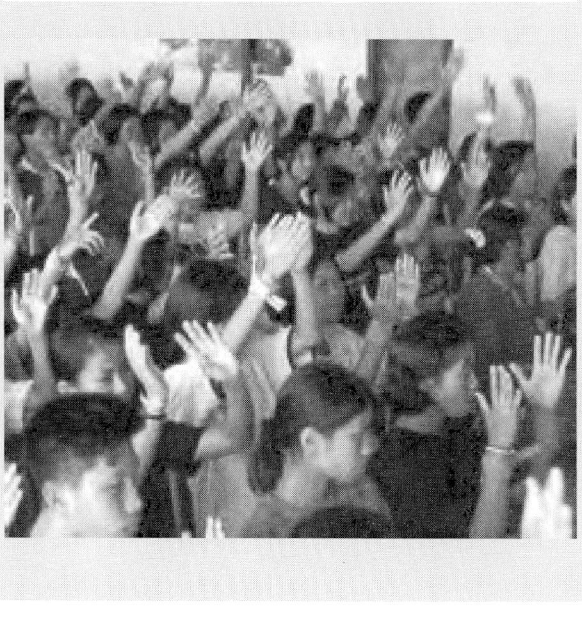

아프리카 지역에서 세계적인 청소년 주요 사망원인인 HIV/AIDS에 노출된 청소년은 2014년에 160만 명 이상이었다.[9,103]

긍정적 발전

국가들의 핵심정책 증가: WHO의 국가계획주기 데이터베이스(WHO Country Planning Cycle Database)와 관계된 109개 국가에서 국가정책의 문서 중 청소년에 대한 주의를 포함한 정책이 84%였다.

국제적 지지: 2012년의 새로운 UN의 모든 여성과 모든 아동 전략 2015–2020(UN Every Woman Every Child Global Strategy)은 청소년 건강을 포함하며, UN 사무총장은 청소년 발전과 관련된 주요 분야에서 UN 시스템범위의 활동계획(UN system-wide Action Plan on Youth)(Youth-SWAP)을 제안하였다.

향상된 개입의 보장범위: 국가들의 데이터를 보면, 지난 20년 동안 젊은 여성의 현대적인 피임법의 사용이 꾸준히 증가되고 있다.[104] HIV의 부담이 높은 동부, 남부 아프리카에서 15세 이전의 성관계를 한 소년과 소녀의 비율이 감소되었고, 소녀의 콘돔 사용률이 22%에서 33%로 증가되었다.[103]

청소년기 개입을 통한 혜택: 청소년의 홍역 백신접종의 증가로 인해 건강한 청소년기로 변화시켰으며, 이는 청소년에 대한 정책적 개입의 접근이 전 생애에 걸쳐 중요하다는 것을 재차 강조한다.

교육: 1990년 이후 중·고등학교의 입학률은 전세계적으로 증가되었다. 예를 들어, 청소년 인구의 증가에도 불구하고, 2000년에 중·고등학교의 교육을 받지 못한 아동은 9,700만 명에서 2012년에는 6,300만 명으로 감소하였다.[20]

도전과제

국가 내 실행의 활성화: 청소년기의 정신건강, 약물사용, 장애와 관련된 영양과 같은 사망과 질병의 주요 원인은 국가보건정책(national health policies)에서 충분한 관심을 얻지 못하였기 때문이다. 109개 국가의 국민 건강 정책문서 1/3만이 청소년의 음주와 흡연에 대해 다루고, 1/4만이 청소년 정신건강에 대해 다룬다.

교통사고 손상 감소: 청소년 사망의 주요 요인은 교통사고로 인한 손상(그림 4.25)이다. 특히 개발도상국에서 차량 소유율의 증가로 이는 더 큰 문제가 될 것이다.

정신질환의 치료: 자살은 15-19세의 여성의 주요 사망 원인으로 추정되며, 우울증은 청소년시기의 질병 및 장애의 주요 요인이다. 특히 청소년의 10-20%는 우울증과 불안과 같은 정신건강의 문제를 경험하였다.[105]

영양과 신체 활동 개선: 개발도상국의 많은 소년과 소녀는 청소년기 영양실조를 겪고 있다. 과체중이나 비만 청소년의 수는 저소득 국가와 중간소득 국가 모두에서 증가되고 있다. 조사결과에 따르면, 청소년의 4명중 1명이 권장된 신체적 활동을 하는 것으로 나타났다. 철분부족으로 인한 빈혈은 소년과 소녀의 사망과 장애에 세 번째 주요 요인으로 영향을 미친다.[9]

성과 생식 보건 서비스와 권리를 보장: 제3자의 의무적인 허가와 종합적 성교육의 이행에 대한 장벽 때문에 의료서비스에 접근하는 것에 대한 상당한 어려움이 따른다.[106] 39,000명의 여자 청소년이 조혼으로 인해 그들의 교육, 건강 및 미래를 박탈당하고 있다.[107] 61개 국가에서 가족계획이 필요한 15세-24세의 여성은 3,300만으로 추정된다.[104] 전세계적으로 파트너에게 폭력을 경험한 15-19세 여성은 30%에 달했다.[9] 비록 HIV와 관련된 사망의 전반적인 수치는 가장 높았던 8년 전에 비해 30% 감소되었지만, HIV로 인해 사망한 청소년은 증가되는 것으로 추정된다.[105]

남자 청소년의 사망률 문제: 미주 지역에서 2000년 이후 15-19세의 청소년 사망의 원인의 1/3인 폭력으로 인한 남자 청소년의 사망은 정체 상태에 있다. 전쟁과 관련된 사망 때문에 2000년에는 동부 지중해 지역에서 15-19세의 남자 청소년의 사망률이 증가되었다.[9]

모니터링의 증가: 청소년은 전세계인구의 1/6에 해당하지만, 청소년 건강은 다른 연령에 비해 모니터링이 열악하다.

불평등 완화: 중년층과 비교하여 청소년기의 가족계획 서비스 접근율이 감소하였다. 예를 들어, 49개의 저소득 및 중간소득 국가의 조사자료에 따르면, 20-49세의 여성(66%)이 15-19세의 여성(42%)보다 현대적, 전통적 피임법의 가족계획 만족도가 1.5배 높았다.[16]

의료서비스 장벽 제거: 청소년은 종종 비밀보장, 낙인, 차별의 두려움과 존중의 부족 때문에 의료서비스를 이용하지 않는다. WHO 국제상담을 받은 청소년들은 비용과 낮은 접근성이 의료서비스를 이용하지 못하는 가장 큰 두 가지 이유라고 말했다.[9]

[그림 4.25] 성별에 따른 세계 청소년 10대 사망 주요원인, 2012[1]

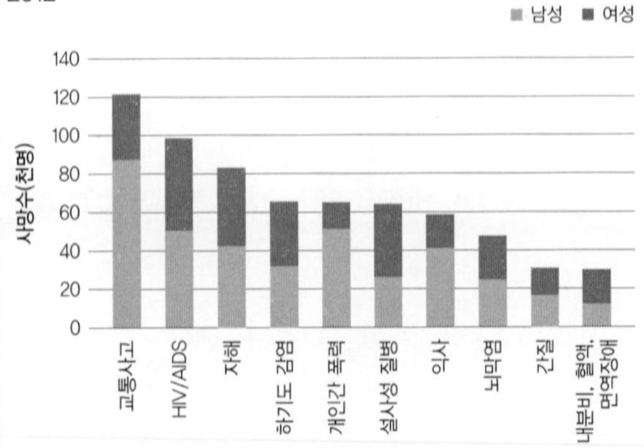

전략적 우선순위

2030 SDG 선언은 취약한 인구계층으로 청소년을 언급하고 있다. 청소년을 위한 몇몇 세부목표가 달성된다면, 청소년의 건강을 지속적으로 향상시킬 수 있다. 추가적으로, 남성포경수술과 HPV백신에 대한 접근성 향상, 건축, 환경 그리고 사회적 변화의 요구 등 구체적인 개입이 요구된다. 이는 도로안전, 음주, 담배세금의 증가와 교육접근성에 대한 증가를 위한 사회기반시설의 개선이 포함된다. 게다가, 청소년 대응 의료시스템(adolescent-responsive health systems)을 만들기 위한 실행은 건강증진시설, 유해한 노출을 예방하는 보호정책, 청소년기의 건강한 생활습관 보장, 우선적 역량의 강화, 위탁시설의 청소년 대응 의료시스템(adolescent-responsive health systems)의 확산이 필수적이다.

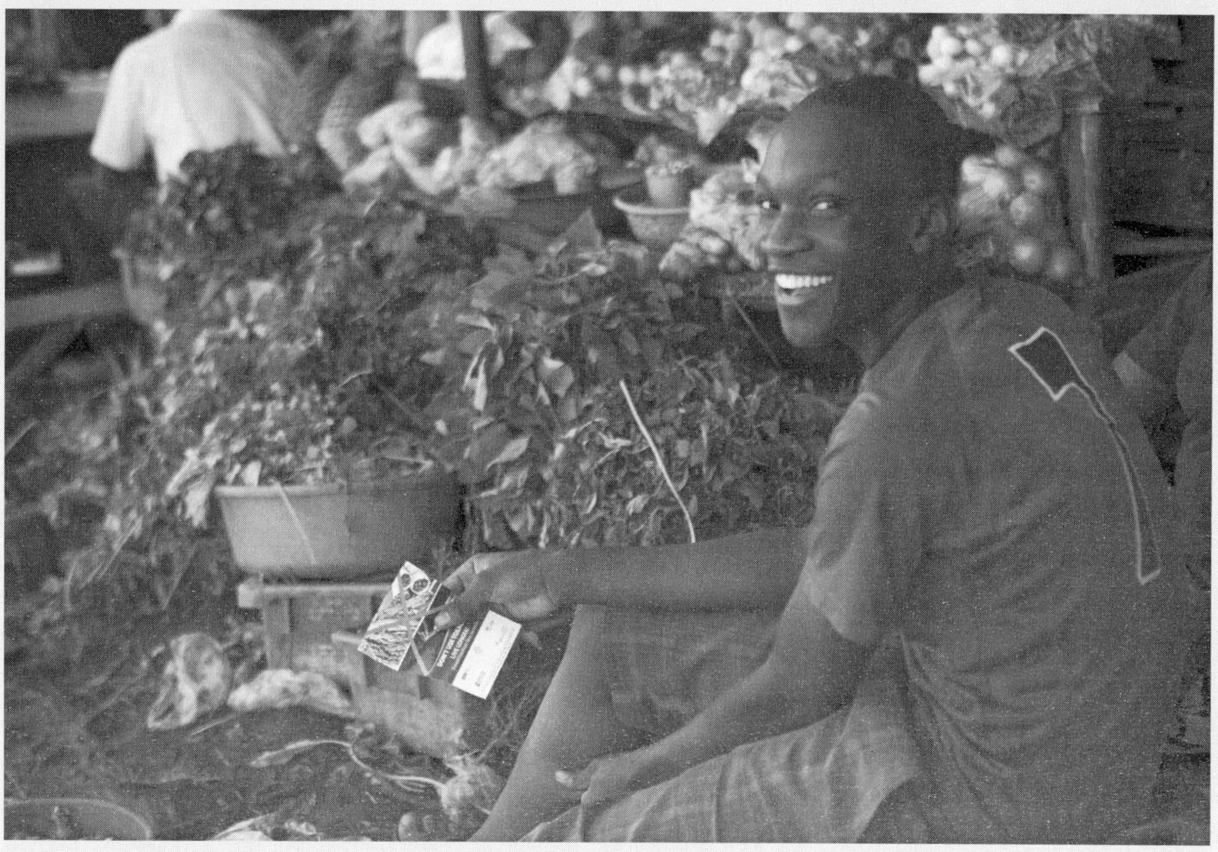

성생식 건강 및 권리

성과 생식 건강의 권리를 위한 MDG 5.B 목표는 "성생식 보건서비스를 위한 보편적 접근 보장"을 추구하면서 2007년에 추가되었다. 이러한 목표는 피임부터 FGM에 이르는 광범위한 범위를 포함하기 때문에 목표에 대한 적절한 지표 관리에 대한 동의를 얻기 어렵다. SDG는 성과 생식의 권리가 젠더(gender) 목표 내에서 포함되어 있다.

성과

전세계적으로, 어떤 방법으로든 피임률은 1990년 55%에서 2010년 63%로 증가되었고, 2015년에 기혼 가임기 여성의 58%가 현대적 피임법을 이용하였다(그림 4.26). 이러한 증가는 개발도상국의 10% 증가에 힘입어 이루어졌다. 현대적 피임법의 피임에 대한 미충족 요구는 1990년 32%에서 2010년 24%로 감소되었고, 이는 개발도상국의 감소에 의해 실현되었다. 아프리카 지역 여성을 위한 현대적 피임법을 이용한 가족계획을 위한 충족된 요구는 1990년과 2010년 사이에 85%로 증가하였고, 2015년에는 두 배 이상 될 것이다.[21]

그 결과로 1995년과 2012년 사이에 원치 않은 임신의 비율은 여성 1,000명당 69명에서 53명으로 감소하였다.[22]

1990년과 2010년 사이에 아시아의 다른 지역에서도 약간의 변화가 있었지만, 1990년 이후 사하라사막 이남 지역에서 원발성 불임(primary infertility)이 감소하고 있다.[108]

전세계적으로, 1980년 초반에 젊은 여성의 3명 중 1명은 아동기에 조혼을 하였고, 2014년에는 젊은 여성 4명 중 1명이 아동기에 결혼하였다. 15세 이전에 결혼을 한 젊은 여성계층은 1980년대 초 12%에서 2014년 8%로 감소하였다.[11]

긍정적 발전

정책과 법률의 제정: 지난 5년 동안, 국가 정부의 77%는 결혼상태와 연령과 상관없이 종합적인 성생식 의료서비스에 대한 여성의 접근성을 증가시키기 위해 구체적인 조치를 실행하였다.[109] FGM이 관행적으로 실행되는 29개의 국가 내에서 FGM이 인권 침해로 인식되면서, 최소 24개 국가는 FGM에 반대하는 법률 및 칙령을 제정하였다.[42] 1975년과 2010년 사이에 119개의 국가가 배우자의 폭력을 해결하기 위한 법률 260개를 제정하였으며, 1995년 이후 이 가운데 95%가 승인되었다.[110]

국제 및 국가 수준의 공약: 인구와 개발 프로그램 실행에 관한 국제 학회(International Conference on Population and Development Programme of Action)를 포함하여 주요 공약은 1994년에 179개 국가에서 채택되었으며, 성생식 건강의 권리에 초점을 두었다.[34] 30개 이상의 국가 정부가 2020년까지 1억 2,000만 명의 새로운 피임 이용자를 위한 가족계획 2020(FP2020)의 달성을 위해 최선을 다하고 있으며, 공여기관들은 2013년에 가족계획을 위해 13억 달러를 기부하였다.[111]

교육의 투자: 양질의 개입은 교육의 투자와 조혼, 조기임신 감소 사이에 관련이 있음을 보여 주었다.[38] 전세계 국가 절반 이상이 보편적 초등교육 보장을 달성했거나 거의 달성하였다.[40]

[그림 4.26] WHO 지역에서 가족계획 충족과 피임 보급에 대한 동향, 1990–2015[21]

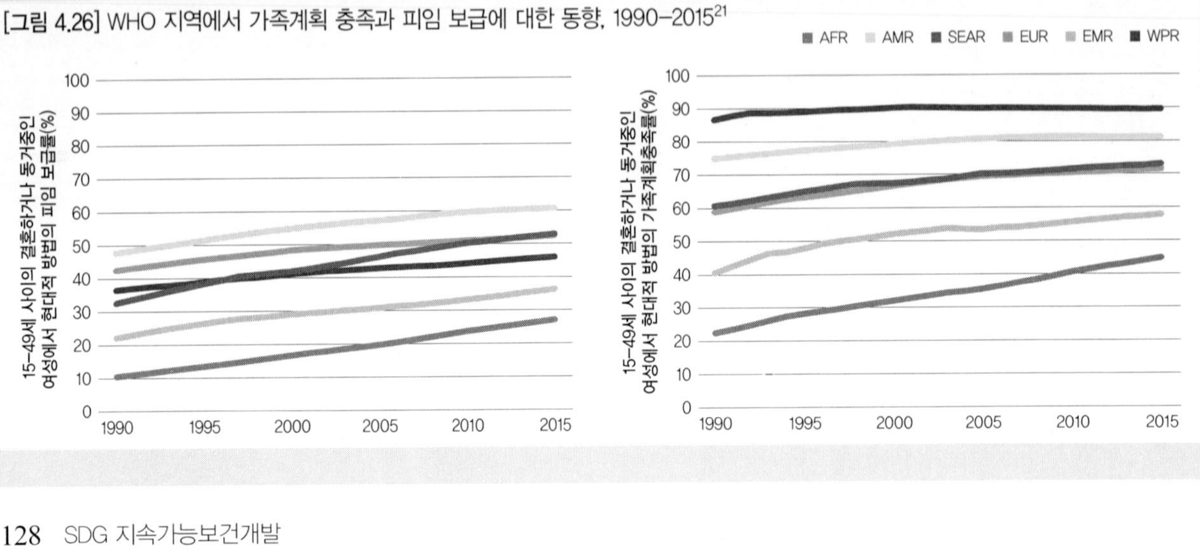

도전과제

아동결혼의 종결: 이러한 진전에도 불구하고 세계 1억 1,000만 명의 소녀들 중에서 2,200만은 이미 결혼하였고, 수억 명 이상의 소녀들이 위험에 노출되어 있으며 인구의 증가로 인해 그 수는 더 증가될 것이다.[11]

FGM의 근절: 연간 300만 이상의 아프리카의 소녀들이 FGM의 위험에 처해있는데,[51] 1990년 중반부터 현재까지 FGM의 비율이 감소하고 있다.[112]

가까운 파트너 폭력의 근절: 여성의 30%는 파트너의 신체적 혹은 성적 폭력을 경험한 적이 있다. 가장 비율이 높은 지역은 동남아시아 지역(38%)과 아프리카 지역(37%)이였으나, 모든 지역에서 여성들은 이와 같은 것이 일반적인 행동이라고 보고하였다.[12]

성매개 감염병 방지: 성매개 감염병의 발병은 많은 병원균에 의해 여전히 높게 나타나고 있으며, 몇몇 개입의 보급은 여전히 불충분하다(5장 참조).

안전한 낙태: 2008년, 전세계에서 발생한 4,380만 건의 인공유산(낙태) 중 절반은 안전하지 않은 낙태였으며, 대부분은 개발도상국에서 발생하였다.[113] 낙태를 법적으로 규제하는 지역에서 낙태의 비율은 가임기 여성 1,000명당 20명과 40명 사이로 나타났다. 모성 사망의 약 8%는 낙태 때문이다.[3]

전략적 우선순위

SDG는 보건 목표의 일부로서 성생식 보건의료서비스에 대한 보편적인 접근을 보장하는 구체적인 세부목표가 포함되어 있고, 성생식 권리에 대한 몇몇 세부목표는 젠더 목표에 포함되었다. 가족계획, 불안전한 낙태의 예방, 여성할례(FGM)와 같은 유해한 관행의 근절, 여성폭력의 예방, 필요한 모든 사람들의 성생식 보건의 접근성 보장(청소년 포함) 등 성생식 보건의 모든 부분은 UN 사무총장에 의해 2015년 9월 시작된 여성, 아동 그리고 청소년 건강에 대한 새로운 국제전략(Global Strategy for Women's, Children's and Adolescents' Health)에서 다뤄졌다.

세계생식보건전략(Global Reproductive Health Strategy)을 포함하여 세계보건총회 결의안은 여러 문제들을 해결하였다.[114] 글로벌 캠페인 및 실행계획이 개발되었고, 다양한 성생식 보건문제를 해결하기 위해 가족계획 2020, 피임의 미충족 욕구를 충족시키기 위한 가속화를 목표로 하는 국제 계획, 성매개 감염병에 대한 국제보건 분야의 전략,[115] 개인간 폭력에 관한 보건체계를 강화하기 위한 국제 계획 및 실행이 준비되고 있다.[116] 조혼을 포함한 여성 및 소녀에 대한 학대를 없애기 위한 다른 노력은 UN 사무총장의 여성 폭력의 근절을 위한 UNiTE 캠페인[117], UNICEF의 폭력예방을 위한 #END캠페인을 포함한다.[118]

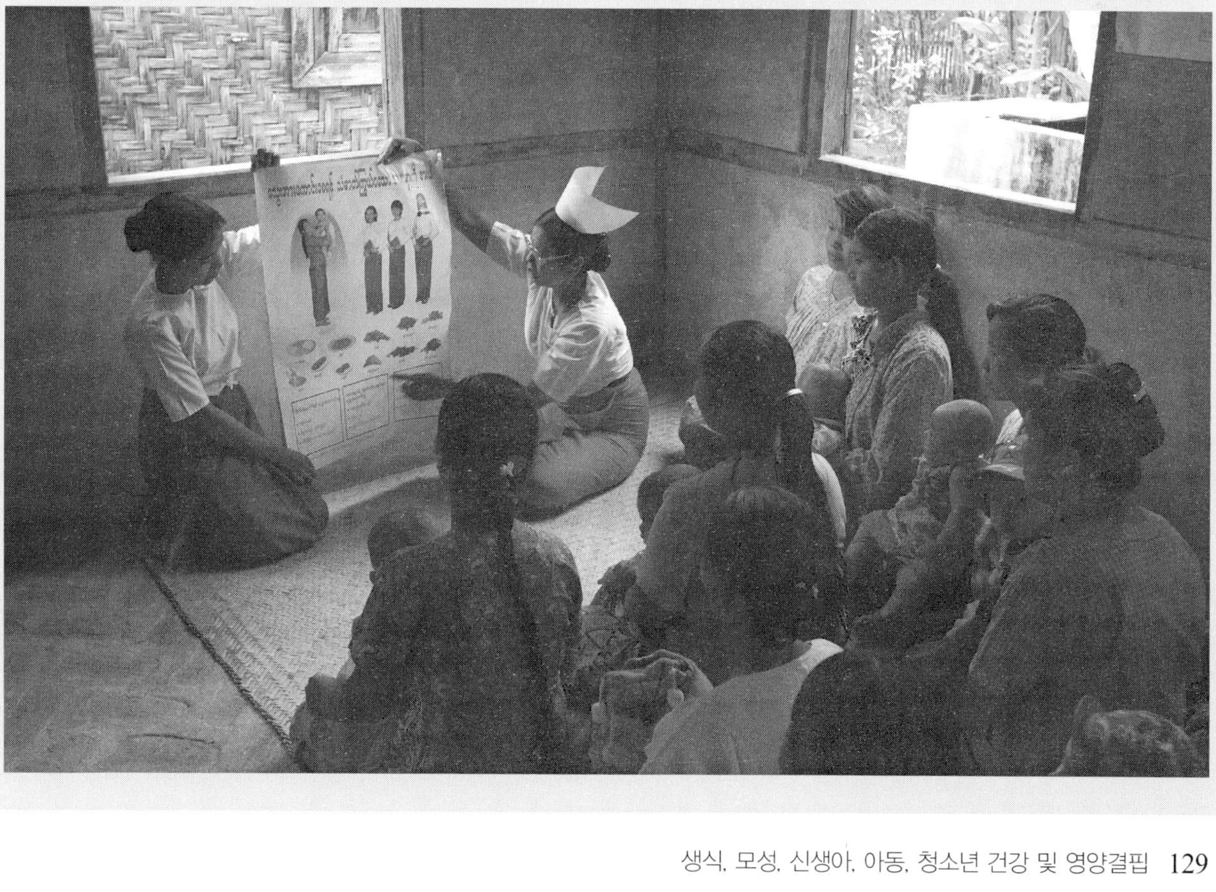

참고 및 참조

1 Global Health Estimates: Deaths, disability-adjusted life year (DALYs), years of life lost (YLL) and years lost due to disability (YLD) by cause, age and sex, 2000–2012. Geneva: World Health Organization (http://www.who.int/healthinfo/global_burden_disease/estimatesen/, accessed 21 September 2015).

2 Trends in Maternal Mortality: 1990 to 2015. Geneva, New York (NY) and Washington (DC): World Health Organization, United Nations Children's Fund, United Nations Population Fund, World Bank, United Nations Population Division; 2015 (http://www.who.int/reproductivehealth/publications/monitoring/ maternal-mortality-2015/en/, accessed 12 November 2015).

3 Say, L, Chou D, Gemmill A, Tuncalp O, Moller A-B, Daniels J et al. Global causes of maternal death: a WHO systematic analysis. Lancet Global Health. 2014;2(6):e323–33 (http://www.thelancet.com/journals/langlo/article/PIIS2214-109X(14)70227-X/fulltext, accessed 21 September 2015).

4 Estimates of child causes of death 2000–2015. Geneva and Baltimore (MD): World Health Organization and Maternal and Child Epidemiology Estimation (MCEE); 2015. In press.

5 Joint child malnutrition estimates – Levels and trends (2015 edition). New York (NY), Geneva and Washington (DC): United Nations Children's Fund, World Health Organization and World Bank; 2015 (http://www.who.int/nutgrowthdb/estimates2014/en/, accessed 19 October 2015).

6 Black RE, Victora CG, Walker SP, Bhutta ZA, Christian P, de Onis M et al. Maternal and child undernutrition and overweight in low-income and middle-income countries. Lancet. 2013; 382(9890):427–51 (http://www.thelancet.com/journals/lancet/article/PIIS0140-6736%2813%2960937-X/fulltext, accessed 19 October 2015).

7 Lawn JE, Blencowe H, Oza S, You D, Lee ACC, Waiswa P et al. Every Newborn: progress, priorities, and potential beyond survival. Lancet. 2014;384(9938):189–205 (http://www.thelancet. com/journals/lancet/article/PIIS0140-6736%2814%2960496-7/fulltext, accessed 19 October 2015).

8 WHO defines adolescents as people between 10 and 19 years old.

9 Health for the world's adolescents: a second chance in the second decade. Geneva: World Health Organization; 2014 (http://apps.who.int/adolescent/second-decade/, accessed 18 September 2015).

10 Sexual and reproductive health: female genital mutilation and other harmful practices. Geneva: World Health Organization (http://www.who.int/reproductivehealth/topics/fgm/prevalence/en/, accessed 18 September 2015).

11 Ending child marriage: progress and prospects. New York (NY): United Nations Children's Fund; 2014 (http://www.unicef.org/media/files/Child_Marriage_Report_7_17_LR..pdf, accessed 18 September 2015).

12 Global and regional estimates of violence against women: prevalence and health effects of intimate partner violence and non-partner sexual violence. Geneva, London and Tygerberg: World Health Organization, London School of Hygiene & Tropical Medicine and South African Medical Research Council; 2013 (http://www.who.int/reproductivehealth/publications/violence/9789241564625/en/, accessed 17 September 2015).

13 Grantham-McGregor S, Cheung YB, Cueto S, Glewwe P, Richter L, Strupp B et al. Developmental potential in the first 5 years for children in developing countries. Lancet. 2007;369(9555):60–70 (http://www.thelancet.com/journals/lancet/article/PIIS0140-6736%2807%2960032-4/fulltext, accessed 19 October 2015).

14 Daelmans B, Black MM, Lombardi J, Lucas J, Richter L, Silver K et al. Effective interventions and strategies for improving early child development. BMJ. 2015;351:h4029 (http://www.bmj.com/content/351/bmj.h4029, accessed 19 October 2015).

15 Levels and trends in child mortality report 2015. Estimates developed by the UN Interagency Group for Child Mortality Estimates. New York (NY), Geneva and Washington (DC): United Nations Children's Fund, World Health Organization, World Bank and United Nations (http://www.childmortality.org/, accessed 18 September 2015).

16 Tracking universal health coverage: first global monitoring report. Geneva and Washington (DC): World Health Organization and World Bank; 2015 (http://www.who.int/entity/healthinfo/universal_health_coverage/report/2015/en/index.html, accessed 18 September 2015).

17 WHO defines a skilled birth attendant as someone "trained to proficiency in the skills needed to manage normal (uncomplicated) pregnancies, childbirth and the immediate postnatal period, and in the identification, management and referral of complications in women and newborns".

18 Estimates of child causes of death 2000–2015. Geneva and Baltimore (MD): World Health Organization and Maternal and Child Epidemiology Estimation (MCEE); 2015. In press.

19 Millennium Development Goals report 2015. New York (NY): United Nations; 2015 (http://unstats.un.org/unsd/mdg/Resources/Static/Products/Progress2015/English2015.pdf, accessed 16 September 2015).

20 UNICEF data: monitoring the situation of children and

women: delivery care. New York (NY): United Nations Children's Fund (http://data.unicef.org/maternal-health/delivery-care.html, accessed 22 September 2015).

21 Alkema L, Kantorova V, Menozsi C, Biddlecom A. National, regional, and global rates and trends in contraceptive prevalence and unmet need for family planning between 1990 and 2015: a systematic and comprehensive analysis. Lancet. 2013;381(9878):1642–52 (http://www.thelancet.com/journals/lancet/article/PIIS0140-6736%2812%2962204-1/fulltext, accessed 18 September 2015).

22 Sedgh G, Singh S, Hussain R. Intended and unintended pregnancies worldwide in 2012 and recent trends. Stud. Fam. Plan. 2014;45(3):301–14 (https://www.guttmacher.org/pubs/journals/j.1728-4465.2014.00393.x.pdf, accessed 18 September 2015).

23 State of inequality: reproductive, maternal, newborn and child health. Geneva: World Health Organization; 2015 (http://www.who.int/gho/health_equity/report_2015/en/, accessed 18 September 2015).

24 Essential interventions, commodities and guidelines for reproductive, maternal, newborn and child health. A global review of the key interventions related to reproductive, maternal, newborn and child Health. Geneva: The Partnership for Maternal, Newborn & Child Health; 2011 (http://www.who.int/pmnch/knowledge/publications/201112_essential_interventions/en/, accessed 19 October 2015).

25 Countdown to 2015. Fulfilling the health agenda for women and children: the 2014 report. New York (NY) and Geneva: United Nations Children's Fund and World Health Organization; 2014 (http://www.countdown2015mnch.org/reports-and-articles/previous-reports/2014-report, accessed 20 October 2015).

26 Countdown to 2015. A decade of tracking progress for maternal, newborn and child survival: the 2015 report. New York (NY) and Geneva: United Nations Children's Fund and World Health Organization; 2015 (http://www.countdown2015mnch.org/reports-andarticles/2015-final-report, accessed 20 October 2015).

27 Immunization coverage. Fact sheet No378, updated September 2015. Geneva: World Health Organization (http://www.who.int/mediacentre/factsheets/fs378/en/, accessed 18 September 2015).

28 The Partnership for Maternal, Newborn and Child Health. Geneva: World Health Organization (http://www.who.int/pmnch/en/, accessed 18 September 2015).

29 Saving Lives, protecting futures. Progress report on the global strategy for women's and children's health. New York (NY): United Nations, Every Woman Every Child (http://everywomaneverychild.org/images/EWEC_Progress_Report_FINAL_3.pdf, accessed 18 September 2015).

30 Commission on information and accountability for women's and children's health. Geneva: World Health Organization (http://www.who.int/woman_child_accountability/about/coia/en/, accessed 18 September 2015).

31 The H4+ partnership: joint support to improve women's and children's health. Progress report – 2013. Geneva: World Health Organization; 2014 (http://apps.who.int/iris/bitstream/10665/134746/1/WHO_RHR_14.27_eng.pdf?ua=1&ua=1, accessed 18 September 2015).

32 News release, 12 September 2005. New global partnership will take immediate action to help women and children survive. Geneva: World Health Organization; 2005 (http://www.who.int/mediacentre/news/releases/2005/pr41/en/, accessed 18 September 2015).

33 Framework of actions for the follow-up to the Programme of Action of the International Conference on Population and Development. New York (NY): United Nations Population Fund; 2014 (http://www.unfpa.org/publications/framework-actions-follow-programmeaction-international-conference-population-and, accessed 18 September 2015).

34 Programme of Action, 20th anniversary edition. Adopted at the International Conference on Population and Development, Cairo, 5–13 September 1994. New York (NY): United Nations Population Fund; 2014 (http://www.unfpa.org/sites/default/files/pub-pdf/programme_of_action_Web%20ENGLISH.pdf, accessed 18 September 2015).

35 Meeting report. Nurturing human capital along the life course: investing in early child development. World Health Organization, Geneva, Switzerland, 10–11 January 2013. Geneva: World Health Organization; 2013 (http://apps.who.int/iris/bitstream/10665/87084/1/9789241505901_eng.pdf?ua=1, accessed 19 October 2015).

36 Chan M. Linking child survival and child development for health, equity, and sustainable development. Lancet. 2013; 381(9877):1514–15 (http://www.thelancet.com/journals/lancet/article/PIIS0140-6736%2813%2960944-7/fulltext, accessed 19 October 2015).

37 Marmot M, Friel S, Bell R, Houweling TAJ, Taylor S on behalf of the Commission on Social Determinants of Health. Closing the gap in a generation: health equity through action on the social determinants of health. Lancet. 2008; 372(9650): 1661–69 (http://www.thelancet.com/journals/lancet/article/PIIS0140-6736%2808%2961690-6/fulltext, accessed 19 October 2015).

38 Hindin MJ, Fatusi A. Exploration of young people's sexual and reproductive health and assessment practices. Final

report. Johns Hopkins Bloomberg School of Public Health and Bill & Melinda Gates Institute for Population and Reproductive Health; 2014 (http://gatesinstitute.org/sites/default/files/Exploration%20of%20Young%20People%C2%B9s%20Sexual%20and%20Reproductive%20Health%20Assessment%20Practices_Final.pdf, accessed 18 September 2015).

39 Commission on Social Determinants of Health – final report: Closing the gap in a generation: Health equity through action on the social determinants of health. Geneva: World Health Organization; 2008 (http://www.who.int/social_determinants/thecommission/finalreport/en/, accessed 18 September 2015).

40 UNICEF data: monitoring the situation of children and women: primary education. New York (NY): United Nations Children's Fund (http://data.unicef.org/education/primary.html, accessed 22 September 2015).

41 UNICEF data: monitoring the situation of children and women: secondary education. New York (NY): United Nations Children's Fund (http://data.unicef.org/education/secondary.html, accessed 18 September 2015).

42 Female genital mutilation/cutting: a statistical overview and exploration of the dynamics of change. New York (NY): United Nations Children's Fund; 2013 (http://www.unicef.org/cbsc/files/UNICEF_FGM_report_July_2013_Hi_res.pdf, accessed 22 September 2015).

43 Financing global health 2014: shifts in funding as the MDG era closes. Seattle (WA): Institute for Health Metrics and Evaluation; 2014 (http://www.healthdata.org/sites/default/files/files/policy_report/2015/FGH2014/IHME_PolicyReport_FGH_2014_1.pdf, accessed 18 September 2015).

44 A number of major monitoring initiatives including the UN Inter-agency Group for Child Mortality Estimation (IGME), and the Maternal Mortality Estimation Inter-Agency Group (MMEIG).

45 World Health Statistics 2015. Geneva: World Health Organization; 2015 (http://apps.who.int/iris/bitstream/10665/170250/1/9789240694439_eng.pdf?ua=1&ua=1, accessed 22 September 2015).

46 Cochi S, Freeman A, Guirguis S, Jafari H, Aylward B. Global polio eradication initiative: lessons learned and legacy. J Infect Dis. 2014;210(Suppl 1):S540–46 (Abstract: (http://jid.oxfordjournals.org/content/210/suppl_1/S540.abstract, accessed 28 August 2015).

47 Every Woman Every Child. Consultations on updating the global strategy for women's, children's and adolescents' health: round 1 – priorities for the global strategy. Geneva: The Partnership for Maternal, Newborn & Child Health; 2015 (http://www.who.int/pmnch/activities/advocacy/globalstrategy/2016_2030/gs_round1_report.pdf?ua=1, accessed 17 September 2015).

48 WHA68.3. Poliomyelitis. In: Sixty-eight World Health Assembly, Geneva, 18–26 May 2015. Agenda item 15.2. Geneva: World Health Organization; 2015 (WHA68.3; http://apps.who.int/gb/ebwha/pdf_files/WHA68/A68_R3-en.pdf, accessed 7 October 2015).

49 Global nutrition targets 2025: anaemia policy brief. Geneva: World Health Organization; 2014 (WHO/NMH/NHD/14.4; http://apps.who.int/iris/bitstream/10665/148556/1/WHO_NMH_NHD_14.4_eng.pdf?ua=1, accessed 21 September 2015).

50 FP2020 core indicators: key findings for 2013. Washington (DC): Family Planning 2020 (http://progress.familyplanning2020.org/fp2020-core-indicators-key-findings-for-2013, accessed 21 September 2015).

51 Female genital mutilation and other harmful practices: prevalence of FGM. Geneva: World Health Organization (http://www.who.int/reproductivehealth/topics/fgm/prevalence/en/, accessed 19 October 2015).

52 Committing to child survival: a promise renewed. Progress report 2014. New York (NY): United Nations Children's Fund; 2014 (http://www.apromiserenewed.org/APR_2014_web_15Sept14.pdf, accessed 21 September 2015).

53 Global strategy for women's and children's health. New York (NY): United Nations; 2010 (http://www.everywomaneverychild.org/images/content/files/global_strategy/full/20100914_gswch_en.pdf, accessed 21 September 2015).

54 The global strategy for women's, children's and adolescents' health (2016–2030): survive, thrive, transform. New York (NY): United Nations, Every Woman Every Child (http://globalstrategy.everywomaneverychild.org/index.html, accessed 19 October 2015).

55 FP2020: progress report 2013–2014. Washington (DC): Family Planning 2020 (http://progress.familyplanning2020.org/, accessed 21 September 2015).

56 Every newborn: an action plan to end preventable deaths. Geneva: The Partnership for Maternal, Newborn & Child Health (http://www.everynewborn.org/, accessed 19 October 2015).

57 Resolution WHA63.24. Accelerated progress towards achievement of Millennium Development Goal 4 to reduce child mortality: prevention and treatment of pneumonia. In: Sixty-third World Health Assembly, Geneva, 17–21 May 2010. Resolutions and decisions, annexes. Geneva: World Health Organization; 2010:51–3 (WHA63/2010/REC/1; http://apps.who.int/gb/ebwha/pdf_files/WHA63-REC1/WHA63_REC1-en.pdf, accessed 28 August 2015).

58 Gavi: the Vaccine Alliance. Geneva: Gavi Alliance Secretariat

(http://www.gavi.org/, accessed 21 September 2015).

59 Global financing facility in support of Every Woman Every Child. Washington (DC): World Bank (http://www.worldbank.org/en/topic/health/brief/global-financing-facility-in-supportof-every-woman-every-child, accessed 21 September 2015).

60 Resolution WHA65.6. Comprehensive implementation plan on maternal, infant and young child nutrition. In: Sixty-fifth World Health Assembly, Geneva, 21–26 May 2012. Resolutions and decisions, annexes. Geneva: World Health Organization; 2012:12–13 (WHA65/2012/REC/1; http://apps.who.int/gb/ebwha/pdf_files/WHA65-REC1/A65_REC1-en.pdf, accessed 16 September 2015).

61 Resolution WHA63.23. Infant and young child nutrition. In: Sixty-third World Health Assembly, Geneva, 17–21 May 2010. Resolutions and decisions, annexes. Geneva: World Health Organization; 2010:47–50 (WHA63/2010/REC/1; http://apps.who.int/gb/ebwha/pdf_files/WHA63-REC1/WHA63_REC1-en.pdf, accessed 28 August 2015).

62 About Scaling Up Nutrition (http://scalingupnutrition.org/about, accessed 21 September 2015).

63 WHO estimates. [From analysis prepared for Tracking universal health coverage: first global monitoring report. Geneva and Washington (DC): World Health Organization and World Bank; 2015 (http://www.who.int/entity/healthinfo/universal_health_coverage/report/2015/en/index.html, accessed 18 September 2015)].

64 Bhalotra S, Clarke D. Educational attainment and maternal mortality. Background paper prepared for the Education for All Global Monitoring Report 2013/4. Teaching and learning: achieving quality for all. (2014/ED/EFA/MRT/PI/14; http://unesdoc.unesco.org/images/0022/002259/225945E.pdf, accessed 21 September 2015).

65 WHO analysis of Barro-Lee educational attainment dataset (http://www.barrolee.com/, accessed 20 October 2015).

66 Tuncalp O, Were WM, MacLennan C, Oladapo OT, Gulmezoglu AM, Bahl R et al. Quality of care for pregnant women and newborns: the WHO vision. BJOG. 2015;122(8):1045–49 (http://onlinelibrary.wiley.com/doi/10.1111/1471-0528.13451/full, accessed 21 September 2015).

67 Strategies toward ending preventable maternal mortality. Geneva: World Health Organization; 2015 (http://who.int/reproductivehealth/topics/maternal_perinatal/epmm/en/, accessed 21 September 2015).

68 Tracking financial commitments to the global strategy for women's and children's health. Geneva: The Partnership for Maternal, Newborn & Child Health; 2014 (http://www.who.int/pmnch/knowledge/publications/2014_pmnch_report/en/, accessed 16 September 2015).

69 Oza S, Cousens S, Law JE. Estimation of daily risk of neonatal death, including the day of birth, in 186 countries in 2013: a vital-registration and modelling-based study. Lancet Glob Health. 2014;2(11)e635–e644 (http://www.thelancet.com/journals/langlo/article/PIIS2214-109X%2814%2970309-2/fulltext, accessed 18 September 2015).

70 Bhutta ZA, Das JK, Bahl R, Lawn JE, Salam RA, Paul VK et al. Can available interventions end preventable deaths in mothers, newborn babies, and stillbirths, and at what cost? Lancet. 2014;384(9940):347–70 (http://www.thelancet.com/journals/lancet/article/PIIS0140-6736%2814%2960792-3/fulltext, accessed 21 September 2015).

71 WHO vaccine-preventable disease monitoring system, 2015 global summary. Geneva: World Health Organization; 2015 (http://www.who.int/immunization/monitoring_surveillance/data/gs_gloprofile.pdf, accessed 21 September 2015).

72 Maternal, newborn, child and adolescent health policy indicator dashboards and notes. Geneva: World Health Organization (http://www.who.int/maternal_child_adolescent/documents/countries/indicators/dashboards/en/, accessed 21 September 2015).

73 Global Strategy for Women's and Children's Health. Geneva: The Partnership for Maternal, Newborn & Child Health; 2010 (http://www.who.int/pmnch/knowledge/publications/full document_globalstrategy/en/, accessed 21 September 2015).

74 Every Woman Every Child initiative. New York (NY): United Nations, Every Woman Every Child (http://www.everywoman everychild.org/, accessed 21 September 2015).

75 UN Commission on Life-Saving Commodities for Women and Children. Commissioners' Report, September 2012. New York (NY): United Nations, Every Woman Every Child (http://www.unfpa.org/sites/default/files/pub-pdf/Final%20UN%20Commission%20Report_14sept2012.pdf, accessed 21 September 2015).

76 Every newborn: an action plan to end preventable deaths. Geneva and New York (NY): World Health Organization and United Nations Children's Fund; 2014 (http://apps.who.int/iris/bitstream/10665/127938/1/9789241507448_eng.pdf?ua=1, accessed 21 September 2015).

77 Success factors for improving maternal and child health: multisector pathways to progress. Country reports. Geneva: The Partnership for Maternal, Newborn & Child Health; 2014 (http://www.who.int/pmnch/successfactors/en/index2.html, accessed 21 September 2015).

78 Dickson KE, Simen-Kapeu A, Kinney MV, Huicho L, Vesel L, Lackritz E et al. Health system bottlenecks and strategies

to scale-up in countries. Lancet. 2014;384(9941)438–54 (http://www.thelancet.com/journals/lancet/article/PIIS0140-6736% 2814%2960582-1/fulltext, accessed 21 September 2015).

79 The State of the world's midwifery 2014: a universal pathway. A woman's right to Health. New York (NY): United Nations Population Fund; 2014 (http://www.unfpa.org/sites/default/files/pub-pdf/EN_SoWMy2014_complete.pdf, accessed 21 September 2015).

80 Countdown to 2015. Accountability for maternal, newborn and child survival: the 2013 update. Geneva and New York (NY): World Health Organization and United Nations Children's Fund; 2013 (http://countdown2015mnch.org/documents/2013Report/Countdown_2013-Update_with profiles.pdf, accessed 21 September 2015).

81 WHO recommendations on postnatal care for the mother and the newborn 2013. Geneva: World Health Organization; 2013 (http://apps.who.int/iris/bitstream/10665/97603/1/9789241506 649_eng.pdf?ua=1, accessed 21 September 2015).

82 Stevens GA, Bennett JE, Hennocq Q, De-regil LM, Rogers L, Danaei G et al. Trends and mortality effects of vitamin A deficiency in children in 138 low-income and middle-income countries between 1991 and 2013: a pooled analysis of population- based surveys. Lancet Glob Health. 2015;3(9): e528–36 (http://www.thelancet.com/journals/langlo/article/PIIS2214-109X% 2815%2900039-X/fulltext, accessed 21 September 2015).

83 Progress on sanitation and drinking water: 2015 update and MDG assessment. Geneva and New York (NY): World Health Organization and United Nations Children's Fund; 2015 (http://apps.who.int/iris/bitstream/10665/177752/1/9789241509145_eng.pdf?ua=1, accessed 28 August 2015).

84 Gill CJ, Young M, Schroder K, Carvajal-Velez L, McNabb M et al. Bottlenecks, barriers, and solutions: results from multicountry consultation focused on reduction of childhood pneumonia and diarrhoea deaths. Lancet. 2013;381(9876): 1487–98 (http://www.thelancet.com/journals/lancet/article/PIIS0140-6736%2813%2960314-1/fulltext, accessed 21 September 2015).

85 Ending preventable child deaths from pneumonia and diarrhoea by 2025: The integrated Global Action Plan for Pneumonia and Diarrhoea (GAPPD). Geneva and New York (NY): World Health Organization and United Nations Children's Fund; 2013 (http://www.who.int/maternal_child_adolescent/documents/global_action_plan_pneumonia_diarrhoea/en/, accessed 21 September 2015).

86 Poliomyelitis and acute flaccid paralysis data. Geneva: World Health Organization (https://extranet.who.int/polis/public/CaseCount.aspx, accessed 7 October 2015).

87 Data, statistics and graphics. Immunization, vaccines and biologicals. Geneva: World Health Organization (http://www.who.int/immunization/monitoring_surveillance/data/en/, accessed 28 August 2015).

88 Duintjer Tebbens R, Pallansch M, Cochi S, Wassilak S, Linkins J, Sutter R et al. Economic analysis of the global polio eradication initiative. Vaccine. 2010;29(2):334–43 (http://www.sciencedirect.com/science/article/pii/S0264410X10014957, accessed 28 August 2015).

89 Modlin J. The bumpy road to polio eradication. N Engl J Med. 2010;3622346–49 (http://www.nejm.org/doi/full/10.1056/NEJMp1005405, accessed 28 August 2015).

90 Thompson K, Tebbens R. National choices related to inactivated poliovirus vaccine, innovation and the endgame of global polio eradication. Expert Rev Vaccines. 2014;13(2): 221–34.

91 Thompson K. Polio endgame management: focusing on performance with or without inactivated poliovirus vaccine. Lancet. 2014;384(9953):1480–2 (http://www.thelancet.com/journals/lancet/article/PIIS0140-6736%2814%2960983-1/fulltext?rss=yes, accessed 28 August 2015).

92 Polio Eradication and Endgame Strategic Plan 2013–2018. Geneva: Global Polio Eradication Initiative (http://www.polioeradication.org/Resourcelibrary/Strategyandwork.aspx, accessed 28 August 2015).

93 Progress for children: a world fit for children statistical review. New York (NY): United Nations Children's Fund (http://www.unicef.org/progressforchildren/2007n6/index_41505.htm, accessed 21 September 2015).

94 Roberts TJ, Carnahan E, Gakidou E. Can breastfeeding promote child health equity? A comprehensive analysis of breastfeeding patterns across the developing world and what we can learn from them. BMC Med. 2013;11:254 (http://www.biomedcentral.com/1741-7015/11/254, accessed 21 September 2015).

95 Breastfeeding on the worldwide agenda: findings from a landscape analysis on political commitment for programmes to protect, promote and support breastfeeding. New York (NY): United Nations Children's Fund; 2013 (http://www.unicef.org/eapro/breastfeeding_on_worldwide_agenda.pdf, accessed 19 October 2015).

96 Global targets tracking tool. Nutrition. Geneva: World Health Organization; (http://www.who.int/nutrition/tracking tool/en/, accessed 21 September 2015).

97 Global nutrition targets 2025: low birth weight policy brief. Geneva: World Health Organization; 2014 (WHO/NMH/NHD/14.5; http://apps.who.int/iris/bitstream/10665/149020/2/WHO_ NMH_NHD_14.5_eng.pdf?ua=1, accessed 19 October

2015).

98 The global prevalence of anaemia in 2011. Geneva: World Health Organization; 2015 (http://www.who.int/nutrition/publications/micronutrients/global_prevalence_anaemia_2011/en/, accessed 21 September 2015).

99 McDonald CM, Olofin I, Flaxman S, Fawzi WW, Spiegelman D, Caulfield LE et al. The effect of multiple anthropometric deficits on child mortality: meta-analysis of individual data in 10 prospective studies from developing countries. Am J Clin Nutr. 2013;97(4):896-901 (http://ajcn.nutrition.org/content/97/4/896.long, accessed 21 September 2015).

100 Maternity and paternity at work: law and practice across the world. Geneva: International Labour Organization (http://www.ilo.org/global/topics/equality-and-discrimination/maternity-protection/publications/maternity-paternity-at-work-2014/lang--en/index.htm, accessed 19 October 2015).

101 Comprehensive implementation plan on maternal, infant and young child nutrition. Geneva: World Health Organization; 2014 (WHO/NMH/NHD/14.1; http://apps.who.int/iris/bitstream/10665/113048/1/WHO_NMH_NHD_14.1_eng.pdf?ua=1, accessed 21 September 2015).

102 World population prospects, 2015 revision. New York (NY): United Nations, Department of Economic and Social Affairs, Population Division (http://esa.un.org/unpd/wpp/, accessed 18 September 2015).

103 How AIDS changed everything: MDG 6: 15 years, 15 lessons of hope from the AIDS response. Geneva: UNAIDS; 2015 (http://www.unaids.org/sites/default/files/media_asset/MDG6Report_en.pdf, accessed 21 September 2015).

104 MacQuarrie KLD. Unmet need for family planning among young women: levels and trends. DHS comparative Reports No. 34. Rockville (MD): ICF International; 2014 (http://www.dhsprogram.com/pubs/pdf/CR34/CR34.pdf, accessed 19 October 2015).

105 Adolescents: health risks and solutions. Fact sheet N°345, updated May 2014. Geneva: World Health Organization; 2014 (http://www.who.int/mediacentre/factsheets/fs345/en/, accessed 21 September 2015).

106 Young people today: time to act now. Eastern and Southern Africa commitment: one year in review, 2013-2014. Paris: United Nations Educational, Scientific and Cultural Organization (http://youngpeopletoday.net/wp-content/uploads/2014/12/ESACommitment-Progress_AnnualReport-DIGITAL.pdf, accessed 21 September 2015).

107 News release, 7 March 2013. Child marriages: 39 000 every day. Geneva, World Health Organization; 2013 (http://www.who.int/mediacentre/news/releases/2013/child_marriage_20130307/en/, accessed 21 September 2015).

108 Mascarenhas MN, Flaxman SR, Boerma T, Vanderpoel S, Stevens GA. National, regional and global trends in infertility prevalence since1990: a systematic analysis of 27 health surveys. Plos Med[electronic resource]. 18 December 2012; doi:10.1371/journal.pmed.1001356 (http://journals.plos.org/plosmedicine/article?id=10.1371/journal.pmed.1001356, accessed 21 September 2015).

109 Reproductive health policies 2014. New York (NY): United Nations Population Division, Department of Social and Economic Affairs; 2014 (http://www.un.org/en/development/desa/population/publications/policy/reproductive-health-policies-2014.shtml, accessed 21 September 2015).

110 Pierotti RS. Increasing rejection of intimate partner violence: evidence of global cultural diffusion. Am. Sociol. Rev. 2013;78(2)240-65 (http://asr.sagepub.com/content/78/2/240.full.pdf, accessed 21 September 2015).

111 FP2020: partnership in progress, 2013-2014. Washington (DC): Family Planning 2020; 2014 (http://progress.familyplanning2020.org/uploads/ckfinder/files/FP2020_Progress_Report_Digital_View_2013-2014.pdf, accessed 21 September 2015).

112 Female genital mutilation/cutting: data and trends update 2014. Washington (DC): Population Reference Bureau; 2014 (http://www.prb.org/Publications/Datasheets/2014/fgm-wallchart-2014.aspx, accessed 21 September 2015).

113 Safe and unsafe inducted abortion: Global and regional level in 2008, and trends during 1995-2008. Geneva: World Health Organization; 2012 (WHO/RHR/12.02; http://apps.who.int/iris/bitstream/10665/75174/1/WHO_RHR_12.02_eng.pdf, accessed 18 September 2015).

114 Reproductive health strategy to accelerate progress towards the attainment of international development goals and targets. Geneva: World Health Organization; 2004 (WHO/RHR/04.8; http://apps.who.int/iris/bitstream/10665/68754/1/WHO_RHR_04.8.pdf, accessed 20 October 2015).

115 Family Planning 2020 (http://www.familyplanning2020.org/, accessed 20 October 2015).

116 Global health sector strategy on sexually transmitted infections 2016-2021. Draft for consultation. Geneva: World Health Organization (http://www.who.int/reproductivehealth/STIConsultationDraft.pdf, accessed 20 October 2015).

117 UNiTE to end violence against women. New-York (NY): United Nations (http://www.un.org/en/women/endviolence/, accessed 20 October 2015).

118 #ENDviolence against children. New York (NY): United Nations Children's Fund (http://www.unicef.org/endviolence/, accessed 20 October 2015).

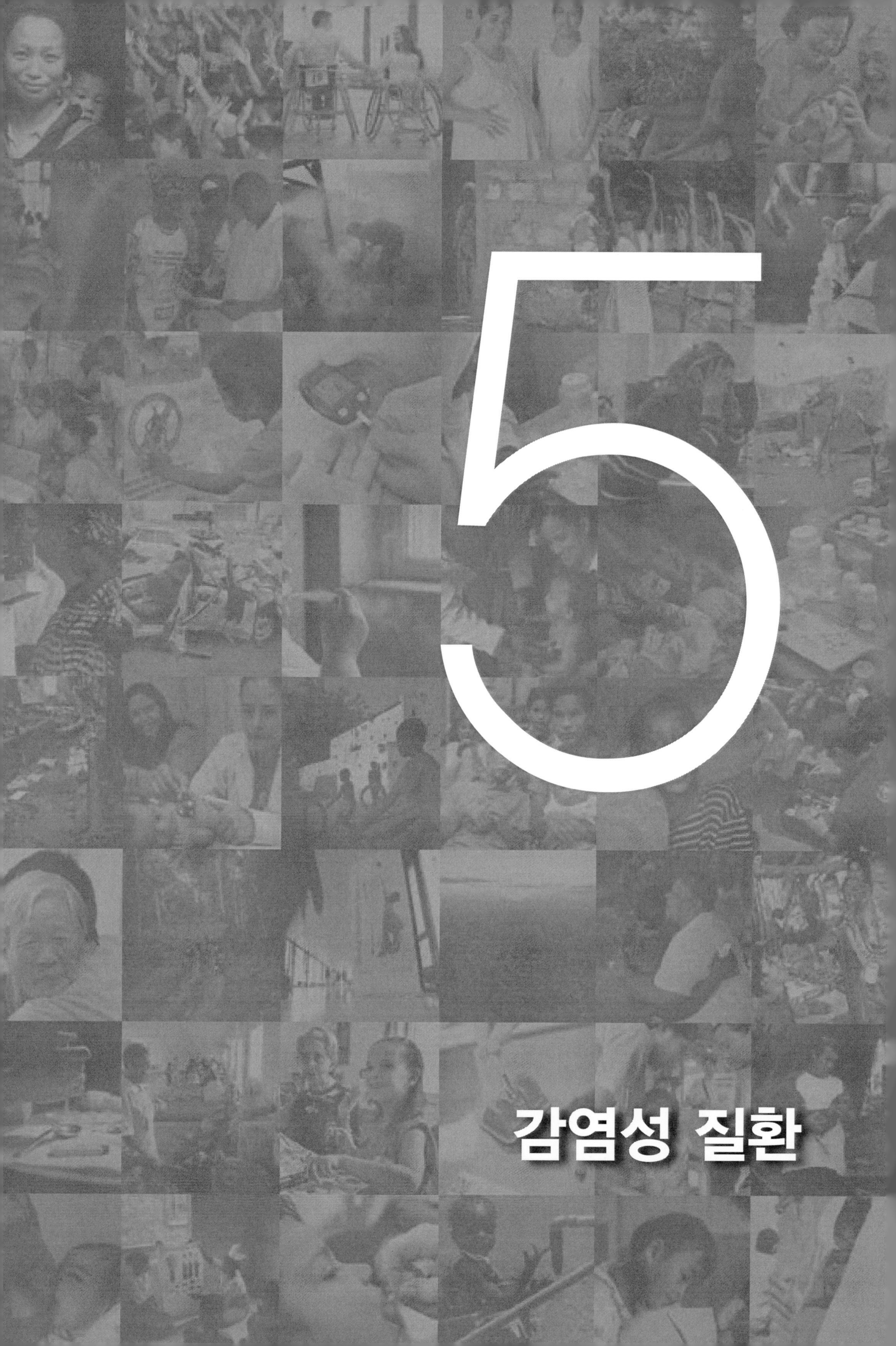

5 감염성 질환

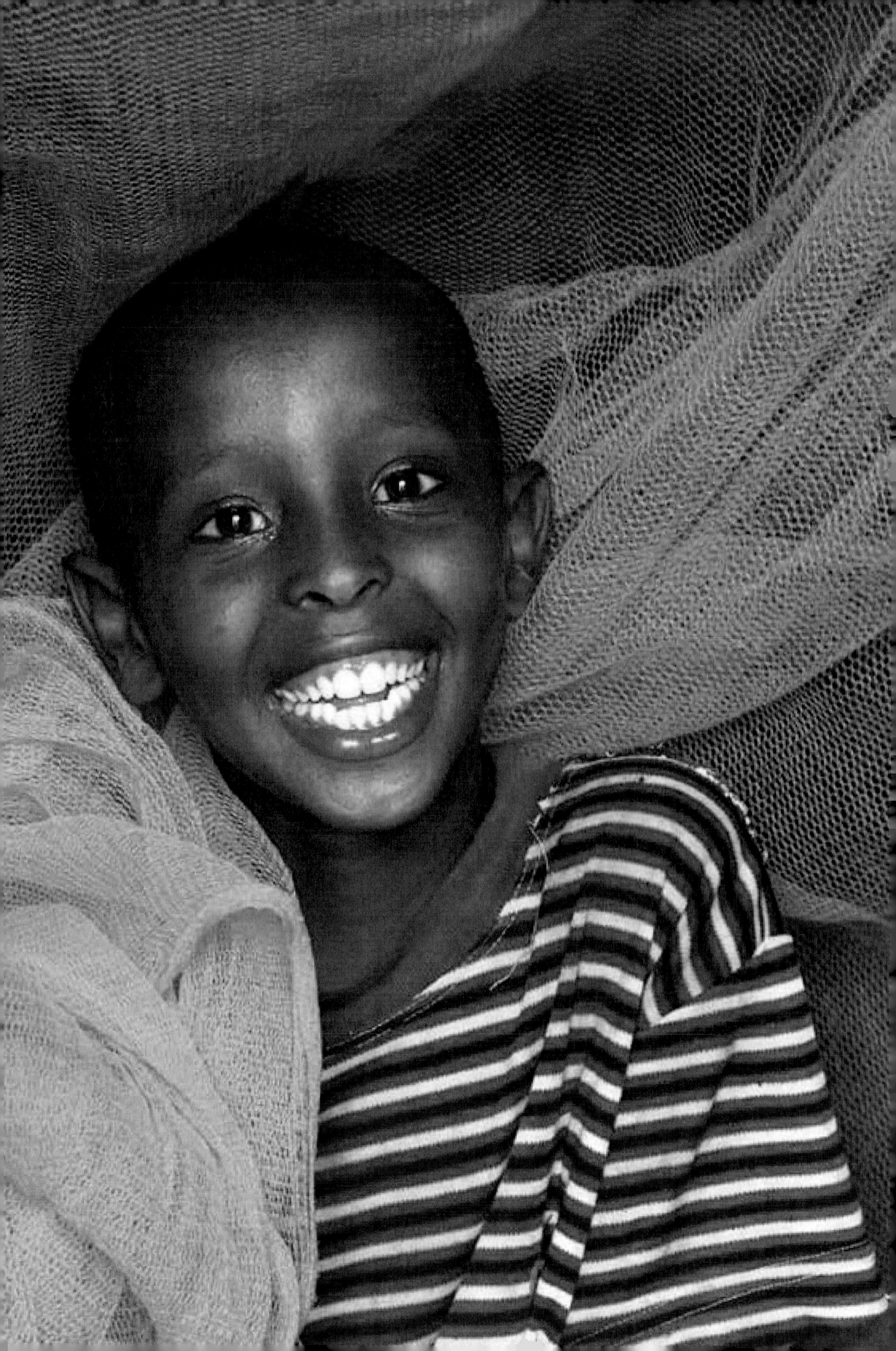

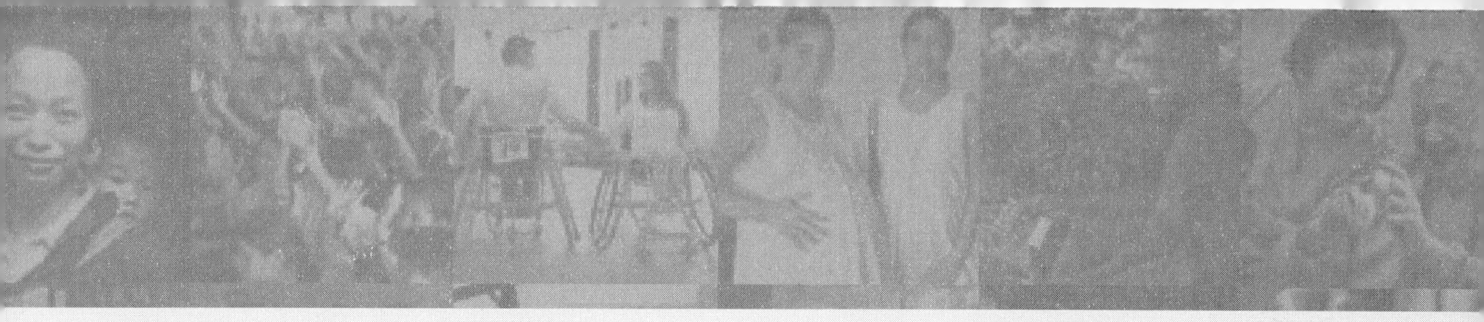

요 약

SDG 세부목표 3.3은 HIV/AIDS(120만 명 사망), 결핵(110만 명 사망), 그리고 말라리아(43만 8,000명 사망) 등 주요 감염성 질환에 집중한다. MDG 시대의 주요 성과에 힘입어, 세계보건총회에서 UN 에이즈계획(Joint United Nations Programme on HIV/AIDS) 프로그램 조정 위원회에 의해 HIV, 결핵 및 말라리아에 대한 야심찬 새로운 글로벌 목표들이 수립되었다. 열대풍토성 소외질환(NTD)을 종식시키고 수인성 질환, 바이러스성 간염 및 기타 감염성 질환을 방지하기 위해 SDG 세부목표 또한 MDG 이상으로 관심 범위를 확대했다.

전세계적으로, 기생충 질환 및 호흡기 감염 등의 감염성 질환으로 인한 사망자 수는 2000년 1,210만 명에서 2012년 950만 명으로 감소했다. 전체 사망자 가운데 감염성 질환으로 인한 사망자의 비율은 23%에서 17%로 감소했다. 그러나 여전히 감염성 질환은 아프리카 지역과 일부 동남아 지역, 동부 지중해 지역에서 주요 사망 원인이다. 이들 지역에서 감염성 질환은 전체 사망자 수의 81%를 차지하고, 전세계적으로도 감염성 질환과 기생충 질환으로 인한 전체 YLL(손실수명년수)의 89%를 차지한다.

MDG 세부목표 6은 주요 감염성 질환에 초점을 두었다. 새로운 HIV 감염 및 말라리아와 결핵 등 신규 환자 발생률이 감소했다: 2000년에 비해, HIV에 새로 감염된 사람들의 수는 35% 줄었고, 위험 지역 인구 가운데 말라리아 발생률이 37%, 결핵 발생률은 18% 감소했다.

이 3가지 질병 모두 핵심적인 개입의 범위가 크게 증가한 것으로 나타났다. 2000년에는 69만 명의 HIV 환자들이 ART(항레트로바이러스 치료)를 받은 데 반해, 2014년에는 1,409만 명이 치료를 받았다. (새로운) 말라리아 개입 범위도 빠르게 확대되었다. 예를 들면, 사하라 사막 이남 아프리카의 경우, 2000년에는 5세 이하 아동의 2% 정도만이 ITN(살충처리모기장) 안에서 잠을 잤으나 2015년에는 68%의 아동이 ITN 안에서 잠을 잤다. 결핵환자 발견율도 38%에서 63%로 증가하였으며, 2007년 이후 높은 수준(85% 이상)의 결핵 치료 성공률을 유지하고 있다.

정치적 공헌의 증가, 강력한 글로벌 파트너십, 급속한 재원 증가, 새로운 개입 및 기존 개입의 규모 확장, 그리고 더 나은 데이터의 모니터링과 데이터 활용 덕분에 MDG의 진전을 이루었다.

감염병 전파는 경제와 공중보건에 상당한 부담을 가중시키기 때문에 모든 국가의 우려 대상이다. 2003년 중증급성호흡기증후군(SARS) 전염과 2009년 A(H1N1) 인플루엔자 바이러스 전염 등 2000년 이후로 몇 가지 호흡기 감염 질환이 발생했다. 콜레라는 많은 국가들의 풍토병으로 2010-2011년 아이티 사례는 콜레라의 잠재적 확산 가능성을 명백하게 상기시켰다. 가장 최근에, 서 아프리카에서 에볼라 바이러스 발생으로 28,000명 이상이 감염되어 11,295명 이상 사망(2015년 9월 23일 기준)하여 전세계적으로 상당한 우려를 자아냈다.

감염성 질환 확산은 여러 사회경제적, 환경적 및 생태학적 요인들에 영향을 받을 뿐만 아니라 빠르게 증가하는 항생제 내성에도 영향을 받는다. SDG는 경제적, 사회적 및 환경적 개발의 중점 추진사항 전분야에 걸쳐 종합적인 접근을 위한 새로운 플랫폼을 제시하는데, 이를 이용해 전체 감염성 질환을 다루도록 해야 한다.

현재 감염성 질환과 기생충 질환은 감소하고 있다. 세계적으로, 기생충 질환과 호흡기 감염 등 감염성 질환으로 인한 사망자 수는 2000년과 2012년도 사이에 1,210만 명에서 950만 명으로 줄어들었다.[1] 감염성 질환으로 인한 모든 사망자들의 비율 또한 23%에서 17%로 감소했다. 그럼에도 불구하고, 감염성 질환은 다음과 같은 이유로 여전히 중대한 국제적 공중 보건 문제이다.

첫째, 감염성 질환으로 인한 사망은 다른 사망 원인보다 비교적 어린 나이에 발생하기 때문에 전체 YLL의 높은 비중(26%)을 차지한다. 둘째, 감염성 질환은 특정 지역에서 중점적으로 발생한다(그림 5.1). 예를 들면, 아프리카 지역의 경우, 감염성 질환과 기생충 질환은 전체 YLL의 50%를 차지하고, 동남 아시아와 동부 지중해 지역에서는 각각 전체 YLL의 24%와 27%를 차지한다. 전세계적으로, 감염성 질환과 기생충 질환으로 인한 전체 사망의 81%와 전체 YLL의 89%가 감염성 질환의 영향을 가장 많이 받는 이 3개 지역에 집중된다.

[그림 5.1] 지역별, 감염병으로 인한 사망과 손실수명년수(YLL)의 비율, 2012[1,2]

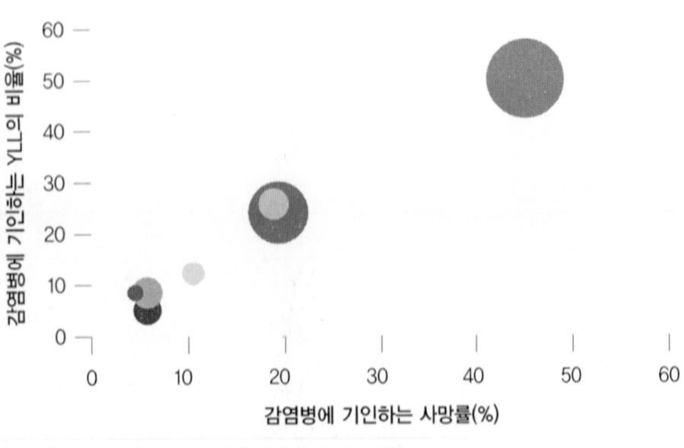

ᵃ 원의 크기는 감염병으로 인한 사망자 수를 의미한다.

셋째, 최근에 출현한 감염성 질환 – 이런 감염성 질환의 60%는 동물원성에 의한, 대부분 야생동물과 가축에서 비롯된다.[3,4] – 은 세계 경제와 공중보건에 상당한 부담을 가중시킨다. 신규 감염성 질환의 확산은 인구 증가, 밀도 및 이동, 도시화, 환경 및 토지 사용 변화, 기후변화 및 인간 행동의 변화 등 사회경제적, 환경적, 그리고 생태학적 요인과 밀접한 상관 관계를 가지며, 감염성 질환 예방과 통제를 위해 특별한 해결 과제들이 요구된다. 마지막으로, 감염성 질환에 대한 위협은 항생제 내성의 증가로 더욱 증대된다. 감염성 질환을 유발하는 병원균과 이 병원균을 옮기는 매개체는 이들을 제어하기 위해 사용되는 약물과 살충제에 대해 내성이 점차 강해지고 있다. 이는 박테리아, 기생충, 바이러스 및 균류가 유발하는 광범위한 감염에 대한 효과적인 예방 및 치료를 저해한다.[5]

감염성 질환은 SDG 보건 목표의 핵심 주제로, 세부목표 3.3은 "2030년까지, 에이즈, 결핵, 말라리아 및 열대풍토성 소외질환들을 종식시키고 간염, 수인성 질환 그리고 기타 감염성 질환들을 퇴치"하도록 특별히 요구하고 있다.[6] 이는 MDG 6에 비해 두 가지 의미를 더하여 주제를 확대한 것이다: 통제에서 제거로 방향 전환을 하였고, HIV/AIDS, 말라리아 그리고 "기타 질병들"이라는 표현 대신 결핵, NTD, 간염, 그리고 수인성 질환을 구체적 언급하였다(그림 5.2).[7]

SDG 세부목표 3.3에는 HIV/AIDS(120만 명 사망)[8], TB(110만 명 사망)[9], 그리고 말라리아(43만 8,000명 사망)[10]가 포함된다. MDG 시대의 주요 성과에 힘입어, 세계보건총회와 UNAIDS 프로그램 조정위원회가 HIV, 결핵 및 말라리아에 대한 야심차고 새로운 국제적 세부목표들을 수립했다(전략 섹션의 표 5.1 참조).

앞에서 언급된 바와 같이, SDG에서도 관심 범위를 MDG 이상으로 확대하여 열대풍토성 소외질환(NTD), 수인성 질환들(150만 명이 사망한 설사병 포함) 그리고 바이러스성 간염(140만 명 사망)을 포함시켰다. 17가지 NTD의 해소는 장애와 만성 질환의 주요 근본 원인을 감소시킬 수 있다. NTD는 149개국에서 고질적인 문제로 10억 명 이상의 인구를 감염 위험에 빠뜨리게 한다. NTD는 최소한 2,600만 장애보정손실년수(DALYs)의 질병 부담을 야기시키는데 이는 대략 결핵 또는 말라리아의 질병 부담의 절반에 해당된다.[1,11]

또한 간염 확산을 저지하는 것도 중요한 문제이다. HIV, 결핵 또는 말라리아 같은 감염성 질환에 비견되는 질병 부담을 가지고 있음에도 불구하고, 간염은 MDG 시대에 비교적 간과되었다. 바이러스성 간염은 대부분

[그림 5.2] 감염병과 관련된 MDG 및 SDG 세부 목표들

MDG	SDG
MDG 세부목표 6.A 2015년까지 HICA/AIDS 확산 추세를 막고 감소 추세로 전환한다. **MDG 세부목표 6.B** 2010년까지 필요로 하는 모든 사람들에게 보편적 HIV/AIDS 치료를 제공한다. **MDG 세부목표 6.C** 2015년까지 말라리아와 기타 주요 질병들의 확산 추세를 막고 감소 추세로 전환한다.	**SDG 세부목표 3.3** 2030년까지 AIDS, 결핵, 말라리아, 열대풍토성 소외질환들의 확산을 막고 그리고 간염, 수인성 질환 및 기타 전염병들을 퇴치한다.
MDG 세부목표 7.C 2015년까지 안전한 식수와 기본적인 위생시설을 지속적으로 이용할 수 없는 사람들의 비율을 반으로 줄인다.	**SDG 세부목표 6.1** 2030년까지 안전하고 저렴한 식수에 대한 보편적이고 공평한 접근을 달성한다. **SDG 세부목표 6.2** 2030년까지 모든 사람들에게 적절하고 공평한 위생시설 및 위생교육에 대한 접근을 달성하고 야외 배변을 끝내고, 취약한 상황에 처한 여성들과 소녀들의 필요에 각별한 관심을 기울인다.

만성 간염 B와 C로 인한 간경화증 또는 간암으로 인한 사망의 주요 원인이지만,[12] 예방과 치료를 통해 사망률을 크게 낮출 수 있다.

수인성 질환과 관련하여, 가장 부각되는 질병은 설사병으로, 이 또한 가장 심각한 문제이다. 설사는 로타바이러스와 대장균 같은 다수의 박테리아, 바이러스 및 기생충이 일으키는 감염 증상이며, 설사병으로 매년 150만 명이 사망한다. 이 질병 부담 가운데 절반 이상 또는 매년 84만 2,000명은 안전하지 않은 식수와 위생시설 및 위생 교육의 부재 탓이라 할 수 있다.[13] 이 문제를 다루기 위해서는 다각적인 대응이 요구되며, 이는 SDG에 반영되어 있다. 목표 6(모든 사람들의 식수와 위생시설에 대한 접근성과 지속가능한 관리 능력을 확보한다)에는 저비용의 안전한 식수에 대한 보편적이고 공평한 접근을 달성하는 세부목표(6.1)와 모든 사람들을 위한 적절하고 공평한 위생 시설 및 위생 교육을 달성하는 세부목표(6.2)가 있다. 이는 물과 위생에 관한 MDG 세부목표 7.C가 확대된 것이다.

SDG 세부목표에서는 2012년에 39만 5,000명의 사망과 연관된 수막염(meningitis) 그리고 매년 5억 명 정도가 새로 감염되는 것으로 추산되는 성매개감염성 질환(STI) 등 "기타 감염성 질환"으로 분류되는 몇 가지 중요한 질병들에 대해 특별히 언급하지 않는다.[14]

그 예로, STI는 본 장에 포함되었다. 하부호흡기 감염(특히 폐렴)과 홍역 같은 예방접종대상 감염성 질환도 SDG에 명시되지 않았다. 이 보고서에서는 아동 건강 영역에 포함된 SDG 세부목표 3.2를 다룬 제4장에서 언급한다.

인플루엔자, 에볼라 또는 콜레라 같은 감염성 질환의 전파는 잠재적으로 경제와 공중 보건에 큰 부담을 초래할 가능성이 있기 때문에 국제적인 우려 대상이다. 이와 관련된 SDG 세부목표는 3.d "개도국을 포함한 모든 국가의 국가적 및 국제적 건강 위험에 대한 조기 경보, 위험 감소 및 관리 역량 강화"이다.

항생제 내성과 관련하여 명확한 SDG 세부목표가 없지만, 이 이슈는 SDG 선언 제26조에 다음과 같이 언급되어 있다: "우리는 항생제 내성 증가 문제와 개도국에게 영향을 미치는 방치된 질병들에 대한 문제를 다룸으로써 말라리아, HIV/AIDS, 결핵, 간염, 에볼라 및 기타 감염성 질환 해소에 있어서 진척 속도를 동일하게 가속시킬 것이다."

성과

주요 감염성 질환에 대한 MDG 세부목표는 달성되었다. 2000년 이후로 감염성 질환 발생률이 감소했다(그림 5.3). HIV 발생률은 1990년대에 급증했으나, 2014년에 HIV신규 감염 환자 수가 2000년 보다 35%

[그림 5.3] HIV, 말라리아 그리고 결핵 발생률의 세계적 추세, 2000–2015[9,10,15]

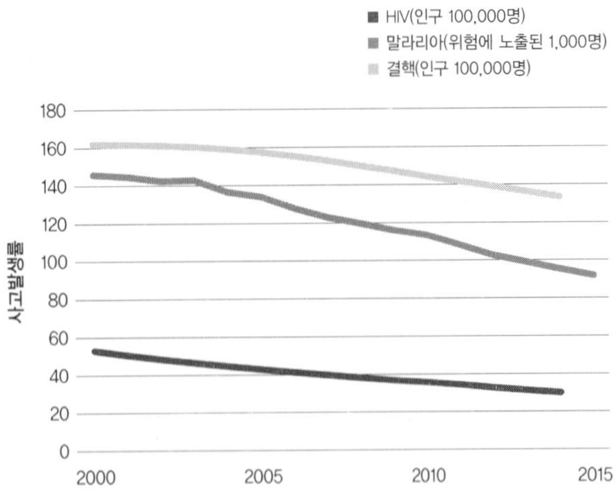

[그림 5.4] 간염, HIV, 말라리아 그리고 TB로 인한 사망자 수, 2000–2015[8,9,10,16]

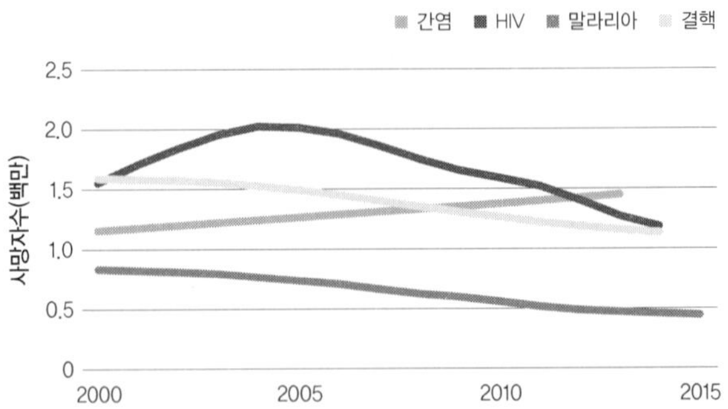

줄어들었다. 신규 HIV 아동 감염자 수도 2002년 52만 명에서 2014년 22만 명으로 감소했는데, 이는 HIV에 감염된 임산부들이 항레트로바이러스 약물(ARVs)을 이용할 수 있게 된 것이 주된 원인이었다.[8] 위험 인구들의 말라리아 발생률은 2000년–2015년 기간 중에 세계적으로 37% 정도 감소하였다.

2000년에 말라리아 전파가 진행 중이던 106개국 가운데 102개국에서 MDG 세부목표인 발생률 역전(incidence reversal)을 이룬 것으로 추정되고, 점점 더 많은 국가가 말라리아 퇴치를 향해 나아가고 있다.[10] 2000년–2014년 동안, 결핵 발생률은 매년 평균 1.5%씩 떨어졌다.[9] 모든 WHO 회원국과 대부분의 고위험 국가에서도 결핵 발생률이 감소하고 있다.

세계적으로 인구가 증가했음에도 불구하고, 감염성 질환 발생률이 하락했다는 것은 신규 감염자와 환자 절대치가 감소했다는 것을 의미한다: 2015년 말라리아 환자 수는 2억 1,400만 명으로 그리고 2014년 결핵 환자 수와 HIV 감염자 수는 각각 960만 명과 200만 명으로 줄었다.

이 3가지 질병의 사망률 또한 감소했다(그림 5.4). 2014년까지, 에이즈 관련 사망은 2004년에 정점에 이르렀다가 그 후 42% 정도 하락했다. 말라리아로 인한 사망은 2000년–2015년 기간 동안 53% 줄었고, 결핵으로 인한 사망은 2000년–2014년 기간 동안 29% 정도 떨어졌다. 이에 반해, 간염으로 인한 사망은 2000년 이후 증가하였다.

개별적인 개입 범위 지표들(intervention coverage indicators)을 이용해 MDG 6 세부목표의 진척현황을 측정할 수 있다.

이 3가지 질병 모두에서 핵심 개입의 범위가 확대된 것으로 밝혀졌다. 2000년 69만 명에 비해 2014년에는 1,490만 명의 HIV 환자들이 ART(항레트로바이러스 치료)를 받았다.[8] 2000년에는 HIV 환자들 가운데 2%만 치료를 받은 반면, 2014년에는 3,690만 명의 환자들 가운데 40%가 치료를 받았다(그림 5.5).[17] (새로운) 말라리아 개입의 범위도 빠르게 확대되었다. 예를 들면, 사하라 사막 이남 아프리카의 경우, 2002년에는 5세 아동의 2%만이 ITN(살충처리모기장) 안에서 잠을 잤었으나, 2015년에는 68%가 ITN 안에서 잠을 잤다.[10] 결핵의 경우, 신규 결핵 환자와 재발 환자 발견율(보고된 환자 수를 동년도 추정 발생건수로 나눈 값)이 2000년 38%에서 2014년 63%로 증가하였다. 전세계 결핵 치료 성공률이 2013년 86%였으며, 2007년 이후 85% 이상으로 유지되었다.[9] 이는 효과적인 보장(effective coverage)의 약 51%에 해당하는 것으로, 효과적인 보장은 모든 환자의 성공적인 치료결과로 정의된다.

MDG 감염성 질환 세부목표에 포함되는 것만으로 관련 질병 프로그램에 긍정적인 영향을 미쳤던 것으로 보이지만, MDG가 특별히 언급하지 않은 분야에서도

[그림 5.5] 글로벌 개입 범위: HIV 환자들의 ART 비율, 5세 이하 아동의 ITN 사용률, 그리고 결핵 환자들의 치료 성공률, 2000–2015[8,10,18]

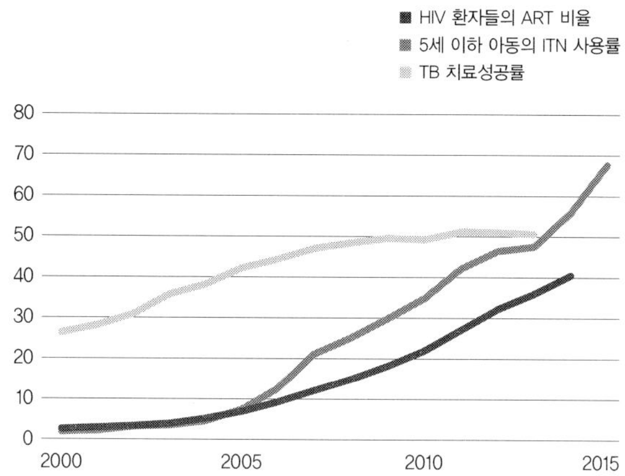

진전이 있었다. 예를 들면, NTD해소를 위해 국제 사회 및 현지 국가 모두 합심해서 노력한 결과, 아프리카 수면병(human African trypanosomiasis), 드란쿤쿨루스증(기니벌레병), 그리고 내장레슈마니아증(칼라-아자르) 등 신규 발병 환자 수가 이례적으로 감소하면서 몇 가지 중대한 시점을 지나게 되었다.[19]

간염 관련 주요 성과는 B형 간염 예방접종 프로그램의 확대로 인해 B형 간염의 감염이 감소한 것이다. 2014년 B형 간염 백신 3회 접종률은 82%로 추산되며, WHO는 미주 지역과 서태평양 지역 접종률은 각각 88%와 92%에 달할 것이라고 예상했다.[20] 후자 지역에서 만성 B형 간염(HBV) 감염률을 2017년까지 1% 이하로 줄이려는 목표를 달성하기 위해 순조롭게 진행 중이다.[21] 만성 C형 간염(HCV) 감염 환자의 90% 이상을 치료할 수 있는 안전한 경구 약품의 개발은 2015년 이후 간염 치료의 "결정적 요인(game-changer)"이 될 가능성이 있다.

수인성 질환의 경우, 주로 안전한 물과 위생 시설 접근 개선으로 인해 설사병으로 인한 사망률(제4장 참조)이 급격하게 감소했다. 개선된 식수원 접근이 1990년 76%에서 2015년 91%로 높아졌고 이는 26억 명이 혜택을 입게 되었음을 의미한다.[22] 현재 세계 인구의 58%가 부지 내 식수 수도관 연결을 통하여 아무 불편 없이 물을 사용할 수 있다. 즉, 물에 대한 높은 수준의 접근성을 누리는 셈이다. 하지만, 위생 시설 관련 진척현황은 덜 인상적이다. MDG 위생 시설 세부목표는 개선된 위생 시설에 접근할 수 없는 세계 인구의 비율을 2015년에 23%로 줄일 것을 요구했으나, 인구의 1/3은 여전히 개선된 위생 시설을 이용하지 못하고 있다.

감염성 질환 전염으로 인한 사망률 추세는 정확하게 확인하기 어려우나, 연간 사망자 수는 HIV, 결핵 및 말라리아로 인한 사망자 수보다 상당히 적다. 예를 들면, 2003년 사스(SARS) 전염병은 8,098명의 환자 가운데 774명이 사망하였으나, 무역과 여행에 상당한 타격을 주었다. 메르스(MERS-CoV) 전염병은 2012년 사우디아라비아에서 처음 발병했고 1,112명의 확진 환자들 가운데 422명이 사망했다(2015년 5월 11일 현재).[23] 가장 심했던 최근의 전염병은 2009년에 일어났으며, 그 원인은 A(H1N1) 인플루엔자 바이러스로, 돼지, 새, 그리고 인간의 인플루엔자 바이러스들이 재결합된 바이러스였다. 이 전염병으로 20만 명 이상이 사망한 것으로 추산된다.[24,25] 2003년 H5N1 조류 독감 바이러스와 2013년 H7N9 같은 기타 전염병들은 우려했던 것보다 환자나 사망자가 그리 많지는 않았다.

콜레라 환자의 국제적인 동향은 공식 보고가 크게 부족해서 확인하기 어렵다. WHO의 보고에 따르면, 2000년-2014년 동안 년 평균 208,000명의 환자가 발생해 4,157명이 사망했고, 2004년에 환자 수가 101,383명으로 가장 낮았다.[26] 콜레라의 영향을 가장 많이 받은 대륙은 아프리카이지만, 2010-2011년에 콜레라 발생률이 급등한 이유는 아이티에서 대지진과 유엔 긴급구호 후에 콜레라가 창궐했기 때문이었다. 2010-2011년 아이티와 인접국가인 도미니카 공화국에서 발병했던 콜레라로 인해 7,000명 이상이 사망했다.

또한 최근에, 서아프리카에서 에볼라 바이러스가 발병해 28,295명의 환자가 생겼으며 이 가운데 11,295명이 사망했고(2015년 9월 23일 현재) 전세계적으로 상당한 우려를 자아냈다.[27] 1976년에 에볼라 바이러스 병을 발견한 이후로 아프리카 지역의 여러 국가에서 에볼라 바이러스 병이 발병했고, 일반적으로 오지에서 발병해 짧은 기간 동안 지속되었다.[28] 하지만, 가장 최근에서 아프리카 3개국에서 일어난 사례는 양상이 매우 달랐다. 농촌 지역은 물론 주요 도시에서 발병하였고, 다수의 환자들이 국경을 넘어[29] 예전보다 훨씬 많은 사람들에게 영향을 주었다. 이로 인해 에볼라에 가장 심하게 영향을 받은 기니, 라이베리아, 그리고 시에라리온의 경제 활동이 크게 위축될 것으로 추정된다.[30]

성공요인

질환과 이 질환을 해소하는 전용 프로그램 사이에 몇 가지 중요한 차이점들이 있음에도 불구하고, 최근 몇 년 동안 거둔 인상적인 성과에 기여했던 공통 요소들이 있다.

정치적 공헌: 2000년 새천년 선언을 통해 감염성 질환 관련 특정 MDG를 수립한 일과 MDG 달성을 위해 진척현황을 모니터링 하는데 투자한 일[7]이 HIV, 결핵 및 말라리아 해소에 긍정적으로 영향을 주었다. HIV는 2001년과 2011년 유엔 총회 특별 회의의 주제였다. 세계보건총회에서 3가지 질병 관련 몇 가지 결의안들이 승인되었다(자세한 내용은 아래 참조). 이는 상당히 강화된 국제적·국가적 행동으로 이어졌다. 또한 물과 위생 시설도 국제적 행동 강령 10개년(the International Decade for Action) "생명을 위한 물(Water for Life)"을 통해 더 큰 관심을 받았다.[31]

국제적 지지 및 파트너십 노력: 질병 해소를 위한 폭넓은 파트너십 수립 및 그 결과들이 큰 차이를 만들었다. UNAIDS(유엔에이즈계획)이 1996년에 설치되었고, 말라리아 퇴치 파트너십(Roll Back Malaria Partnership)은 1998년에 설립되었으며, 결핵퇴치 파트너십(Stop TB Partnership)은 2001년에 설립되었다. 이 파트너십들은 예를 들면 지지, 자원 동원, 업계와의 가격 협상, 연구 의제 설정, 제반 활동들과 시민사회 참여 부분에서 중요한 역할을 하였다.

3가지 질병을 위한 파트너십들의 힘을 보여주는 돋보이는 사례들이 있다. HIV의 경우, UNAIDS 설치와 함께, 유엔 총회는 행동뿐만 아니라 글로벌 펀드(the Global Fund) 같은 특별 기금들의 설립을 요구했고, 에이즈 퇴치를 위한 미국 대통령의 긴급구제계획(United States President's Emergency Plan for AIDS Relief, PEPFAR)과 국제의약품구매기구(UNITAID)는 핵심적인 국제적 대응 수단이다. 이 밖에도, 국제적, 지역적, 국가적 및 현지 시민사회 계획들이 많이 있다. 특히 HIV/AIDS의 경우, 강력한 시민사회의 대응이 모든 수준에서 중요한 역할을 하면서, 기타 건강 및 질병 분야에 대한 시민사회의 역할 기대치를 높여놓았다. WHO와 UNAIDS가 2003년에 시작했던 5개의 계획 가운데 3개가 ART의 급속한 활용을 이끌었고 자원빈국들에서도 복잡한 치료 프로그램이 진행될 수 있음을 보여주었다.

결핵퇴치 파트너십(Stop TB Partnership) 같은 강화된 협력과 지지는 세 가지 국제 5개년 계획을 중심으로 결핵 해소를 위한 강력하고 통합적인 행동을 촉구하는데 결정적인 역할을 했다. 글로벌 펀드와 UNITAID는 자원 확대에 상당히 기여했다. WHO 정책 권고안들과 통합적인 글로벌 말라리아 실행계획(Global Malaria Action Plan)을 중심으로 한 보건 부서들과 국제 기구들의 협력 덕분에 말라리아에 대한 관리 방법이 개선되었다. 예를 들면 글로벌 펀드, PMI(President's Marlaria Initiative), 그리고 빌 앤 멜린다 게이츠 재단으로부터의 지원이 증가한 덕분에 말라리아에 대한 통제가 향상되었다. 간염에 대한 진척은 주로 GAVI 지원으로 이루어졌다. 그 결과, B형 간염 백신 가격을 크게 낮출 수 있게 되었고, 이 백신은 혼합오가백신(pentavalent vaccine)의 요소로서 일상적 예방접종 일정에 포함되었다.

재원 증가: 저중소득 국가들에서 감염성 질환 특히 HIV, 결핵, 그리고 말라리아를 관리하는데 필요한 국제적 재원이 지난 10년 동안 상당히 증가하였다. 많은 중소득 국가들에서 자국 내 재원도 상당히 증가하였다. 다른 감염성 질환에 대한 ODA 지출은 제자리에 멈춘 반면, HIV에 대한 ODA 지출은 2005년-2013년 기간 중 연간 79억 달러로 2배 이상 증가했다(그림 5.6).[32] 2004년-2014년 기간 동안 국내 재원을 포함해 1,130억 달러 이상이 사하라 사막 이남 아프리카에서

[그림 5.6] HIV/AIDS, 말라리아 그리고 결핵에 대한 ODA 지출, 2005–2013[32]

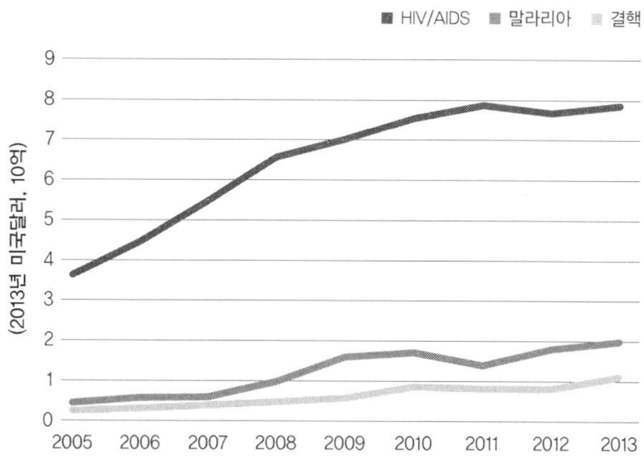

HIV 퇴치를 위해 투자되었다. 2015년 저중소득 국가들의 HIV 퇴치를 위한 총 재원은 217억 달러에 이를 것으로 추산된다. 미국이 HIV 재원 최대 공여국으로 2000년 이후 전체 양자 원조의 47%를 부담하였다.[8]

글로벌 펀드와 미국 정부가 최대 공여자로서 국제적 결핵 재원은 점차적으로 늘어나 2013년에는 10억 달러에 육박했고, 말라리아 재원은 약 20억 달러가 되었다. 그 밖의 다른 재원(재단)들도 감염성 질환 특히 HIV 관리에 대한 지원을 확대했다. 결핵에 대한 자국 내 재원도 현저히 증가하였다: 전체적으로, 2015년에 이용 가능한 66억 달러 가운데 약 87%(58억 달러)가 자국에서 마련되었다. 저중소득 국가들의 경우, 결핵 국내 재원은 2006년 2억 달러에서 2015년에 거의 5억 달러로 증가했다.[9]

새로운 개입과 접근방식: ART의 접근성 개발 및 국제적 규모 확대는 MDG 시대에 있었던 가장 성공적인 공중보건 개입 가운데 하나였다. ARV 가격은 2000년 1인당 1년에 약 1만 달러에서 2011년 약 100달러로 현저하게 급감하였다.[8] 국제적 지지, 수요 예측 가능성의 증대, 규모의 경제, 업체간의 가격 경쟁 심화, 복제의약품 제조업체들의 참여,[33] 그리고 자발적인 라이센싱(Voluntary licensing) 덕분에 치료를 더욱 저렴하고 지속 가능하게 만들었다. 보건인력간 역할 전환 및 권한 분산 같은 혁신적인 보건시스템 접근방식들을 이용해 ARV를 전달했다.[34] 또한, 치료 계획을 표준화하고 최대한 단순화하였다. 일례로, ARV 치료는 2000년에 하루에 알약 8알이 기본이었으나 2015년에는 단 1알로 줄어들었다.[8] 말라리아 통제 노력들도 LLINS, ACT, 그리고 신속 진단 테스트 등 다수의 새로운 개입의 확대를 통해 대대적으로 증대되었다. 만성 HCV 감염 환자들에게서 90% 이상의 치료율을 보이는 고도로 효과적이고, 안전한, 경구용 항바이러스제 개발로 인해 HCV 감염성 질환을 퇴치할 기회를 얻었다.

효과적인 접근방식의 확대: 글로벌 전략들과 이와 관련된 정책/규범 지침이 성공의 토대를 제공하였다. 여러 분야들에서의 진전은 기존 개입들이 성공적으로 이행된 덕분이었다. 분명한 것은, 지출을 얼마나 더 많이 하느냐 하는 문제가 아니라 현명한 지출 즉, 돈을 어떻게 효과적으로 지출하느냐 하는 문제이다. 성공적인 예방 및 치료 프로그램들을 시행한 결과 여러 질병들의 신규 감염, 환자 그리고 사망률이 하락하였다. 예를 들면, 안전한 식수원에 대한 접근성을 상당히 개선한 결과 설사병 발병이 감소하였다. 예방접종 확대를 통해 HBV 감염을 줄였고, HIV 모자수직감염 예방 프로그램을 통해 신생아의 HIV 감염을 줄였다.[8] 결핵 퇴치 분야에서의 진전은 WHO가 개발한 글로벌 전략들(1990년대 중반부터 2005년까지 실시했던 DOTS 전략 그리고 2006년–2015년에 실시했던 결핵 퇴치 전략)에 기반해 표준화된 진단 및 치료법을 채택한 결과였다.

전염병 창궐에 대한 글로벌 대응: 또 하나의 중요한 발전은 2003년 SARS 창궐로 촉발된 IHR(국제보건규정)의 개정이었다. 개정된 IHR은 2005년에 승인되었고 2007년에 발효되었다. 이 IHR의 범위는 5개의 위험요소로 제한된다: 감염성 질환, 인수공통전염병, 식품안전, 화학약품, 그리고 방사선 핵.[35,36] 몇몇의 국제 협력도 보건 안보 메커니즘(health security mechanisms)을 강화하는데 도움이 되었다. 예를 들면, 200개 이상의 기술 연구소와 네트워크가 전세계 600개 이상의 파트너와 함께 다각적인 기술 협력을 진행하는 글로벌 발병 경보 및 대응 네트워크(GOARAN)가 2000년에 WHO와 파트너들에 의해 설립되었다. 이는, 국가들이 국제적으로 중요한 공중보건 비상사태들을 확인, 평가 그리고 대응하는데 필요한 최적의 자원과 전문가에게 신속하게 접근하게 함으로써 글로벌 보건 안보에

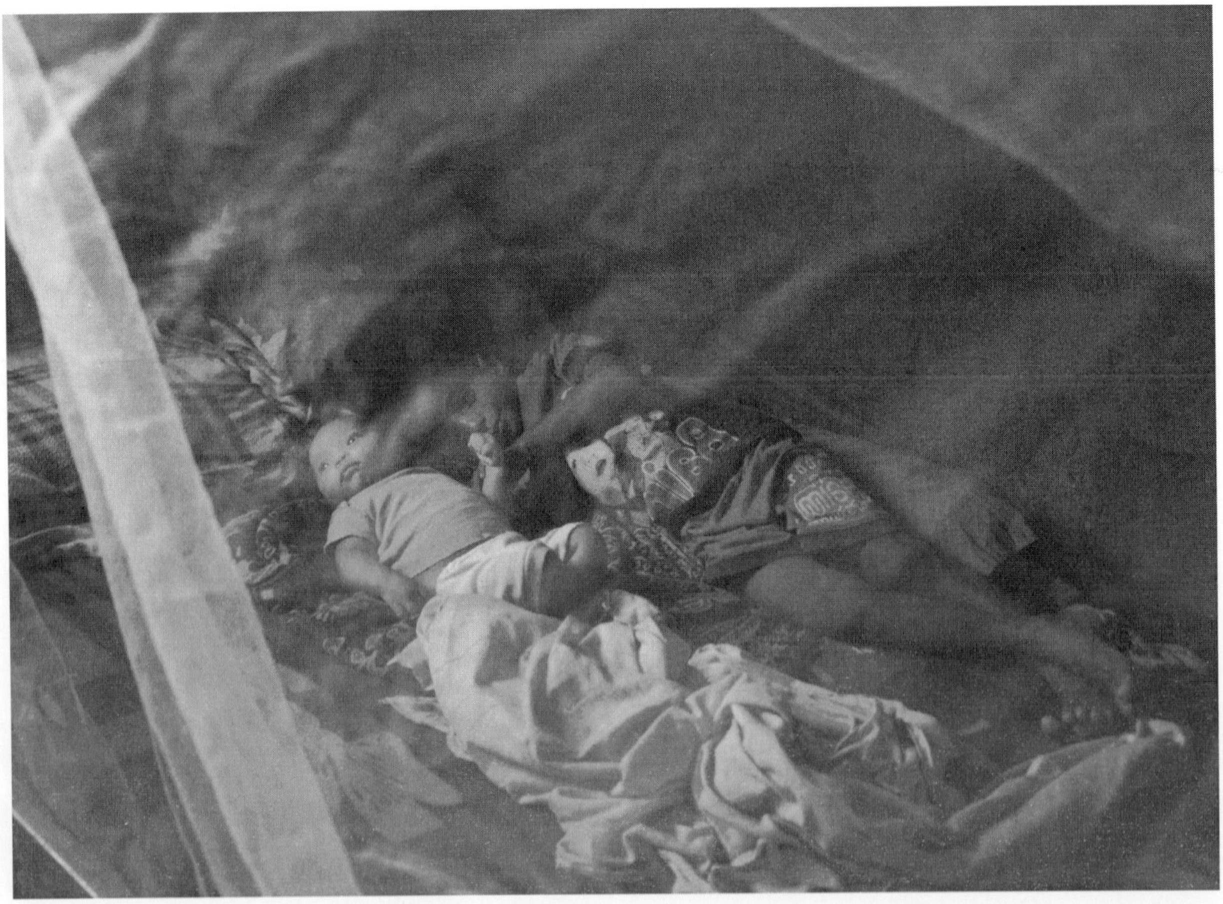

기여한다.[37,38] WHO 글로벌 인플루엔자 감시 및 대응 시스템(GISRS)은 인플루엔자 바이러스의 진화를 모니터하고 실험 진단법, 백신, 항바이러스제 감수성 그리고 위험 평가 등 여러 분야에 걸쳐 권고안들을 제공한다. 이 시스템은 또한 세계적으로 유행할 가능성이 있는 인플루엔자 바이러스들의 출현을 알리는 글로벌 경보 메커니즘 역할을 한다.[39] 또한, 이런 맥락에서 주목할 만한 것은 2011년에 세계보건총회가 채택한, '세계적으로 유행할 가능성이 있는 인플루엔자에 대비하는 체계'인데, 이는 부분적으로는 집단적인 위험 평가를 위해서 새로운 인플루엔자 바이러스를 공유하고 백신과 기타 제품들에 대한 접근을 늘리기 위해서 개발되었다.[40,41]

더 좋은 데이터와 더 나은 모니터링: HIV 항체, 결핵 존재 그리고 말라리아 기생충 시험 등 더 좋은 모집단 기반의 측정 방법들과 결합된 모집단 기반 설문 조사와 질병 감시에 대한 투자가 증가함으로써 많은 국가들에서 국가 정책 입안자들과 실무자들에게 더 좋은 데이터가 만들어졌고 글로벌 보고 방식이 개선되었다. 모니터링 위험 행동과 치료 행동 하는데도 일부 진전을 이루었다.

도전과제

더 많은 재원 확보: 자원의 현저한 증가에도 불구하고, 많은 개도국들에서 주요 프로그램 분야에 여전히 자금이 부족하다. 예를 들면, 2015년, 저중소득 국가들이 결핵의 국제적 확산에 충실하게 대응하기 위해서는 14억 달러의 자금이 모자란 것으로 추정된다.[9] 부적절한 결핵 R&D 투자 또한 당면 문제로, 2013년에 새로운 결핵 진단법, 약물, 그리고 백신과 관련된 R&D에 연간 13억 달러의 자금 공백이 예상되며,[42] 말라리아 프로그램들의 자금 공백은 2013년에 24억 달러(총 필요 자금의 53%)로 추산된다. HIV의 경우에도 2020년까지 매년 80-120억 달러가 추가로 필요할 것으로 예상된다.[8] 많은 저중소득 국가들의 NTD 프로그램들은 지

역사회 자원봉사자들과 외부 자금 지원 그리고 2개의 주요 양자 공여자들에게 크게 의존한다.[19] 현재까지, HBV 예방접종을 제외하고 바이러스성 간염을 다루는 공중보건 프로그램들을 지원하는 중요한 외부 자금이 없었다. 전염병 통제에 대한 자국 내 투자 규모가 중소득국가들에서 꾸준히 증가되고 있으나 여전히 불충분하다.

새로운 감염과 질병 비율을 낮추기: HIV, 결핵 및 말라리아 예방에 필요한 효과적인 백신들이 없다는 것을 감안했을 때, 1차 예방을 단계적으로 강화하고 조기 인식 및 치료 행위를 개선하는 것이 필수적이다. 예를 들면, HIV와 관련하여, 콘돔에 대한 보편적 접근 및 활용이 여전히 부족하다. 2014년, 섹스 파트너가 여럿인 여성 3명 중 2명은 섹스 직전에 콘돔을 사용하지 않았다고 보고했다.[8] 특히 젊은 여성들은 성 불평등과 성폭력에 취약하다. 성 노동자들, 남성과 섹스하는 남성들, 약물을 주사하는 사람들 그리고 기타 대부분의 위험 인구들 간의 HIV 바이러스와 간염 바이러스 전염을 차단하는 일은 많은 국가들이 해결해야 할 과제들이다. 이런 서비스에 접근하는 문제들은 종종 낙인과 차별에 의해 악화된다. 많은 경우에, 감염률은 서비스 용이성과 함수 관계에 있듯이 인식 및 개인 행동들과도 함수 관계에 있다. 일부 위험 행동들은 놀랍게도 꾸준히 지속된다. 예를 들면, 세계적으로 19%의 사람들만이 배변 후에 또는 배설물을 만진 후에 비누와 깨끗한 물로 손을 씻는 것으로 추정되며,[44] 부적절한 식수, 위생 시설 그리고 위생 교육 부재로 인해 매년 84만 2,000명이 사망하는 것으로 추정된다.[13]

개입 범위 확대: SDG 세부목표에 선정되어 있는 모든 전염병의 도전 과제는 의료서비스가 필요한 사람들이 의료서비스를 받을 수 있도록 하는 것이다. 새로운 치료 지침에는 모든 HIV환자들에게 ART가 투입되어야 한다고 명시되어 있으나,[45] 지난 10년간 개입 범위가 상당히 증가하였음에도 불구하고, 현재 불과 40%만이 ART를 받고 있다. 지난 10년간 꾸준한 진척이 이뤄졌음에도 불구하고, 현재 신규 결핵 환자들의 54%만이 발견 및 치료를 받아 치유되고 있다. 2013년에, 사하라 사막 이남 아프리카에서 말라리아 위험에 처한 8억 4,000만 명 가운데 2억 7,800만 명이 살충처리모기장이 하나도 없는 집에 살고 있고, 가임 여성 3,500만 명 가운데 1,500만 명이 예방적 치료를 받지 않았으며 말라리아에 걸린 5,600만 명–6,900만 명 정도의 아동이 ACT(아르테미시닌 기반 병용요법)를 받지 않았다.[43] 거의 대부분, 접근성 부족으로 인해 농촌의 가난한 사람들이 가장 많은 고통을 당하고 있다. 예를 들면, 정수처리 되지 않은 지표면의 물에 의존하는 1억 5,000만 명 중 92% 이상이 농촌 지역에 살고 있다. 또한, 개선된 위생 시설을 이용하지 못하는 24억 명 중 70%를 농촌 주민들이 차지한다.[22] 적어도 한 가지 NTD(열대풍토성 소외질환)에 대한 예방적 화학요법이 필요한 사람들의 대부분은 이를 얻지 못하고 있다(61%).[19] 신생아의 62%는 B형 간염 예방주사를 접종받지 못하고 있다.[20] 만성 HCV 감염 치료의 효과성 그리고 만성 HBV 감염 억제제 치료의 효과성에도 불구하고, 공중보건 프로그램들이 그리 많지 않으며, 그나마 대부분의 치료는 치료비를 지불할 수 있는 사람들에 대한 개별 임상진료를 통해 제공되었다.

의료서비스 품질 향상: 공중보건의 다른 영역들과 마찬가지로 감염성 질환 의료서비스의 품질이 하나의 도전 과제이다. 심각하게 우려되는 문제는 안전하지 못한 주사와 수혈에 대한 관행이다. 소독 멸균하지 않은 상태에서 주사기와 바늘을 재사용하는 것은 크게 줄어든 것으로 보이나, 여전히 B형 및 C형 간염과 HIV 전파의 주 원인이다.[46,47] 환자의 행동 방식도 또 하나의 관심 영역이다. 예를 들면, 약물을 자가투여하는 환자들의 경우, 50%는 처방을 제대로 따르지 않은 것으로 추정된다.[48] 치료 일정에 차선책(suboptimal adherence)을 고집하는 것이 약물 내성의 증가를 야기시킬 수 있다.

약제 내성의 증가: 항생제 내성은 광범위한 감염에 걸쳐 거대한 국제적 우려 사안이다. [박스 5.1]에서는 항생제 내성 관련 주요 문제들 가운데 몇 가지를 설명한다. HIV, 결핵 그리고 말라리아는 특정한 약제의 내성 문제에 직면하고 있다. 2014년에 다약제 내성 결핵(MDR TB) 신규 환자가 48만 명으로 추정된다. MDR TB(다약제 내성 결핵)의 위험을 줄이기 위해서는 약제

감수성(drug-susceptible) 결핵의 고품질 치료를 통해 약제 저항성 발전을 억제시키는 것과 다약제 내성 결핵 환자들에 대해 더욱 효과적인 치료법을 개발하는 것이 필요하다(세계적으로 치료 성공률은 평균 50% 정도이다). 말라리아의 경우, 열대말라리아열원충(Plasmodium falciparum)은 이미 5개국에서 아르테미시닌에 내성을 보인다. 약제내성 HIV의 변이 문제도 새로 떠오르고 있고, 복합 치료 요법을 사용하면 저항성을 관리 가능한 수준으로 유지할 수 있지만, 치료 비용이 크게 높아지는 단점이 있다.

[박스 5.1] 항생제 내성: 세계적 위협

항생제 내성은 박테리아, 기생충, 바이러스 그리고 균류에 의한 다양한 감염에 대한 효과적 예방과 치료를 위협한다. 예를 들면, 3세대 세팔로스포린류에 내성을 보이는 E.coli와 폐렴 간균에 의한 호흡기, 위장, 상처 그리고 기타 감염 시에 항생제 내성 증가율이 높아진다고 알려졌다. 예를 들면, 폐렴연쇄상구균(Streptococcus pneumoniae)은 페니실린에 낮은 감수성을 보이고 특히 아이들과 노인들에서 침습성 폐렴구균성질환(예, 폐렴과 수막염)을 일으킨다. 황색포도상구균(S. aureus)은 높은 수준의 메티실린 내성을 보여, 피부와 상처 감염에 영향을 준다. 임질구균(Neisseria gonorrhoeae)은 임질 치료의 마지막 수단인 3세대 세팔로스포린류에 점점 더 많은 내성을 보인다.

항생제 내성의 영향은 복합적이다. 특정 항생제에 나타나는 항생제 내성으로 인한 감염 환자들은 일반적으로 동일 박테리아에 감염되었으나 문제의 내성 패턴을 보이지 않는 환자들보다 임상 성과가 더 나쁘고 사망 위험이 더 높고 의료 자원들을 더 많이 소비한다. 이용 가능한 모든 약품들에 내성을 보인 결과 감염을 효과적으로 치료할 수 없을 경우에 나타나는 사회적 영향들과 경제적 영향들을 평가하는데 이용할 수 있는 데이터가 충분하지 않다. 그럼에도 불구하고, 항생제 내성은 세계적 건강 안보를 위협하는 요소로, 이를 해결하기 위해서는 전체적으로 각 정부들과 사회의 일치된 부문간 행동이 필요하다. 신뢰할만한 데이터를 만들어내는 감시는 강력한 세계적 전략들의 필수 요소이며, 항생제 내성을 다루는 공중보건 행동들이 세계적으로 긴급히 요구된다.[5]

살충제 저항성: 지난 10-15년 동안 세계적으로 말라리아 부담을 줄이는데 거둔 괄목한 업적들은 LLIN(지속성 살충제 함유 모기장)의 사용 규모를 확대함으로써 이루어졌다. 매개체들의 살충제 저항성이 질병 확산 지역들에 널리 확산되면서, 현재 단일 종류의 살충제(피레스로이드계열)를 사용하는 이 모기장의 효과성에 의문이 제기된다. 살충제 기반 매개체 통제 수단들을 효과적으로 그리고 지속적으로 사용하기 위해서는 제품 개발에 대한 투자 증대, 살충제 저항성 모니터링 및 관리, 그리고 공중보건에서 곤충학 역량 강화 및 저-위험 살충제 사용이 요구된다.

기후변화: 온도 상승, 강수 패턴의 변화, 잦은 극한 기후 그리고 생물다양성 손실이 여러 가지 복잡한 방법으로 전염병 확산에 영향을 줄 수 있다.[49] 기후변화는 뎅기[50] 또는 말라리아를 옮기는 모기 같은 질병 매개체들의 분포를 변화시키고, 오염된 물을 통해 콜레라 같은 질병들의 확산을 야기시킬 수 있으며, 웨스트 나일 바이러스(West Nile) 또는 한타 바이러스(Hanta) 같은 병원체의 전파에 유리한 조건을 만들 수도 있다.[51]

사회적 결정요인 검토: 전염병 발생과 그 영향이 사람들에게 무작위로 분포되지 않고,[52] 가난한 사람, 덜 교육받은 사람 그리고 농촌 사람들이 대체적으로 더 큰 질병 부담을 진다. 성(gender) 문제는 특히 HIV와 관련하여 중요한 역할을 한다.[53] SDG는 MDG가 했던 것보다 종합적이고 더욱 효과적인 방법으로 결정요인들을 검토하기 위한 노력을 배가해야 할 것이다.

감염성 질환 전파에 대한 대응 강화: 치명적이고 약제에 내성을 가지며 악성인 미생물들로 인해 감염성 질환 발병 및 재발 위험이 지속되거나 증대하고 있다. 예를 들면, 고의적으로 퍼트린 병원성 생물약제 형태의 생물 테러(bioterrorism) 위험이 있기 때문에 치명적인 미생물은 주요 관심사이다. 최근에 국제보건규정 핵심역량(IHR)의 이행에 일부 진전이 있긴 했으나, 2014년 상황은 특히 아프리카 지역에서 만족스러운 것과는 거리가 멀다(그림 5.7). 실제로, 196개 당사국들 가운데 84개국(43%)이 IHR 핵심 역량 요건들을 충족시키기 위해 2016년까지 연장을 요청했고 승인을 받았다.[54] 준비성, 감시, 대응 역량 그리고 기타 중요한 역량들에 여전히 부족한 점이 많다.[55] 서 아프리카의 에볼라 전염병은 신속한 대응을 위한 국제적 역량이 부족하다는 측면에서만이 아니라 전세계 보건 안보 상태를 심층적으로 되돌아보는 계기가 되었다. WHO가 2014년 3월 23일에 처음으로 에볼라 발병에 대한 경고를 받았으나, 2014년 8월 8일에서야 세계보건규칙 긴급위원회가 회의를 열고 국제 공중보건 비상사태(public health emergency of international concern)를 선언하였다.[56] 전염병은 또한 발병 대응 자금 지원에 사용된 재정 지원 메커니즘의 약점도 노출시켰다. 국제사회가 에볼라 대응을 지원하기 위해 약속했던 28억 9,000만 달

[그림 5.7] IHR 이행 현황: 13개 역량 점수들의 평균, 2010년과 2014년[58]

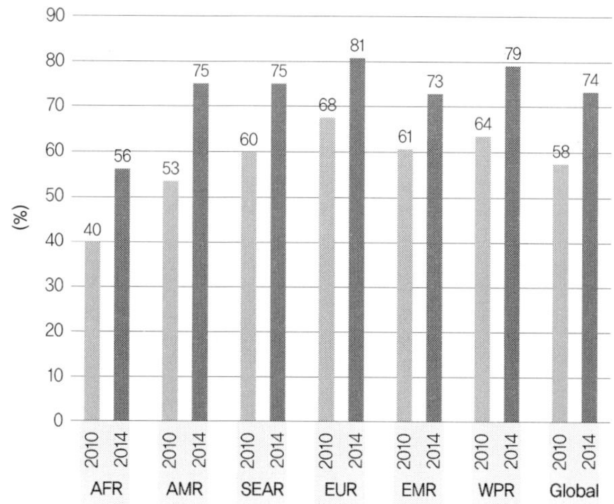

러 가운데 40% 이하만이 2015년 초에 해당 지역에 도착했다.[57]

새로운 제품 개발: 감염성 질환과 싸우는데 있어서 새로운 약품과 백신의 중요성은 이미 언급된 바 있다. 질병에 대한 가속도(momentum)가 유지되는 한, 약품 및 백신에 대한 지속적인 R&D는 필수적이다. 중저소득국가들에게 있어서 주요한 공중보건 문제인 질병들에 대한 R&D 투자는 전세계 R&D 투자의 극히 일부에 지나지 않는다.[59] 이 일은 상당히 만만치 않은 과제이다. 일례로, 효과적인 말라리아 백신에 대한 연구가 적어도 20년 이상 진행되어 왔음에도, 이제야 중간 단계의 백신(semi-viable vaccine) RTS, S/AS01이 개발되었다.[60] HIV도 비슷한 상황으로, 백신 임상 시험을 수십 차례 진행하면서(1단계와 2단계) 다양한 후보군과 백신 구상(vaccine concept)을 시험하고 있다. 곧 최종적인 승자가 될 백신이 나타날지는 지켜봐야 한다. 현재 사용 중인 유일한 결핵 백신은 1920년대에 개발되었는데, 아동이 결핵을 심하게 앓지 않도록 보호 작용을 해주지만, 세계 환자의 약 90%를 차지하는 성인에게 결핵을 예방하는 효능은 가변적이다. 현재 15개의 결핵 백신 후보군들이 임상 시험 중에 있다. NTD와 관련하여, 약제 내성과 매개체 통제를 위한 살충제 내성 문제를 해결하는데 더 많은 R&D가 시급히 요구된다. 만성 HCV 감염을 치유하기 위해 한창 진행 중인 신약들이 다수 있으나, 높은 가격과 저비용의 간단한 진단법이 부족한 것이 공중보건 프로그램을 확대하는데 장애물이 되고 있다. 또한 만성 HBV 감염을 더욱 효과적으로 치유할 수 있는 치료법과 더 간단한 진단법도 필요하다.

전략적 우선순위

SDG 감염성 질환 세부목표는 매우 야심 차지만, 이미 알려진 다수의 질병 특정 전략 및 WHA 결의안과 별반 다르지 않다. 모든 전염병들은, 향후 15년 동안에 감염성 질환 제거를 목표로 한 표적 감축량은 2000년 이후 이루었던 성과를 훨씬 능가한다.

새로운 전략들은 다음과 같다:

- UNAIDS 글로벌 전략 촉진: 2030년까지 AIDS 확산을 막고 2016-2021년 WHO 국제 보건 부문 HIV

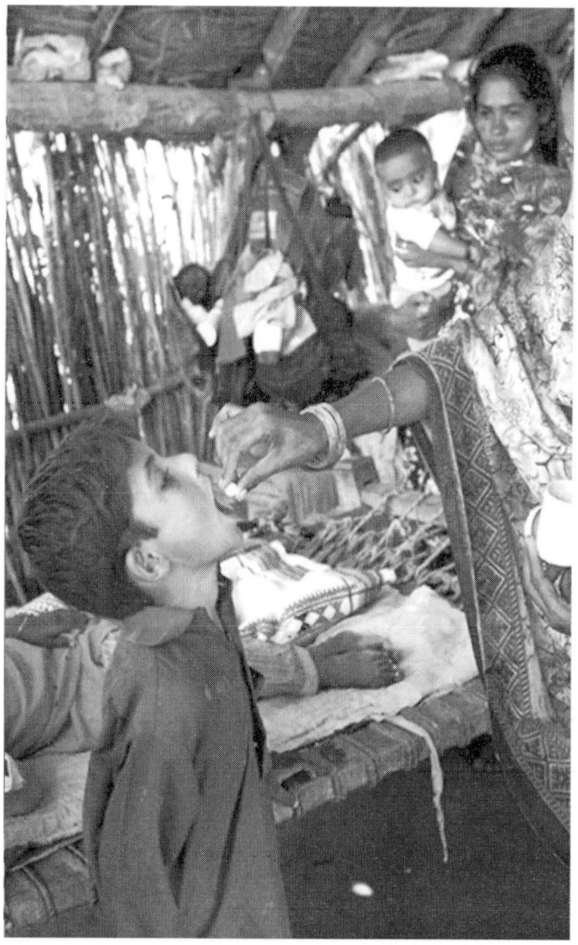

[표 5.1] 감염병 관련 SDG 세부목표 3.3에 필요한 글로벌 계획들과 기타 국제 협약들 요약

SDG 세부목표	특정 계획 – 주요 세부목표 2030
AIDS 확산 종식	연간 새로운 HIV 감염자 수를 90%까지 줄이고 연간 AIDS 관련 사망자 수를 80%까지 감소(2010년 대비)
결핵 확산 종식	결핵 사망 90% 감소
	결핵 발생률 80% 감소(100,000명 당 20명 이하)
	결핵으로 인한 재난적 의료비에 직면한 결핵 환자 가족 방지
말라리아 확산 종식	전세계 말라리아 사망률 90% 감소
	전세계 말라리아 환자 발생률 90% 감소
	최소 35개국 이상에서 말라리아 박멸
	말라리아 박멸국가로 확인된 모든 국가들에서 말라리아 예방 대책 재수립
NTD 확산 종식	NTD를 막기 위한 중재가 요구되는 사람들의 수를 90% 감소
감염과의 싸움	2010년-2030년 기간 동안 신규 만성 HBV 감염 환자 수를 95% 줄이기; 동기간에 신규 만성 HCV 감염 환자 수를 80% 줄이기; HBV 및 HCV 관련 사망률 65% 줄이기
수인성 질환과의 싸움	야외 배변 관행 없애기(2025년까지)
	모든 사람이 집에서 기본적인 식수 공급시설과 세수시설 사용
	모든 사람이 집에서 적절한 위생시설 사용(2040년까지)
	저렴하고, 책임있는 그리고 금전적으로 환경적으로 지속가능한 방법으로 모든 식수 공급, 위생시설 및 위생교육 서비스를 점진적으로 제공

전략 초안을 마련한다;[61,62]

- 결핵 퇴치 전략;[63,64]
- 글로벌 말라리아 기술 전략 2016-2030;[65]
- NTD 로드맵;[66] 그리고 NTD 진행을 가속하고 지속하는데 필요한 물 위생 시설과 위생 교육: 글로벌 전략 2015-2020;[67]
- 바이러스성 간염에 대한 국제 보건 부문 전략 초안 2016-2021.[68]

전략 및 이와 관련된 문서들이 다수의 특정한 세부목표와 전반적인 SDG 세부목표와 연계된 목표의 진척 현황을 모니터하는 지표들을 제안하였다(표 5.1).

감염성 질환과 싸우기 위해서는 고위험군에 속한 지역과 인구집단에 주목해야 한다. 아프리카 지역은 감염성 질환 부담이 가장 높은 곳이며, 동남아시아 지역과 동부 지중해 지역이 그 뒤를 잇는다. 신규 질환 감염률의 대폭적인 감소가 필요한데, 이는 효과적인 치료를 보완하는 예방 노력을 강조한다는 의미이다. 다수의 공통 전략 우선 사항은 모든 감염성 질환에서 공통적으로 확인 가능하다.

예방: 예방적 노력들에는 다음 사항들이 포함된다: (i) 수인성 질환들, 간염 및 NTD의 전염을 줄이기 위해 물, 위생 시설 및 위생 교육 개선 등 환경적 조치들; (ii) HIV, STI 및 B형 간염 감염을 줄이기 위한 안전한 섹스 및 콘돔 사용 등 행동 변화(behavioral change); (iii) HIV, HBV 및 HCV 감염을 예방하기 위한 주사를 이용한 약물 투여자의 피해 억제; (iv) 말라리아 예방을 위한 ITNs 사용; 그리고 (v) HIV, 간염 및 기타 병원균의 병원 내 감염을 줄이기 위한 의료 안전 개선. 규칙적으로 무해하고, 안전하며 품질이 확실한 1회량의 약물 대량 투여에 기반한 예방적 화학요법이 NTD 해소의 출발점이다. 출생시 투약을 포함하여 아동 백신은 B형 간염과 싸우는 최우선 순위 개입이다. 설사병 발생을 줄이기 위한 로타바이러스 예방접종 또한 우선 개입 사항이다(3장 참조). 다른 질병들의 경우, 향후 15년 안에 성과를 낼 수 있는 백신 개발에 대한 지속적인 투자가 필요하다.

발견, 진단 및 치료: 효과적인 환자 발견, 신속한 진단 및 고품질 치료의 확대는 2015년 이후 모든 전염병을 위한 전략의 필수 요소이다. 건강을 추구하는 행동과 양질의 진단 시설 및 치료 시설 제공을 권장하는 것도 치료 효과를 높이는데 반드시 필요하다. HIV 상태 인식 부족은 쉬운 접근성과 HIV 테스트의 높은 활용이 요구되는 ARVs(항레트로바이러스 약물) 사용률이 저조한 것이 주 원인이다.[8] 효과적이고 간단한 검사, 진단 및 질병 단계(disease staging) 결정이 만성 HBV 및 HCV 감염 환자를 확인하는데 그리고 치료 적정성을 판단하는데 매우 중요하다.

양질의 개입에 기반한 높은 수준의 보장(coverage)은 모든 프로그램의 핵심 전략이다. 이를 위해서는 저비용, 이용가능성, 양질의 약품, 증거기반 의료서비스 제공, 그리고 개인 별로 처방된 치료법 준수가 요구된다. 고품질 치료 프로그램의 유지는 지난 20년 동안 결핵 프로그램의 초석이었다. HIV 경우에도, 국가들은 새로운 WHO 치료 시작 지침의 요건들을 충족시켜야 하기 때문에, 보장 범위(coverage) 확대가 핵심적인 전략 목표이다. NTD의 경우, 치료 보장 범위 확대는 매우 중요하며, 높은 수준의 보장 범위가 충분히 오랫동안 – 예방적 화학요법을 필요로 하는 일부 NTD는 약 3년 정도 – 지속되면, 전염을 완전히 차단하는데 충분할 수도 있다. 하지만, 화학요법이 가장 효과적이 되기 위해서는 반드시 물, 위생 시설 그리고 위생 교육 개선 개입으로 보완되어야 한다. 높은 수준의 치료 보장은 치료 가능한 결핵 및 말라리아 같은 질병들에게 중요한 예방 조치일 뿐만 아니라, 효과적인 바이러스 억제가 일반인들의 발병률을 낮출 수 있다고 알려져 왔기 때문에 HIV에도 중요한 예방 조치가 된다.[70] 만성 HBV와 HCV 감염 치료의 진척 내용을 공중보건 프로그램에 반영할 필요가 있다.

항생제 내성: 항생제 내성 문제와 관련하여, WHO는 항균제 저항성에 관한 글로벌 실행계획 초안을 작성해 2015년 5월 세계보건총회에 제출했다.[71,72] 글로벌 실행계획의 목적은, 최대한 오랫동안, 품질이 보장되고 책임있는 방법으로 사용되었고, 필요로 하는 모든 사람들에게 사용할 수 있는 효과적이며 안전한 약을 이용해 전염병을 성공적으로 치료하고 예방하는데 있다. 이 목적을 이루기 위해, 행동 강령은 5개의 전략 목표들을 세웠다:

- 항생제 내성에 대한 인식과 이해를 제고한다;
- 감시 및 연구를 통해 지식을 강화한다;
- 감염률을 낮춘다;
- 항생제 사용을 최적화한다;
- 항생제 내성에 대응하는데 지속적으로 투자한다.

통합적 접근 및 보편적 건강 보장(UHC): 감염성 질환 SDG의 우선 전략은 이미 알려진 주요 도전 과제를 적합한 방식으로 반영한다. 적절한 재원으로 뒷받침된 양질의 예방 관리 서비스를 이용한 인구 보장(population coverage)의 확대는 Post-2015 시대의 노력의 중심이 된다. UHC의 목적과 유사한 이 목적은 질병 특이적(disease specific) 계획을 광범위하고 체계적인 개혁을 통해 조정하고 통합할 기회들이 많을 것임을 시사한다. 특정 전략들은 이런 초점의 개요를 설명한다. 예를 들면, HIV는 청소년기 여성처럼 HIV 대응에 도외시 되었던 사람들, 그리고 성 노동자, 이민자, 아동, 그리고 노인들 같은 핵심 계층에 대해 관심을 표명하며 포용성(inclusiveness)에 집중한다. 결핵에 대해서는 결핵 조기 진단 등 종합적인 환자 중심 의료 및 예방, 약제 내성 결핵 환자 등 모든 결핵 환자들의 치료, 협력적 결핵/HIV 활동과 이환 관리, 고위험자의 예방 치료, 그리고 결핵 예방접종에 관심을 둔다. HIV도 종합적인 HIV 대응을 목표로 의료 종사자들, 조달 체계, 주사 및 혈액 안전, 그리고 동시감염 치료 등 UHC로 향한 기여를 확대한다.[73] 이 모든 것은 저비용·양질의 서비스에 대한 보편적 접근을 필요로 한다.

IHR(국제보건규정) 이행: 2015년 세계보건총회에 제출된 보고서[74]는 IHR 이행을 개선하는데 필요한 개별적인 전략적 우선 순위들을 확인하였다. 이 가운데 많은 것들은 에볼라 사태로부터 배운 교훈들에 기반해 비상 사태 시에는 기존의 공중보건 역량들과 네트워크들을 이용해야 한다는 필요성에 주안점을 둔다. 향후 10년 안에 필요한 주요 행동들은 다음과 같다: (i) 국가 리더십 분야에서, 통합 감시를 개선하기 위한 실험

실 업무들과 감시 시스템들의 통합; (ii) 임상의와 숙련 보건 직원을 통한 지방 및 지역사회 수준에서의 다부문 감시 역량 구축, 전염병들과 기타 위험 요소들을 감시하는 감시 체계들의 통합, 그리고 조기 경보 및 대응 체계 확립; (iii) 특히 감시, 준비성 및 대응 역량 측면 등 진입 시점에서 핵심 역량들 구축; 그리고 (iv) 국가 핵심 역량의 지속적인 격차 문제를 다루기 위한 새로운 매커니즘 도입 그리고 자가 평가를 통해 IHR 핵심 역량에 대한 독자적인 현황 평가 등 개발 및 현황을 정확하게 확인하기 위해 현재 방식의 부적절성을 확인한다. 발병 가능성을 차단하고 줄이기 위해서, 그리고 위험을 조기에 탐지하여 빠르고 효과적으로 반응하기 위해서는 다부문의 국제적 협력과 소통이 요구된다.[75]

부문간 행동: 특히 예방적 목적을 위해 부문간 협력은 매우 중요하다. 확실한 사례가 수인성 질환들인데, 위생 개선이 간절한 지역에서 더 나은 물 공급, 더 안전한 위생 시설, 강화된 위생 교육을 하기 위해서 그리고 도외시되었던 농촌 지역에서 여러 가지 노력들을 배가하기 위해서는 여러 분야들의 참여가 필수적이다.[76] 하지만, HIV, 말라리아, 그리고 NTD 같은 다른 많은 질병에서도 성 문제 및 교육 문제와 같은 건강의 사회적 결정요인들을 다루는 등 다부문 행동은 매우 중요하다. 인간과 동물의 건강을 보호하기 위해 기후변화의 원인들과 영향들을 다루는데 있어서도 다부문 접근 방식, 공중보건에 대한 투자, 그리고 다각적인 국가간 협력이 필요하다.[49] 마찬가지로, 항생제 내성을 다루는데도 여러 부문들이 관여해야 한다.

모니터링과 연구: 주요 질병 발병에 대응하기 위해서 뿐만 아니라 성공적인(그리고 성공적이지 못한) 개입과 접근 방식들을 확인하기 위해서 감염성 질환 패턴과 추세를 탐지할 모니터링과 감시가 필요하다. 연구는 실행을 최적화하고, 영향을 기록하고, 그리고 혁신을 개발하고 촉진시키는데 있어 필수적이다. 따라서, 정기적으로 양질의 데이터를 활용하여 국가의 모니터링 및 연구 역량을 강화하는 일이 매우 중요하다. 이 밖에도, 개도국에서 효과적인 NTD 개입 방법을 연구하고 개발하는데 더 많은 투자가 필요하다.

HIV/AIDS

1981년에 처음으로 질병이 등장한 이후, 30년 이상 HIV는 불건강(ill-health)과 사망의 주요 원인으로 남아있다. HIV 대응에 대한 투자가 전례 없이 크게 늘었음에도 불구하고, 2014년에 전세계적으로 3,690만 명의 HIV 환자가 살고 있으며 200만 명의 신규 감염이 발생했고, 120만 명이 사망했다.[8] HIV 환자 10명 가운데 7명은 사하라 사막 이남 아프리카에 거주하며 이 지역에서는 HIV가 성인, 가임 여성, 그리고 아동의 주요 사망 원인이다.

성과

MDG 세부목표 6A(2015년까지 HIV 방지 및 역확산 시작)가 달성되었다. 2014년에 신규 HIV감염자 수는 1990년대 후반 정점에 이르렀을 때에 비해 약 40% 감소했다(그림 5.8 참조). AIDS 관련 사망도 2004년에 정점을 찍은 후에 42% 줄었다. 아동의 HIV 감염도 2000년 52만 명에서 2014년 22만 명으로 줄었는데 이는 HIV 감염 산모의 ARVs에 대한 접근성이 증대되었기 때문이다.[8]

또한 ART를 받은 HIV 환자 수가 2000년 69만 명에서 2014년 말에 1,490만 명에 달하는 등 MDG 세부목표 6.B(치료에 대한 보편적 접근)에 많은 진전이 있었다(그림 5.9). 하지만, 이 수치는 HIV 환자 총 수인 3,690만 명 가운데 겨우 40%에 불과하다.[17] 사하라 사막 이남 아프리카의 경우, HIV 환자 2,580만 명 가운데 1,070만 명이 ART를 받았다.[8]

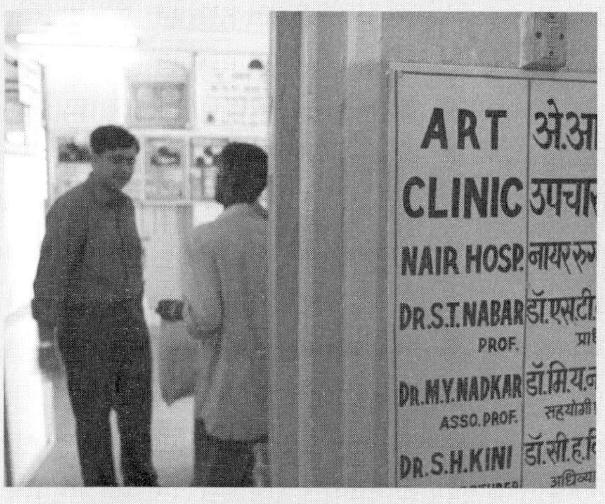

[그림 5.8] HIV 발생률과 AIDS 사망률 동향, 1990–2014[8]

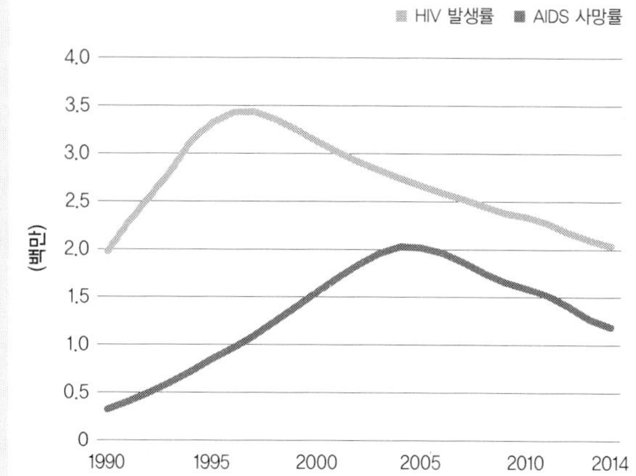

[그림 5.9] WHO 아프리카 지역과 WHO 기타 지역들에서의 ART 확대, 2000–2014[15]

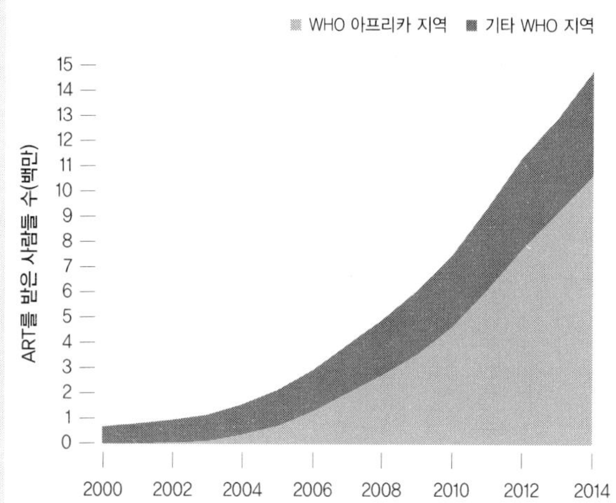

성공요인

세계적 대응 및 파트너십: 유엔 총회 HIV/AIDS 선언에 기반한 국내 공여자와 관-민 재정 지원의 강력한 연대, 그리고 PEPFAR, 글로벌 펀드 및 UNITAID 같은 새롭고 혁신적인 HIV 재원 메커니즘들이 국제 사회 및 현지 시민사회와 함께 전세계적 대응에 필요한 리더십, 지지, 조정 그리고 자원을 제공했다.

예방적 개입: 성 행동 변화를 촉진하기 위한 행동 변화 커뮤니케이션(behaviour change communication)은 약물 투여자를 위한 피해 감소 프로그램처럼 주요 계층을 목표로 하는 프로그램, HIV 모자수직감염 예방 등 ARVs 예방 혜택들을 최대화하는 프로그램.[71] 그리고 HIV 유병률이 높은 환경에서 남성의 자발적인 포경수술 등 효과적 개입들이 결합하여 HIV 감염 감소에 기여했다.

ART(항레트로바이러스 치료): ART 개발 및 수혜 확대는 MDG 시대에 가장 성공적인 공중보건 개입 가운데 하나이다. 세계적 지지, 수요 예측 가능성 증대, 규모의 경제, 업체간 경쟁 심화, 복제의약품 제조업체들의 참여[33] 그리고 자발적인 라이센싱(voluntary licensing)으로 인한 ARVs 가격 하락으로 더욱 적은 비용으로 치료가 가능해졌다.

재원 증가: 2015년에, 저중소득 국가들의 AIDS 대응에 2000년의 4배에 달하는 217억 달러가 투자되었다. 2014년에, 투자액의 57%가 현지 국가 안에서 조달되었다. 2000년 이후, 국제적 재원이 9억 달러에서 2014년 86억 달러로 약 10배 증가하였다.[8]

혁신적인 서비스 전달 방식: 역할 전환, 권한 분산 및 지역 사회 참여가 의료 전달 시스템이 품질 저하 없이 의료서비스를 확장하는데 도움이 되었다. 이는 공중보건 접근 방식을 지역 사회로 확대하였다.

도전과제[78]

아프리카: HIV 환자들의 70%가 아프리카 지역에 살고 있는데, 이곳에서는 성인 20명 당 거의 1명 꼴로 감염되어 있다(그림 5.10). 통합적인 다부문·다각적 방식은 자국내 기부금 증가와 더불어 상당한 외부 재정 지원을 지속적으로 필요로 한다.

치료 보장: 2015년 WHO 지침 개정안에서 치료 시작의 한계점을 제거하고, 모두를 위한 치료를 권장했다. 이는 치료를 받을 수 있는 자격을 모든 사람으로 확대하는 것으로, 명확한 치료 보급 범위에 대한 과제를 주었다. 치료 보장 확대의 주요 장애물은 치료에 대한 접근성 문제가 아니라 HIV 상태에 대한 무지이다; HIV 환자들의 약 절반은 자신이 감염되었다는 사실을 모르고 있는 것으로 추정된다.[8,79,80]

[그림 5.10] WHO 지역별 15-49세 성인들의 HIV 유병률, 2014[15]

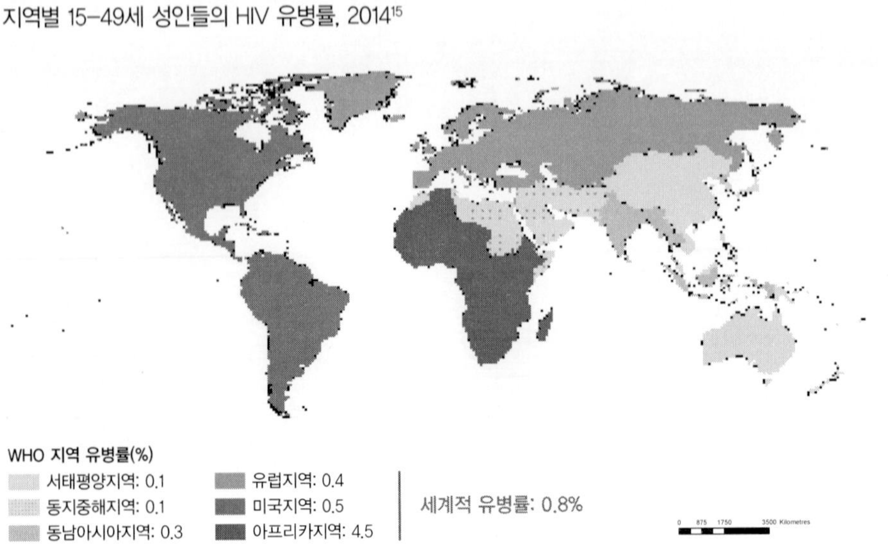

백신: HIV 다양한 백신 후보군과 백신 구상(vaccine concept)을 테스트 하는 30가지 이상의 임상 실험들이 현재 진행 중에 있으나(1단계와 2단계), 효과적인 백신은 가까운 시일 내에 나올 것 같지는 않다.

발생률 감소: 특히 젊은이들 사이에서 남성과 여성의 콘돔에 대한 보편적 접근 및 이의 활용이 여전히 부족하다. 성 불평등 및 성 폭력 등 다양한 요인으로 특히 젊은 여성들이 피해 받기 쉽다. 성 노동자, 남성동성애자, 약물 투여자, 성전환자, 그리고 죄수 같은 핵심 계층에서의 HIV 전염을 막는 일은 많은 국가들 사이에서 하나의 도전 과제로 남아있다.

낙인 및 차별: 많은 국가의 법적 환경이 HIV 취약성을 키우고, 위험 행동들을 부추길 뿐만 아니라 HIV 서비스에 대한 접근을 막는다. 많은 국가들이 높은 HIV 고위험군 사람들(또는 사람들의 행동)을 차별하고, 범죄자 취급하는 등 이들의 차별을 허가하는 법률을 유지하고 있다.

보건 의료 관련 전염 제거: 불안전한 주사 및 수혈을 통한 HIV 전염이 크게 줄었음에도 불구하고, 저소득국가들의 헌혈의 24%는 기본적인 품질 절차를 거쳐감에도 1개 이상의 바이러스(HIV, HBV, HCV)를 발견하지 못한다.

동시 감염 및 기타 공존 이환: 결핵, 간염(B형과 C형), 그리고 기타 전염병들은 HIV 감염과 동시에 발생한다. HIV 환자들이 ART를 받으면 더 오래 살기 때문에, 이들은 자신들이 앓고 있는 만성 HIV 감염과 관련하여 다양한 NCDs, 장기 치료를 요하는 심혈관 질환, 당뇨, 호흡기 장애 및 암 등 치료 부작용, 그리고 노화를 경험한다.

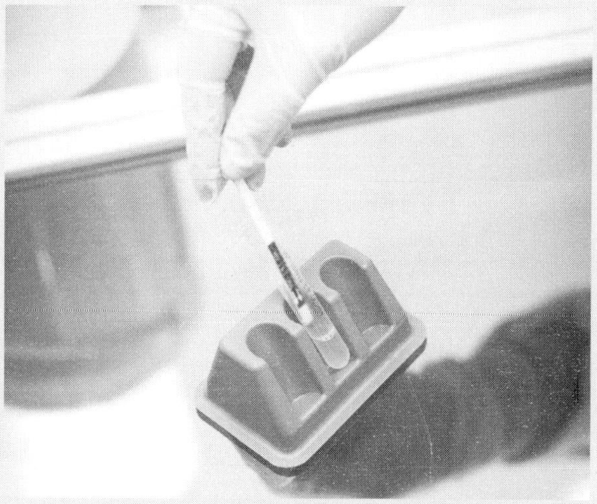

전략적 우선순위

SDG 세부목표는 2030년까지 AIDS 확산을 종식시키는 것이다. UNAIDS는 2030년까지 AIDS 확산을 종식시키기 위해 글로벌 전략인 패스트 트랙(Fast Track)의 개발을 주도하였다. WHO 국제 보건 부문 HIV 전략 2016-2021 같은 세분화된 부문별 전략이 개발 중에 있다.[61,62] 글로벌 전략은 매년 신규 HIV 감염 환자 수를 90% 줄이고 AIDS 관련 사망자 수를 80% 줄이는 것(2010년 대비)을 목표로 한다.

2015년 이후 주요 관심 영역들은 다음과 같다:

- 사춘기 여성들처럼 HIV 대응에 도외시된 인구, 핵심 계층들(성 노동자, 남성동성애자, 약물 투여자 그리고 성 전환자), 이주자, 아동, 그리고 노인에 대해 집중;
- HIV 전염이 가장 빈번한 지역과 HIV 부담이 가장 큰 지역에 집중, 그리고 프로그램의 영향을 뒷받침하기 위한 데이터 사용;
- 의료 종사자, 조달 체계, 주사 및 혈액 안전, 그리고 동시감염 치료 등 UHC에 대한 기여를 확대하는 통합적인 HIV 대응;
- 필수 HIV 서비스의 현지 국가 내 재원으로 전환하는 지속가능한 프로그램

결핵

결핵은 치료 가능한 병이지만, 중요한 국제적 보건 문제이다. 2014년에, 신규 결핵 환자가 960만 명이었고 HIV 양성 환자 40만 명 사망을 포함해 150만 명이 사망했다.[9] 지난 20년 동안, 결핵 예방, 진단, 그리고 치료를 위한 국가적 및 국제적 노력들은 DOTS 전략의 도움을 받아왔고(1990년대 중반부터 2005년까지) 그 후로 결핵퇴치(Stop TB) 전략의 도움을 받았다(2006-2015년).[81] 결핵퇴치 전략은 MDG 맥락에서 2015년에 수립된 국제적 결핵 세부목표들을 달성하기 위해 설계되었다.[82]

[그림 5.11] 결핵 발생률, 유병률 그리고 사망률 동향, 1990-2015[9]

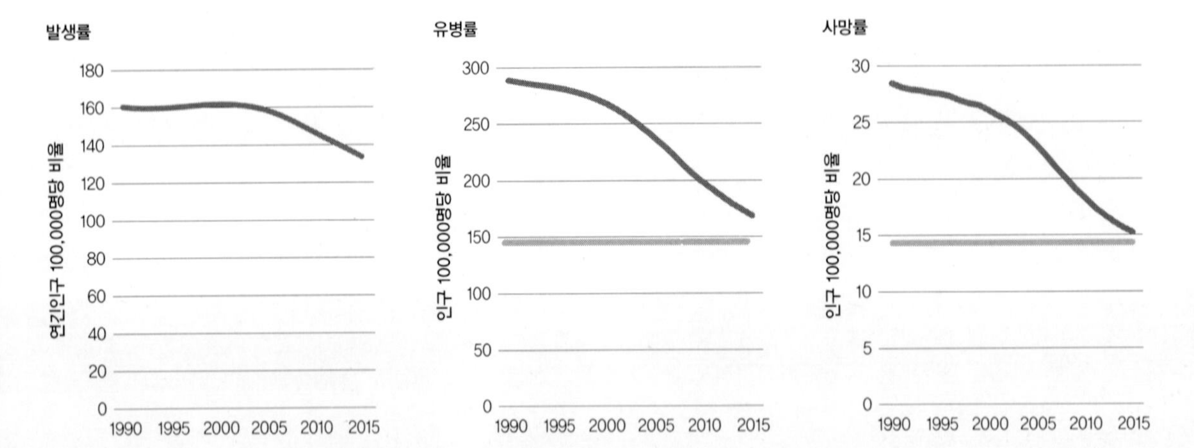

성과

MDG 6C는 2015년까지 결핵 발생률 감소를 목표로 하였다.[83] 발병률과 사망률을 2015년까지 1990년 대비 절반으로 낮추겠다는 세부목표들은 글로벌결핵퇴치계획(Global Plan to Stop TB) 2001-2005를 개발하면서 수립되었다.[84] 이런 세부목표들의 국제적 진전은 주목할 만하다(그림 5.11). 결핵 발생률은 2000년 이후 2000년-2014년 기간에 년 평균 1.5%씩 줄었고, 결핵 사망률과 발병률은 1990년-2015년 기간에 각각 47%와 42%씩 감소했다.

사례 발견과 치료 성공률에 대한 국제적 세부목표들을 설정한 후, 1995년부터 국가 및 국제적 수준에서 발견율과 치료율을 모니터 해왔다.[85] 신규 환자 및 재발 환자 발견율이 2000년 38%에서 2014년 63%로 증가했다. 세계적 결핵 치료 성공률은 2013년 86%였고, 2007년 이후 85% 정도로 유지되었다. 이를 종합했을 때, 이는 2013년에 결핵 환자로 보고된 사람들의 51%가 진단을 받아 치료에 성공했다는 것을 의미한다(그림 5.12).[86]

[그림 5.12] 결핵 환자 발견율과 치료 성공률 그리고 추정된 효과적 보장률 동향, 1995-2014[9,18]

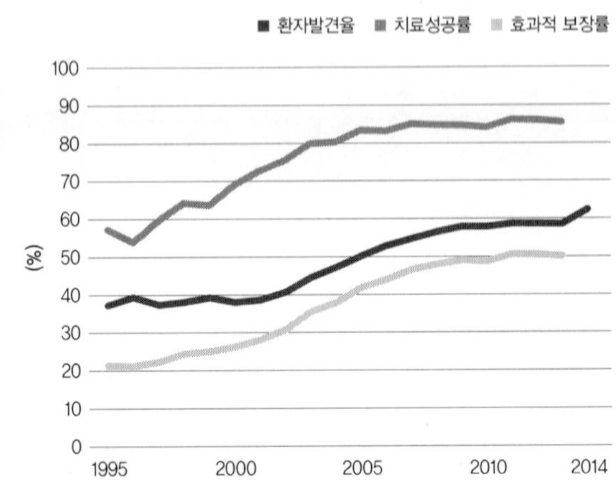

성공요인

효과적 개입 채택: 1990년대 중반 이후로 DOTS와 결핵 종식 전략의 광범위한 채택이 진전에 매우 중요하였다. 2007년까지, 실제로 모든 국가들이 DOTS를 채택하였다.[87]

재원 증가: 2015년에 결핵 예방, 진단 및 치료에 66억 달러가 사용된 것으로 추산되었는데, 이는 2006년 수준(32억 달러)의 2배 이상이었다.[9]

강화된 파트너십과 지지: 결핵퇴치(Stop TB) 파트너십이 2001년에 설립되어 2014년까지 1,300여개의 국제 기술 기구, 정부 프로그램, 연구 및 자금 지원 기관, 재단, 비정부기구, 시민사회 및 공동체 그룹 그리고 민간 영역이 가입하였다. 2001년에, 국제의약품기구(Global Drug Facility)가 설립되었고, 2014년까지 133개국에 2,400만 이상의 저비용·고품질의 치료 과정을 제공하였다.

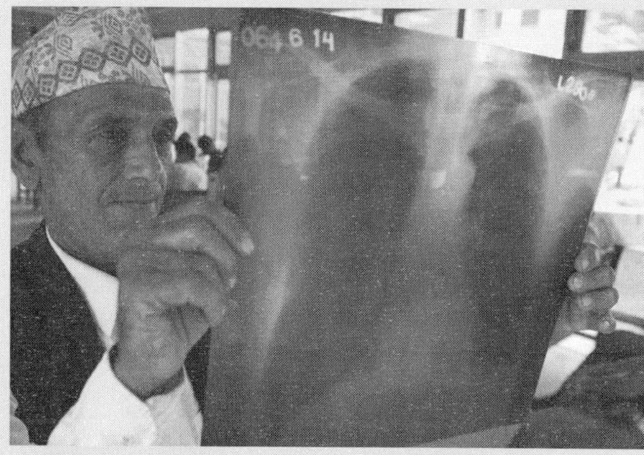

도전과제[9,42,88]

방치된 사례 접근: 매년 300만 명 이상이 새로 결핵 환자로 발견되지만, 전혀 보고되지도 않고 진단되지도 않아 특히 아프리카 지역과 동남아 지역에서는 결핵으로 인한 사망률이 높다(그림 5.13).

다약제 내성 결핵(MDR TB) 확산: 다약제 내성 결핵 확산이 국제적 수준으로 악화되고 있다는 증거는 없으나, 2014년에 신규 MDR 결핵 환자가 48만 명 정도로 추정된다. MDR 결핵 부담을 줄이기 위해서는 고품질의 약물 감수성 결핵 치료 및 더 나은 MDR 결핵 치료법을 통해 약제 내성의 진행을 막아야 한다. 세계적으로 완치율은 50%에 불과하다.

결핵/HIV 확산 : HIV양성 결핵 환자들이 ART를 받는 비율이 여전히 낮아서 이를 높일 필요가 있다.

부족한 재원 : 재원의 증가에도 불구하고, 2015년 저중소득 국가에서의 결핵 확산에 충실하게 대응하기 위해서는 14억 달러의 재원이 부족한 것으로 추산된다. 여러 국가들에서, 2015년 가용 재원의 90% 이상이 국제 공여자들에게서 온다.

결핵 R&D에 대한 불충분한 투자 : 글로벌결핵퇴치계획 2011–2015는 새로운 결핵 진단법, 약품 그리고 백신과 관련된 R&D에 매년 20억 달러가 추가로 필요하다고 추정한다. 2013년의 경우, 13억 달러가 부족하였다.

[그림 5.13] HIV 양성자들의 결핵 사망을 제외한 결핵 사망률, 2014[9]

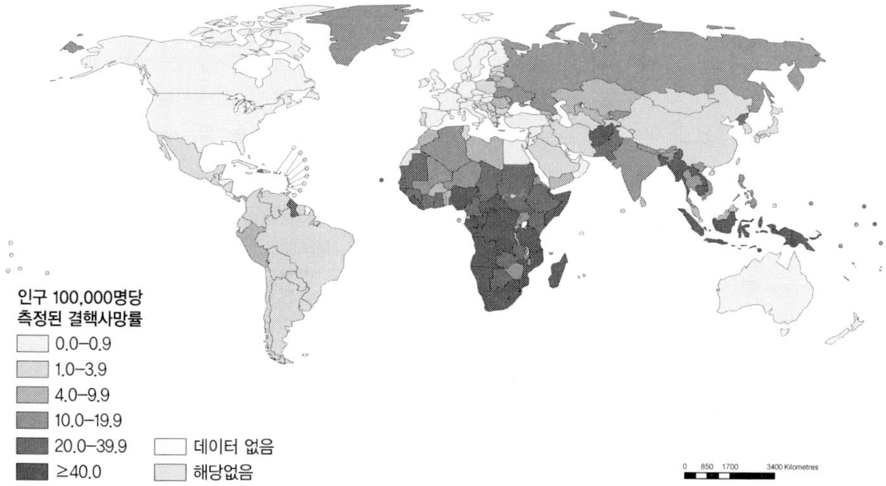

전략적 우선순위

SDG 세부목표 3.3은 2030년까지 결핵 확산을 막는데 목적이 있다. 2014년 세계보건총회가 승인한 결핵퇴치 전략[63,64]은 2035년까지 결핵 확산을 막는 것이 목표였다. 2030 세부목표들은 2015년 대비 결핵 사망률을 90% 줄이고 결핵 발생률을 80% 줄이는 것이다(10만 명당 20명 이하로). UHC를 향한 전진과 관련하여, 2020년까지 결핵으로 인한 재난적 의료비에 직면한 결핵 환자 가족이 없게 만드는 것이 초기 세부목표다.

결핵퇴치 전략의 3가지 주요 축은 다음과 같다:

통합적이고 환자 중심의 결핵 진료 및 예방: 결핵 조기 진단, 약제 내성 결핵 환자 등 모든 결핵 환자 치료, 협력 결핵/HIV의 이환 관리, 고위험 인구에 대한 예방 치료, 그리고 결핵 예방접종

대담한 정책과 지원 체제: 결핵 관리 및 예방에 필요한 적절한 재원에 대한 정치적 약속; 지역 사회, 시민사회 조직 및 관민 의료 제공자의 참여; 병원 및 지역 사회의 사망 원인 확인, 약품의 품질과 합리적 사용, 감염 통제 등 환자 신고 및 인구 동태 등록과 관련된 UHC 정책 및 규제 틀; 그리고 사회 보호, 빈곤 완화, 그리고 그 밖의 다른 결핵 결정요인들에 기반한 행동

강화된 연구 및 혁신: 새로운 도구, 개입 및 전략의 발견, 개발 및 활용; 그리고 혁신의 이행, 영향 및 실행 촉진을 위한 연구

말라리아

전세계의 100개국과 지역에 거주하는 세계 인구의 절반이 말라리아의 위험에 처해있다. 2015년에 약 2억 1,400만 명의 환자들 중 약 43만 8,000명이 사망한 것으로 추정된다 – 이들의 대부분은 아프리카에 사는 5세 이하 아동이다. 환자의 89%와 사망자의 91%를 차지하는 사하라 사막 이남 아프리카에서 말라리아 질병 부담이 가장 높다. 또한 말라리아 사망자의 2/3 이상이 5세 이하 아동에게서 발생한다.

성과

말라리아 발생률이 2000년-2015년간 세계적으로 37% 감소된 것으로 추정되며 말라리아 사망률도 60%까지 감소했다(그림 5.14). 이런 이유로, MDG 세부목표 6.C(2015년까지 말라리아 확산의 종식 및 발생률 역전)가 충족되었다. 2000년 말라리아가 퍼지고 있던 106개국 가운데, 102개국이 말라리아 확산을 멈추고 감소세로 전환하려는 MDG 세부목표를 이루었다. 점점 더 많은 국가들이 영토 내에서 말라리아를 퇴치하는 방향으로 움직여왔다. 2014년에, 2000년에는 말라리아가 있었던 13개국에서 말라리아가 발생하지 않은 것으로 보고하였다. 다른 6개국은 10명 이하로 보고하였다.[10]

주요 개입의 보장 범위가 MDG 시대 동안 극적으로 증가했다. 사하라 사막 이남 아프리카에서, 2000년에 5세 이하 아동의 2% 이하만이 살충처리모기장(ITN) 안에서 잠을 잔데 비해 2015년에는 약 68%가 ITN에서 잠을 잤다(그림 5.15).[10] 임신중 간헐적인 예방 치료(IPTp)를 최소 1회 이상 받은 비율도 2000년 5% 이하에서 2013년 57%로 늘어났다. 기생충 검사를 통해 확인된 말라리아 의심 환자의 비율이 2010년(모든 말라리아 의심 환자들을 검사하라는 WHO 권고안이 도입되던 해) 47%에서 2013년 62%로 올라갔는데, 이는 주로 신속 진단 시약 사용이 늘어났기 때문이었다. 2013년까지, 열대열원충(*P. falciparum*)이 확산된 87개국 가운데 79개국에서 1차 치료 국가 정책으로 ACT를 채택하였다.[43] 하지만, 2015년 열병이 있는 아동의 13%만이 ACT를 받는 등 적합한 말라리아 예방 및 치료는 여전히 부족하다.

[그림 5.14] 말라리아 발생률과 사망률 추이, 2000–2015[10]

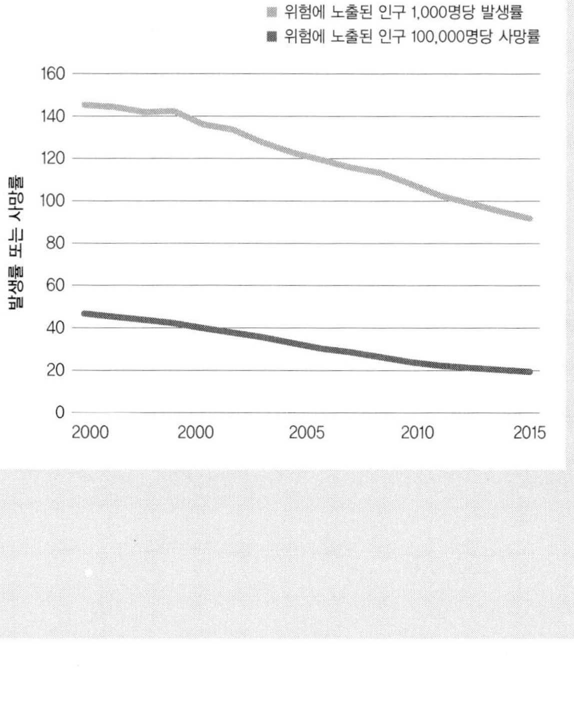

[그림 5.15] 사하라 사막 이남 아프리카 지역의 살충제처리모기장 안에서 잠을 자는 5세 이하 아동의 비율, 2000–2015[10]

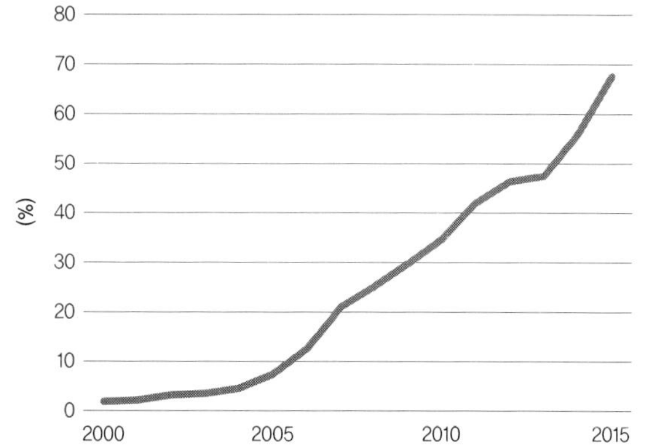

성공요인

재원 증가: 2013년도 연간 말라리아 통제 및 퇴치 재원은 총 27억 달러에 이르렀다. 말라리아 통제에 필요한 국제 재원이 2000년 이후로 20배 증가해 2013년에 22억 달러에 이르렀다. 국내 투자도 매년 증가하였다.[10]

혁신: 프로그램은 LLIN, 신속 진단 시약, 그리고 ACTs 등 2000년에는 이용할 수 없었던 기술로부터 수혜를 받았다.

파트너십과 지지: 500여 개 이상의 파트너들로 구성된 말라리아 퇴치 파트너십(Roll Back Malaria Partnership)이 2001년에 설치되었다. 이는 자원을 동원하기 위한 국제 체계로, 파트너들 간에 의견 일치를 이루고, 말라리아 퇴치를 위해 통합된 조치를 이행한다.

계획 수립 및 프로그램: 말라리아 통제는 보건부처와 국제기구 안에서 높은 순위를 차지하는 의제로, 각 기관의 통제 정책을 WHO 권고안에 맞추어 조정하였다. 각 기관들이 2008년 유엔 사무총장의 말라리아 개입에 대한 보편적 접근 요청에 부응하기 위하여 개발된 글로벌 말라리아 실행계획을 중심으로 각자의 노력들을 통일하였다. 말라리아가 확산된 국가들은 도움을 필요로 하는 모든 사람들이 비용-효과적 개입에 접근할 수 있도록 국가 전략을 수립하였다. 국가 전략 계획의 이행을 촉진시키기 위해서 국가적 차원에서 효과적인 파트너십이 설립되었다.

경제 발전과 소득 증대 또한 말라리아 발생률과 사망률 감소에 기여하였다. 번영을 통해 얻는 많은 혜택들 가운데 하나는 보건시스템의 강화로 말라리아 감염 위험과 그 영향을 모두 감소시켰다는 것이다.

도전과제[10,43]

사하라 사막 이남 아프리카: 사하라 사막 이남 아프리카에 사는 5세 이하 아동은 말라리아 발병 및 사망 때문에 가장 많이 고통받고 있다. 이곳에서 말라리아는 2015년 이 연령대의 전체 사망 가운데 10%를 차지하였다(그림 5.16).

부적합한 재원: 말라리아 프로그램들의 재원 격차는 2013년에 24억 달러(53%)에 달한 것으로 추정되었다.

내성: 말라리아 모기들이 ITN에 사용된 살충제들과 실내 잔류 살포제에 내성을 키워감에 따라서 매개체 통제의 효과성이 우려되고 있다. 5개국에서 열대열원충의 아르테미시닌 내성과 서부 캄보디아에서의 다약제 내성은 메콩강 유역(Greater Mekong subregion)에서 열대열원충 박멸의 중요성을 잘 드러내 보이고 있다.

개입 보장 격차: 2013년에, 사하라 이남 아프리카에서 말라리아 위험에 처해있는 8억 4,000만 명 가운데 2억 7,800만 명이 ITN 하나 없는 집에서 살고 있고, 3,500만 명의 임산부 가운데 1,500만 명이 예방 치료를 받지 못했으며, 말라리아에 걸린 5,600-6,900만 명의 아동이 ACTs를 받지 못했다. 이는 이 환자들의 상당 부분이 진료를 찾아 나서지 않은 탓이고, 진료를 찾아 나섰다고 해도 모두가 적절한 말라리아 치료를 받지는 못하기 때문이었다.

[그림 5.16] 사하라 이남 아프리카에서 5세 이하 아동의 말라리아로 인한 사망률, 2000년과 2015년[10]

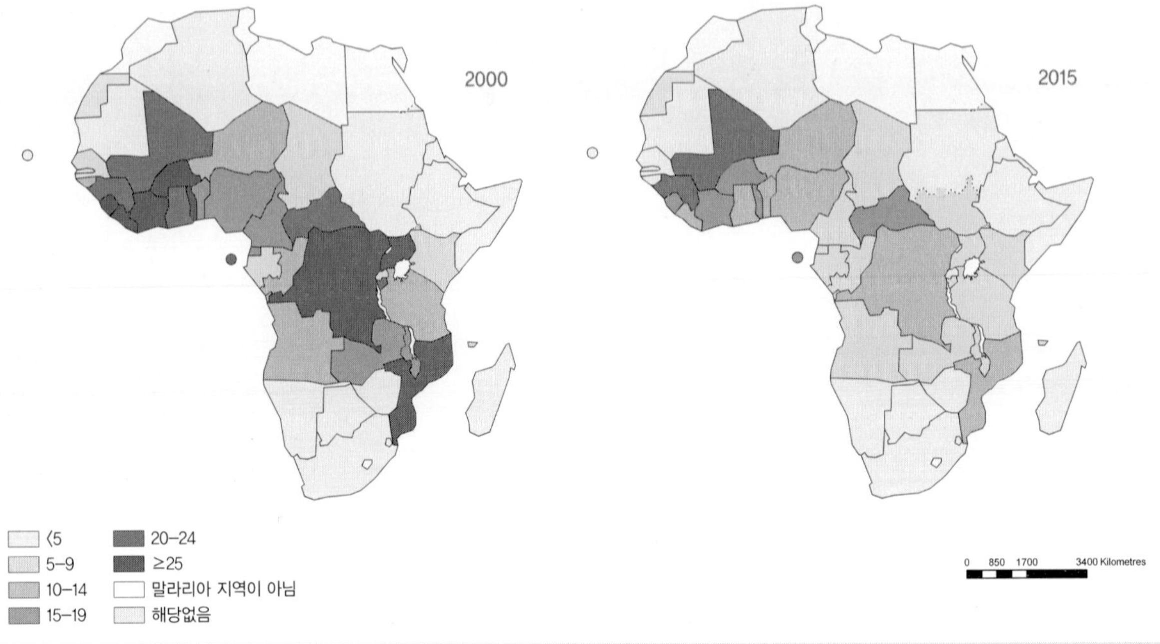

전략적 우선순위

SDG 세부목표 3.3은 2030년까지 말라리아 확산을 종식시키는 것이다. 새로운 말라리아 목표들과 세부목표들은 2015년 세계보건총회에서 승인되었다.[65] 2015년을 1차 년도로 시작된 2030 세부목표들은 다음과 같다:

- 전세계 말라리아 사망률 90% 감소;
- 전세계 말라리아 발생률 90% 감소;
- 최소 35개국에서 말라리아 퇴치;
- 말라리아 퇴치국으로 확인된 모든 국가들에서 말라리아 예방 대책 재수립

2016-2030 글로벌 기술 전략은 다음 3가지 축을 중심으로 현재 개입의 영향을 극대화하는데 목적이 있다:

- 말라리아 예방, 진단, 및 치료에 대한 보편적 접근을 보장;
- 말라리아 퇴치 및 퇴치 상태 유지를 위한 각종 노력에 박차;
- 말라리아 감시를 핵심 개입으로 전환

이 전략은 혁신의 최적화, 연구의 확대, 정치적·재정적 공헌, 다각적 접근 방식 및 역량 강화 등 주변 환경(enabling environment)을 강화함으로써 뒷받침된다.

열대풍토성 소외질환

열대풍토성 소외질환[89]은 149개국에 퍼져있다. 10억 명 이상의 사람들이 감염 위험에 처해있고 현재 17종의 NTD가 결핵이나 말라리아 질병 부담의 1/2 정도 되는 질병 부담을 주고 있다.[1] NTD와 싸우는 5가지 주요 개입들이 있다: 규칙적으로 무해하고, 안전하고 약효가 확실하며 1회량의 약물을 대량으로 투여할 수 있는 예방적 화학요법; 혁신적이고 강화된 질병 관리; 타당한 생태학적 원칙들과 곤충 매개 질병 전염을 줄이는 살충제의 신중한 사용에 기반한 매개체 생태계 및 관리; 발병률을 지속적으로 줄이기 위한 NTD 확산 지역에서의 물, 위생 시설 및 위생 교육 개선; 그리고 인간의 건강을 보호하고 증진시키기 위한 동물 대상의 수의학적 개입.

성과[19,90,91,92,93]

- 드란쿤쿨루스증(기니벌레병)이 1980년대 중반에는 350만 명, 2010년에는 1,800명이었는데 비해 2014년에는 126명 보고되었다.
- 2014년, 아프리카 수면병(human African trypanosomiasis) 신규 환자 수가 50년 만에 처음으로 연간 4,000명 이하로 떨어졌다.
- 2013년, 콜롬비아는 WHO가 사상충증(onchocerciasis) 퇴치를 인증한 최초의 국가가 되었고, 뒤를 이어 2014년에는 에콰도르 그리고 2015년에는 멕시코가 인증을 받았다.
- 2014년, 공중보건 문제였던 내장레슈마니아증(칼라-아자르) 퇴치가 동남아 확산 구역과 세부지역(subdistrict)의 87%에서 달성되었다.

2006년 이후, 50억 건 이상의 NTD 치료가 필요한 사람들에게 전달되었다. 2012년에만 8억 명이 최소 한 가지 병으로 예방적 화학치료를 받았으며, 이 수치는 여러 지역에서 전염을 성공적으로 차단한 결과로 2013년에 7억 8,500만 명으로 떨어졌다. 실제로 2014년 말, 림프사상충증(상피병)이 확산된 18개국에서 예방 화학 요법이 더 이상 필요 없을 정도로 감염은 감소했다.[94] 세계적으로, 최소한 1종 이상의 NTD를 위해 예방적 화학요법이 필요한 사람들의 43%가 2013년에 화학요법을 받았다(그림 5.17).

성공요인

NTD 개념과 접근방식: NTD 개념과 NTD 예방 및 통제에 대한 통합 접근방식이 MDG 기간 초기에 형태를 갖추기 시작했다. 가난한 사람, 농촌 사람, 그리고 소외 계층들에 대한 관심과 이들에게 공통적으로 퍼져있는 질병들에 대한 실효적인 개입들의 공동 시행이 NTD에 대한 투자를 부추겼다.

[그림 5.17] 예방적 화학요법 보장 현황: 5종 NTD로 인해 예방적 화학요법을 필요로 하는 사람들 가운데 이를 받은 사람들의 비율[95], 2008–2013[96]

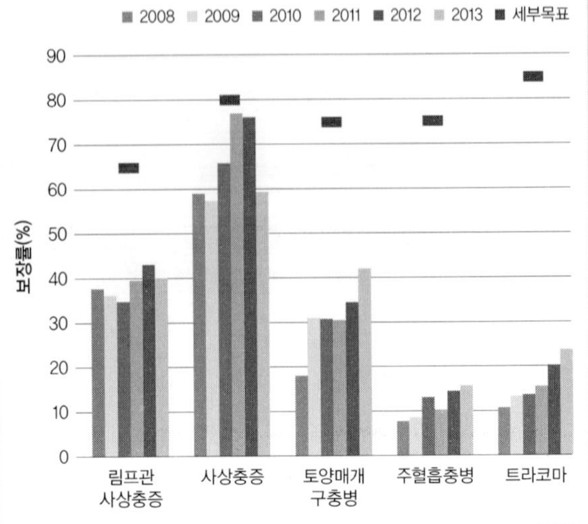

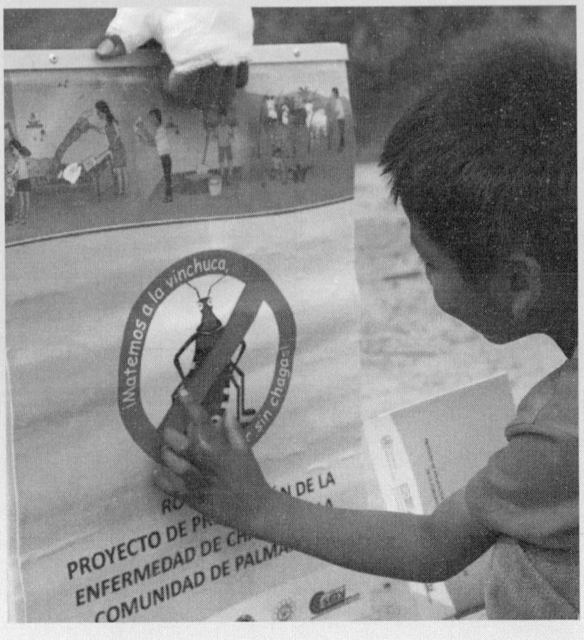

글로벌 리더십과 국가 주인의식: WHO가 열대풍토성 소외질환과 싸우기 위한 글로벌 계획 2008년–2015년을 통해 글로벌 전략들을 수립했다. 2012년 시작된 NTD 이행 로드맵이 개입에 대한 보편적 접근 및 2020년까지 11종의 NTD 박멸 또는 퇴치를 위한 명확한 세부목표들을 세웠다. 각 국가들이 지역사회 수준의 기존 보건시스템을 바탕으로 주인 의식을 가지고 세부 계획들을 이행하였다.

파트너십: NTD 런던 선언(London Declaration)[97] 이후 세부 계획 이행에 필요한 자원들의 공급을 약속하는 NTD 로드맵이 제약 산업 등 광범위한 파트너들의 참여 하에 뒤를 이었다. 2012–13년에만, 25억 건의 치료가 기부되었다. 제약 산업의 약품 기증을 제외하고 외부 원조가 연 2–3억 달러에 달했다.[98] 로드맵이 식수위생(drinking-water, sanitation and hygiene, WASH) 후원자들과 NTD 후원자들 간 협력에 신선한 자극이 되었으며, 2015년에, 기타 NTD 개입들과 함께 WASH를 더욱 효과적으로 전달하기 위해 공동 전략이 개발되었다.[67] 시민사회와의 파트너십은 전세계적으로 많은 국가들에서 매우 중요하였다.

도전과제

국가 내 불평등: 오늘날 전세계 10억 명의 가난한 사람들(약 3/4)이 중소득 국가들에 살고 있다. 마찬가지로, NTD 개입을 필요로 하나 아직 받지 못한 사람들의 대부분(약 2/3)은 중소득 국가들에 살고 있다(그림 5.18).

재원 격차: NTD 프로그램들은 지역 사회 자원자들과 개발원조에 일방적으로 의존해 왔으며, 단 2개의 양자 공여국(bilateral donors)이 대부분의 재원을 제공해왔다. 특히 중소득 국가들의 국내 투자 수준은 여전히 부족하다. 2015–2020년 기간 중 예방적 화학요법(매개체 통제 제외) 등 치료와 의료에 연 4억 5,000만 달러씩 추가 투자를 목표로 한다.

부족한 보급: 조기 진단 및 치료 보급 뿐만 아니라 매개체 관리, 물, 위생 시설 및 위생 교육, 그리고 수의공중보건의 개입을 시의 적절하게 시행하는 것은 여전히 부족하다. 예방적 화학요법 보급의 "마지막 단계(last mile)"가 가장 어렵고 비용이 많이 든다; 예방적 화학요법을 중단하면, 전염 차단을 입증하고 재발 방지를 위해 감시를 유지하는 등 또 다른 도전 과제가 시작된다.

기후변화: 최소한 몇 가지 NTD의 확산 및 발생률은 기후 변동성 및 장기적 환경 변화는 물론 무계획적 도시화 및 인구와 재화의 국제적 이동 증가와 함께 증가할 것으로 예상된다. 이는 특히 뎅기 및 치쿤구니야(chikun-gunya)에 대한 부담이 급속하게 확대되는 것으로 볼 때 사실로 여겨진다. 대부분의 취약 지역들에서 역량 구축과 완화 대책들이 개발되어야 한다.

연구 개발(R&D): 5개 주요 개입 전반에 걸쳐 그리고 약품 및 살충제 내성의 발생 억제에 더욱 많은 R&D가 필요하다. 열대병 연구 및 훈련 특별 프로그램 같은 광범위한 노력들을 통해 진단법을 개선하는 것이 최우선 과제가

[그림 5.18] 국가 소득 그룹별 NTDs 개입을 필요로 하는 그리고 받은 사람들의 수, 2000–2015[a,99]

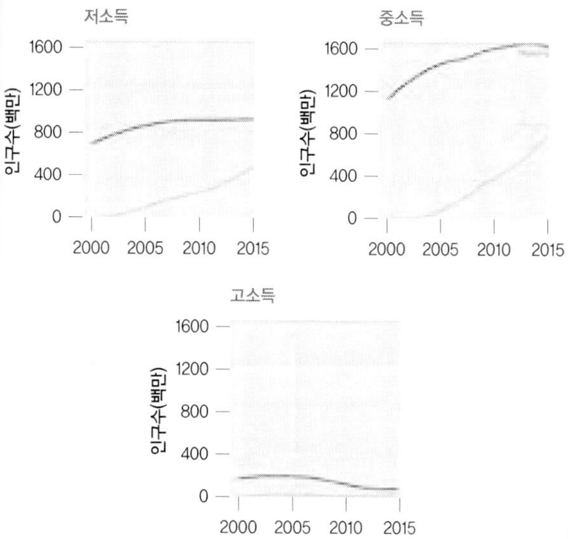

[a] 2013년–2015년 기간은 2020 세부목표들을 향해 가면서 2012년에 보고된 실제 보장을 바탕으로 선형적 조사의 가정에 기반한다.

[그림 5.19] 보장 세부목표들이 이루어진 경우, 국가 소득 그룹별 NTDs 개입을[a] 필요로 하는 사람들의 목표 수, 2015–2030[99]

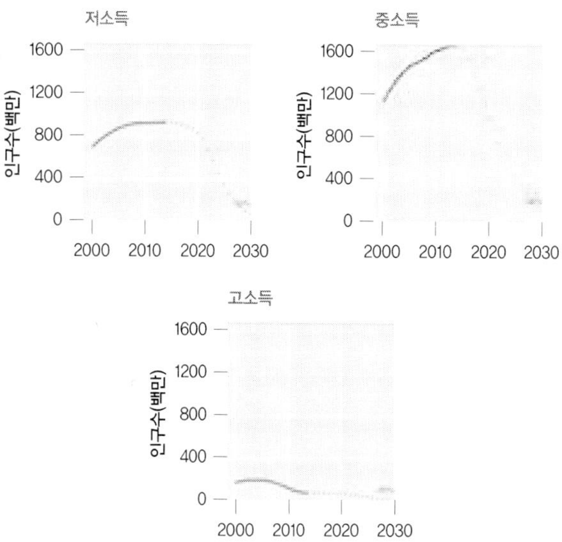

[a] 예방적 화학요법과 혁신적이고 강화된 질병관리

될 것이다.[100] 새로운 작용 방식의 살충제 발견, 특히 뎅기와 치쿤구니야 같은 질병을 퍼뜨리는 매개체들의 확산을 억제하는 등 새로운 매개체를 통제할 도구의 개발, 그리고 살충제 내성 관리야말로 효과적인 매개체 관리의 최우선 과제들이다.

전략적 우선순위

SDG 세부목표 3.3은 NTD의 "확산을 종식"시키는데 그 목적이 있다. NTD는 또한 빈곤층 지원의 성공 척도로써 UHC 세부목표와 밀접하게 연계되어 있다. 2030년까지 필수 의료서비스의 80% 보장이라는 UHC 세부목표는 2020년까지 NTD 예방이라는 보장 범위 세부목표와 일치한다(그림 5.16).[101] 만약 고품질 보장이 충분히 오랫동안 – 예방적 화학요법을 필요로 하는 일부 NTD의 경우 최소 3년 – 지속되면, 전염이 완전히 차단될 수도 있다. 질병들이 근절, 퇴치 및 통제되어 가면서, NTD 개입을 필요로 하는 사람들의 총 수가 2017년 정도부터 감소되기 시작할 수도 있다(그림 5.19). 일부 질병들을 축소하기 위해서는 뎅기, 치쿤구니야 및 레슈마니아증 등 쉽게 확산되는 NTD를 관리하는데 필요한 자원들을 자유화해야 한다.

전세계가 지지하는 것을 목적으로 기존 보장 범위 그리고 개별 NTD 박멸 또는 퇴치가 단일 지표 및 2030 세부목표 하에서 통합될 수도 있다: 예를 들면, NTD 개입을 필요로 하는 사람들 수의 90% 감소. 이는 예방적 화학요법을 필요로 하는 사람들의 수 그리고 혁신적이고 강화된 질병 관리를 필요로 하는 신규 환자들의 수의 90% 감소를 의미한다. 이에는 다음 사항들 – 그러나, 이에만 국한되지 않는다 – 이 포함된다: 드란쿤쿨루스증(2015[102]) 과 요우스(yaws, 2020) 박멸; 나병(2020), 림프사상충증(2020), 트라코마(2020), 사상충증(2025) 그리고 아프리카 수면병(2020, 2030년에 발생률 제로); 그리고 주혈흡충증(2015-2020), 광견병(2015), 그리고 리슈마니아증(2020)의 지역별 퇴치[103] 등 이는 2030년까지 NTD 확산 종식을 향한 여정에 중요한 이정표들이다.

간염

바이러스성 간염은 5종의 각기 다른 바이러스들로 인해 발생되고, 전염은 오염된 음식 또는 물(A형 및 E형 간염)을 통해 또는 혈액 또는 체액(B형, C형, D형)에 대한 노출을 통해 일어난다. 바이러스성 간염으로 인해 연간 145만 명 정도가 사망하는 것으로 추정되며, 이는 간경변과 간암을 일으키는 만성 HBV 및 HCV 감염으로 인한 사망의 약 90% 정도에 해당된다.[12] 바이러스성 간염 사망의 대부분(85%)이 아시아, 북아프리카, 동아프리카 그리고 서아프리카에서 일어난다. 일련의 종합적인 간염 예방 개입법들이 존재(표 5.2)하고 있으며, 효과적인 치료를 통해 만성 HCV 감염 환자의 90% 이상을 치유할 수 있고 B형 간염의 재발을 억제할 수 있다. 높은 질병 부담을 비롯하여 예방 가능하고 치료 가능한 개입에도 불구하고, 간염은 HIV, 결핵 또는 말라리아처럼 질병 부담이 비슷한 다른 질병들만큼 주목을 받지 못한다.

[표 5.2] 간염 종합 예방 프로그램 요소들

바이러스	예방 중재
A E	안전한 식수와 음식
A	국가의 역학 상황에 따른 A형 간염 예방접종
B	모든 아동에게 B형 간염 예방접종 그리고 출생 접종 실시
B C	안전한 혈액 접근(품질 보증 방식으로 모든 헌혈 선별 작업)
B C	공식 및 비공식 의료 환경에서 살균 소독된 주사 및 기타 침습적 의료 장비에 대한 접근
B C	약을 주사하는 사람들이 살균소독된 주사 장비 및 기타 위해 감축 조치들에 대한 접근
A B C	안전한 성 행위 홍보

성과

예방접종: B형 간염 예방접종 프로그램 결과로 HBV 감염이 줄어든 것이 간염 통제에 있어서 가장 큰 성과이다. 2014년 말까지, 194개국이 백신을 접종 일정에 도입하였다.[104,105] B형 간염 3회 접종률이 82%에 달했으며(그림 5.20) 미주 지역과 서태평양 지역의 WHO 지역들에서는 92%나 되었다. 서태평양 지역은 만성 HBV 감염 유병률을 2017년까지 1% 이하로 줄이겠다는 목표를 향해 점진적으로 나아가고 있다.[21] 중국의 경우, 1-4세 아동의 만성 HBV 감염 유병률은 이미 1%로 낮아졌다(그림 5.21).[106] 8개국[104]이 2014년 말까지 보편적 아동 A형 간염 예방 접종을 도입했으며 발생률 감소가 확인되었다.[107]

[그림 5.20] 유아들의 B형 간염 백신 3회 접종률, 1990-2014[108]

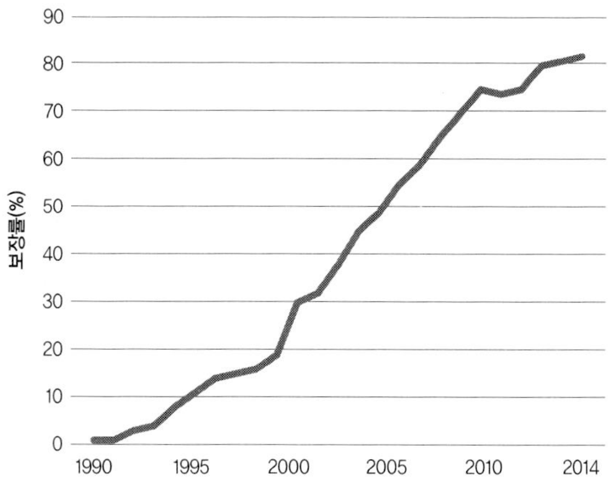

[그림 5.21] 중국의 연령대별 B형 간염 표면 항원(HBsAg) 유병률, 1992년과 2006년[106]

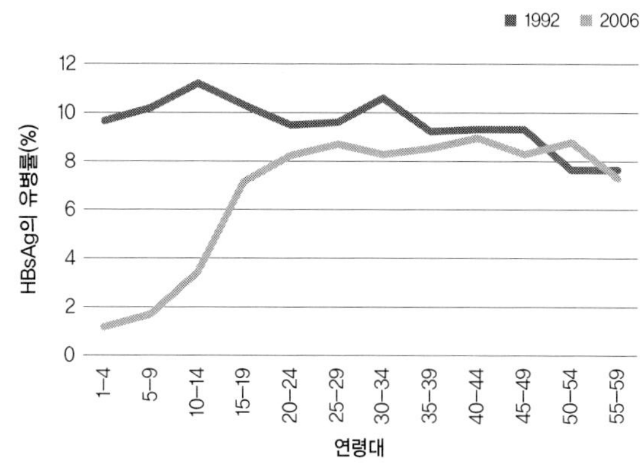

주사 안전성: 개도국 조사 데이터들은 2000년과 2010년 사이에 주사기 재사용률이 39.6%에서 5.5%로 86% 감소했다고 보고한다.[109] 동 기간 동안, 불필요한 주사도 줄었고, 개도국에서 1인당 평균 주사 수도 3.4회에서 2.9회로 줄었다. 2000년에는 안전하지 않은 주사로 인해 신규 B형 간염 환자가 1,970만 명 정도, 신규 C형 간염 환자가 190만 명 정도, 그리고 HIV 감염자가 26만 7,000명 정도 발생했다. 2010년에 이 숫자가 HIV는 3만 4,000명 정도로, B형 간염 환자는 170만 명 정도로, 그리고 C형 간염 환자는 31만 5,000명 정도로 떨어진 것으로 추정된다.

성공요인

B형 간염 예방접종: 세계백신면역연맹(GAVI, Global Alliance for Vaccines and Immunisation)의 지원이 B형 간염 백신 가격 인하로 이어졌을 뿐만 아니라 B형 간염 예방접종이 혼합오가백신성분으로서 일상적 예방접종 일정에 포함되었다. 그 결과 예방접종 보장 범위가 극적으로 확대되었다.

주사 안전성: 안전한 주사 글로벌 네트워크(SIGN)가 PEPFAR 등 파트너들의 지원 하에 창설되었다. 이 네트워크의 주요 전략 3가지는 다음과 같다: 불필요한 주사를 줄이고, 안전한 진료를 위한 환자와 의료 종사자의 행동 변화를 촉진하며, 필수적이고 양질의 주사 장치와 비품의 가용성을 증가, 그리고 바늘류 폐기(sharps disposal)의 적절한 관리이다.

피해 감소(Harm-reduction) 프로그램: 살균 소독된 바늘과 주사기 프로그램 확대, 오피오이드(opioid, 아편) 사용자에 대한 오피오이드 대체 치료, 그리고 동료 파견(peer outreach) 프로그램 덕분에 위험 행동이 상당히 감소되었지만, 여전히 HCV의 높은 감염력으로 인해 강화된 피해 감소 프로그램들이 필요하다.

새로운 치료: 약품 개발 분야가 괄목할 만하게 발전하여, 거의 모든 만성 HCV 감염들을 치유할 수 있고 B형 간염 바이러스성 재발을 억제할 수 있는 안전한 경구치료제들이 많이 등장했다.

도전과제

정치적 참여의 부족: 바이러스성 간염은 MDG에 포함되지 못했는데, 이는 간염에 대한 정치적 참여와 재원이 전반적으로 부족한 것을 의미한다. 그 결과, 간염 통제는 WHO에 의해 추진되었던 국제보건전략에서 두드러진 역할을 수행하지 못했다. 따라서 이 격차를 해소하기 위해서 많은 정치적 관심이 필요하다.

전략적 정보: 감염 발생률과 유병률은 물론 보건 성과 및 영향에 대한 신뢰할 만한 데이터가 부족하다. 이러한 데이터 부족은 국가 계획 수립 노력과 그 지지의 기반을 약화시킨다.

종합적인 프로그램들: 바이러스성 간염을 다루기 위해서는 많은 보건 분야 구성요소들이 포함된 전반적인 접근이 요구된다. 하지만, 소수 국가들만이 종합적인 바이러스성 간염 공중보건 프로그램들을 가지고 있다.

B형 간염의 모자수직감염(Mother-to-child transmission): 모자수직감염은 여전히 간염 감염의 주요 통로이다. 이를 최대한 줄이기 위해서, WHO는 생후 24시간 내에 모든 아동에게 B형 간염 백신을 접종할 것을 권고한다. 현재 출생 접종률은 약 38% 정도인 것으로 추정된다.

간염 진단 및 선별: 만성 HBV와 HCV 감염자들의 대부분은 자신이 아플 때까지 자신의 상태를 모르고 있다. 만성 바이러스성 간염을 조기에 확인하기 위해서는 효과적이고 저비용 진단법들과 시험 방식들이 필요하다.

진료 및 치료 서비스 확대: 이 문제는 주요 해결 과제로 특히 만성 HCV 감염 치료 용 약품 가격 대폭 인하 여부에 따라 좌우될 것이다.

전략적 우선순위

오늘날 간염 퇴치는 명확한 SDG 세부목표이다(세부목표 3.3의 일부). 2014년, 세계보건총회는 WHO가 B형 간염과 C형 간염 퇴치 가능성 조사 과정을 시작할 것을 요청하였다. 이에 따라서, 국제적 보건 부문 바이러스성 간염 전략이 개발 중에 있으며, 이 전략을 통해 2030년까지 공중보건을 위협하는 HBV와 HCV를 퇴치하기 위한 글로벌 세부목표들이 설정될 예정이다.[110]

예방접종은 의료 환경 내외에서 혈액 및 주사 안전성 확대와 약물 투여자 측정을 위한 피해 감소 프로그램과 함께 여전히 최우선 순위의 예방 개입이다. 치료를 확대하기 위해서는 현장 진단(point-of-care) 기술들 등 진단법, 약품 가격 인하, 그리고 치료 및 진료에 대한 공중보건 접근 방식에 있어서 여러 가지 혁신이 요구된다.

글로벌 전략의 이행은 2030년까지 만성 HBV 및 HCV 감염 신규 환자 90% 감소 및 간염 사망자 수를 140만 명에서 50만 명 이하로 줄이는 것을 목표로 한다. 이를 달성하기 위해서는, 각종 서비스들이 HBV 예방접종에 대한 보편적 접근(출생 접종 포함), 안전한 주사 및 피해 감소, 그리고 치료를 받은 만성 간염 환자들의 수를 80%까지 달성하기로 확대되어야 한다.

[표 5.2]에는 안전한 물, 안전한 섹스, 그리고 안전한 의료행위는 물론 예방접종을 통해 전염을 차단하기 등 종합 프로그램들의 우선 순위 개입들이 나와 있다.

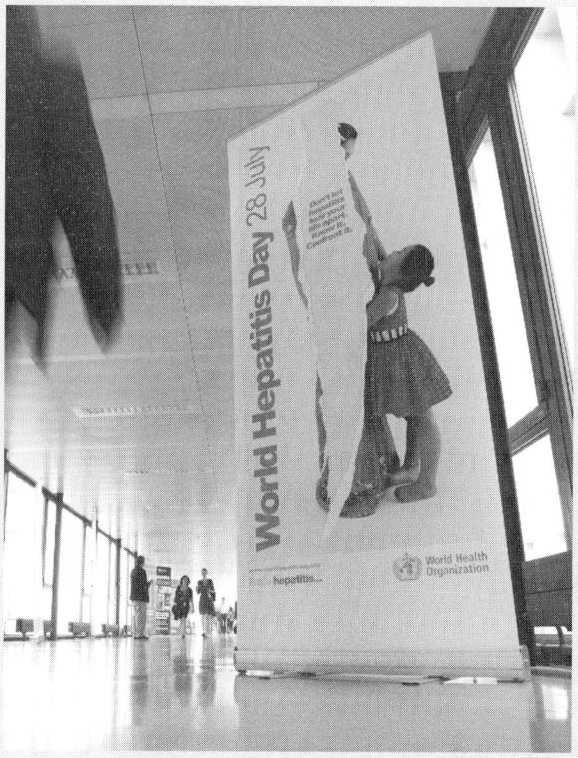

수인성 질환

수인성 질환은 오염된 물 섭취로 인해 전염되는 질환으로 정의된다. 중요한 수인성 질환에는 설사병, 콜레라, 이질균, 장티푸스, A형 및 E형 간염, 그리고 회백수염이 있다. 설사병은 전세계 장애보정수명(DALYs)의 3.6%를 차지하고, 이로 인해, 2012년에 150만 명이 사망했다(2012년). 저중소득 국가들에서 이 질병 부담의 58% – 5세 이하 아동 36만 1,000명 포함하여 연간 84만 2,000명 – 가 안전하지 못한 물 공급, 부적절한 위생 시설 그리고 위생 교육의 부족 탓이라 할 수 있다.[13]

성과

1990년과 2012년 사이에, 부적절한 물, 부족한 위생 시설 및 위생 교육 부재로 기인한 설사병 환자 수가 180만 명에서 84만 2,000명으로 떨어졌는데, 이는 전체 지역에서 큰 하락을 경험했다(그림 5.22).

도시와 농촌 모두에서 안전한 식수 및 위생 시설에 대한 접근성 개선(MDG 7) 측면에서 실질적인 진전이 있었다.[22] 개선된 식수원 접근율이 1990년 76%에서 2015년 91%로 늘어나 추가로 26억 명이 혜택을 받게 되었다. 지구상 인구의 58%(42억 명)가 현재 부지 내 식수 수도관 연결으로 높은 수준의 접근율을 누리고 있다. 위생 시설 면에서의 진전은 덜 인상적이었다. 야외 배변은 1990년 24%에서 2015년 13%로 감소했고, 21억 명이 개선된 위생 시설을 이용하였으나, 지구상 인구의 거의 1/3이 개선된 위생 시설을 이용하지 못하고 있으며, 이 비율을 23%로 낮추기 위한 MDG 세부목표에 미치지 못했다. MDG 시대의 여러 가지 개선에도 불구하고, 농촌에 사는 사람들은 도시 지역에 사는 사람들에 비해 안전한 물과 위생 시설에 대한 접근 측면에서 불리한 점이 상당히 많았다 (그림 5.23). 2015년, 도시 지역의 79%에 비해, 농촌 지역은 33%만이 부지 내 수도관이 있는 곳에서 사는 것으로 추정된다. 농촌 지역에 사는 사람들의 1/2이 개선된 위생 시설을 이용하고 있는데 비해, 도시 지역은 80% 이상의 사람들이 이용하고 있다.

[그림 5.22] WHO 지역별, 저중소득 국가들의 부적절한 물과 위생 시설에 기인한 설사병의 감소, 1990년과 2012년[13]

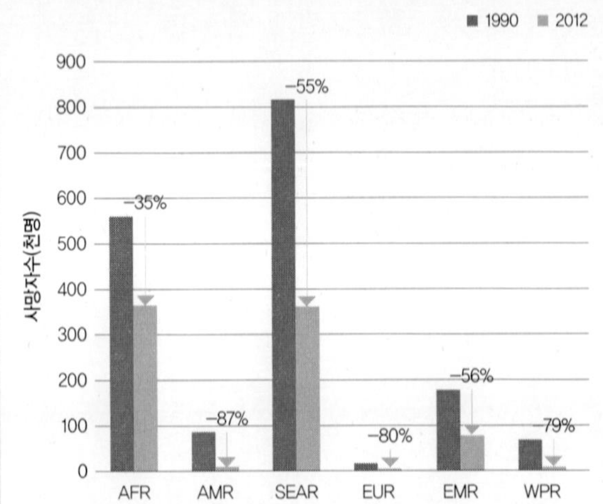

[그림 5.23] 개선된 식수원 및 개선된 위생 시설을 이용하는 사람들의 비율 추이, 도시와 농촌, 1990년과 2015년[22]

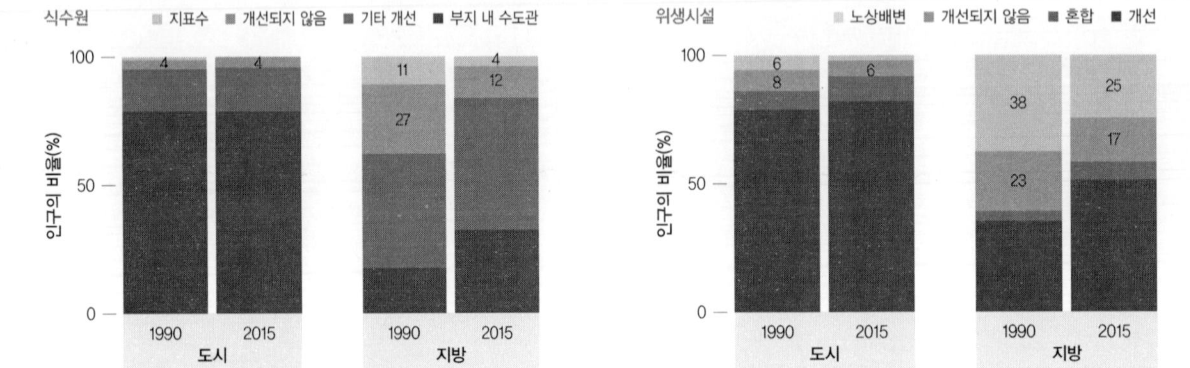

성공요인

세계적 지지 및 행동: 글로벌 기관들과 기구들 간에 협력이 증가하면서, "생명을 위한 물" 국제적 행동 강령 10개년(International Decade for Action)으로 대표되는 물과 위생 문제에 대한 그리고 식수, 위생 시설 및 위생 교육 부문 별 기술 자문[76]에 대한 관심 증가가 변화를 이루어 나가는데 도움이 되었다. WHO/UNICEF 공동 모니터링 프로그램이 이 문제에 더욱 집중하였을 뿐만 아니라 협력을 증진시켰다.[111]

국가 행동: 깨끗한 물과 위생 시설 접근을 용이하게 하려는 노력은 국가 차원에서 광범위하게 지원을 받았다. 조사 대상국가들 가운데 2/3는 안전한 식수 및 위생 시설에 대한 접근을 국가 법률 차원에서 인권으로 인식하는 동시에,[112] 식수 및 위생 시설에 관한 국가 정책들은 조사 대상국가들 가운데 80% 이상에서 승인되었다. 많은 정부들이 사회기반발전에 특히 전환경제(transitional economies)에 투자하고 있다.

재원: 2000년 이후, 물과 위생 시설에 대한 개발원조 공헌이 30% 증가하여 2012년 109억 달러 이상이 되었으며, 저소득 국가들에 대한 지원이 점차적으로 증가하였다.[112]

환자 관리 및 치료 개선: 경구수액요법, 더 나은 영양 그리고 기타 근거기반 개입들에 점점 더 많이 의존하게 되면서 특히 아동의 설사병 관련 사망률이 감소하게 되었다.

도전과제

소외된 농촌 사람들: 여전히 미처리된 지표수에 의존하는 1억 5,900만 명 가운데 93%가 농촌 지역에 살고 있다. 또한 개선된 위생 시설을 이용할 수 없는 24억 명 가운데 70%가 농촌 주민들이며, 노상배변은 농촌에 있어서 아직도 큰 문제로, 90%가 농촌 지역에서 일어난다.[22]

보건시설과 학교에 대한 관심 부족: 물과 위생 시설 관련 부적절한 정책과 실무가 가정과 지역사회 내에서뿐만 아니라 학교와 보건시설들 내에서 질병 확산을 부추긴다.

부적절한 손 위생: 세계 인구의 19%만이 배변 또는 배설물을 만진 후 비누로 손을 씻는 것으로 추정된다.[44]

부적절한 유지 관리: 개선되지 않은 공급 시설들만큼 자주 또는 심각하지 않지만, 개선된 물 공급 시설들 조차도 자주 오염되고, 개선된 위생 시설들도 종종 미처리된 배설물을 환경에 배출하는 것과 연관된다.

계획을 이행하기에 부족한 국가 역량: 물과 위생 시설에 대한 보편적 접근에 대한 정치적 지원이 강력함에도 불구하고, 조사 대상 국가들 가운데 자신들의 WASH 계획들을 전면적으로 이행하고, 의미있는 모니터링과 검토를 진행할 역량을 갖춘 나라는 별로 없다.

부족한 재원: 현재의 재원 수준은 많은 국가들에서 식수 및 위생 시설 세부목표들을 달성하기에 충분치 않다. 기존 식수 및 위생 서비스를 얻거나 연결하기 위한 본인부담금은 가난한 사람들을 소외시킨다; 가난한 사람들에 대한 물 공급 보조금 지원 계획들이 소수 국가들에서 유일하게 운영되고 있다.[112]

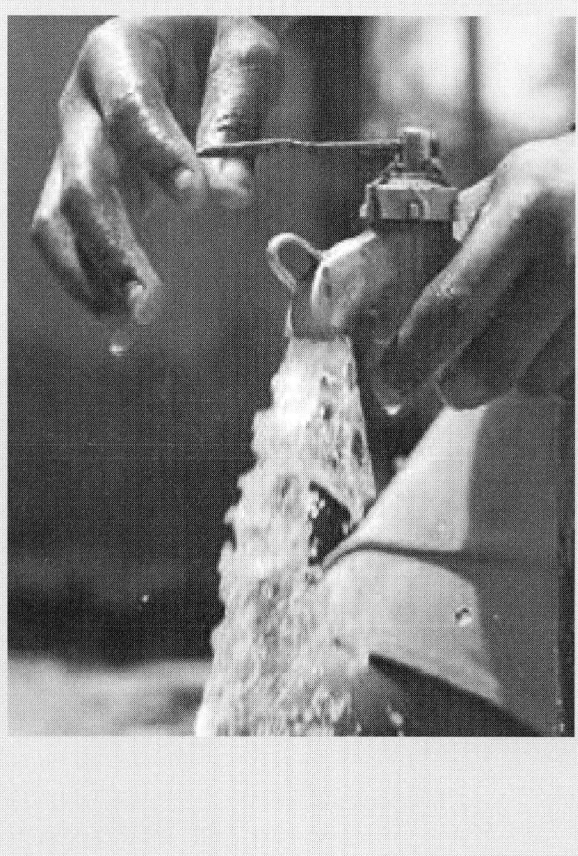

전략적 우선순위

SDG 건강 목표(목표 3)에는 수인성 질환들에 대한 특정한 세부목표(3.3)가 있고, 목표 6(모두를 위한 물과 위생 시설의 가용성 및 지속가능한 관리)에는 안전하고 저렴한 식수에 대한(6.1) 그리고 모두를 위한 적절하고 공평한 위생 시설 및 위생 교육에 대한(6.2) 그리고 미처리된 폐수 비율 감소에 대한(6.3) 보편적이고 공평한 접근을 달성하고자 하는 세부목표들이 있다. 이런 과제들을 해결하기 위해서는 다부문간 대응과 모니터링이 요구된다. 대체적으로, 안전하고 충분한 식수 및 적절한 위생 시설에 대한 접근을 쉽게 만들기 위한 전략들은 더 나아진 위생 교육과 함께 다양한 SDG에 빈곤 및 기아 퇴치, 모든 사람들의 건강 및 안녕 달성, 그리고 환경적 지속 가능성 확보 형태로 담겨져 있다.[112]

WASH의 광범위한 부문별 기술 자문을 바탕으로 제안된 정책 목표들에 나타나 있는 대로, 식수, 위생 설비 그리고 위생 교육에 관하여 해야 할 일에 대한 폭넓은 합의가 있다.[76] 하지만, 국가적 차원에서 WASH 정책들을 효과적으로 이행하기 위해서는 지속적인 국제적 및 국내적 재원을 확보하는 일, 흡수하는 일, 그리고 목표로 삼는 일부터 시작해 다각적인 노력들이 요구된다. 우선적으로 해야 할 행동은 다음과 같다:

- 보건시설에 대한 관심 재강조;
- 주요 지역에서 위생 교육 촉진 행동 강화;
- 기존 기반 시설 및 서비스 의 운영 및 유지 관리 지원;
- 서비스 개선 필요성이 큰 방치된 농촌 지역들에서의 제반 노력 확대;
- 진척 상황을 추적하고 격차를 확인하기 위한 효과적 모니터링 및 평가 방법 개발

콜레라

콜레라는 콜레라균(Vibrio cholera)에 오염된 음식과 물의 섭취로 인한 감염에 의해 일어난 급성 설사이다. 주로 아프리카와 아시아의 50개국 이상에서 확산되고 있으며, 전염을 유발할 수도 있다.[113] 확산된 국가들에서 10억 명 이상이 콜레라 위험에 노출되어 있으며, 매년 약 290만 명이 새로 콜레라에 걸리고 9만 5,000명 정도가 사망한다.[114] 가장 최근에는 지진에 뒤이어 2010–2011년 아이티에서 콜레라가 발생해 아이티와 이웃 도미니카 공화국에서 7,000명 이상이 사망했다.[115,116] 콜레라 확산에는 환경 요인이 매우 중요하다. 기후변화, 전쟁, 자연 재해, 인구 이동 그리고 도시화가 여러 가지 콜레라 통제 노력들을 복잡하게 만들고 있다.[117]

동향

콜레라 사례들과 관련하여 보고된 데이터를 바탕으로 볼 때, 세계적 발생률 감소 측면에서 진척이 있었다고 단언하기가 어려운데, 그 이유는 공식 보고가 완전하지 못하기 때문이다. [그림 5.24]에는 지난 20년 동안 WHO에 보고된 세계적 및 지역별 환자 수가 나와 있다. 일반적으로, 아프리카가 콜레라의 영향을 가장 많이 받는 대륙이다. 1991년–1992년 그리고 2011년에 환자수가 가장 많았는데, 이는 아메리카 대륙에서의 심각한 발병과 연관이 있다. 2015년, 탄자니아 키고마 지역에서 콜레라가 발병했다. 콜레라는 그 지역에 확산되었으나, 수천 명의 브룬디 난민 유입과 과밀하고 형편없는 위생 시설로 인해 상황은 더욱 악화되었다.

[그림 5.24] 대륙별로 보고된 콜레라 환자, 1989–2014[26]

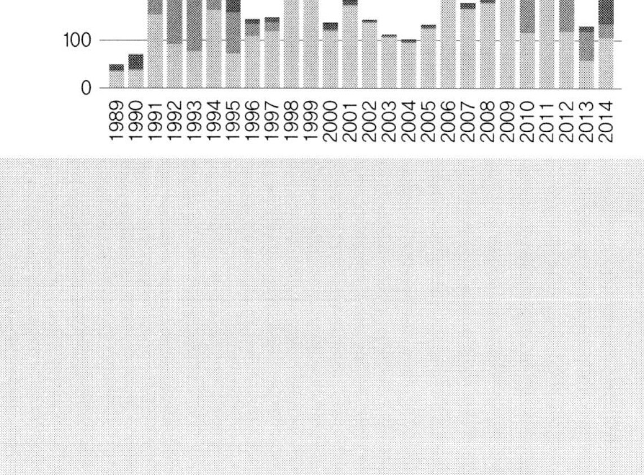

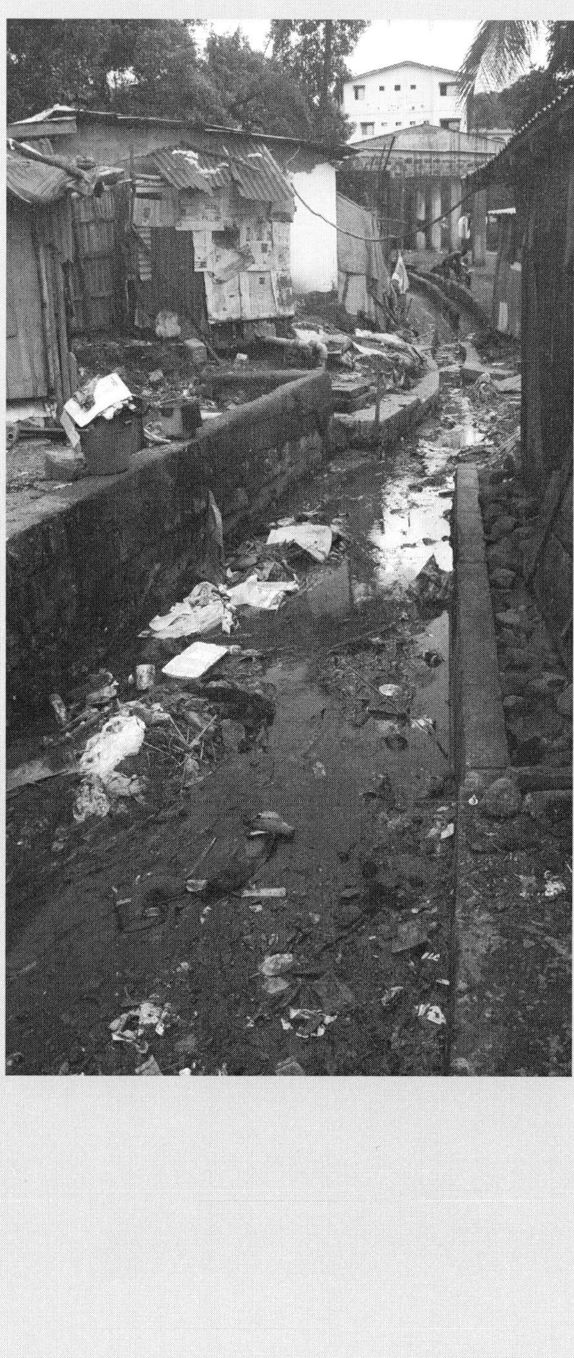

긍정적 발전

물과 위생 시설: 콜레라는 수인성 질병으로 사람들이 안전한 물과 위생 시설을 이용하면 대체적으로 막을 수 있다. MDG 시대에 거둔 주요 성과는 도시와 농촌에 깨끗한 식수와 위생 시설에 대한 접근을 개선시켰다는 측면에서 진척이 있었다(MDG 7).[22] 개선된 식수원에 대한 접근율이 1990년 76%에서 2015년 91%로 높아졌고, 26억 명이 추가로 이용할 수 있게 되었다. 위생 시설 측면에서, 진전은 덜 인상적이었다. 노상배변은 1990년 24%에서 2015년 13%로 감소했고, 21억 명이 개선된 위생 시설을 이용하게 되었으나, 2015년 현재 지구 상 인구의 1/3은 여전히 이런 시설을 이용하지 못하고 있다.

환자 관리: 콜레라 예방 측면에서의 진전과 함께, 콜레라를 효과적으로 관리하는 능력 면에서도 여러 가지 발전이 있었다. 특히, 경구수액요법이 표준 치료법이 되어 널리 사용되었다. 아주 심한 탈수 환자들은 정맥 주사액을 투여해야 한다. 이런 환자들은 또한 설사를 멈추게 하기 위해, 경구 수액량을 줄이기 위해 그리고 콜레라균 배출 지속 시간을 단축하기 위해 적절한 항생제를 필요로 한다. 표준화된 환자 관리 등 권장된 통제 방법들은 치사율을 줄이는데 그리고 악성 콜레라의 사망률을 자원이 제한된 환경에서 조차도 1% 미만으로 줄이는데 효과적인 것으로 입증되었다.[118]

도전과제

새로운 변종들: 콜레라 대부분은 한 가지 종 – 콜레라균(*V. cholera*) – 에 의해 일어나지만, 최근에 아프리카와 아시아의 여러 지역에서 새로운 변종들이 발견되고 있다. 관찰 결과, 이런 변종들이 치사율이 더 높은 악성 콜레라를 만들어낸다. 콜레라균은 주로 사람들과 염분이 있는 물(brackish water)과 하구퇴적지에서 서식한다. 최근의 연구결과, 지구 온난화가 박테리아가 좋아하는 환경을 만드는 것으로 밝혀졌다.[119]

예방: 콜레라 전염은 부적절한 환경 관리와 밀접한 관련이 있다. 전형적인 위험 지역들로는 기반 시설을 이용할 수 없는 도시 빈민가 주변과 깨끗한 물과 위생 시설 최소 요건도 갖추지 못한 자국 내 유민(Internally displaced people)과 난민을 위한 캠프들이 포함된다. 재해 결과들 – 물과 위생 시스템들의 붕괴 또는 부적절하고 과밀한 캠프들로의 이동 등 – 이 콜레라 전염 위험을 높일 수 있다.

예방접종: 최근 연구들을 검토한 결과, 보호 유효성(protective effectiveness) 수준이 23–58%(전체적으로 37%)이었으며, 접종을 받지 않은 사람들에게 몇몇 유익한 간접 효과들이 있는 것으로 밝혀졌다.[121] 하지만, WHO는 보호 효능이 낮고 심각한 부작용이 많이 나타나기 때문에 비경구 콜레라 백신의 사용을 권하지 않는다. 극소수의 국가들만이 예방접종 프로그램들을 가지고 있다.

준비성: 치료의 신속한 접근성 향상, 초기 수분 보충 시간 축소를 위한 현지 치료 센터 등 적절한 대응 메커니즘을 이용할 수 있게 되기 전에 콜레라 초기 사망률은 10%를 넘어설 수도 있다. 그 이유는 배양 시간과 증상 발생에서부터 탈수 그리고 사망에 이르기까지 걸린 시간이 너무 짧기 때문이다.[122,123]

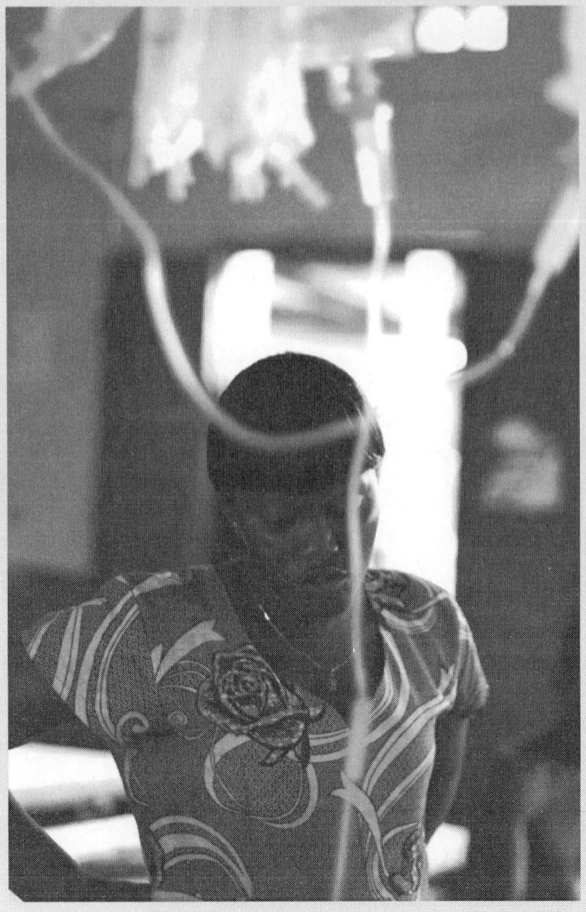

전략적 우선순위

2011년, WHO 회원국들이 콜레라가 여러 국가들에서 공중보건을 위협하는 질병으로 인식되어야 한다는데 만장일치로 동의하였는데, 그 이유는 콜레라가 기후변화로 기승을 부리기 때문이다.[124] 이는 예방, 전염병 대비 그리고 대응을 필요로 한다. 적합하고, 시의적절하고 확실한 감시 시스템, 개선된 환경 관리 – 특히, 깨끗한 물과 적절한 위생 시설에 대한 접근 – 그리고 보완 조치로 적절한 콜레라 백신들의 사용은 필수적이다. 콜레라를 예방하기 위해서는 안전한 물, 적절한 위생 시설, 적절한 음식 안전, 적절한 위생 교육 그리고 공동체 기반의 접근 방식이 필요하다.

국제적으로 허가를 받은 경구 콜레라 백신은 현재 시장에서 제한적으로 구할 수 있고 여행자들에게 적합하다. WHO는 이 백신이 추가적인 공중 보건의 도구로 항상 사용되어야 하지만, 물 공급, 적절한 위생 시설 및 보건 교육 같은 권장된 통제 수단들을 대체해서는 안된다고 밝힌다. 콜레라가 퍼진 국가의 이웃 국가들은 병에 신속하게 대응하기 위해 그리고 위험 평가 및 발병 조기 탐지 감시 시스템을 개선하기 위해 준비성을 향상시켜야 한다.

콜레라는 환경 관리의 명확한 이정표로 그리고 글로벌 공중보건 업계가 어떻게 IHR에 관여해야 하는지 그리고 감시를 해야 하는지를 보여주는 지표로 인식된다.

성매개감염

성매개감염(STI)은 30가지 이상의 박테리아, 바이러스, 그리고 기생충들에 의해 일어나며 주로 성 접촉에 의해 감염된다. 질환 발생률이 가장 큰 성 접촉을 통해서 전염되는 것으로 알려진 8개의 병원균들 가운데 4개(매독, 임질, 클라미디아, 그리고 트리코모나스증)는 현재 치유 가능하며, 4개(바이러스성 B형 간염 병원균, 헤르페스, HIV, 그리고 인유두종 바이러스[HPV])는 치유 불가능하지만, 치료를 통해 완화시킬 수 있다.

성과

STI는 질병률과 사망률의 중요한 원인이다; 예를 들면, 임질과 클라미디아는 골반염증 사망의 주 원인으로 부정적인 임신 결과들 및 불임과 관련이 있고, HPV 감염은 매년 26만 4,000명의 자궁경부암 사망을 초래한다.[1] 임신 중 매독으로 매년 30만 5,000명의 태아 및 신생아가 사망하고 21만 5,000명의 아기들이 조산, 저체중 또는 선천성 질환 때문에 큰 사망 위험 속에서 살고 있다. 일부 STI는 HIV에 걸릴 위험이 3-4배 크다. STI 유병률과 발생률이 꾸준하게 감소되어 왔음에도 불구하고, 여전히 매년 치유 가능 STI 신규 감염자가 3억 5,700만 명(표 5.3)에 이르고 8만 4,000명이 사망한다. 트리코모나스증과 클라미디아는 치료 가능한 STI이지만 임질 감염도 상당해 년 신규 환자가 7,800만 명에 달한다. 바이러스성 STI 부담 또한 높아서 헤르페스 감염이 4억 1,700만 명 그리고 HPV 감염 여성이 2억 9,100만 명에 달한다.[125,126,127] 바이러스 감염의 증가와 더불어 STI 역학이 바뀌고 있으며, 연성하감(chancroid) 같은 이전에 흔했던 감염들은 거의 사라졌다.[128,129]

매독 감염 감소: 매독 데이터는 1995년부터 감소 추세에 있음을 보여주며, 선천성 매독 퇴치를 향해 실질적 진전이 있어 왔다. 임신중 매독과 선천성 매독은 2008년-2012년 기간 중에 33% 정도 감소했다.[126] 쿠바는 2015년에 매독과 HIV의 모자수직감염 퇴치를 달성했으며 13개 이상의 국가들이 수직 매독 감염 퇴치 가능성이 매우 높다.

[표 5.3] 치료 가능한 STI 신규 환자 추정치, 2012[125]

STI	신규 환자 추정치(백만 명)
클라미디아 트라코마티스	130.9
임질구균	78.3
매독	5.6
질트리코모나스	142.6
합계	357.4

성공요인

증거기반의 저렴하고 비용 효과적 개입들: 성매개전염 예방 및 통제 세계 전략(Global Strategy for the Prevention and Control of Sexually Transmitted Infection): 2006-2015가 대부분의 국가들에서 사용되고 있다. 대부분의 국가들은 STI 증후군 사례 관리를 이용해 보고하며, 보고한 국가들의 88%가 2006년부터 국가 STI 지침을 업데이트해왔다. 이 밖에도, 보고한 국가들의 60%가 매독의 모자수직감염 퇴치를 위해 국가 전략을 시행 중에 있다. 2013년에 거의 90%의 국가들이 성노동자들에게 증상을 보이는 STI에 치료를 제공했다고 보고하였고 거의 80%가 남성 동성애자들에게도 STI 서비스를 제공한다고 보고했다.[126]

HIV 예방과의 연계성: STI와 HIV 예방 개입이 대체적으로 중첩되어서 HIV 핵심 계층들을 대상으로 한 프로그램들이 STI 위험에 노출된 사람들에게도 다가갔다.

진단 및 치료 측면에서의 발전: 신속한 매독 감염 진단법을 폭넓게 사용할 수 있게 되는 덕분에 특히 임산부들의 매독 선별률과 치료율이 높아지는데 기여했다. 출산 전 STI 선별률이 2008년 78%에서 2013년 84%로 높아졌고 임산부들의 매독반응양성이 동기간 동안 1.4%에서 0.6%로 거의 절반으로 감소하였다.[5] 공통 STI 증후군 치료법들이 가능하면 1회 약물 투여 치료 방식으로 표준화되고 단순화되었다.

도전과제

부족한 재원: 국가 STI 프로그램들은 자금 부족으로 인해 재원 격차와 직원 부족을 경험하고 있다. 세계적으로, HIV이외에 STI 통제를 위한 특별한 기금들이 없다.

STI 예방률과 치료율: 시행 중에 있는 개입들의 대부분은 보편적 접근을 달성하기에 규모나 범위가 충분하지 않다. 접근 장애물에는 끈질긴 낙인과 차별, 고위험자들에 대한 범인 취급, STI 통제에 대한 정치권의 미미한 약속, 그리고 재원 부족이 포함된다.

신뢰할 만한 데이터 부족: STI 프로그램들이 HIV 프로그램들에 합병되면서 소수의 역학 연구 및 유병률 연구가 지난 10년 동안 진행되었다. STI 감시 시스템들은 의사 결정을 뒷받침할 정도로 확실하고 일관된 정보와 데이터를 제공할 역량이 부족하다.

임균 항균 내성 우려: 글로벌 항균 내성 감시 프로그램(GASP)이 임균 항균 내성 발생에 대한 일종의 대응으로써 도입되었으나 재원 및 직원 부족에 시달리고 있다. 항균 내성 모니터링은 여전히 대부분의 WHO 지역들에서 지지부진하게 진행되고 있다.

변화하는 역학: 박테리아 병원균들 보다 더 많이 퍼져있는 바이러스성 STI와 함께 역학이 변화하고 있으며, 현지에 적합한 예방 및 치료 전략들에 맞게 업데이트된 정보를 필요로 하고 있다. 백신, 살균제 그리고 기타 신기술 등 바이러스 감염들의 예방 개입들의 개발을 위해 더 많은 연구가 필요하다.

진단 검사 역량의 부족: STI의 대부분은 무증상(특히 여성들)이며, 무증상 환자들의 증세 관리를 강화하기 위해 신뢰할 만하고 간단한 진단 검사법의 개발과 광범위한 보급 및 사용이 요구된다.

전략적 우선순위

명확한 STI 세부목표는 없으나 STI는 건강 목표의 다양한 세부목표들과 연관이 있다. STI 예방 및 통제 활동들은 아이와 신생아 사망률 감소(3.2), AIDS 및 기타 전염병 확산 종식(3.3), NCDs 감소 및 정신건강 증진(3.4), 성 건강 및 생식 건강(3.7), 그리고 보편적 건강 보장(3.8) 등 SDG 세부목표들을 뒷받침한다. 현재의 STI 예방 및 통제 전략은 2015년에 끝나고 다음 단계 개발은 보편적 보장을 달성하기 위한 성공사례 구축, 진단 및 예방 신기술 개발, 그리고 행동 변화 중재 개선에 집중한다. 글로벌 STI 전략의 다음 단계에서는 다음 사항들을 다룬다:

- STI 서비스에 필요한 재원 메커니즘 강화 및 인적 자원 역량 증대
- STI 예방 및 관리와 HIV 감염 및 생식 건강에 관한 광범위한 의제들의 통합을 통한 서비스 보장 범위의 확대. 핵심 계층 및 청소년들 같은 기타 취약 계층에 대한 서비스 접근 증대 전략이 필요
- 유병률, STI 증후군 역학 그리고 항균 내성을 보고한 국가들에 관한 지식을 제고하고 국가들의 수를 늘리기 위해 감시 및 데이터 품질을 강화
- 지금까지 이룬 성공들을 되돌릴 우려가 있는 임균 항균 내성을 다루는데 필요한 전략들 개발. 임질이 치료 불가한 병이 되지 않도록 적극적 대응이 필요
- 현장 진단 시험법, 효능이 더 좋은 치료제들, STI 백신들, 살균제들 그리고 건강 증진 방법들 등 연구에 박차를 가하고 혁신에 대한 접근을 가속화. 증상 관리를 강화하기 위해 그리고 특히 여성들에게서 무증상 감염을 탐지하기 위해 신속 진단 시험법에 대한 필요성 증대
- 특히 선천성 매독 및 자궁경부암 등 STI 영향 제거

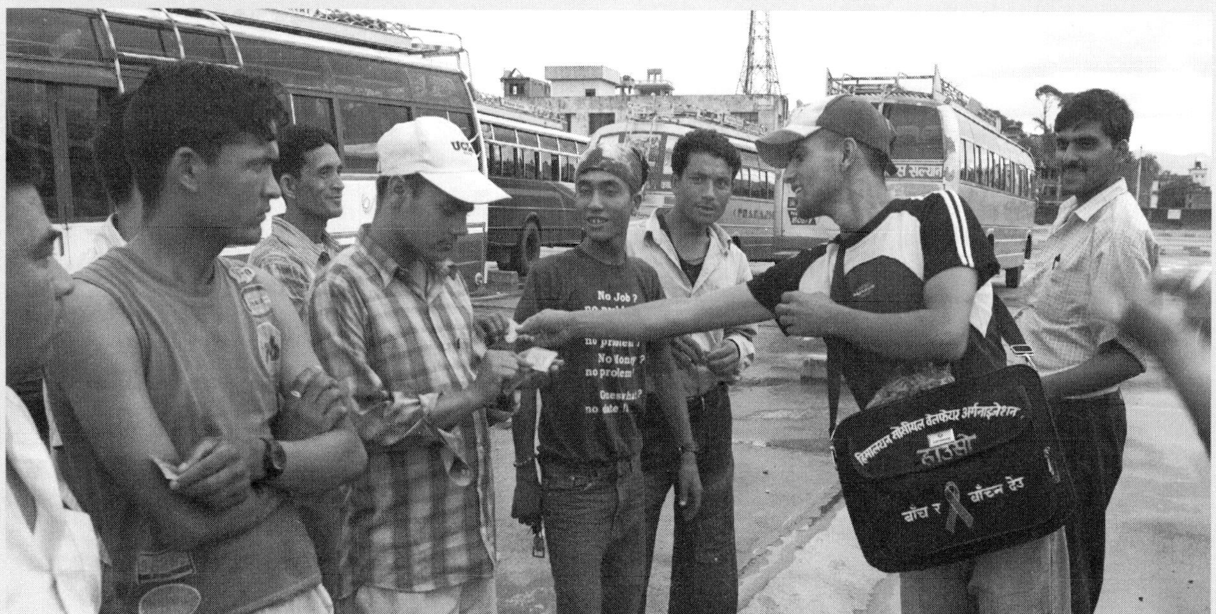

참고 및 참조

1 Global Health Estimates: Deaths, disability-adjusted life year (DALYs), years of life lost (YLL) and years lost due to disability (YLD) by cause, age and sex, 2000–2012. Geneva: World Health Organization (http://www.who.int/healthinfo/global_burden_disease/estimates/en/, accessed 21 September 2015).

2 Graph uses WHO regional grouping with high-income OECD countries separated (see Annex 1).

3 Jones KE, Patel NG, Levy MA, Storeygard A, Balk D, Gittleman JL et al. Global trends in emerging infectious diseases. Nature. 2008;451:990–4 (http://www.nature.com/nature/journal/v451/n7181/abs/nature06536.html, accessed 17 September 2015).

4 Heesterbeek H, Anderson RM, Andreasen V, Bansal S, De Angelis D, Dye C et al. Modeling infectious disease dynamics in the complex landscape of global health. Science. 2015;347:aaa4339 (http://www.sciencemag.org/content/347/6227/aaa4339.full, accessed 17 September 2015).

5 Antimicrobial resistance: global report on surveillance 2014. Geneva: World Health Organization; 2014 (http://www.who.int/drugresistance/documents/surveillancereport/en/, accessed 17 September 2015).

6 Transforming our world: the 2030 agenda for sustainable development. New York (NY): United Nations; 2015 (https://sustainabledevelopment.un.org/post2015/transformingourworld, accessed 5 October 2015).

7 Millennium Development Goals report 2015. New York (NY): United Nations; 2015 (http://unstats.un.org/unsd/mdg/Resources/Static/Products/Progress2015/English2015.pdf, accessed 17 September 2015).

8 How AIDS changed everything. MDG 6: 15 years, 15 lessons of hope from the AIDS response. Geneva: UNAIDS; 2015 (http://www.unaids.org/en/resources/campaigns/HowAIDSchangedeverything, accessed 17 September 2015).

9 Global tuberculosis report 2015. Geneva: World Health Organization; 2015 (WHO/HTM/TB/2015.22; http://www.who.int/tb/publications/global_report/en/, accessed 28 October 2015).

10 Achieving the malaria MDG target: reversing the incidence of malaria 2000–2015. Geneva and New York (NY): World Health Organization and United Nations Children's Fund; 2015 (http://www.who.int/malaria/publications/atoz/9789241509442/en/, accessed 8 October 2015).

11 Hotez PJ, Alvarado M, Basanez M-G, Bollinger I, Bourne R, Boussinesq M et al. The global burden of disease study 2010: interpretation and implications for the neglected tropical diseases. PLoS Negl Trop Dis. July 2014;doi:10.1371/journal.pntd.0002865 (http://journals.plos.org/plosntds/article?id=10.1371/journal.pntd.0002865, accessed 17 September 2015).

12 GBD 2013 mortality and cause of death collaborators. Global, regional and national age-sex specific all-cause and cause specific mortality for 240 causes of death, 1990–2013: a systematic analysis for the Global Burden of Disease Study 2013. Lancet. 2015;385(9963):117–71 (http://www.thelancet.com/journals/lancet/article/PIIS0140-6736%2814%2961682-2/fulltext, accessed 17 September 2015).

13 Preventing diarrhoea through better water, sanitation and hygiene: Exposures and impacts in low- and middle income countries. Geneva: World Health Organization; 2014 (http://apps.who.int/iris/bitstream/10665/150112/1/9789241564823_eng.pdf?ua=1/, accessed 17 September 2015).

14 Global incidence and prevalence of selected curable sexually transmitted infections – 2008. Geneva: World Health Organization; 2008 (http://apps.who.int/iris/bitstream/10665/75181/1/9789241503839_eng.pdf?ua=1, accessed 17 September 2015).

15 WHO/UNAIDS estimates; 2015.

16 Mortality and causes of death collaborators. Global, regional, and national age-sex specific, all-cause and cause-specific mortality for 240 causes of death, 1990–2013: a systematic analysis for the Global Burden of Disease Study 2013. Lancet. 2015;385:117–71 (http://www.thelancet.com/journals/lancet/article/PIIS0140-6736%2814%2961682-2/fulltext, accessed 17 September 2015).

17 According to the treatment criteria in the 2015 WHO guidelines, all people living with HIV are eligible for ART. Source: Guideline on when to start antiretroviral therapy and on pre-exposure prophylaxis for HIV. September 2015. Geneva: World Health Organization;2015 (http://apps.who.int/iris/bitstream/10665/186275/1/9789241509565_eng.pdf?ua=1, accessed 30 September 2015).

18 Estimated TB treatment coverage calculated from: Global tuberculosis report 2015. Geneva: World Health Organization; 2015 (WHO/HTM/TB/2015.22; http://www.who.int/tb/publications/global_report/en/, accessed 28 October 2015).

19 Investing to overcome the global impact of neglected tropical diseases: third WHO report on neglected diseases. Geneva: World Health Organization; 2015 (http://apps.who.int/iris/bitstream/10665/152781/1/9789241564861_eng.pdf?ua=1, accessed 17 September 2015).

20 Data, statistics and graphics. Immunization, vaccines and biologicals. Geneva: World Health Organization (http://www.

who.int/immunization/monitoring_surveillance/data/en/, accessed 28 August 2015).

21 Regional action plan for viral hepatitis in the Western Pacific. Draft for virtual Member State Consultation. Regional Office for the Western Pacific: World Health Organization; 2015 (http://www.wpro.who.int/hepatitis/hepatitis_resource_publication/rapvh_wpro_v3_010615.pdf?ua=1, accessed 12 October 2015).

22 Progress on sanitation and drinking water: 2015 update and MDG assessment. Geneva and New York (NY): World Health Organization and United Nations Children's Fund; 2015 (http://apps.who.int/iris/bitstream/10665/177752/1/9789241509145_eng.pdf?ua=1, accessed 28 August 2015).

23 Mathis M, Briand S, Prentice T. Emerging and re-emerging infectious threats in the 21st century. Wkly Epidemiol Rec. 2015;90(20):238-44. Geneva: World Health Organization (http://www.who.int/entity/wer/2015/wer9020.pdf?ua=1, accessed 28 August 2015).

24 Daewood FS, Iuliano AD, Reed C, Meltzer MI, Shay DK, Cheng P-Y et al. Estimated global mortality associated with the first 12 months of 2009 pandemic influenza A H1N1 virus circulation: a modelling study. Lancet Infect Dis. 2012; 12(9):687-95 (http://www.sciencedirect.com/science/article/pii/S1473309912701214, accessed 17 September 2015).

25 Simonsen L, Spreeuwenberg P, Lustig R, Taylor RJ, Fleming DM, Kroneman M et al. Global Mortality Estimates for the 2009 Influenza Pandemic from the GLaMOR Project: A Modeling Study. PLoS Med. 2013;10(11) (http://journals.plos.org/plosmedicine/article?id=10.1371/journal.pmed.1001558, accessed 17 September 2015).

26 Cholera, 2014. Wkly Epidemiol Rec. 2015; 90(40):517-44. Geneva: World Health Organization (http://www.who.int/wer/2015/wer9040.pdf?ua=1, accessed 7 October 2015).

27 Ebola situation reports. Geneva: World Health Organization (http://apps.who.int/ebola/ebola-situation-reports, accessed 28 September 2015).

28 Ebola Outbreaks 2000-2014. Atlanta (GA): Centers for Disease Control and Prevention (http://www.cdc.gov/vhf/ebola/outbreaks/history/summaries.html, accessed 17 September 2015).

29 WHO Ebola Response Team. Ebola Virus Disease in West Africa - The First 9 Months of the Epidemic and Forward Projections. N Engl J Med. 2014;371(16):1481-95 (http://www.nejm.org/doi/pdf/10.1056/NEJMoa1411100, accessed 17 September 2015).

30 The economic impact of the 2014 Ebola epidemic: short- and medium-term estimates for Guinea, Liberia, and Sierra Leone. Washington (DC): World Bank; 2014 (http://wwwwds.worldbank.org/external/default/WDSContentServer/WDSP/IB/2014/09/17/000470435_20140917071539/Rendered/PDF/907480REVISED.pdf, accessed 28 August 2015).

31 International decade for action "Water for Life" 2005-2015. New York (NY): United Nations (http://www.un.org/waterforlifedecade/, accessed 8 October 2015).

32 Creditor reporting system (CRS). Paris: Organisation of Economic Co-operation and Development (http://stats.oecd.org/index.aspx?DataSetCode=CRS1, accessed 17 September 2015). Note: HIV funding is recorded as "STD control including HIV/AIDS".

33 In 2013, generic manufacturers supplied 98% of all ARV drugs in low- and middle-income countries, at competitive prices.

34 Callaghan M, Ford N, Schneider H. A systematic review of task-shifting for HIV treatment and care in Africa. Hum Resour Health. 2010;8:8 (http://www.human-resources-health.com/content/8/1/8, accessed 17 September 2015).

35 International Health Regulations (2005), 2nd edition. Geneva: World Health Organization; 2008 (http://www.who.int/ihr/IHR_2005_en.pdf, accessed 28 August 2015).

36 All Member States that are parties to the IHR are required to have or to develop core public health capacities aimed at more rapid detection and response to public health events to implement the regulations effectively. Any public health emergency of international concern must be reported to WHO.

37 Global Outbreak Alert and Response Network (GOARN). In: Strengthening health security by implementing the International Health Regulations (2005). Geneva: World Health Organization (http://www.who.int/ihr/alert_and_response/outbreak-network/en/, accessed 28 August 2015).

38 GOARN partners have been deployed on 137 missions, comprising 1471 deployments and 31 629 person-days in 79 countries, territories or areas. In response to the Ebola epidemic in West Africa, there were more than 1250 deployments of specialists from GOARN partner institutions.

39 Established in 1952, the network currently comprises six WHO Collaborating Centres, four WHO Essential Regulatory Laboratories and 142 institutions in 112 WHO Member States, which are recognized by WHO as National Influenza Centres, in addition to ad hoc groups established to address specific emerging issues.

40 Pandemic influenza preparedness framework for the sharing of influenza viruses and access to vaccines and other benefits. Geneva: World Health Organization; 2011 (http://

www.who.int/influenza/resources/pip_framework/en/, accessed 28 August 2015).

41 Resolution WHA64.5. Pandemic influenza preparedness: sharing of influenza viruses and access to vaccines and other benefits. In: Sixty-fourth World Health Assembly, Geneva, 16–24 May 2011. Resolutions and decisions, annexes. Geneva: World Health Organization; 2011:8–9 (WHA64/2011/REC/1; http://apps.who.int/gb/ebwha/pdf_files/WHA64-REC1/A64_REC1-en.pdf, accessed 28 August 2015).

42 Tuberculosis research and development: 2014 Report on tuberculosis research funding trends, 2005–2013. 2nd edition. New York (NY): Treatment Action Group; 2015 (http://www.treatmentactiongroup.org/tbrd2014, accessed 17 September 2015).

43 World malaria report 2014. Geneva: World Health Organization; 2014 (http://www.who.int/malaria/publications/world_malaria_report_2014/en/, accessed 17 September 2015).

44 Freeman MC, Stocks ME, Cumming O, Jeandron A, Higgins JP, Wolf J et al. Systematic review: hygiene and health: systematic review of handwashing practices worldwide and update of health effects. Trop Med Int Health. 2014;19(8):906–16 (http://onlinelibrary.wiley.com/doi/10.1111/tmi.12339/abstract;jsessionid=D0F711B76D9B6485539D3250E0717D1D. f01t01, accessed 17 September 2015).

45 Guideline on when to start antiretroviral therapy and on pre-exposure prophylaxis for HIV. September 2015. Geneva: World Health Organization; 2015 (http://apps.who.int/iris/bitstream/10665/186275/1/9789241509565_eng.pdf?ua=1, accessed 30 September 2015).

46 Hauri AM, Armstrong GL, Hutin YJ. The global burden of disease attributable to contaminated injections given in health care settings. Int J STD AIDS. 2004;15(1):7–16 (Abstract: http://www.ncbi.nlm.nih.gov/pubmed/14769164, accessed 17 September 2015).

47 Pepin J, Abou Chakra CN, Pepin E, Nault V. Evolution of the global use of unsafe medical injections, 2000–2010. PLoS One. 4 December 2013;doi:10.1371/journal.pone.0080948 (http://journals.plos.org/plosone/article?id=10.1371/journal.pone.0080948, accessed 17 September 2015).

48 Medicines in health systems: advancing access, affordability and appropriate use. Geneva: World Health Organization; 2014 (http://www.who.int/alliance-hpsr/resources/FR_webfinal_v1.pdf, accessed 17 September 2015).

49 Watts N, Adger WN, Agnolucci P, Blackstock J, Byass P, Cai W et al. Health and climate change: policy responses to protect public health. Lancet. 23 June 2015 (http://www.thelancet.com/commissions/climate-change-2015, accessed 17 September 2015).

50 Bhatt S, Gething PW, Brady OJ, Messina JP, Farlow AW, Moyes CL et al. The global distribution and burden of dengue. Nature. 2013;496:504–7 (http://www.nature.com/nature/journal/v496/n7446/full/nature12060.html, accessed 17 September 2015).

51 Keesing F, Belden LK, Daszak P, Dobson A, Harvell CD, Holt RD et al. Impact of biodiversity on the emergence and transmission of infectious diseases. Nature. 2010;468:647–52 (http://www.nature.com/nature/journal/v468/n7324/full/nature09575.html, accessed 17 September 2015).

52 For evidence and possible strategies to address the social determinants of health, see for instance: Social determinants of health. Geneva: World Health Organization (http://www.who.int/social_determinants/en/, accessed 7 October 2015).

53 See for instance: Gender equality and HIV/AIDS. New-York (NY): United Nations Entity for Gender Equality and the Empowerment of Women (http://www.genderandaids.org/, accessed 8 October 2015).

54 International Health Regulations Monitoring Framework. Global Health Observatory data. Geneva: World Health Organization (http://www.who.int/gho/ihr/en/, accessed 28 August 2015).

55 A68/22 Add.1. Report by the Director-General. Implementation of the International Health Regulations (2005): Report of the Review Committee on Second Extensions for Establishing National Public Health Capacities and on IHR Implementation. In: Sixty-eight World Health Assembly, Geneva, 18–26 May 2015. Provisional agenda item 15.3. Geneva: World Health Organization; 2015 (A68/22 Add.1; http://apps.who.int/gb/ebwha/pdf_files/WHA68/A68_22Add1-en.pdf?ua=1, accessed 17 September 2015).

56 Briand S, Bertherat E, Cox P, Formenty P, Kieny MP, Myhre JK et al. The international Ebola emergency. N Engl J Med. 2014;371:1180–3 (http://www.nejm.org/doi/full/10.1056/NEJMp1409858, accessed 28 August 2015).

57 Grepin K. International donations to the Ebola virus outbreak: too little, too late? BMJ. 2015; 350 (http://www.bmj.com/content/350/bmj.h376, accessed 28 August 2015).

58 International Health Regulations Monitoring. Strengthening health security by implementing the International Health Regulations (2005). Geneva: World Health Organization (http://www.who.int/ihr/procedures/monitoring/en/, accessed 28 August 2015). Percentage of the 13 core capacities that are present according to self-reported country data, average of countries.

59 Rottingen J-A, Regmi S, Eide M, Young AJ, Viergever RF,

Ardal C et al. Mapping of available health research and development data: what's there, what's missing, and what role is there for a global observatory? Lancet. 2013;382 (9900):1286–307 (http://www.thelancet.com/journals/lancet/article/PIIS0140-6736%2813%2961046-6/fulltext, accessed 8 October 2015).

60 RTS,S Clinical Trials Partnership. Efficacy and safety of RTS,S/AS01 malaria vaccine with or without a booster dose in infants and children in Africa: final results of a phase 3, individually randomised, controlled trial. Lancet. 2015;386 (9988):31–45 (http://www.thelancet.com/journals/lancet/article/PIIS0140-6736%2815%2960721-8/fulltext, accessed 17 September 2015).

61 Global health sector strategy on HIV, 2016–2021: Draft for consultation. Geneva: World Health Organization; 2015 (http://www.who.int/hiv/proposed-hiv-strategy2016-2021/en/, accessed 17 September 2015).

62 Fast track: ending the AIDS epidemic by 2030. Geneva: UNAIDS; 2014 (http://www.unaids.org/sites/default/files/media_asset/20140925_Fast_Track_Brochure.pdf, accessed 17 September 2015 and UNAIDS 2016–2021 strategy: On the fast-track to end AIDS. Geneva: UNAIDS; 2015 (http://www.unaids.org/sites/default/files/media_asset/20151027_UNAIDS_PCB37_15_18_EN_rev1.pdf, accessed 12 November 2015).

63 The End TB Strategy. Geneva: World Health Organization (http://www.who.int/tb/strategy/end-tb/en/, accessed 12 October 2015).

64 Resolution WHA67.1. Global strategy and targets for tuberculosis prevention, care and control after 2015. In: Sixty-seventh World Health Assembly, Geneva, 19–24 May 2014. Resolutions and decisions, annexes. Geneva: World Health Organization; 2014:3–5 (WHA67/2014/REC/1; http://apps.who.int/gb/ebwha/pdf_files/WHA67-REC1/A67_2014_REC1-en.pdf, accessed 28 August 2015).

65 Global technical strategy for malaria 2016–2030. Geneva: World Health Organization (http://apps.who.int/iris/bitstream/10665/176712/1/9789241564991_eng.pdf?ua=1&ua=1, accessed 29 October 2015).

66 Accelerating work to overcome the global impact of neglected tropical diseases: a roadmap for implementation. Geneva: World Health Organization; 2012 (http://www.who.int/neglected_diseases/NTD_RoadMap_2012_Fullversion.pdf?ua=1, accessed 12 October 2015)

67 Water sanitation and hygiene for accelerating and sustaining progress on neglected tropical diseases: a global strategy 2015–2020. Geneva: World Health Organization; 2015 (http://apps.who.int/iris/bitstream/10665/182735/1/WHO_FWC_WSH_15.12_eng.pdf?ua=1, accessed 8 October 2015).

68 Global health sector strategy on viral hepatitis, 2016–2021: draft for consultation. Geneva: World Health Organization; 2015 (http://www.who.int/hiv/proposed-hep-strategy2016-2021/en/, accessed 17 September 2015).

69 Report of the second consultation on post-2015 monitoring of drinking-water, sanitation and hygiene. The Hague, 3–5 December 2012. Geneva and New York (NY): WHO/UNICEF Joint Monitoring Programme for Water Supply and Sanitation; 2012 (http://www.wssinfo.org/fileadmin/user_upload/resources/WHO_UNICEF_JMP_Hague_Consultation_Dec2013.pdf, accessed 8 October 2015).

70 Cohen MS, Chen YQ, McCauley M, Gamble T, Hosseinipour MC, Kumarasamy N et al. Prevention of HIV-1 infection with early antiretroviral therapy. N Engl J Med. 2011;365(6): 493–505 (http://www.nejm.org/doi/full/10.1056/NEJMoa1105243#t=article, accessed 17 September 2015).

71 A68/20. Report by the Secretariat. Antimicrobial resistance: draft global action plan on antimicrobial resistance. In: Sixty-eighth World Health Assembly, Geneva, 18–26 May 2015. Provisional agenda item 15.1. Geneva: World Health Organization; 2015 (A68/20; http://apps.who.int/gb/ebwha/pdf_files/WHA68/A68_20-en.pdf, accessed 17 September 2015).

72 A68/20 Corr.1. Report by the Secretariat. Antimicrobial resistance: draft global action plan on antimicrobial resistance. Corrigendum. In: Sixty-eighth World Health Assembly, Geneva, 18–26 May 2015. Provisional agenda item 15.1. Geneva: World Health Organization; 2015 (A68/20 Corr.1; http://apps.who.int/gb/ebwha/pdf_files/WHA68/A68_20Corr1-en.pdf, accessed 17 September 2015).

73 HIV, universal health coverage and the post-2015 development agenda. Discussion paper. Geneva: World Health Organization; 2014 (http://apps.who.int/iris/bitstream/10665/128120/1/9789241507530_eng.pdf?ua=1, accessed 17 September 2015).

74 A68/22. Report by the Director-General. Implementation of the International Health Regulations (2005): Responding to public health emergencies. In: Sixty-eight World Health Assembly, Geneva, 18–26 May 2015. Provisional agenda item 15.3. Geneva: World Health Organization; 2015 (A68/22; http://apps.who.int/gb/ebwha/pdf_files/WHA68/A68_22-en.pdf, accessed 28 August 2015).

75 The global health security agenda. Washington (DC): U.S. Department of Health and Human Services. (http://www.globalhealth.gov/global-health-topics/global-health-security/ghsagenda.html , accessed 26 October 2015).

76 Post–2015 global monitoring: the process to identify targets and indicators for global monitoring after 2015. Geneva and New York (NY): WHO/UNICEF Joint Monitoring Programme (JMP) for Water Supply and Sanitation (http://www.wssinfo.org/post–2015–monitoring/, accessed 17 September 2015).

77 Clinical trials and community studies have demonstrated that besides saving the lives of people living with HIV, ART–associated viral load suppression reduces the transmission of HIV to the sexual partners of people living with HIV. For instance, a study in South Africa reported for each 10% increase in ART coverage, a 17% decline in HIV incidence. Source: Tanser F, Barnighausen T, Grapsa E, Zaidi J, Newell ML. High coverage of ART associated with decline in risk of HIV acquisition in rural KwaZulu–Natal, South Africa. Science. 2013;339(6122):966–71 (http://www.sciencemag.org/content/339/6122/966.full, accessed 17 September 2015).

78 Global update on the health sector response to HIV. Geneva: World Health Organization; 2014 (http://www.who.int/hiv/pub/progressreports/update2014/en/, accessed 17 September 2015).

79 Odhiambo JO, Kellogg TA, Kim AA, Nq'anq'q L, Mukui I, Umuro M et al. Antiretroviral treatment scale–up among persons living with HIV in Kenya: results from a nationally representative survey. J Acquir Immune Defic Syndr. 2014; 66(Suppl. 1):S116–S122 (Abstract: http://www.ncbi.nlm.nih.gov/pubmed/24732815, accessed 17 September 2015).

80 Kenya AIDS Indicator survey 2012. Final report, June 2014. Nairobi: Ministry of Health; 2014 (http://www.nacc.or.ke/images/documents/KAIS–2012.pdf, accessed 17 September 2015)

81 Raviglione M, Uplekar M. WHO new Stop TB strategy. Lancet. 2006:367(9514):952–5 (http://www.thelancet.com/journals/lancet/article/PIIS0140–6736%2806%2968392–X/fulltext?version=printerFriendly, accessed 17 September 2015).

82 The strategy had six major components: (i) high quality DOTS, including early case detection and standardized treatment; (ii) addressing the epidemics of MDR TB and HIV–related TB; (iii) contributing to health system strengthening; (iv) engagement of all care providers; (v) empowerment of people with TB and communities; and (vi) enabling and promoting research.

83 Four other TB indicators were included within the MDG framework: (i) the TB mortality rate; (ii) the TB prevalence rate; (iii) the proportion of cases detected (case detection rate, calculated as notifications of new and relapse cases to national authorities, divided by incidence in the same time period); (iv) and the treatment success rate. Case detection and treatment success rates have been closely monitored at national and global levels since 1995, following the establishment of targets (70% and 85%, respectively) for these indicators within a 1991 World Health Assembly resolution. Source: 44th World Health Assembly. Geneva: World Health Organization; 1991 (WHA44/1991/REC/1).

84 Dye C, Maher D, Weil D, Espinal M, Raviglione M. Targets for global tuberculosis control. Int J Tuberc Lung Dis. 2006; 10(4):460–2 (http://www.ingentaconnect.com/content/iuatld/ijtld/2006/00000010/00000004/art00019, accessed 17 September 2015).

85 Resolution. 44th World Health Assembly. Geneva: WHO; 1991 (WHA44/1991/REC/1).

86 The remaining 49% is a mixture of TB cases that were not diagnosed, and TB cases that were detected but not reported to national authorities and who received care of unknown quality. In some high–TB burden countries, there are large numbers of TB cases that are detected but not reported.

87 Global tuberculosis control – a short update to the 2009 report. Geneva: World Health Organization; 2009 (http://apps.who.int/iris/bitstream/10665/44241/1/9789241598866_eng.pdf, accessed 17 September 2015).

88 Countdown to 2015. Global tuberculosis report 2013 supplement. Geneva: World Health Organization; 2013 (WHO/HTM/TB/2013; http://apps.who.int/iris/bitstream/10665/91542/1/WHO_HTM_TB_2013.13_eng.pdf, accessed 20 October 2015).

89 The 17 diseases are listed at: http://www.who.int/neglected_diseases/diseases/en/. The 17 NTDs prioritized by WHO include blinding trachoma, Buruli ulcer, Chagas disease, cysticercosis, dengue, dracunculiasis (guinea–worm disease), echinococcosis, endemic treponematoses (yaws), foodborne trematode infections, human African trypanosomiasis (sleeping sickness), leishmaniasis, leprosy (Hansen disease), lymphatic filariasis, onchocerciasis (river blindness), rabies, schistosomiasis (bilharziasis), and soil–transmitted helminthiases (intestinal worms).

90 Monthly report on dracunculiasis cases, January–June 2015. Wkly Epidemiol Rec. 2015;90(34):430–1. Geneva: World Health Organization (http://www.who.int/wer/2015/wer9034.pdf?ua=1, accessed 7 October 2015).

91 Number of new reported cases of Human African Trypanosomiasis (T.b. gambiense). Global Health Observatory data repository. Geneva: World Health Organization (http://apps.who. int/gho/data/node.main.A1636?lang=en, accessed 8 October 2015).

92 Onchocerciasis. Preventive chemotherapy and transmission control (PCT) databank. Geneva: World Health Organization (http://www.who.int/neglected_diseases/preventive_

chemotherapy/oncho/en/, accessed 8 October 2015).

93 Kala-Azar Elimination Programme: Report of a WHO consultation of partners, 10-11 February 2015. Geneva: World Health Organization; 2015 (http://apps.who.int/iris/bitstream/10665/185042/1/9789241509497_eng.pdf?ua=1, accessed 8 October 2015).

94 Global programme to eliminate lymphatic filariasis: progress report, 2014. Wkly Epidemiol Rec. 2015;90(38):489-504. Geneva: World Health Organization (http://www.who.int/wer/2015/wer9038.pdf?ua=1, accessed 8 October 2015).

95 The apparent drop in coverage for onchocerciasis in 2013 is related to an increase in the denominator, from 120 million 2012 to 169 million, with a shift in strategy from control to elimination. Data as of 1 June 2015.

96 Lymphatic filariasis. Preventive chemotherapy and transmission control (PCT) databank. Geneva: World Health Organization (http://www.who.int/neglected_diseases/preventive_chemotherapy/lf/en/, accessed 8 October 2015).

97 Ending the neglect & reaching 2020 goals: London declaration on neglected tropical diseases. Uniting to Combat NTDs (http://unitingtocombatntds.org/sites/default/files/resource_file/london_declaration_on_ntds.pdf, accessed 17 September 2015).

98 Delivering on promises and driving progress: second report on uniting to combat NTDs. Uniting to Combat NTDs; 2014 (http://unitingtocombatntds.org/report/delivering-promises-driving-progress-second-report-uniting-combat-ntds, accessed 17 September 2015).

99 Adapted from: Investing to overcome the global impact of neglected tropical diseases: third WHO report on neglected diseases. Geneva: World Health Organization; 2015 (http://apps.who.int/iris/bitstream/10665/152781/1/9789241564861_eng.pdf?ua=1, accessed 17 September 2015).

100 About TDR (Special Programme for Research and Training in Tropical Diseases (http://www.who.int/tdr/about/en/, accessed 17 September 2015).

101 These targets were laid out in the WHO NTD Roadmap and endorsed in 2013 under Resolution WHA66.12. Neglected tropical diseases. In: Sixty-sixth World Health Assembly, Geneva, 20-27 May 2013. Resolutions and decisions, annexes. Geneva: World Health Organization; 2013:24-7 (WHA66/2013/REC/1; http://apps.who.int/gb/ebwha/pdf_files/WHA66-REC1/A66_REC1-en.pdf, accessed 28 August 2015).

102 Interruption of transmission.

103 Including elimination as a public health problem.

104 Database of vaccines introduction. Update of 4 September 2015. Geneva: World Health Organization (http://www.who.int/entity/immunization/monitoring_surveillance/data/year_vaccine_introduction.xls?ua=1, accessed 8 October 2015).

105 Ten countries introduced partially or to selected age/risk group.

106 Liang X, Bi S, Yang W, Wang L, Cui G, Cui F et al. Epidemiological serosurvey of hepatitis B in China: declining HBV prevalence due to hepatitis B vaccination. Vaccine. 2009; 27(47):6550-7 (http://www.sciencedirect.com/science/article/pii/S0264410X0901233X, accessed 17 September 2015).

107 WHO position paper on hepatitis A vaccines – June 2012. Wkly Epidemiol Rec. 2012;87:261-76 (http://www.who.int/entity/wer/2012/wer8728_29.pdf?ua=1, accessed 17 September 2015).

108 WHO/UNICEF coverage estimates for 1980-2014, as of 10 July 2015. Geneva and New York (NY): World Health Organization and United Nations Children's Fund; 2015 (http://www.who.int/entity/immunization/monitoring_surveillance/data/coverage_estimates_series.xls?ua=1, accessed 21 September 2015).

109 Pepin J, Abou Chakra CN, Pepin E, Nault V, Valiquette L. Evolution of the global burden of viral infections from unsafe medical injections, 2000-2010. PLoS One. 9(6):e99677 (http://www.ncbi.nlm.nih.gov/pmc/articles/PMC4049770/, accessed 17 September 2015).

110 Prevention and control of viral hepatitis. Framework for global action. Geneva: World Health Organization; 2012 (http://apps.who.int/iris/bitstream/10665/130012/1/WHO_HSE_PED_HIP_GHP_2012.1_eng.pdf?ua=1&ua=1, accessed 17 September 2015).

111 WHO/UNICEF Joint Monitoring Programme (JMP) for Water Supply and Sanitation (http://www.wssinfo.org/, accessed 17 September 2015).

112 UN-water global analysis and assessment of sanitation and drinking-water (GLAAS) 2014 report: investing in water and sanitation: increasing access, reducing inequalities. Geneva: World Health Organization; 2014 (http://apps.who.int/iris/bitstream/10665/139735/1/9789241508087_eng. pdf?ua=1, accessed 17 September 2015).

113 Harris J, LaRocque R, Qadri F, Ryan E, Calderwood S. Cholera. Lancet. 2012;379(9835):2466-76 (http://www.thelancet.com/journals/lancet/article/PIIS0140-6736%2812%2960436-X/fulltext, accessed 28 August 2015).

114 Ali M, Nelson A, Lopez A, Sack D. Updated global burden of cholera in endemic countries. PLoS Negl Trop Dis[electronic resource]. 2011;doi:10.1371/journal.pntd.0003832 (http://journals. plos.org/plosntds/article?id=10.1371/journal.

pntd.0003832, accessed 28 August 2015).

115 Cholera, 2010. Wkly Epidemiol Rec. 2011;86(31):325–40. Geneva: World Health Organization (http://www.who.int/wer/2011/wer8631.pdf?ua=1, accessed 7 October 2015)

116 Cholera, 2011. Wkly Epidemiol Rec. 2012; 87(31–32):289–304. Geneva: World Health Organization (http://www.who.int/wer/2012/wer8731_32.pdf?ua=1, accessed 7 October 2015).

117 O'Leary M, Mulholland K. Oral cholera vaccines in endemic countries. Lancet[electronic resource]. 8 July 2015; doi:10.1016/S0140-6736(15)60246-X (http://www.thelancet.com/journals/lancet/article/PIIS0140-6736%2815%2960246-X/fulltext?rss%3Dyes, accessed 28 August 2015).

118 Sack D, Sack B, Nair B, Siddique A. Cholera. Lancet. 2004;363(9404):223–33 (http://www.sciencedirect.com/science/article/pii/S0140673603153287, accessed 28 August 2015).

119 Cholera. Fact sheet No107, updated July 2015. Geneva: World Health Organization (http://www.who.int/mediacentre/factsheets/fs107/en/, accessed 17 September 2015).

120 Qadri F, Ali M, Chowdhury F, Khan A, Saha A, Khan I et al. Feasibility and effectiveness of oral cholera vaccine in an urban endemic setting in Bangladesh: a cluster randomised openlabel trial. Lancet[electronic resource]. 8 July 2015; doi:10.1016/S0140-6736(15)61140-0 (http://www.thelancet.com/journals/lancet/article/PIIS0140-6736%2815%2961140-0/fulltext?rss=yes, accessed 28 August 2015).

121 Alim M, Sur D, You Y, Kanungo S, Sah B, Manna B et al. Herd protection by a bivalent killed whole-cell oral cholera vaccine in the slums of Kolkata, India. Clin Infect Dis. 2013;56(8):1123–31 (http://cid.oxfordjournals.org/content/56/8/1123.long, accessed 28 August 2015).

122 Walton D, Ivers L. Responding to cholera in post-earthquake Haiti. N Engl J Med. 2011;364:3–5 (http://www.nejm.org/doi/full/10.1056/NEJMp1012997, accessed 28 August 2015).

123 Mintz E, Guerrant R. A lion in our village: the unconscionable tragedy of cholera in Africa. N Engl J Med. 2009;360:1060–63 (http://www.nejm.org/doi/full/10.1056/NEJMp0810559, accessed 28 August 2015).

124 Resolution WHA64.15. Cholera: mechanism for control and prevention. In: Sixty-fourth World Health Assembly, Geneva, 16–24 May 2011. Resolutions and decisions, annexes. Geneva: World Health Organization; 2011:31–3 (WHA64/2011/REC/1; http://apps.who.int/gb/ebwha/pdf_files/WHA64-REC1/A64_REC1-en.pdf, accessed 28 August 2015).

125 Newman LM, Rowley J, Vander Hoorn S et al. Global estimates of the prevalence and incidence of four curable sexually transmitted infections in 2012. PLoS One. In press.

126 Report on global sexually transmitted infection surveillance 2013. Geneva: World Health Organization; 2014 (http://apps.who.int/iris/bitstream/10665/112922/1/9789241507400_eng.pdf, accessed 17 September 2015).

127 Progress report of the implementation of the global strategy for prevention and control of sexually transmitted infections: 2006–2015. Document for the World Health Assembly. Geneva: World Health Organization; 27 April 2015 (http://www.who.int/reproductivehealth/publications/rtis/STI-progress.pdf?ua=1, accessed 17 September 2015).

128 Gottlieb S, Low N, Newman L, Bolan G, Kamb M, Broutet N. Toward global prevention of sexually transmitted infections (STIs): the need for STI vaccines. Vaccine. 2014;32:1527–35 (http://www.sciencedirect.com/science/article/pii/S0264410X13013984, accessed 17 September 2015).

129 Steen R. Eradicating chancroid. Bull World Health Organ. 2001;79:818–26 (http://www.who.int/entity/bulletin/archives/79(9)818.pdf?ua=1, accessed 17 September 2015).

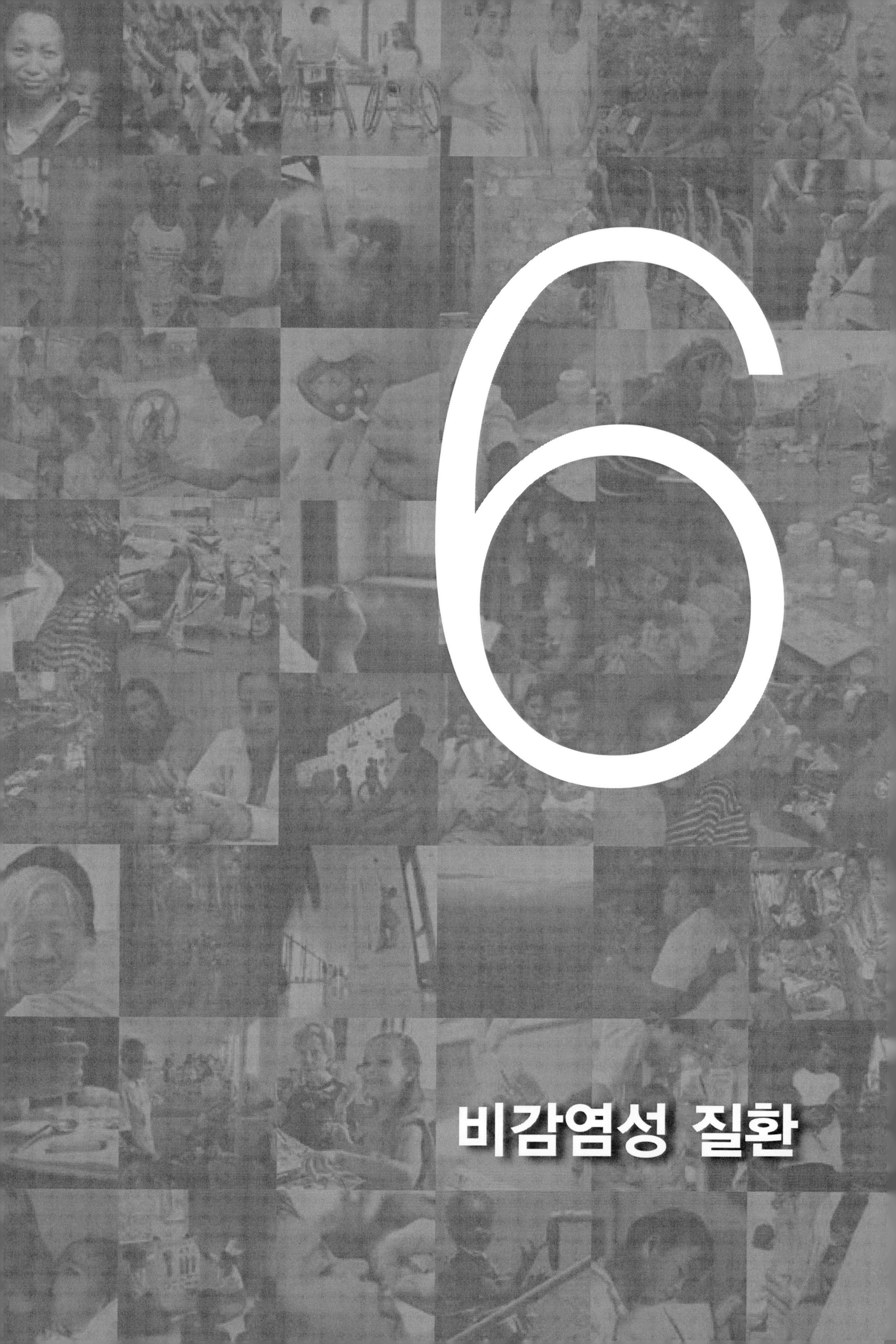

6

비감염성 질환

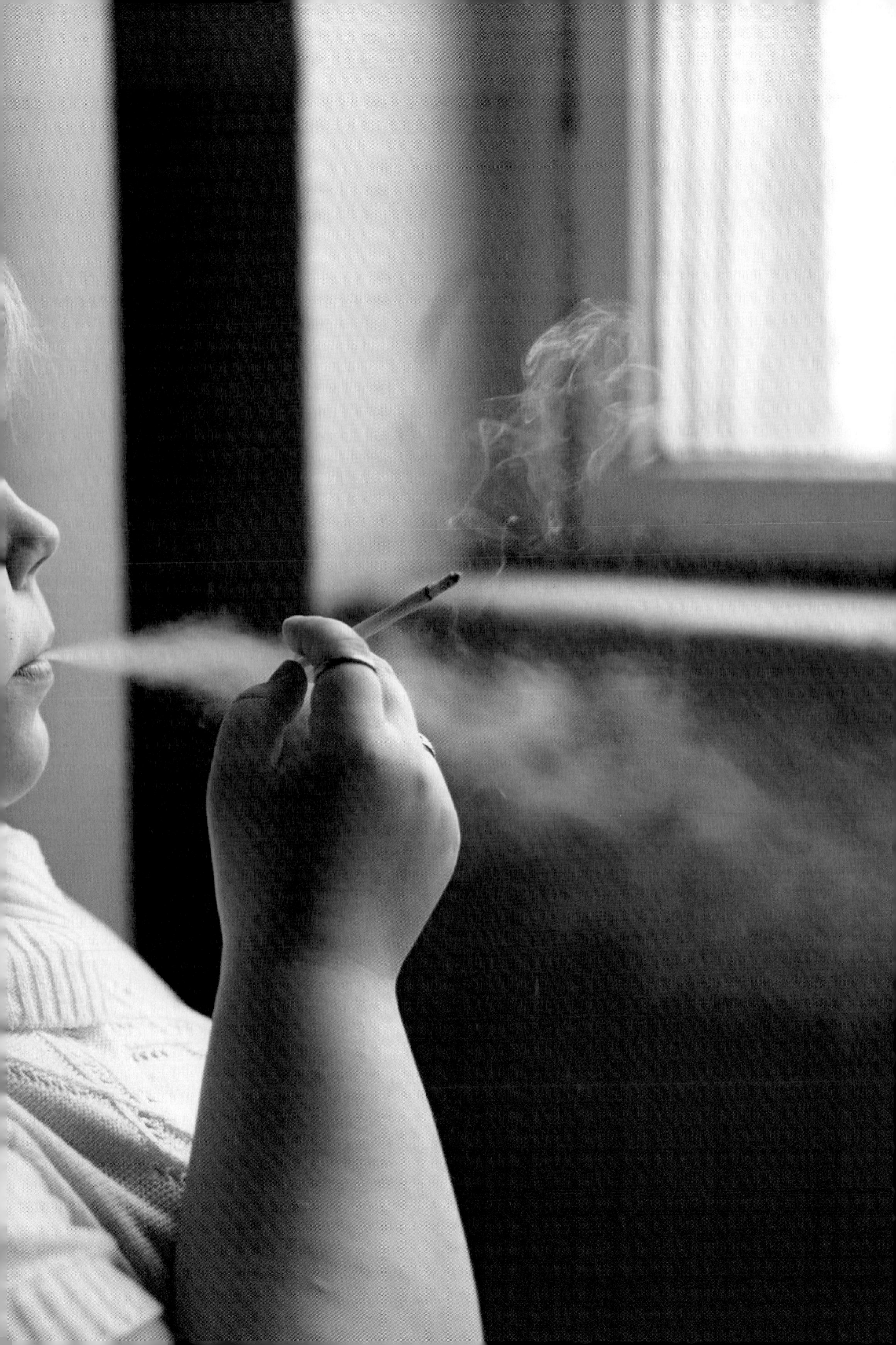

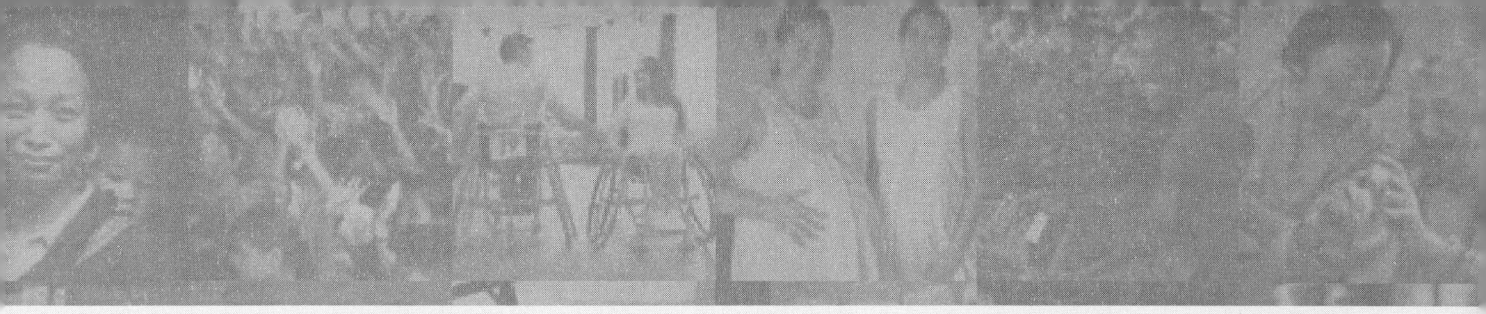

요 약

비감염성 질환(NCD)은 'NCD로 인한 사망 1/3로 감소'를 목표로 하는 SDG의 구체적인 세부목표일 뿐만 아니라 여러 보건 관련 세부목표의 일부분으로 포함되었다. 2012년, 비감염성 질환은 70세 이하 전체 사망의 약 52%를 차지하는 원인으로, 그 중 2/3는 심혈관질환(CVD), 암, 당뇨병 및 만성호흡기질환(CRD)으로 인한 것이다.

전세계적으로 NCD로 인한 조기 사망률은 2000년과 2012년 사이에 15% 정도 감소하였다. 주요 요인은 인구 전반의 혈압 개선으로 인한 심혈관질환 사망의 감소와 흡연률 감소 및 의료 수준의 향상이다. 이러한 감소 추세는 저소득 및 중소득 국가보다 고소득 국가에서 더욱 두드러지게 나타난다.

NCD에 대한 SDG 세부목표의 달성은 인구 고령화, 비계획적인 급속한 도시화, 운동 부족 및 건강하지 않은 식습관을 초래하는 시장의 세계화를 특징으로 하는 환경에 대처하기 위한 주요 개입들을 필요로 한다. 또한 모든 이들의 예방 및 치료의 접근성에 주안점을 두는 강력한 국가 계획의 개발 및 실행에 주목해야 한다(2013년 전세계 국가의 절반은 관련 국가 계획과 예산을 가지지 못했다).

UN 총회에서 2011년에 채택된 NCD에 대한 UN 정치 선언(UN Political Declaration)과 2014년에 채택된 UN 결과 문서(outcome document)는 정부의 책무에 대한 지침을 포함하고 있다. 2013년 5월 세계보건총회에서 승인된 'NCD 예방 및 대책을 위한 WHO 글로벌 실행계획(Global Action Plan) 2013-2020'은 각 국가가 지침을 어떻게 실행할 수 있는지 우선순위를 설정하고, 전략적 가이드라인을 제공하고 있다. 글로벌 실행계획은 흡연, 고혈압, 고염식, 비만과 운동 부족 등 위험 요인을 중점으로 관리하는 자발적 목표(voluntary targets)를 포함할 뿐만 아니라, NCD 필수 의약품 및 기술에 대한 접근성, 약물 치료 및 상담에 대한 목표도 포함한다.

WHO 담배규제기본협약(FCTC)은 WHO의 지원 하에 만들어진 최초의 공중보건 조약으로, 전세계 인구의 90%에 해당하는 180개국에 의해 비준되었다. SDG 세부목표 3.a는 모든 나라에서 각 정부가 FCTC의 실행을 강화할 것을 촉구한다. 전세계적으로 15세 이상 인구의 흡연률이 2000년 27%에서 2013년 21%까지 감소하였다. 전 지역에 해당되는 것은 아니지만, 담배세 인상 또는 공공장소에서의 흡연 금지 등 다부문에 걸친 효과적인 국가 개입이 주요 성공 요인으로 평가 받는다.

SDG 목표 3.9는 공기, 물, 토양 오염과 유해 화학물질에 의한 질병 및 사망 감소를 목표로 한다. 약 700만의 NCD로 인한 사망은 실내 및 실외 공기 오염에 기인한다. 전세계적으로 다부문에 걸친 실행의 필요성에 대해 인식하고 있는데, 세 개의 다른 목표에서 공기 청정도를 포함한 것과 최근 세계보건총회의 결의안에서 대기오염이 건강에 미치는 영향을 다룬 것이 그 예이다.

비감염성 질환(NCD)은 연간 약 3,800만 명을 사망에 이르게 하는 것으로 추정된다. 전세계적으로 전체 사망의 68%를 차지하고[1], 주요 비감염성 질환(심혈관 질환, 암, 만성호흡기질환 그리고 당뇨병)은 각각 세계 10대 사망 원인에 포함된다. NCD로 인한 사망의 약 80%(3,000만 명)는 저소득, 중소득, OECD 미가입 고소득 국가에서 발생하는데, 장애나 조기 사망의 주요 원인이었던 감염성 질환 및 영양실조가 비감염성 질환으로 빠른 속도로 대체되고 있다. 나날이 증대되는 중요성에도 불구하고, 비감염성 질환은 오랜 시간 은폐되고, 잘못 받아들여졌으며 과소평가되었다. 기타 보건 문제를 중점적으로 다룬 MDGs에서 NCD는 도외시되었다. 이는, 국제 보건에서 이 핵심적인 공중 문제가 열외로 취급당하는데 원인을 제공했을지 모른다.[2]

MDGs와 달리, SDG는 NCD에 대한 구체적인 세부목표와 NCD와 연관된 개별적인 세부목표를 가지고 있다. 세부목표 3.4는 2030년까지 NCD로 인한 조기 사망률 1/3 감소를 목표로 한다. 이는 30세에서 70세 사이 인구 가운데 4가지 주요 NCD로 인한 조기 사망 관련된 SDG 세부목표들은 다음과 같다: 세부목표 3.a 담배 규제 확대; 세부목표 3.5 음주 폐해를 비롯한 약물 남용(정신건강과 함께 7장에서 논의될 것이다); 세부목표 3.b 적절한 가격의 NCD 필수의약품 및 백신 제공 그리고 개발도상국에 영향을 미치는 NCD에 대한 의약품 및 백신 관련 R&D 지원; 세부목표 3.9 공기, 물, 토양 오염과 유해 화학물에 의한 질병 및 사망(2장, 5장과 본 장에서 강조된다). 마지막으로, 목표 3.8은 보편적 건강 보장(UHC)을 다루는데, UHC는 넓은 범위의 NCD 관련 증진, 예방 및 치료에 대한 개입과 결부되기 때문이다(SDG에서의 보편적 건강보장은 3장에서 자세히 다뤄진다).

[그림 6.1] 사망 원인들에 의한 70세 이전의 세계의 사망률, 2012[1]

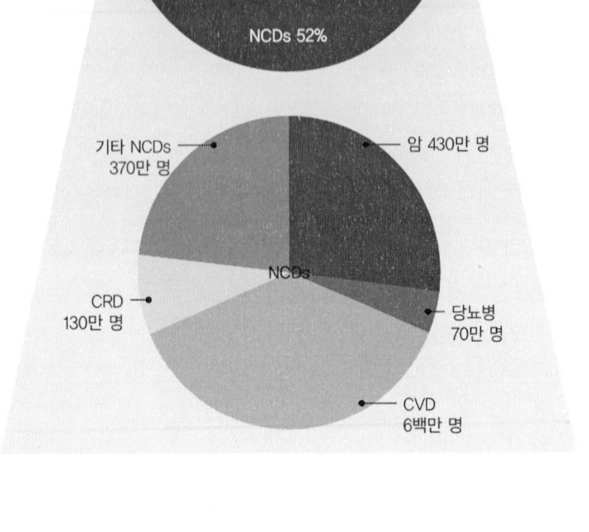

SDG의 NCD 세부목표 3.4는 질병 특이성이 결여되어 있다. SDG는 특정한 문제를 식별할 때, 구체적인 질병을 지칭하는 것보다 흡연이나 음주 폐해 같은 위험 요인 측면에서 접근한다. 하지만, 우선 해결해야 하는 특정 NCD에 대한 이견은 거의 없다. 앞서 언급되었듯이 질병 부담이 집중되는 4가지 주요 질병은 WHO[3]와 UN 총회[4,5] 및 UN 시스템[6]에 의하여 목표화 되었다. 사망률 측면에서, 가장 선두에 있는 비감염성 질환은 심혈관질환으로, 2012년에 심혈관질환으로 인해 1,750만 명이 목숨을 잃었다(전체 NCD 사망의 46%를 차지한다). 그리고 그 중 70세 이하가 600만 명이었다(그림 6.1).[1] 1,750만 명의 사망 가운데, 740만 명은 관상동맥심장질환(심장 마비), 670만 명은 뇌졸중으로 사망하였다. 암은 70세 이하 430만 명을 포함하여 820만 명을 사망에 이르게 하였고, 만성호흡기질환과 당뇨병은 각각 400만 명과 150만 명을 죽음에 이르게 하였다.[1] 당뇨병 역시 심혈관질환의 위험 요인으로, 심혈관질환으로 인한 사망자의 약 11%가 고혈당에 의한 것이다.[7]

동향

전반적으로, 지난 10년간 NCD의 사망률은 꾸준히 하락세를 보였고, 연령 표준화된 NCD 사망률은 2000년부터 2012년 사이에 12% 정도 감소하였다(10만 명당 613명에서 10만 명당 538명)[1]. 현재 대부분의 공중보건은 NCD로 인한 조기 사망에 초점을 맞추고 있고 이러한 추세는 SDG 세부목표에도 반영되었다. 전세계적으

[그림 6.2] 세계 지역별 4대 주요 NCD(심혈관질환, 암, 만성호흡기질환 및 당뇨병)로 인한 30-70세 연령층의 사망 확률, 2000-2012년[1,8]

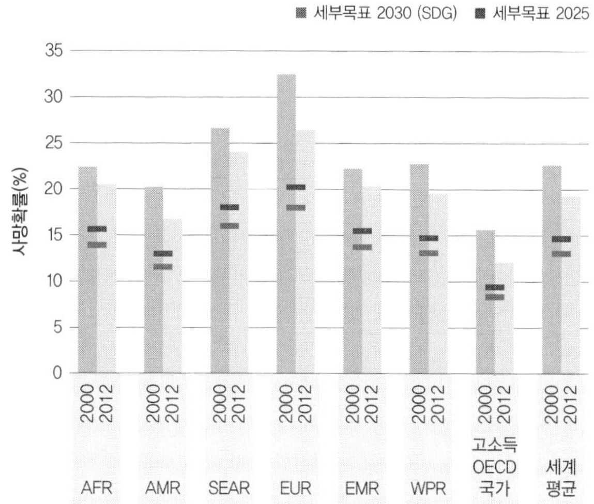

[그림 6.3] 지역 및 원인 별 NCD 사망률, 2000년과 2012년[1,8]

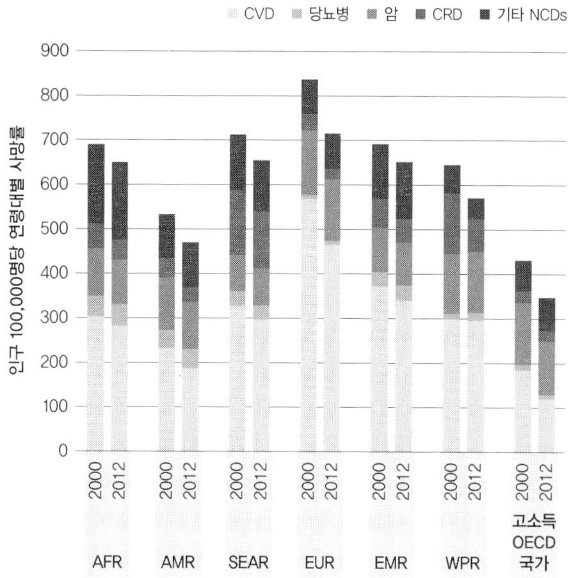

로, 4가지 주요 NCD로 인한 조기 사망은 2000년 대비 2012년까지 15% 감소하였다(그림 6.2). 고소득 OECD 국가들에서는, 4가지 주요 NCD로 인한 조기 사망률이 특히 낮은데, 이는 다른 국가에서도 위험 감소 및 질병 대책 등 효과적인 공중보건 개입을 통하여 많은 사망이 예방될 수 있음을 의미한다.

NCD 사망률 감소의 주요 요인은 심혈관질환 사망의 감소이며 이러한 하락세는 전 지역에서 발견되었다(그림 6.3). 연령 표준화된 심혈관질환 사망률은 2000년과 2012년 사이 전세계적으로 16% 하락하였다. 특히 NCD 사망률이 가장 높은 저소득, 중소득, 유럽 내 OECD 미가입 고소득 국가들과 OECD 가입 고소득 국가들에서 유의미한 감소가 나타났다.[1] 이러한 하락세는 고소득 국가에서 전반적인 기대수명의 향상이 주요 원인인 것으로 보인다.[9]

심혈관질환의 가장 큰 위험 요소는 고혈압이다. 흡연률 감소 및 의료 수준의 향상과 함께 인구 수준의 혈압 개선으로 대다수의 국가에서 심혈관질환 사망이 감소했지만, 아직도 많은 나라에서 인구 수준의 혈압이 증가한 것으로 보고되었다.[10] 즉 모든 지역들이 동일한 속도로 균일하게 변화하는 것은 아니다. 이에 대한 원인으로 흡연의 부적절한 감소(혹은 오히려 증가), 고염식 섭취, 항고혈압약과 스타틴(statin) 등 효과적인 의약품을 포함한 적절한 보건의료서비스 접근성 부족 등을 들 수 있다.[11]

심혈관질환과 대조적으로 전세계 암 사망률의 감소는 그다지 부각되지 않는다. 2000년과 2012년 사이 연령표준화 사망률은 6% 감소를 보일 뿐이다. 이런 점을 감안하면, 암은 다양한 사망률 추세를 야기시키는 다수의 다른 요인들을 포함하고 있다.

예를 들어, 암으로 인한 남녀 사망률 1위인 위암의 경우 2000년 이후 전세계적으로 20% 정도 감소했다. 반면에, 폐암 사망률은 남성의 경우 4% 정도만 감소하였고, 여성의 경우 오히려 증가하였다. 지역별 변동성(regional variability)은 전체적인 상황을 더 복잡하게 하는데, OECD 가입 고소득 국가들에서 남성의 폐암 사망률은 약 19% 감소한 반면, OECD 가입 고소득 국가들을 제외하고 동남아시아 지역의 남성, 서태평양 지역의 남성과 여성들에서 폐암 사망률은 오히려 15% 이상 증가하였다. 폐암 사망률은 흡연 유병률에 의해 주로 결정된다. 2000년-2012년 동안 암 사망률의 전반적인 개선은 주로 OECD 가입 고소득 국가들에서 발생하였으며, 이들 국가 남성의 폐암 사망률 감소, 남성과 여성의 위암 및 대장암 감소와 여성의 유방암 사망률의 감소에 의한 것이다(유방암 발생률은 감소하지 않았다).

전세계적으로, 당뇨병 유병률은 지속적으로 증가하고 있다.[12] 제2형 당뇨병의 가장 큰 원인은 과도한 체중과 운동 부족이다. 당뇨병은 전세계적으로 비만 유병률과 높은 상관관계를 가지고 있는데, 비만 유병률은 1980년 이후로 거의 2배에 달했다. 2014년, 18세 이상 남성의 11%와 여성의 15%가 비만이었고, 2013년 5세 이하 어린이 420만 명이 과체중이었다.[13] 그러나, 일부 고소득 국가들에서 아동 비만 유병률 증가를 늦추거나 멈추는데[14,15] 성공했을 뿐만 아니라 결과적으로 당뇨병 유병률을 안정화 시켰는데 이는 매우 고무적인 일이다. 2012년, 당뇨병은 150만 명의 목숨을 앗아간 직접적인 원인(전체 NCD 사망의 4%)으로, 이들 중 46%는 70세 이하 연령층에서 발생하였다. 질병 그 자체를 떠나, 당뇨병은 또한 심혈관질환의 심각한 위험 요인이기도 하다. 상호 연결된 두 질환의 성질은 아래 논의된 것처럼 보건 정책 대응에 중요한 영향을 미친다.

만성호흡기질환에 대한 진전은 인상 깊은데, 2000년과 2012년 사이 연령 표준화 만성호흡기질환 사망률은 약 26% 감소하였고, OECD 가입 고소득 국가를 제외한 서태평양 지역에서는 만성호흡기질환 사망률이 거의 절반으로 줄었다. 전반적으로, 만성호흡기질환으로 여전히 400만 명이 사망하고(2012년 NCD 사망의 10.7%)[1], 그 중 70세 이하의 사망이 130만 명 정도이다. 이러한 하락세의 이유는 명확하지 않아 일부 동향은 혼란을 일으킨다. 예를 들어, 주요 만성호흡기질환 중 하나인 만성폐쇄성폐질환(COPD)의 잘 알려진 원인은 흡연과 대기오염인데, 만성폐쇄성폐질환 사망률은 흡연률과 대기오염이 개선되지 않았음에도 불구하고 감소하였다.[1]

긍정적 발전

NCD는 다양한 인과관계와 연결되어 있다. 이는, 감소 추세의 원인이 되는 구체적인 요인을 밝혀내기 어렵다는 사실을 의미한다. 하지만 이러한 사실에 기반하여 어느 곳에 노력을 집중할지 중요한 교훈을 남긴다.

예방에 중점: NCD와 관련하여 건강증진 및 질병 예방에 대한 중요성은 아무리 강조해도 지나치지 않을 것이다. 다수의 위험 요인과 연관되어 있고, 인구 수준의 개입에 대한 탁월한 기회들을 제공하기 때문이다. 흡연율 감소 및 혈압의 증가는 과거 다수의 국가에 있어 NCD 사망률의 감소에 가장 중요한 원인이었다(그림 6.4 및 6.11).[10,11]

[그림 6.4] 25세 이상 여성의 수축기 혈압 평균 동향[a], 1980년–2008년[16,17]

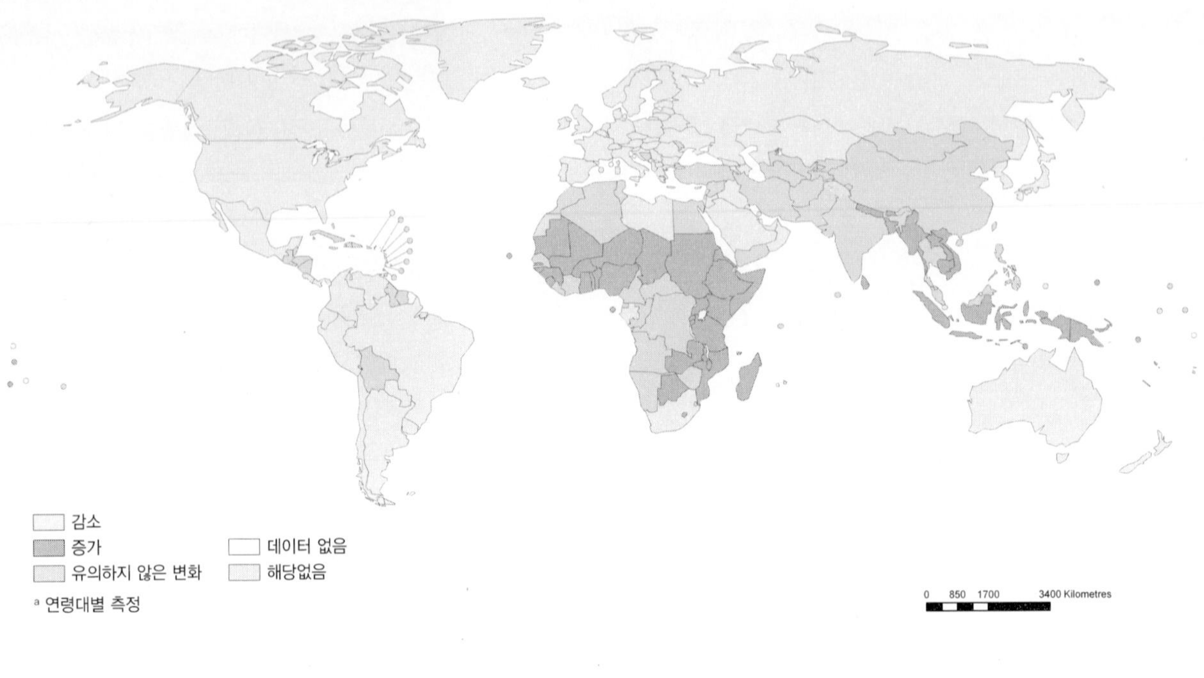

[a] 연령대별 측정

국제적 행동: WHO 담배규제기본협약(FCTC)은 2005년에 전세계 인구의 90%를 대표하는 180개의 단체에 의해 비준되었고, WHO의 지원 하에 협상된 첫 번째 공식 보건 조약이었으며 흡연의 급속한 확산에 대응하기 위해 고안되었다. WHO FCTC는 이 조약에 관련된 단체들에게 담배의 수요 및 공급을 감소시키는 정책을 시행하도록 하여 건강의 사회적 결정요인을 관리한다. WHO FCTC는 국제 보건의 부정적인 영향을 최소화하기 위한 모델을 제공한다. 이 모델은 소수 증거 기반 개입에 주력하고, 진행 과정 및 국가적 지원의 정기적 검토를 포함한다.

다자간 부문 대응: 다수의 NCD 위험 요소들은 우리가 숨을 쉬는 공기(그리고 흡연), 우리가 먹고 마시는 음식과 음료, 그리고 우리가 몸을 움직이는 범위와 관련이 있다. NCD 보건 정책은 무역, 과세제도, 농업, 도시개발 및 식품 생산 등 공공 정책을 통하여 이룰 수 있다. 이러한 정책적 대응은 다부문 협의 및 협력을 기반으로 한다. WHO가 추진하는 모든 정책에서의 건강(Health-in-All-Policies) 접근법은 NCD[18]를 위한 다부문 대응의 개발에 대한 토대를 제공하며, 이미 담배규제에 있어 매우 효율적으로 작용했다.[19] 광범위한 다부문 측정 및 대응 방법들을 담고 있는 WHO FCTC에 의해 지침 원칙의 중요성이 강조된다.

조기 발견, 진단 및 치료: 질병에 대한 인식 부족 및 뒤늦은 질병의 발견은 모든 주요 NCD에서 중요한 문제로, 질병의 조기 발견 및 대책에 필수적인 1차 보건의료서비스를 지원하고 개발하는 것이 필요하다. 다양한 고효율·저비용의 개입 방법들이 존재한다; 아세트산을 이용한 육안검사를 통한 자궁경부암 검사, 전암성 병변의 냉동요법 또는 저온 응고법 등이 그 예이다. 인도[20]에서 이러한 종류의 "검사 및 치료" 프로그램이 성공적으로 수행되었다. 새롭고 신속한 저가의 인유두종 바이러스 발견을 위한 검사 또한 곧 사용이 가능해진다.[21]

NCD 치료에 대한 통합적 접근: 일관성 있고 종합적인 NCD 대응에 다부문 협력이 매우 중요하듯이 통합적 건강 관리 또한 필수적이다. 예를 들어 혈압을 모니터링하기 위해서는 혈중 콜레스테롤 및 혈당 검사를 병행해야 한다. "종합적 심혈관 위험 관리"를 통한 심장마비 및 뇌졸중의 예방은 개별 위험요소를 기반으로 한 치료보다 비용 면에서 효율적이며 기본 UHC 일괄 프로그램의 일부이다.[13] 이 종합적 위험 관리는 소수의 고소득 국가에서 시행되었으며[22] 저소득 및 중소득 국가들 또한 이 관리 방법을 채택하고 있다. 또한 1차 보건의료를 위한 WHO 비감염성 질환 필수 패키지(Package of Essential Noncommunicable disease, PEN)를 통하여 자원이 부족한 국가에서도 일반의를 포함해 1차 보건의료 종사자들이 심혈관 위험성을 검사하고 관리할 수 있도록 훈련받는다.[23] 작업 분담과 같은 혁신적인 서비스 전달 모델을 통해 자원이 부족한 국가에서 지역 보건소 직원들이 심혈관 위험성 검사를 수행함으로써 숙련된 의료 종사자들은 보다 높은 수준의 전문적 훈련이 필요한 작업에 집중할 수 있다.[24]

도전과제

NCD 사망률 감소에도 불구하고, 기존의 보건 관리 방법은 WHO 25-by-25 NCD 사망률 목표(2025년까지 4가지 주요 NCD 조기 사망률 25% 감소)를 충족하기에는 불충분하다.[25] 이는 '2030년까지 NCD로 인한 조기 사망률의 1/3 감소'라는 SDG 세부목표에 있어 매우 중요한 단계이다. 아래에 언급하는 다수의 주요 도전과제들은 앞서 언급한 긍정적인 발전과 사실상 반대라고 할 수 있다. 주요 도전과제는 다음과 같다.

예방 조치의 부족: 정책적으로 NCD에 대한 관심이 높아졌지만 아직도 다수의 국가들은 이 문제에 대하여 불충분한 관심을 보인다. 예를 들어 WHO 2015 국가역량 조사(Country Capacity Survey)에 의하면 54%의 국가들만이 국가적으로 가동하는 NCD 정책과 정책을 위한 예산을 가지고 있다고 밝혀졌다(2010년 32%의 국가에 비해 증가하였다).[5,26] 이 국가들 중 37%만이 4가지 주요 NCD와 4가지 주요 위험요소를 포함한 NCD 정책 및 계획을 가지고 있다.[27] 관련 정책 및 계획이 존재하는 경우에도 많은 경우 재정적 지원이 충분하지 않다. 부족한 홍보 및 예방의 영향은 최소한 최근

[그림 6.5] 25세 이상 성인의 비만 유병률(BMI ≥ 25 kg/m²),[a] 1980년–2008년[28]

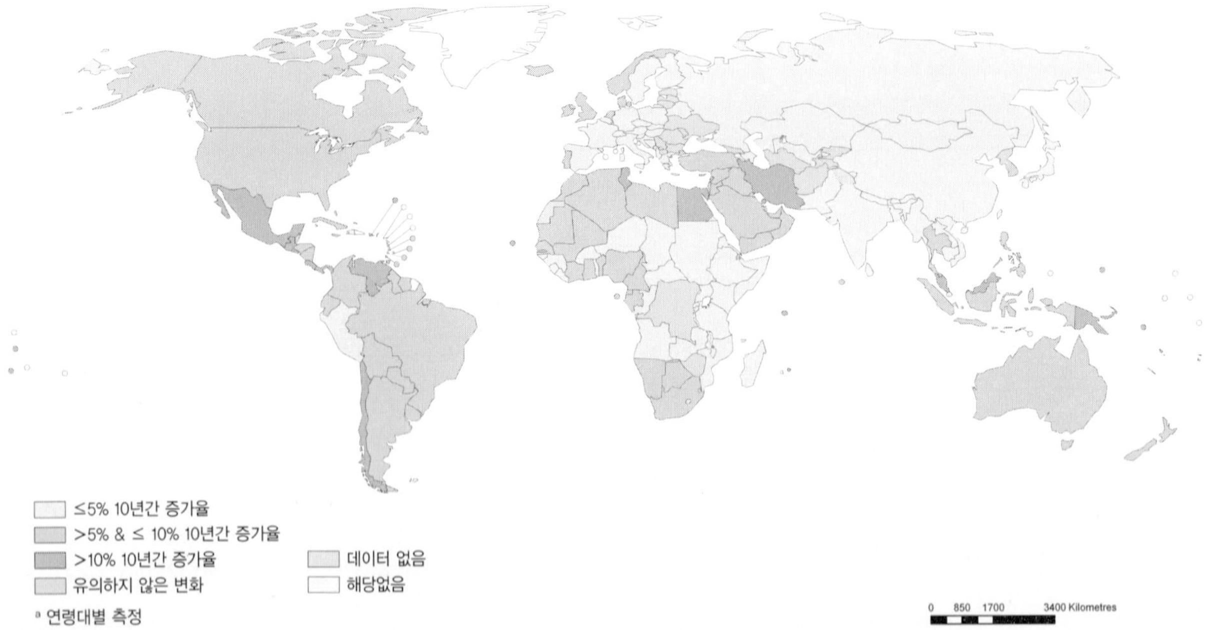

의 세계적 BMI, 과체중 및 비만의 증가에 반영이 되었다(그림 6.5).

1차 보건의료, 의약품 및 기술의 접근에 대한 한계: 특히 자원이 많지 않은 다수의 국가들의 경우 NCD 확산으로 인한 수요를 충족하기 위해 요구되는 보건의료 시스템의 재정, 거버넌스, 인력, 건강 정보, 의약품, 서비스 전달 능력이 불충분하다. NCD를 위한 1차 보건의료서비스가 강화되고, 만성 질환을 위한 모델을 적용시켜야 한다.[29] HIV와 같은 만성 감염병의 관리를 통하여 배웠던 교훈은 매우 유용할 것이다.[30]

이윤 추구로 인해 발생한 질병: 기업들은 NCD의 확산과 관련이 있는 다수의 제품들을 통하여 이윤을 남긴다. 지난 수십 년 간 계속된 담배 규제를 위한 투쟁은 기업들의 사업 방식을 변화시키는 것이 얼마나 어려운지 보여주는 하나의 예에 불과하다. 전세계적으로 흡연율이 감소하고 있지만, 일부 국가에서는 증가하고 있으며 특히 아프리카 및 동부 지중해 지역의 남성들의 흡연율이 증가하고 있다.[31] 또한 많은 담배 회사들은 포장 규제가 트레이드 마크 및 지적 재산권을 침해한다고 주장하며 건강 유해성 경고를 담은 담뱃갑 그림과 담뱃갑 단순 포장법(plain package) 등 담배 규제법과 맞서고 있다. 마케팅 및 무역의 세계화는 기업이 제품을 홍보할 수 있는 전례 없는 기회를 제공한다. 하지만, 이로 인하여 흡연, 음주 폐해, 특히 포화지방, 트랜스지방, 당, 소금/나트륨을 포함한 고지방 식품 소비 그리고 정적인 생활방식을 유발하고, 다수의 저소득 및 중소득 국가들의 약한 규제로 이득을 보고 있다.[32]

급진적, 비계획적 도시화: 비계획적 또는 운영 상태가 엉망인 도시화는 도심지역의 대기오염 및 정적인 생활방식을 증가시키는 등 NCD 발병 및 사망에 영향을 미치는 많은 위험을 야기시킨다. 환경적 측면에 집중한다면, 지난 10년간 대기환경의 질은 아주 약간 향상이 되었거나 거의 향상되지 않았다. 전세계 인구의 약 75%가 2012 WHO 대기 품질 가이드라인(Air Quality Guideline)에 나와 있는 오염 농도 기준을 초과하는 오염물질에 노출되어 있다. 1998년–2000년 사이에는 76%의 인구가 노출되었다. 하지만 현저한 지역적 편차가 존재한다. 예를 들면, 유럽 및 북미 국가들을 포함한 다수의 고소득 국가들의 경우 지난 몇십 년간 스모그를 유발하는 배기가스 및 미세먼지를 줄이기 위한 노력을 통하여 대기오염이 대폭 감소했다. 이러한 개선 효과는 남부 및 동부 아시아 공기 청정도의 현저한 하락으로 상쇄되었다. 이는 인구 증가, 오염된 도시의 인구 밀도 증가 및 산업화의 증가 때문이다. 하지만, 도시화 또한 경제적 이익을 발생시키며 의료서비스 및 공중보건 메시지에 대한 접근을 용이하게 한다는 사실을 주목해야 한다. 따라서, 올바른 도시 계획은 도시화의 부정적인 영향을 경감시킬 수 있다.

노령화 인구: NCD 발병 및 사망은 나이가 증가함에 따라 급격하게 증가한다. 노인 인구의 절대 숫자 및 총 인구에서 노인이 차지하는 비율은 전체 지역에서 증가하고 있다(그림 6.6). 2012년 NCD로 인한 사망의 58%는 70세 이상의 인구에서 일어났다. 노령 인구는 NCD 질병 및 사망을 증가시키기 때문에 보건의료 시스템의 부담은 앞으로 증가할 것이다. 만성 질환을 갖고 있는 환자들은 일반적으로 다른 기타 질병을 동반하며, 이로 인하여 치료는 더욱 복잡해지고 양질의 의료서비스 필요성을 증가시킨다.[34,35]

[그림 6.6] 1970년-2030년[36]의 지역별 70세 이상 인구의 비율 및 2000년-2030년[25]의 지역별 NCD 사망자 수

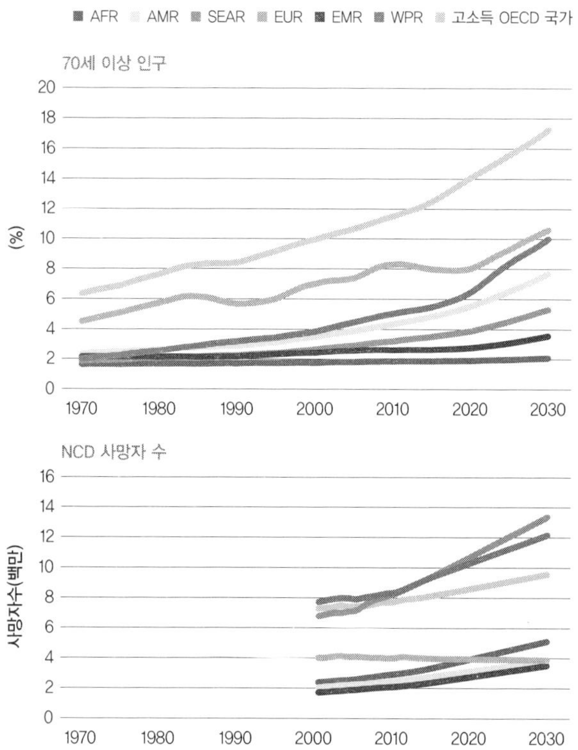

불평등: NCD 사망률의 전반적인 감소는 국가내 불평등의 심화를 감출 수 있다.[37] 사회경제적 상황을 통해 NCD 사망률을 측정하는데 필요한 자료가 충분한 경우, 낮은 사회경제적 지위에 있는 사람들이 높은 지위의 사람들 보다 높은 사망률을 보인다.[38] 많은 나라에서 NCD 불평등은 총 사망률 및 기대수명의 불평등에 대한 가장 중요한 정보이다.[38] 글로벌 NCD 목표와 UHC를 달성하기 위해서 각 국가의 정부는 모든 사회적 집단들에게 효과적으로 적용할 수 있는 정책 및 서비스를 수행할 수 있는 능력이 있어야 한다.

21세기에 들어서 각 국가의 정부는 현재 NCD를 저소득 및 중소득 국가의 개발에 있어서 주요 도전과제 중 하나로 인식하고 있다.[39] 빈곤은 사람들을 NCD 위험 요소에 노출시키고, 그 결과 사람들은 NCD로 인하여 만성적인 빈곤의 늪에 빠지게 된다.

전략적 우선순위

NCD를 위한 SDG 목표는 전략적 방향을 제시하는 기존의 UN 및 WHO 선언에 기반한다. 국가 및 정부 수반에 의해 2011년 UN 총회에서 채택된 NCD에 대한 UN 정치 선언은, NCD 예방 및 대책을 위한 다부문 국가적 정책 및 계획을 세우기 위한 약속으로 협약의 구체적 지침서를 포함했다. 이 선언은 2013년 5월 세계보건총회에서 2013-2020[3] NCD의 예방 및 대책을 위한 WHO 글로벌 실행계획의 승인과 함께 이루어졌다. 이 계획은 6가지 주요 전략적 목표를 포함한다:

- 강화된 국제적 협력 및 지지를 통하여 국제적, 지역적 및 국가적 사안에서 NCD 예방 및 통제에 대한 우선순위 향상
- 국가적 역량, 리더십, 거버넌스, 다부문 실행 및 파트너십 강화를 통한 NCD의 예방 및 대책에 대한 국가적 대응 가속화
- 건강증진 환경 조성을 통하여 완화할 수 있는 NCD 위험 요소와 근본적인 사회적 결정요인 감소
- NCD의 예방 및 대책과 근본적인 사회적 결정요인을 다루기 위하여 사람중심 1차 보건의료서비스와 UHC를 통해 보건시스템 강화 및 지향
- NCD의 예방 및 대책을 위해 한 단계 높은 수준의 연구 및 개발을 위한 국가적 역량 증진 및 지원
- NCD의 동향 및 결정요인 모니터링과 NCD의 예방 및 대책에 대한 과정평가

이 전략의 목적은 2025년까지 NCD의 조기 사망률

을 25% 감소시키는 것을 포함하여 9가지 글로벌 NCD 목표를 2025년까지 달성하는 것이다(박스 6.1). 다시 말해 2000년 이후 달성한 목표치를 두 배 이상 달성해야 한다. NCD 사망률 목표는 SDG 세부목표 3.4로, NCD 조기 사망을 2030년까지 1/3로 감소시키는 것이다. 6가지 글로벌 NCD 목표(고혈압, 과체중/비만, 당뇨병, 고염식, 흡연 및 음주)를 충족하여 NCD 사망률 목표를 달성할 수 있다. 염분 섭취를 줄이는 방법을 포함하여 흡연 및 고혈압에 대한 조치는 NCD 사망률 감소에 가장 큰 도움이 될 것이다. SDG 세부목표는 두 가지 위험 요소를 구체적으로 명시한다: 흡연 및 음주(7장 참조).

[박스 6.1] 세계의 자발적 목표들[41]

2013년 5월, 66회 세계보건총회에서 NCD 예방과 관리를 위한 종합적인 글로벌 모니터링 프레임워크를 채택하였다. 이 프레임워크는 NCD의 예방과 관리의 진행단계를 평가하고 최근 동향을 모니터링할 수 있는 25개의 지표를 포함한다. 25개 지표에서 9개 영역이 선정되었고, 이는 2010년을 기준으로 2025년까지 달성하는 것을 목표로 한다. 세계의 자발적 목표들의 내용은 다음과 같다:

1. 심혈관질환, 암, 당뇨병, 만성호흡기질환으로 인한 조기사망 위험 25% 상대적 감소.
2. 음주폐해 최소한 10% 감소.
3. 불충분한 신체활동 10% 감소.
4. 소금/나트륨 섭취 평균 인구 30% 감소.
5. 현재 흡연율 30% 감소.
6. 고혈압 유병률 25% 감소.
7. 당뇨병과 비만 확산 방지.
8. 심근경색 및 뇌경색을 예방하기 위해 약물치료 및 상담을 최소한 50% 확장.
9. 주요 NCD를 공공시서과 민간시설에서 치료하기 위해 요구되는 복제의약품을 포함하여 이용가능한 기초 기술 및 필수의약품 유효성 80% 달성.

첫번째 세계 자발적 목표는 2030년까지 NCD 조기사망을 1/3 감소하려는 SDG 세부목표 3.4와 긴밀히 연계되어 있다.

또한 이러한 노력의 중점은 WHO PEN[23] 개입의 통합과 더불어 사람중심 1차 의료를 포함한 UHC로의 전환이다. 이는 두 가지 NCD 건강 보장 세부목표 달성을 포함한다: (i) 심장마비 및 뇌졸중을 예방하기 위하여 최소 50%의 고위험군 인구가 약물 치료 및 상담을 받을 수 있도록 하며; (ii) 주요 NCD를 치료하기 위한 약품이 최소 80% 사용이 가능하도록 유지한다. 2013-2020년도 NCD 예방 및 대책을 위한 WHO 글로벌 실행 계획 또한 NCD에 대항하기 위하여 비용 효율적인 개입의 중요성을 강조한다. UHC는 다른 의료서비스와 함께 NCD 예방 및 치료 서비스의 통합을 위한 전반적인 체계를 제공한다.

마지막으로 이 계획의 목적은 NCD의 예방 및 대책, NCD 위험요소에 대한 국가적 연구 및 개발 능력의 강화, 그리고 NCD와 그 위험요소가 초래한 질병 부담의 측정 및 모니터링을 향상시키는데 지원하는 것이다. 조금 더 거시적인 관점에서 보자면 이 계획은 실질적, 인지된 또는 잠재적으로 충돌하는 대책의 중요성 및 다부문에 걸친 실행의 중요성을 강조한다. 우리는 이 분야에서 가장 큰 난관에 직면하고 있다.

2014년 UN 총회는 NCD에 대한 결과 문서를 채택했다. 이 문서는 각 국 장관들이 9가지 글로벌 NCD 목표를 고려하여 각 국 상황을 기반으로 2025년까지 달성할 국가적 목표와 진척현황 지표 설정을 바탕으로 한다. WHO는 2015년 9월, 2015년 상반기 자료수집을 기반으로 지표와 관련된 각 국에 대한 정보를 제공하는 WHO NCD 진척현황 모니터(progress monitor)를 발간했다. WHO 사무총장은 2018년 NCD의 세 번째 UN 고위급 회의를 준비하기 위하여 2017년 후반에 UN 총회에서 이 지표를 사용하여 발표할 것이다. 이는 2011 UN 정치 선언 및 2014년 결과 문서를 시행하는데 있어 국가적 진전을 평가하기 위함이다.

흡연은 NCD의 주요 위험요소 중 하나로, 담배 규제는 NCD로 인한 조기 사망률의 감소를 목표로 하는 SDG 세부목표 3.4를 달성하기 위한 중요한 수단이다. 또한 "모든 국가에서 WHO 담배규제를 위한 국제협약 강화"처럼 구체적으로 담배규제를 명시한 건강 관련 세부목표도 존재한다.

이러한 SDG(세부목표 3.a)의 이행 방법은 모든 국가에서 WHO FCTC 실행 강화를 시사한다. 이 개입은 담배세 인상, 공공장소에서의 흡연 금지, 건강 유해성 경고를 담은 담뱃갑 그림, 담배 광고 금지, 담배 제품의 부정 거래 금지, 담배 재배 농가에 대체 작물 제시, 미성년자에 대한 담배 판매 및 미성년자에 의한 담배 판매 방지, 흡연에 대한 자료수집 및 공유, 그리고 흡연 예방을 위한 노력이다.

담배 규제와는 달리 공기, 물, 토양 오염 및 유해 화학물과 같은 환경 결정요인은 대부분의 NCD 정책 및 전략의 중심이 아니다. 하지만 환경적 위험 요인에 대한 관심이 높아지고 있다. 특히 공기 오염에 대한 관심이 높아지고 있는데, 대기오염 해소를 위한 최근 WHA 결의안이 그 예이다. 최소한 세 가지 목표와 관련된 공기의 질 문제 이외에도 SDG는 대기오염 및 NCD의 환경적 결정요인을 해소하기 위해 통합적인 노력을 위한 플랫폼을 제공한다.

심혈관질환

2012년 심혈관질환(CVD)으로 인한 사망자 수는 약 1,750만 명(전체 NCD 에 의한 사망의 46%)으로 다른 원인보다 심혈관질환으로 더 많은 사람들이 사망한다. 이 사망자들 중 740만 명은 관상동맥질환으로 사망했으며, 670만 명은 뇌졸중으로 사망했다. 이러한 심혈관질환 사망 중 약 1/3은 30세–70세에서 발생하며 이 인구 집단은 글로벌 NCD 목표 및 SDG 세부목표의 중심에 있다.

동향

심혈관질환으로 인한 총 사망자는 모든 지역에서 감소한 것으로 추산되며, 특히 저소득, 중소득 및 유럽의 비 OECD 고소득 국가와 함께 OECD 고소득 국가에서 가장 큰 하락세를 보였다. OECD 고소득 국가의 경우 연령표준화 사망률이 12년간 35%까지 대폭 감소한 것으로 나타났다(그림 6.7). 다른 지역에서 CVD 사망률의 감소는 1%–20%의 분포를 보이며 전세계적으로는 평균 16%를 보였다.

[그림 6.7] 세계 지역별 CVD 사망률, 2000년과 2012년[1,8]

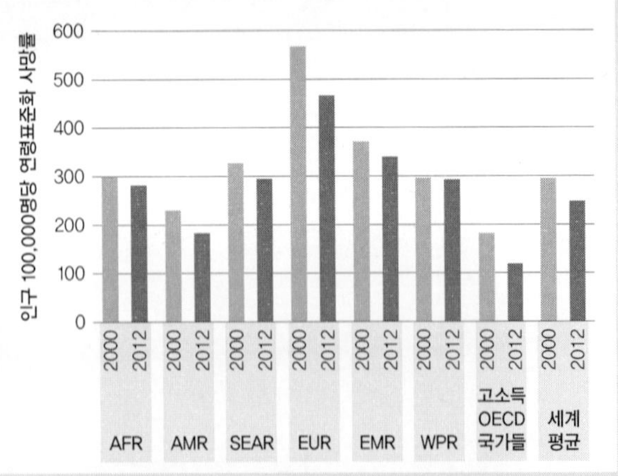

긍정적 발전

고혈압은 심혈관질환의 가장 주요한 위험 요인이며, 고혈압은 건강하지 못한 음식 중에서도 고염식 및 신체 활동 부족과 관련이 있다.[7] 심혈관질환으로 인한 사망의 58%는 고혈압에 의해 발생한다.[7] 고혈압은 국민들의 소득 수준, 남녀에 상관없이 흔한 질병이다. 그럼에도 불구하고, 신체 활동, 건강한 식습관 및 항고혈압성의 약물 치료 등 강력한 보건 개입을 통하여 혈압을 쉽게 개선할 수 있다. 흡연 및 간접흡연이 심혈관질환으로 인하여 발생하는 사망의 30%를 야기하기 때문에, 흡연은 심혈관질환의 또 다른 주요 위험 요인이다.[7]

흡연율의 감소, 의료서비스 및 약물 치료의 향상 및 인구 전반의 평균 혈압의 개선은 많은 나라에서 심혈관질환 사망의 감소에 가장 큰 요인이라고 여겨진다.[10,11] 현재 진행되고 있는 비만의 확산에도 불구하고 심혈관질환 사망은 감소하는 경향을 보였다.[10,43,44] CVD 사망률 감소의 결정 요인은 다음과 같다:

- 급성 심장마비 및 이후의 심장치료 향상은 심근경색 치사율 및 심혈관질환 사망률 감소에 밀접한 관련이 있다.[45]
- 항고혈압제 및 스타틴을 이용한 관동맥성 심장병의 병력이 없는 고위험군 환자 대상 예방치료는 CVD로 인한 사망 위험이 가장 큰 환자들을 보호하는 것으로 나타났다.[46]
- 일부 국가의 경우 CVD 평균 최대혈압 및 콜레스테롤이 감소했고, 이로 인해 사망 위험이 적은 대다수의 사람들을 보호할 수 있었다.[16,47]
- 국제적 및 국가적 조치를 통하여 흡연이 감소했으며(개별 섹션 참조) 이를 통하여 심혈관질환 사망률이 개선되었다.[10,11]
- 감염의 감소, 태아 및 유아 건강을 포함한 영양 및 의료 서비스의 변화는 이러한 감소 추세에 영향을 주었을 수 있지만, 이러한 가설을 입증하기 위해서는 더 많은 증거가 필요하다.[10]

도전과제

사망률 감소에도 불구하고, 70세 미만 환자 CVD로 인한 사망률을 포함하여 심혈관질환은 여전히 문제가 되고 있다. 저소득 및 중소득 국가들의 경우 가장 큰 질병 부담을 안고 있다. 주요 도전과제는 다음과 같다:

- **발견되지 않는 고혈압, 당뇨병 및 기타 위험 요인:** 일부 지역에서 고혈압, 혈중 콜레스테롤 및 당뇨병의 발병은 여전히 높다(그림 6.8 및 6.10). 많은 사람들이 자신의 혈압, 혈중 콜레스테롤 및 혈당을 모르고 있다.[49] 이러

한 증상이 조기 발견되지 않은 경우, CVD로 인한 조기 사망 위험성이 증가할 수 있다.

- **통합적 보건서비스에 대한 접근성 부족**: CVD 및 기타 NCD를 겪고 있는 환자들은 진단, 약물 및 치료 등 치료의 지속성을 강조한 효과적이고, 동등하고, 즉각적인 보건서비스가 필요하다.[29]
- **건강하지 못한 음식 및 식품 산업**: 트랜스 지방, 포화 지방, 당 및 염분이 많은 가공 식품 및 음료는 고혈압, 당뇨병, 콜레스테롤 및 CVD 증가와 연관성이 있다.
- **흡연 및 대기오염에 대한 노출**: (본 장의 개별 섹션 참조)
- **정적인 생활방식**: 도시화의 증가 및 교통 수단을 포함한 기계화로 인하여 덜 활동적인 신체 활동이 늘어나 심혈관질환에 영향을 줄 수 있다. 전반적인 신체 활동에 대한 자료들은 드물고 있는 자료도 일관되지 않다.[49]
- **형평성**: 가난한 나라의 경우 심혈관질환으로 인한 사망률이 높은 것으로 나타났다. 보건 개입 규모의 확대는 여전히 감염병이 질병 부담의 대부분을 차지하는 빈약한 의료시스템에 큰 부담을 불러일으킬 것이다. 가난한 공동체에 사는 사람들은 부유한 공동체에 사는 사람보다 높은 심혈관질환으로 인한 사망률을 보인다.[39]

전략적 우선순위

NCD에 대한 2011 UN 정치 선언[39] 및 NCD에 대한 2014 UN 결과 문서[5]는 각 국 정부가 NCD로 인한 조기 사망을 줄이기 위해 만든 조약의 지침서를 포함한다. 이 조약은 SDG에 포함된 NCD 관련 세부목표를 달성할 수 있게 해줄 것이다. NCD에 대한 2013-2020[3] 예방 및 대책을 위한 WHO 글로벌 실행계획은 정부가 이러한 조약을 수행할 수 있는 방법에 대한 전략적 우선순위 및 정책을 담고 있다.

이러한 목표를 수행하는데 있어 건강한 식습관에 대한 홍보가 매우 중요하다. 이를 수행하는 일환으로 아동에 대한 건강하지 못한 식품/비알코올성 음료 광고에 제한을 두었다. 또한, 염분 섭취 감소, 과일 및 채소의 소비 증가, 포화 지방을 불포화 지방산으로 대체, 식품 및 비알코올성 음료 내 당분 감소, 섭취, 적은 양과 저 에너지 음식 섭취를 통한 칼로리 섭취 감소 등으로 건강한 식습관을 촉진한다. "능동적 교통수단" (자전거, 도보, 도시계획/교통수단 정책을 통한 도보 및 자전거 활동을 위한 기반시설 향상), 오락, 여가 및 스포츠를 포함한 신체활동의 증진은 또 다른 중점이 될 수 있다. 학교의 아동뿐만 아니라 모든 연령대의 사람들을 위해서 고품질의 신체 활동 교육 또한 필수적이다. 또한, 음주 및 흡연을 줄이는 것이 중요한 역할을 한다. 마지막으로 대중매체 캠페인 역시 건강한 생활에 대한 태도에 변화를 줄 수 있는 매우 중요한 요소이다.

보건의료 시스템에 있어서 개별 위험 요소에만 기반한 치료보다[46] 비용 면에서 효율적인 종합적 위험 접근방법을 적용시켜야 한다. 심혈관질환의 조기 발견 및 비용 효과적 관리를 통하여 심장마비 및 기타 합병증을 방지할 수 있다.[23] 2013-2020 NCD의 예방 및 대책을 위한 WHO 글로벌 실행계획에서는 심장마비 및 뇌졸중을 예방하기 위해서 최소 50%의 고위험군 사람들이 약물 치료 및 상담을 받도록 한다(혈당조절 포함). 기존에 CVD 병력을 가진 사람들 또는 CVD의 위험성이 있는 사람들에 대한 다중약물 식이요법의 확대는 10년 후 23개 저소득 및 중소득 국가에서 1,800만 명의 사망을 방지할 수 있을 것이다.[50]

[그림 6.8] 18세 이상 수축기 혈압 평균[a], 2014[13]

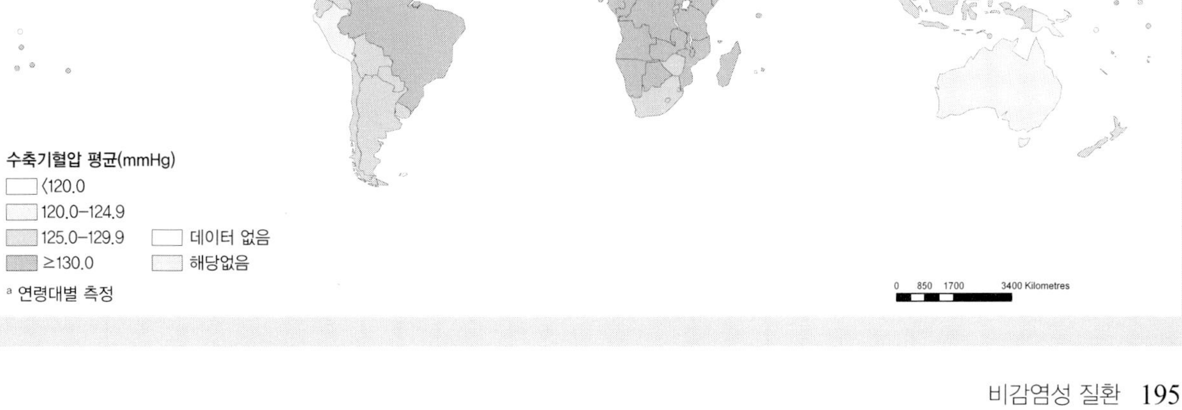

[a] 연령대별 측정

암

2012년에 전세계적으로 암 발병률이 증가했으며, 연 1,400만 건의 신규 암 환자가 발견되었고, 820만 명이 암으로 사망했다. 2012년도에 전세계적으로 가장 많이 진단된 암은 폐암(180만 건, 총 암 발생의 13%), 유방암(170만건, 11.9%) 및 대장암(140만 건, 9.7%)이었다. 암으로 인한 사망 중 가장 빈번한 종류로는 폐암(160만 건, 총 암으로 인한 사망의 19.7%), 간암(70만 건, 9.1%), 위암(70만 건, 8.8%)이었다.[51] 폐암과 같은 특정한 암의 경우 발병률이 사망률과 유사하며, 이는 대부분의 암이 사망으로 이어진다는 사실을 보여준다. 유방암 또는 자궁경부암과 같은 기타 종류의 암은 덜 치명적이고, 조기에 발견이 되면 효과적으로 치료될 수 있다.

동향

전세계적으로 2000년-2012년 사이 연령 표준화 암 사망률은 전반적으로 6%가 감소하여 약간의 개선을 보였다(그림 6.9). 하지만 이 수치는 주요 지역, 성별 및 질병 종류 등 변동성이 고려되지 않았다. 2000년-2012년도 암 사망률의 가장 큰 지역적 개선은 고소득 OECD 지역에서 발생했는데, 주로 남성의 폐암 사망, 남성 여성 모두의 위암 및 대장암 사망, 여성의 유방암으로 인한 사망의 감소에 기인한다. 연령 표준화 암으로 인한 사망률은 고소득 OECD 국가를 제외한 동남아시아 지역 및 서태평양 지역에서 증가했다.

주요 암 가운데, 2000년 이후 전세계적으로 위암 사망률이 20% 줄어들어 가장 큰 감소율을 보였다(표 6.1). 자궁경부암은 2000년대 이후 10%를 초과하는 사망 감소율을 보인 다른 주요 암이다.

폐암 사망률은 남성의 경우 4% 하락했지만, 여성의 경우 증가세를 보였다. 지역적으로 현저히 큰 편차를 보였는데, 고소득 OECD 국가의 경우 남성 폐암 사망률이 19% 감소했다. 이에 반해 동남아시아의 경우 남성 폐암 사망률이 10% 이상 증가했으며 고소득 OECD 국가를 제외한 서태평양 지역의 경우 남성 및 여성 모두 암으로 인한 사망률이 증가했다.

심혈관질환과 다르게 전체 암 사망률은 고소득 OECD 국가에서 가장 낮은 편이 아니다. 전체 암 사망률은 특정한 암 종류가 다양한 패턴을 가질 수 있다는 것을 간과할 수 있다. 일부의 특정한 암(예를 들면, 대장암 및 유방암)은 고소득 국가에서 매우 높은 사망률을 기록하고, 다른 종류의 암(위암 및 자궁경부암)은 같은 조건에서 사망률이 낮다는 사실을 알 수 있다. 다른 국가도 여전히 주요 원인이 매우 다양하게 나타난다(예. 폐암은 주로 흡연에 의해 발생하며 이는 소득수준과 상관관계를 갖지 않는다). 암으로 인한 사망의 약 1/3은 5가지 주요 행동 및 음식 위험성에 의해 발생한다: 높은 신체질량지수; 과일 및 채소 결핍; 신체활동 부족; 흡연; 음주.[53] 만성 질환 중 주로 헬로코박터 파일로리균, 인유두종 바이러스, HBV/HCV는 전세계 암의 16%와 관련이 있는 것으로 나타났다(사하라 사막 이남의 경우 그 수치가 더욱 높다).[54]

[그림 6.9] 세계 지역별 암 사망률, 2000년과 2012년[1,8]

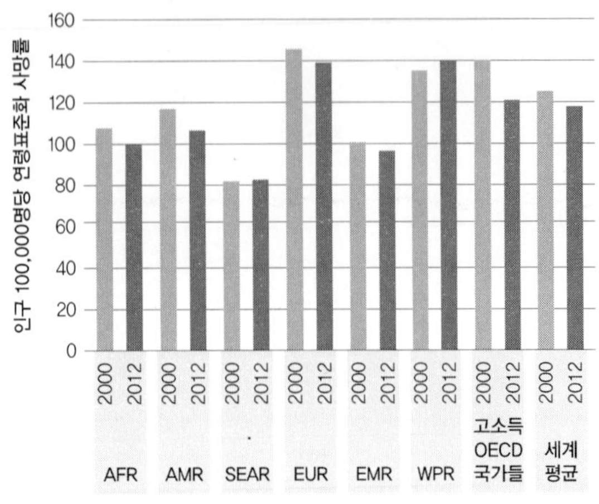

긍정적 발전

예방의 향상: 흡연은 암을 유발하는 가장 심각한 위험 요소로서, 전세계 암으로 인한 사망의 20%가 흡연으로 인한 사망이었다. 흡연의 감소는 암 사망률 감소 중에서도 특히 폐암 사망률의 감소와 밀접한 관련을 가진다.[7] 염분 섭취의 감소, 신선한 과일 및 채소 섭취의 증가 및 헬리코박터 파일로리 균의 감염을 감소시키는 위생시설 개선 등 위험 요소에 노출되는 빈도수 감소와 생활방식의 변화는 위암 발병 및 사망의 감소에 긍정적인 영향을 미친다.[55]

조기 발견, 진단 및 치료: 고소득 국가에서 암 발병률 증가에도 불구하고 사망률이 감소하는 것은 선진화된 양질의 보건의료서비스로 인한 결과이다.[56,57] 하지만 저차원적 기술(low-tech)을 활용한 암의 조기 진단은 개발도상국에서도 효과적인 것으로 나타났다. 중요한 예로, 아세트산을 사용한 육안검사를 통한 자궁경부암 검사와 전암성 병변의 한냉요법 또는 저온 응고법을 들 수 있다. 인도에서 이러한 "검사 및 치료" 프로그램이 성공적으로 수행되었다.[58]

노출 및 위험행동 감소를 위한 규제: 고소득 국가의 암 관리 수단으로부터 배운 교훈은 아무리 예방책이 효과적일지라도 건강 증진은 적절한 규제가 뒷받침되어야 한다는 사실이다. 예를 들어 WHO가 지원하는 첫 번째 국제조약인 FCTC는 담배 소비를 감소시키는데 매우 중요한 역할을 했다. FCTC 조약 중 가장 효과적인 규제인 담배세 인상은 담배 소비를 줄이는데 결정적인 역할을 했다. 알코올 소비 및 대기오염 등 암을 유발하는 직업적 및 환경적 위험을 제거하기 위해서 담배와 유사한 접근 방법을 고려해야 한다.

도전과제

효과적이고 신속한 진단 및 치료의 접근성 부족: 암에 대한 인식 또는 검사와 같은 효율적인 조기 발견 프로그램이 없는 경우, 환자들에게 치료가능한 치료법이 존재하지 않는 너무 늦은 단계에서 암이 발견될 수 있다. 일부 고소득 국가에서 인구 기반 검사 방법(population-based screening methods)이 자궁암, 유방암, 직장암 및 대장암에 시행되었다. 하지만 대부분의 지역에서 검사에 필요한 자원이 부족하여 암 검사가 널리 시행되지 않고 있다. 또한 다수의 저소득, 중저소득 국가에서 조직 병리학 같은 진단 및 치료가 매우 열악하여 암 관련 사망이 증가하고 있다. 신속한 진단 및 치료를 제공할 수 있도록 인적자원, 보건 서비스, 지속가능한 공급망에 대한 즉각적인 투자가 필요하다.

이윤추구 행위로 인하여 발생한 질병: 대다수 암 발병 관련 제품의 소비 위험성은 고염분 가공 식품 및 주류로 인하여 발생하는데, 두 품목 모두 기업에 많은 이윤을 보장한다. 담배의 판매 또한 고수익 사업이라고 할 수 있다.[59] 따라서 이윤추구를 위한 발암물질 유발 제품의 생산 및 유통은 모든 국가의 주요 도전과제라 할 수 있다.

정적인 생활방식: 신체활동 부족은 특정 암 발생의 위험성을 높이고[60] 신체질량지수(BMI)를 증가시킨다.[61]

높은 비용: 나날이 증가하는 암의 부담은 암 치료에 필요한 비용의 증가로 이어져 고소득 국가들의 경제에도 악영향을 미치고 있다. 2010년에 매년 암으로 인한 전체 경

[표 6.1] 2000년–2012년[1,52] 세계 지역별 사망률 동향과 2012년 성별에 따른 세계 암 사망 원인의 주요한 6가지

2012년 세계 순위	암 종류	세계 평균	AFR	AMR	SEAR	EUR	EMR	WPR	고소득 OECD 국가들
여성									
1	유방암	−8							
2	기도, 기관지, 폐암	9							
3	결장암과 직장암	−8							
4	자궁암	−12							
5	위암	−21							
6	간암	7							
남성									
1	기도, 기관지, 폐암	−4							
2	간암	−2							
3	위암	−20							
4	결장암과 직장암	−7							
5	전립선암	−8							
6	식도암	−8							

5% 이상 감소된 ASDR　5% 이상 증가된 ASDR　ASDR에서 −5%와 5% 사이의 변화

제적 비용은 대략 미화 1.16조 달러에 달하는 것으로 나타났다.[56] 천문학적 비용 때문에 암 치료를 중단하는 등 폐해가 심각하므로 개인이 부담하는 치료비용을 경감시켜야 한다. 국가적인 수준에서 기본 암 관리에 대한 투자의 실패는 수십억 달러의 경제적 손실을 유발할 수 있다.[62]

고통 완화 치료 부족: 암 환자의 80%는 암 말기 단계에서 심각한 고통을 받는다.[63] 그러므로 효과적인 공중보건 전략, 공동체 및 가정 기반 치료 및 경구 모르핀에 대한 접근성 향상이 매우 중요하다.

전략적 우선순위

NCD로 인한 조기 사망 감소를 비롯한 SDG 세부목표를 달성하기 위해 암의 예방 및 대책에 주력하는 프로그램은 매우 중요하다. SDG는 또한 공기, 수질 및 토양 오염이 적은 더 건강한 환경을 조성함으로써 발암물질에 대한 노출을 감소시키는 등 여러 기타 목표들을 포함한다(목표 3.9).

모든 암에 대한 대응은 다각적인 측면에서 수행되어야 한다. WHO와 국제암연구기구(IARC)는 암 예방 및 대책에 대한 정치적 공헌을 확대하기 위해 UN 비감염성 질환을 위한 기관간 대책위원회(UN Noncommunicable Diseases Interagency Taskforce)를 통해 다른 UN 기구들과 협력하고 있다. 다수의 기관들이 협력하여 암의 발생 원인과 발암물질 메커니즘에 대한 연구 그리고 암 부담률 모니터 등 암에 대한 연구 진행에 많은 노력을 기울이고 있다.

앞으로 암 예방 및 대책에 검증된 전략 개발, 새로운 지식의 정립, 그리고 증거기반 접근법을 수행하기 위한 기존의 지식 세분화가 매우 중요하다. 또한 암의 예방, 조기 발견, 치료를 위한 보건 개입의 계획 및 실행을 할 수 있는 기준 및 도구를 개발해야 한다. 뿐만 아니라 개발도상국에 신속하고 효율적인 최고의 보건 개입을 전파하기 위하여 많은 기술 지원을 제공해야 한다. WHO PEN과 같은 WHO 수단은 암의 조기 발견 및 효과적인 대책을 촉진하여 보건의료서비스 전달을 향상시킬 수 있다.[23] 마지막으로 각 국가는 국가적인 차원 및 지역적인 차원에서 암 환자의 조기 진단 및 치료를 위해서 보건의료 체계를 강화시키는 노력을 기울여야 한다.

당뇨병

제2형 당뇨병은 당뇨병 증상의 90%를 차지하며[64] 주로 과다 체중 및 신체 활동 부족으로 발생한다. 기존에 오직 성인에게 발병되던 제2형 당뇨병은 아동 비만 및 과체중의 증가로 인해 이제는 아동에게도 발견된다.[13] 시간이 지남에 따라 제어가 되지 않은 당뇨병의 과혈당증은 많은 신체 시스템에 치명적인 손상을 입힌다. 이 증상은 족부궤양 및 감염의 가능성을 증가시키고(끝내 팔다리 절단을 야기하며) 실명, 심장질환 및 뇌졸중을 유발한다.[68] 당뇨병 환자의 조기 사망에 대한 전반적인 위험성은 당뇨병이 없는 사람의 위험성에 비해 최소 두 배 높다.[66]

동향

18세 또는 그 이상의 사람들 중 9%가 당뇨병이 있는 것으로 추산된다(그림 6.10).[13] 당뇨병 유병률은 동부 지중해 지역에서 가장 높으며(남녀 모두 14%) 유럽 및 서태평양 지역에서 가장 낮다(고소득 국가 포함, 남녀 각각 8% 및 9%).[13] 또한 2012년 당뇨병으로 인한 사망자 수는 150만 명이었으며 당뇨병은 심혈관질환으로 인한 다수의 사망에 영향을 미치는 요소라 할 수 있다.[1]

당뇨병 역학의 개선은 달성하기 쉽지 않다: 당뇨병 발병률은 최근 대부분의 국가에서 증가했으며 어느 지역에서도 감소하지 않았다.[12] 이와 유사하게 비만의 유병률은 1980년 보다 거의 두 배로 증가했으며 모든 지역에서 감소한 기록이 없다.[12] 소수의 고소득 국가는 아동의 비만 유병률 평준화(leveling off) 문서를 마련하여[14,15] 당뇨병의 유병률을 안정화시키고 있다. 하지만, 이밖의 국가에서 비만율은 여전히 증가세를 보인다.

긍정적 발전

비만 및 당뇨병 발병 감소에 대한 성과가 부족하기에 성공에 대한 논의는 부적절하다. 하지만 제2형 당뇨병이 건강한 음식, 주기적인 신체 활동 및 표준 체중 유지를 통하여 예방될 수 있다는 사실이 밝혀졌다.[67,68,69,70] 또한 상대적으로 저렴한 혈액 검사를 통한 조기 진단 및 적절한 치료는 합병증을 방지할 수 있다.

[그림 6.10] 18세 이상 인구 사이에 증가하는 공복혈당의 유병률[b], 2014[113]

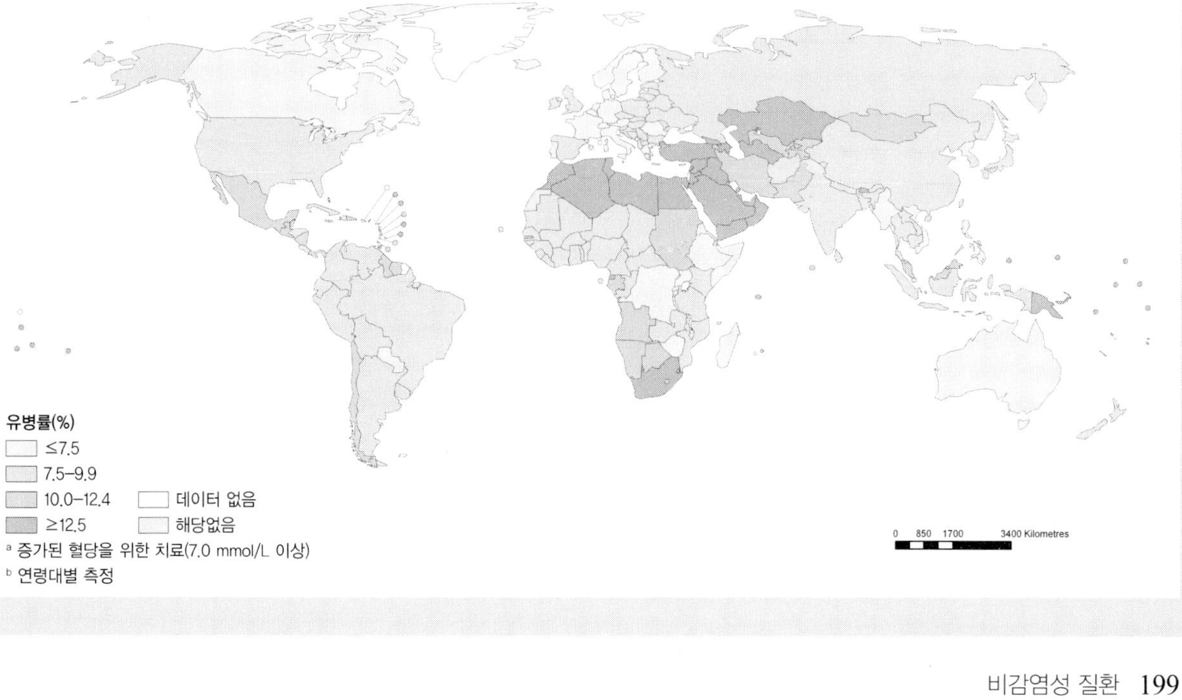

도전과제

모든 국가에서 당뇨병은 가장 큰 도전과제 중 하나이다: 당뇨병의 원인은 아래와 같다.

건강하지 않은 식습관 및 식품 산업: 설탕이 많은 가공식품 및 음료는 당뇨병의 위험성을 높이는 비만과 높은 연관성이 있다.

정치적 참여 부족: WHO 2015 국가 역량 조사에 의하면, 72%의 국가들이 당뇨병 관리를 위해 수행가능한 정책, 전략 또는 계획을 갖고 있는 것으로 나타났다.[27] 하지만, 관련 정책 또는 계획이 있는 국가의 경우에도 재정적 지원이 충분하지 않다.

당뇨병 예방책 부족: 영양 및 신체 활동 관련 정책 또한 부족하며 절반이 조금 넘는 나라들만이 수행가능한 정책이 있다고 보고했다.

신속한 진단 및 적절한 당뇨병 치료의 부족: 당뇨병을 발견하는 것은 매우 어렵다.[71,72,73] 당뇨병이 진단될 경우 당뇨병 관리는 매우 복잡하고 다방면적인 노력이 필요하다. 이 노력에는 건강한 생활방식, 자기 관리 기술 및 개별적인 의약품의 정기적 사용 등이 포함된다. 고소득 환경에서 조차 당뇨병은 부적절하게 관리된다. 저소득 환경에서는 필수 약품의 사용이 가능하지 않거나 가격을 감당할 수 없다.

모니터링 및 감시의 부족: 전체 범위의 당뇨병 확산을 측정하고 추적하기 위한 능력은 당뇨병에 대한 목표 설정 및 모니터링 절차에 있어 매우 중요하다. 일부 국가들은 공식적으로 당뇨병에 대한 모니터링 및 자료수집을 시작하는 단계에 있다.

전략적 우선순위

당뇨병 관리는 2030년까지 NCD로 인한 조기 사망률을 감소시키기 위한 세부목표 3.4의 일부분이다. 비만 및 당뇨병의 확산에 대항하여 가장 취약한 계층인 태아 및 유아 보건 계획에 초점을 맞춘 다부문 인구 기반 접근(multisectoral population-based approach)이 필요하다. 이러한 사실은 NCD에 대한 2011년 UN 정치 선언[4]에 명시되어 있으며, 2013-2020 NCD 예방 및 대책에 대한 WHO 글로벌 실행계획은 전략적 우선순위를 명시한다.

정책은 식품의 생산, 유통 및 마케팅에 기여할 수 있는 다른 분야를 다루어야 하며, 동시에 건강한 신체 활동 문화 개발을 지원해야 한다.[74,75,76] 하지만 무엇보다도 조기 발견 및 관리를 위한 1차 보건의료 서비스 등 관련 건강 위험 요인을 해결하는데 필요한 보건의료서비스를 개발하는 것이 중요하다. 당뇨병의 치료는 혈당 저하와 함께 혈관에 악영향을 줄 수 있는 기타 위험 요소 요인의 감소를 포함한다. 적절한 혈당 관리는 비용의 절감 뿐 아니라 개발도상국에서 실행을 가능하게 한다. 제2형 당뇨병이 있는 환자들은 경구 약물 복용을 통하여 치료 받을 수 있으나 인슐린 주사도 필요로 한다. 혈압 및 지질(lipid) 관리, 미세혈관 합병증을 비롯한 발 관리 및 검사는 당뇨병 관리에 있어 필수적이다.[23] 비만 및 당뇨병의 정기적인 모니터링 또한 주기적 NCD 감시의 일부로 도입해야 한다.

"당뇨병 및 비만의 증가 중지"[3]와 같은 당뇨병에 대한 국제적 목표 설정은 당뇨병 커뮤니티에게 전세계적으로 매우 중요한 요소이며 이를 통하여 당뇨병 관리의 새로운 시대가 도래할 것이다.

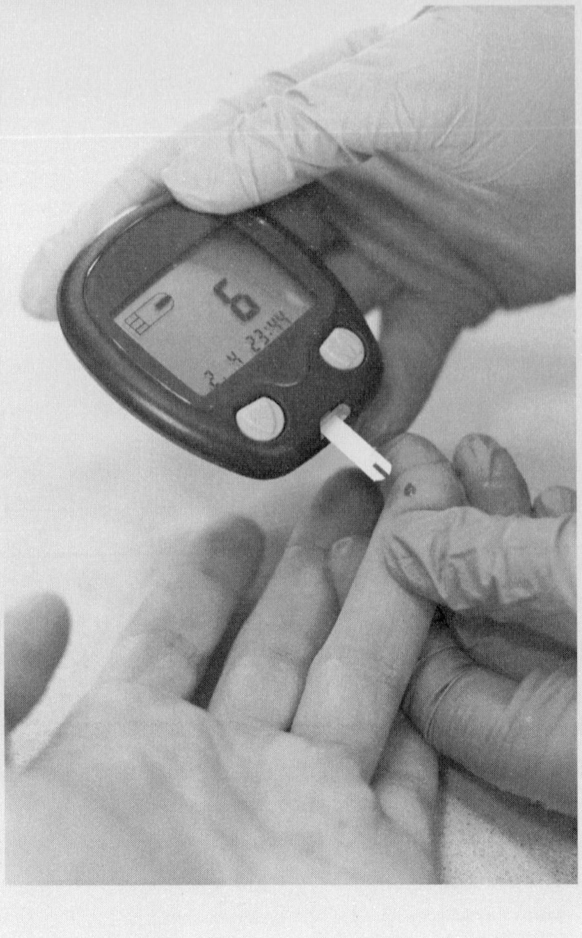

흡연

전세계적으로 추정되는 흡연자수는 약 11억 명이다.[19] 2013년에 고소득 OECD 국가들에서 약 2억 명의 흡연자들이 있는 것으로 보고 되었으며, OECD 미가입 국가들의 경우 약 9억 명의 흡연자들이 있는 것으로 조사되었다. 흡연은 현재 매년 약 600만 명의 사망을 유발하는 것으로 나타났다. 흡연으로 인한 사망자 중 500만 명이 직접 흡연의 결과로 사망했으며[77] 60만 명은 간접흡연에 노출되어 사망했다(17만 명의 아동 포함).[78] 씹는 담배 또는 코담배(snuff) 같은 기타 종류의 담배 또한 추가적인 암 사망을 유발하는 것으로 밝혀졌다.

동향

15세 및 그 이상의 인구의 흡연율은 2000년 27%에서 2013년 21%로 감소된 것으로 나타났다.[79] 전세계적으로, 흡연율은 남녀 모두 감소했다. 고소득 OECD 국가, 저소득, 중소득 그리고 유럽 및 미주 지역의 OECD 미가입 고소득 국가에서 남성 흡연 감소율이 가장 큰 것으로 나타났다(이 국가들 모두 약 10%의 감소를 보였다) (그림 6.11).

[그림 6.11] 성별과 지역별 15세 인구 흡연율, 2000–2025년[8,80]

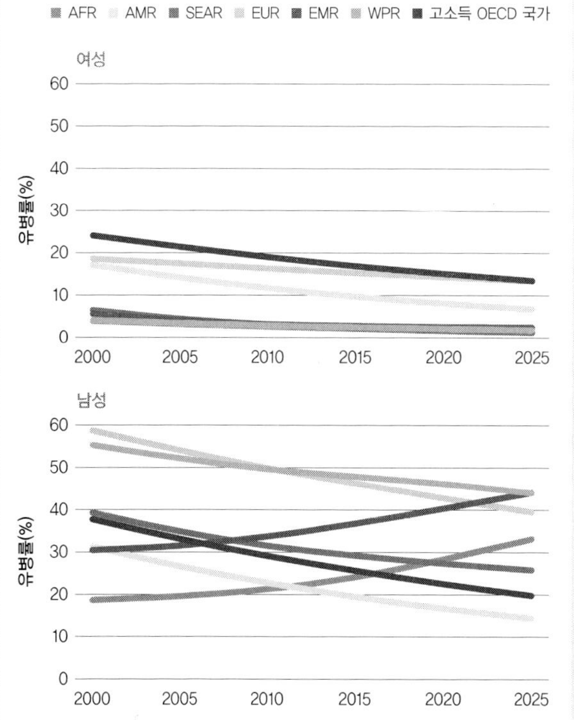

긍정적 발전

국제적 실행: WHO FCTC는 많은 국가에게 담배 규제 수단의 시행을 촉구했다. WHO FCTC 사무국, 시민사회 및 WHO는 FCTC를 국가적 담배 규제 정책 및 프로그램에 포함시키도록 하는데 중요한 역할을 했다(박스 6.2).

담배 수요 감소: 2008년 WHO는 각 국가들이 WHO FCTC 의무사항을 수행하도록 하기 위하여 흡연율 감소에 가장 효과적인 6가지 증거기반 담배 규제 수단을 밝혔다. MPOWER로 알려져 있는 이 방법은 WHO FCTC 조약에 대한 한 가지 또는 그 이상의 수요 감소에 대한 대응을 측정한다:

- 흡연 모니터링 및 담배 규제 정책;
- 흡연으로부터 사람 보호;
- 금연에 대한 지원;
- 담배의 위험성에 대한 경고;
- 담배 광고, 홍보 및 스폰서십 금지법 집행;
- 담배에 대한 세금 인상

[박스 6.2] WHO 담배규제기본협약(FCTC)

세계 인구의 90%를 대표하는 180여개의 단체에 의해 비준된 WHO 담배규제기본협약은 WHO의 후원 하에 협의된 최초의 공중보건조약이며, 사람들 사이에 흡연이 만연함에 따라 이에 대응하기 위해 고안된 것이다. WHO 담배규제기본협약은 각 단체들이 담배의 수요와 공급 모두를 줄이기 위해 고안된 정책을 시행하도록 요구하고 이에 따라 건강의 사회적 결정 요인을 다루는 것을 목적으로 한다. 이러한 개입은 담배세 인상, 공공장소 내 흡연금지, 그림을 통한 건강경고, 담배광고 금지, 담배의 불법 거래 제어, 담배재배 및 판매 금지를 위한 대체 작물의 명확한 규명, 담배 사용과 방지 노력에 대한 데이터의 수집과 공유 등을 포함한다. 2015년 2월, FCTC의 단체들은 10년 동안 이 조약의 발효를 기념했다. WHO 담배규제기본협약은 건강의 세계화의 부정적 효과를 다루기 위한 모델들을 제공한다.

오늘날 전세계 인구의 40%(28억 명)를 대표하는 절반 이상의 국가들이 최소 한 가지 이상의 높은 수준의 담배 규제 수요 감소 정책을 실시했다(그림 6.12).[19] 2007년 이후 담배 규제에 참여하는 국가들의 수는 두 배 정도 증가했으며, 참여하는 사람의 수는 약 3배 증가했다.

국가별 구체적 활동: 최근 국민을 보호하는 국가의 수 및 효과적인 흡연 관리 방법에 의해 보호를 받는 사람들의 수의 관점에서 전세계적인 담배 규제에 대한 노력에 점진적인 발전이 있었다. 2014년에 49개의 국가가 공공장소 및 직장에서 종합적인 금연법을 발효했다; 24개 국가들은 금연에 대한 지원을 했다; 42개 국가들은 건강 유해성 경고를 담은 담뱃갑 그림을 통해 금연을 촉구했다; 29개 국가들은 모든 담배 광고, 홍보 및 스폰서십에 대한 종합적인 금지를 했으며 33개의 국가들은 담배 가격의 75%에 해당하는 세금을 징수했다. 이러한 성취는 담배 산업의 간섭 및 위협에 직면하기도 했다. 이 성공은 정부의 수준 높은 리더십과 함께 담배 규제 정책 노력을 지원하기 위한 시민사회에 의한 것이었다.

도전과제

일부 지역에서의 흡연율 증가: 흡연율이 세계적으로 감소하고 있지만 아프리카 및 동부 지중해 지역의 경우 증가하는 것으로 나타났다.[31] 유럽, 서태평양 지역 및 동남아시아의 경우 흡연율이 여전히 높으며 이를 감소시키기 위한 노력들이 필요한 실정이다. 다른 형태의 담배 또한 관리가 필요하다.

산업의 개입 및 산업 전략: 대다수의 국가에서 포장 규제가 트레이드 마크 및 지적 재산권을 침해한다고 주장하며 건강 유해성 경고를 담은 담뱃갑 그림과 답뱃갑 단순 포장법(plain package) 등 담배 규제에 반대한다. 담배 산업은 국제 무역 및 투자 협의를 통하여 국가 내 담배 규제 규정에 반대하는 움직임을 보이고 있다. 전자 담배(ENDS) 및 물 담배와 같이 기존 제품을 새로운 상태에서 확대 사용하는 것은 담배 규제 정책 입안자들 및 규제 기관들에게 새로운 도전과제라 할 수 있다.

부정거래: 부정거래는 담배 사용 감소에 있어 중요한 도전과제다: 10개의 제품 중 한 개의 제품이 전세계적으로 부정 거래되고 있다. 밀수입 담배는 정부의 세금을 줄일 뿐만 아니라 청소년 및 저소득층들에게 유입될 가능성이 높다. 어떤 경우는, 담배 회사들이 시장에 기반을 마련하기 위하여 부정거래를 지원한다.

농부 및 농업: 생업으로 담배를 생산하는 농부들에게 공급 감소를 강요할 수는 없다. 하지만 경제적으로 생산 가능한 대체 작물을 마련해야 한다: 담배 재배 자체로써 건강에 해로우며[82] 대체 작물을 생산하기 원하는 농부들에게 지원이 필요하다.

형평성: 2002년-2004년 사이 48개의 저소득 및 중소득 국가들의 자료를 사용하여 흡연율 및 국가간 경제수준을 분석한 결과, 흡연율은 중소득 국가의 여성들을 제외하고 경제수준이 낮은 국가의 경우에 더욱 높게 나타났다.[83]

[그림 6.12] 가장 높은 수준에서 실행되는 MPOWER 개입의 수, 2014[81]

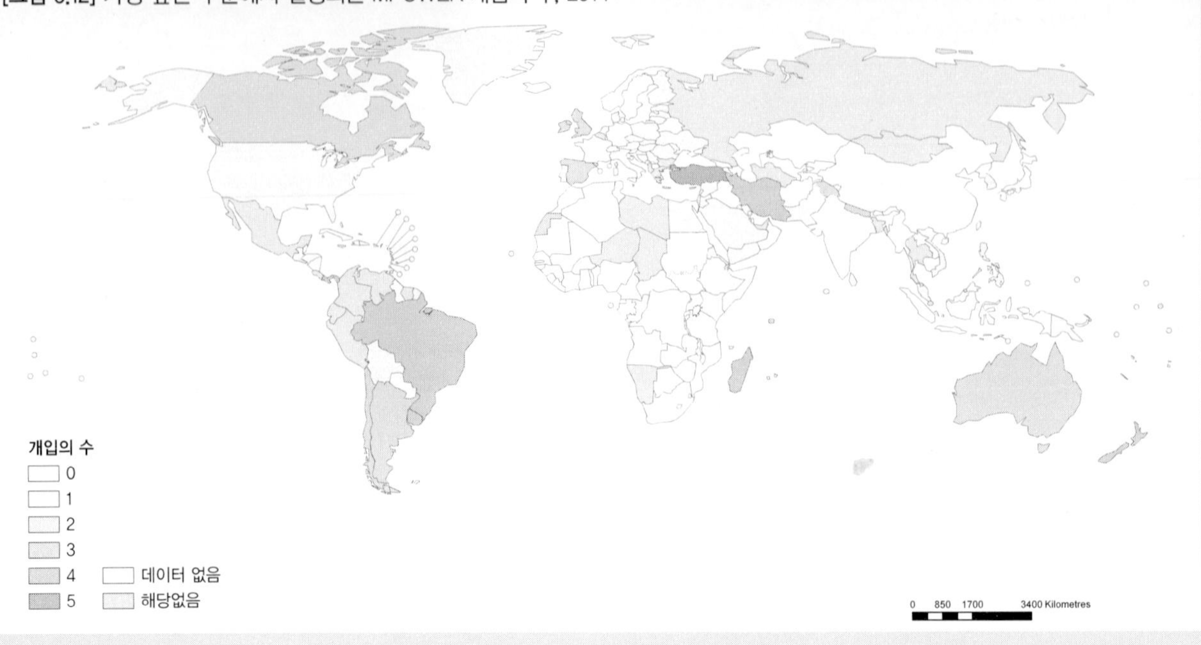

전략적 우선순위

흡연은 NCD의 주요 위험요소 중 하나로, 담배 규제는 NCD로 인한 조기 사망률을 감소를 목표로 하는 SDG 세부목표 3.4를 달성하기 위한 중요한 수단이다. 또한 하나의 건강 관련 세부목표는 구체적으로 담배 규제에 대한 것이다: "모든 국가에서 WHO FCTC 실행 강화."

WHO FCTC와 같은 맥락에서 담배 규제 수단인 MPOWER는 가장 비용 효과적인 금연 개입("best buys") 프로그램과 함께 WHO NCD 예방 및 대책을 위한 글로벌 실행계획 2013-2020[3]에 명시되어 있다. 연구결과들을 보면 흡연을 감소시키기 위한 가장 비용 효율적인 방법은 다음과 같다:

- 담배세 인상을 통한 담배 이용가용성 감소;
- 모든 실내 직장, 실내 공공 장소 및 공공교통시설을 완전한 금연구역으로 법으로 지정;
- 효과적인 건강 경고 및 대중매체 캠페인을 통하여 국민들에게 담배 및 흡연의 위험성을 교육;
- 모든 형태의 담배 관련 광고, 홍보 및 후원 금지

이 수단들은 WHO FCTC에 의해 시행되는 종합적인 접근 방법의 일부로서 효과적으로 수행될 수 있다. WHO FCTC의 완전한 실행은 흡연자들이 금연을 하도록 돕고 담배 제품들을 규제하는 등 기타 수요 감소 방법들을 포함한다. 이러한 조항들은 각 국의 담배 규제법을 통하여 수행되어야 하며, 각 국은 효과적인 법률을 수립하고 실행해야 한다. 국가 보건, 개발 전략 및 계획을 통한 WHO FCTC 실행의 통합 또한 중요하다. 담배 규제는 다부문적인 문제이기 때문에 이를 위해서 기능적 다부문 협력 메커니즘의 환경 조성과 재정 지원, 담배 규제와 국제 무역의 관계 또는 담배 생산 농부들을 위한 대체 작물 마련 등 다각적 부문의 논의와 실행이 필요하다. WHO FCTC를 성실히 수행하기 위해서는, 결핵 또는 호흡기질환 프로그램과 같은 더욱 광범위한 담배 규제를 위한 기반 시설 및 역량을 기타 감염성 질환 및 비감염성 질환 프로그램으로 통합해야 한다.

대기오염

SDG 세부목표 3.9는 유해성 화학물질, 공기, 물, 토양 오염으로 발생하는 사망 및 질병 감소를 목표로 한다. 대기오염에 대한 노출은 NCD에 큰 연관성이 있기 때문에 이번 장에서 논의된다; 물과 관련된 이슈는 5장에서 다루어졌고, 다른 환경적 위험요인은 2장에서 다루어졌다. 실내(가정에서 목재 및 석탄 등 고체연료로 인한 오염) 및 실외오염(대기)은 심장질환, 뇌졸중, COPD 및 폐암과 같은 NCD의 주요 위험요소이다. 실내 공기 오염은 특히나 가정에서 주로 생활을 하는 여성 및 어린아이에게 높은 위험성을 보인다.[85]

동향

실내 및 실외 공기오염은 매년 700만의 조기 사망에 영향을 미치고(그림 6.13)[86] 대다수의 경우 저소득 및 중소득 국가에서 발생한다. 2012년에 전세계적으로 실외대기오염으로 인한 조기사망으로 370만 명이 사망했다. 이러한 사망의 88%는 전세계 인구의 82%에 해당하는 저소득 및 중 소득 국가에서 발생한다. 동남아 및 서부 태평양 연안 국가들은 대부분의 실외 대기오염으로 인하여 각각 93만 6,000명 및 174만 명의 사망자가 발생했다.[87]

1980년–2012년 사이 요리를 위해 고체 연료를 사용하는 가정의 비율은 62%에서 41%로 감소했다.[88] 하지만 고체 연료를 사용하여 요리를 하는 총 인구 수는 지난 30년간 약 30억 명으로 유지되고 있다. 국가적으로 향상된 요리 스토브 및 기능 향상된 굴뚝을 1990년 13억 인구에게 배포한 중국이야말로 가정내 실내 공기 오염을 성공적으로 대처한 좋은 예라 할 수 있다. 이 프로그램을 통하여 성인의 폐암 COPD 및 폐렴의 위험성이 감소했다.[89]

지난 10년간 실외 대기 질에 대한 개선은 이루어지지 않았다. 2012년 전세계인구의 약 3/4이 WHO가 정한 대기 기준 농도를 초과하는 미세먼지에 노출이 되었으며 이 수치는 1998년에서 2000년 사이에 변함이 없었다(그림 6.14). 하지만 지역별 변동성이 존재한다. 예를 들어 유럽 및 북부 유럽을 포함한 많은 고소득 국가에서 지난 몇 십년간의 스모그 생성 배출 및 미세먼지를 줄이기 위한 노력을 통하여 대기오염이 크게 감소했다. 이렇게 큰 개선 효과가 있었지만, 인구 증가(그 지역의 오염이 심한 도시의 인구밀도 증가) 및 산업화 증가로 인하여 남부 및 동부 아시아의 대기 질이 심각하게 하락하였다.[33]

긍정적 발전

청정 공기 정책: 공기오염 수준은 이동 수단에 대한 지속 가능한 정책(대량수송 수단 개발 및 도보 또는 자전거를 타도록 격려), 깨끗하고 재활용 가능한 에너지, 에너지 효율성 증가 및 폐기물 감소, 재활용 및 에너지 효율적 산업에 대한 투자를 통하여 감소할 수 있다. 건강 영향 평가 및 정책의 비용편익 분석을 통하여 대기 품질 및 건강에 가장 이로운 조건들을 선택할 수 있도록 했다.

[그림 6.13] 가정 및 실외 대기오염의 공동 효과에 기인한 질병으로 인한 700만건의 사망 분포, 2012[86]

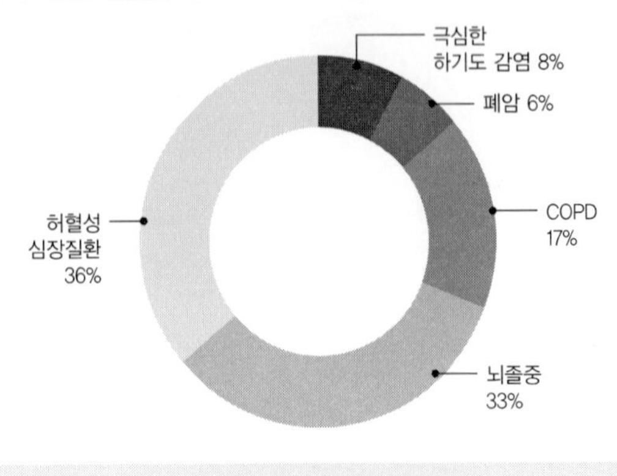

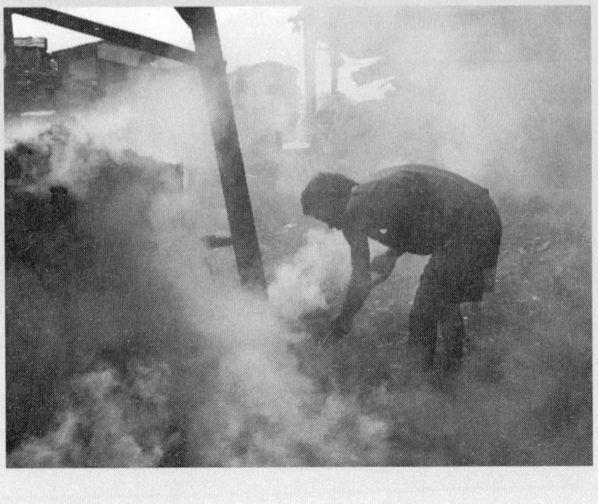

규범 및 기준: 국가적 및 국제적 배출 기준은 더욱 효과적이고 오염물질을 적게 배출하는 제품을 개발하기 위한 산업체 환경을 구축했다. 그 예로는 국제적으로 인정을 받은 대기오염 목표, 깨끗한 연료 기준, 가정 내 연료 연소에 대한 배출률 목표가 있으며[91] 이들 모두 효과적인 정책을 개발하고 수행할 수 있도록 도움을 주었다.

추적 과정, 모니터링 및 평가: 비교위험도평가는 개발자들의 인식을 높이고 참여를 촉진하는데 주요 요소로 작용했다. 데이터베이스는 가정에서 사용하는 에너지, 가정 공기 오염[92] 및 도심 지역 대기 질[93]에 중점을 두었으며 정책의 수행 및 관찰 및 대기오염 감소를 위한 개입은 질병 부담 측정 및 에너지 및 기온에 대한 국제적 활동에 대한 정보에 있어 중요하게 작용했다.

파트너쉽 및 조약: UN 지속 가능 에너지 사용에 대한 사무국, 기후와 청정 공기 연합(Climate and Clean Air Coalition), 대기오염물질의 장거리이동에 관한 협약(Convention on Long-range Transboundary Air Pollution), 맑은 실내 공기에 대한 파트너쉽, 깨끗한 요리 스토브에 대한 세계 연합, 깨끗한 연료 및 교통수단에 대한 파트너쉽은 공기의 질 및 공중보건에 대한 주요 활동을 촉진했다.

도전과제

대기오염은 모든 국가에 있어 문제로 남아있지만, 저소득 및 중소득 국가들의 대기오염이 가장 심각하다. 다음은 현재 우리가 직면한 도전과제들이다.

- **무분별한 도시 확장**: 도시는 빠르게 성장하지만 대부분의 도시는 규제가 심하지 않거나 기존의 오염 및 질병을 유발하는 도심개발 모델에 기반한다. 지속 가능성 및 모든 정책에서 건강(Health-in-All-Policies) 접근법은 도시 개발에 있어 중점이 되어야 한다.
- **다부문 정책 입안의 부족**: 건강 및 대기오염과 관련된 다수의 분야에서의 정책 입안은 어려운 편이다. 오염지역들은 청결 관련된 정책이 가져올 수 있는 잠재적 건강에 대한 이점에 대해 잘 모르며 건강 관련 분야는 대기오염을 멈출 수 있는 다부문 활동들을 지원할 수 있는 지식, 방법 및 기술이 부족하다.
- **연구 및 개발을 위한 재정의 부족**: 저소득 및 중소득 국가의 공기 오염의 원인을 방지하기 위한 기술적 향상에 대한 투자를 위해 자원을 사용해야 한다.
- **감시의 부족**: 여전히 많은 국가들이 대기오염 및 오염원에 대한 종합적 감시가 부족하며 이로 인하여 정책 결정자들이 위험성을 평가하고 목표를 설정하고 진행 과정을 측정하는데 필요한 능력이 제한된다.
- **대기오염에 노출 및 대기오염에 대한 건강 부담**: 이 두 가지 요소 모두 정부가 기타 다수의 건강 및 개발 도전과제 및 제한된 자원에 직면한 저소득 및 중소득 국가에서 높은 수준을 보인다.

[그림 6.14] 1,600개 도시 지역에서 (PM_{10})보다 낮은 지역의 공기 역학의 크기를 가진 부유성 고형물 노출[a], 2008-2013년[90]

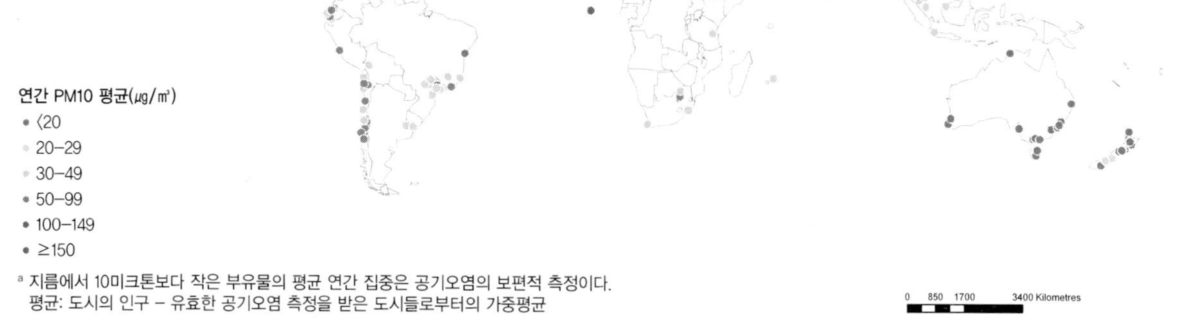

[a] 지름에서 10미크톤보다 작은 부유물의 평균 연간 집중은 공기오염의 보편적 측정이다.
평균: 도시의 인구 – 유효한 공기오염 측정을 받은 도시들로부터의 가중평균

전략적 우선순위

SDG 세부목표는 보건 목표 하에(세부목표 3.9) 목표의 일부로써 공기의 질 관리에 대한 필요성에 큰 중점을 둔다. 또한 안전하고, 지속 가능한 도시 및 인간 정주지 건설(SDG 11), 지속 가능한 에너지(SDG 7), 지속 가능한 산업화(SDG 9), 대기 변화를 다루는 것에(SDG 13) 중점을 둔다. 2015년 5월, 194개 회원 국가들에 의해 세계보건총회에서 채택된 "대기오염의 건강에 대한 영향 평가"는 대기오염을 다루기 위한 노력 및 국제적 협력을 강화하는데 그 목적을 두었다. 미래를 위한 주요 전략적 우선순위는 다음과 같다:

새로운 에너지 효율성 및 인덕션 스토브와 같은 사용 가능 기술을 개발하는 것은 가정에서의 대기오염 및 이와 관련된 건강 위험성을 줄일 수 있다; 다부문 정책 이행을 위한 보건 분야의 역량을 강화하는 것은 건강 및 대기 질을 향상시킬 수 있다; 또한 위성 원격 감지 및 이동 모니터, 데이터 마이닝 및 크라우스 소싱과 같은 대기 질 감시 및 오염원의 조사 방법도 향상시킨다.

참고 및 참조

1 Global Health Estimates: Deaths, disability-adjusted life year (DALYs), years of life lost (YLL) and years lost due to disability (YLD) by cause, age and sex, 2000-2012. Geneva: World Health Organization (http://www.who.int/healthinfo/global_burden_disease/estimates/en/, accessed 21 September 2015).

2 Buse K, Hawkes S. Health in the sustainable development goals: ready for a paradigm shift? Global Health. 2015;11:13 (http://www.globalizationandhealth.com/content/11/1/13, accessed 18 September 2015).

3 Global action plan for the prevention and control of noncommunicable diseases 2013-2020. Geneva: World Health Organization; 2013 (http://apps.who.int/iris/bitstream/10665/94384/1/9789241506236_eng.pdf?ua=1, accessed 18 September 2015).

4 A/RES/66/2. Political Declaration of the High-level Meeting of the General Assembly on the Prevention and Control of Non-communicable Diseases. Resolution adopted by the General Assembly [without reference to a Main Committee (A/66/L.1)]. United Nations General Assembly, Sixty-sixth session, agenda item 117, 24 January 2012 (http://www.who.int/nmh/events/un_ncd_summit2011/political_declaration_en.pdf, accessed 18 September 2015)

5 A/RES/68/300. Outcome document of the high-level meeting of the General Assembly on the comprehensive review and assessment of the progress achieved in the prevention and control of non-communicable diseases. Resolution adopted by the General Assembly on 10 July 2014 [without reference to a Main Committee (A/68/L.53)]. United Nations General Assembly, Sixty-eight session, agenda item 118 (http://www.un.org/en/ga/search/view_doc.asp?symbol=A/RES/68/300, accessed 18 September 2015

6 Terms of reference for the United Nations Inter-agency task force on the prevention and control of non-communicable diseases. Geneva: World Health Organization; 2015 (http://www.who.int/entity/nmh/ncd-task-force/un-tf.PDF?ua=1).

7 Lim S, Vos A, Flaxman A, Danaei G, Shibuya K, Adair-Rohani H et al. A comparative risk assessment of burden of disease and injury attributable to 67 risk factors and risk factor clusters in 21 regions, 1990-2010: a systematic analysis for the Global Burden of Disease Study 2010. Lancet. 2012; 380(9859):2224-60 (http://www.thelancet.com/journals/lancet/article/PIIS0140-6736%2812%2961766-8/fulltext, accessed 18 September 2015).

8 Graph uses WHO regional grouping with high-income OECD countries separated out (see Annex 1).

9 Wilmoth JR. Demography of longevity: past, present, and future trends. Exp Gerontol. 2000;35(9-10):1111-29 (http://www.sciencedirect.com/science/article/pii/S0531556500001947, accessed 18 September 2015).

10 Di Cesare M, Bennett JE, Best N, Stevens GA, Danaei G, Ezzati M. The contributions of risk factor trends to cardio-metabolic mortality decline in 26 industrialized countries. Int J Epidemiol. 2013;42(3):838-48 (http://ije.oxfordjournals.org/content/42/3/838.long, accessed 18 September 2015).

11 Ezzati M, Obermeyer Z, Tzoulaki I, Mayosi BM, Elliott P, Leon DA. The contributions of risk factors and medical care to cardiovascular mortality trends. Nat. Rev. Cardiol. 2015; 12(9):508-30 (Abstract: http://www.ncbi.nlm.nih.gov/pubmed/26076950, accessed 7 October 2015).

12 Danaei G, Finucane MM, Lu Y, Singh GM, Cowan MJ, Paciorek CJ et al. National, regional, and global trends in fasting plasma glucose and diabetes prevalence since 1980: systematic analysis of health examination surveys and epidemiological studies with 370 country-years and 2.7 million participants. Lancet. 2011;378(9785):31-40 (http://www.thelancet.com/journals/lancet/article/PIIS0140-6736%2811%2960679-X/fulltext, accessed 18 September 2015).

13 Global status report on noncommunicable diseases 2014. Geneva: World Health Organization; 2014 (http://apps.who.int/iris/bitstream/10665/148114/1/9789241564854_eng.pdf?ua=1, accessed 18 September 2015).

14 de Wilde JA, Verkerk PH, Middelkoop BJ. Declining and stabilising trends in prevalence of overweight and obesity in Dutch, Turkish, Moroccan and South Asian children 3-16 years of age between 1999 and 2011 in the Netherlands. Arch Dis Child. 2014;99(1):46-51 (http://adc.bmj.com/content/99/1/46.long, accessed 18 September 2015).

15 Murer SB, Saarsalu S, Zimmermann MB, Aeberli I. Pediatric adiposity stabilized in Switzerland between 1999 and 2012. Eur J Nutr. 2014;53(3):865-75 (Abstract: http://www.ncbi.nlm.nih.gov/pubmed/24121393, accessed 18 September 2015).

16 Danaei G, Finucane MM, Lin JK, Singh GM, Paciorek CJ, Cowan MJ et al. National, regional, and global trends in systolic blood pressure since 1980: systematic analysis of health examination surveys and epidemiological studies with 786 country-years and 5.4 million participants. Lancet. 2011; 377(9765):568-77 (http://www.thelancet.com/journals/lancet/article/PIIS0140-6736%2810%2962036-3/fulltext, accessed 18 September 2015).

17 Trends are considered significant if the posterior probability of a truly increasing or decreasing trend is 0.75 or greater.

18 Health in All Policies: seizing opportunities, implementing policies. Helsinki: Ministry of Social Affairs and Health; 2013 (http://www.euro.who.int/__data/assets/pdf_file/0007/188809/Health-in-All-Policies-final.pdf?ua=1, accessed 18 September 2015).

19 WHO report on the global tobacco epidemic 2015. Geneva: World Health Organization; 2015 (http://www.who.int/tobacco/global_report/2015/en/, accessed 18 September 2015).

20 Sankaranarayanan R, Nene BM, Shastri SS, Jayant K, Muwonge R, Budukh AM et al. HPV Screening for Cervical Cancer in Rural India. N Engl J Med. 2009;360(14):1385–94 (http://www.nejm.org/doi/full/10.1056/NEJMoa0808516, accessed 18 September 2015).

21 Zhao FH, Jeronimo J, Qiao YL, Schweizer J, Chen W, Valdez M et al. An evaluation of novel, lower-cost molecular screening tests for human papillomavirus in rural China. Cancer Prev Res. 2013;6(9):938–48 (http://www.ncbi.nlm.nih.gov/pubmed/23878179, accessed 18 September 2015).

22 Third report of the National Cholesterol Education Program (NCEP) Expert Panel on Detection, Evaluation, and Treatment of High Blood Cholesterol in Adults (Adult Treatment Panel III): final report. Publication No. 02-5215. Dallas (TX): American Heart Association; 2002 (http://circ.ahajournals.org/content/106/25/3143.full.pdf#page=1&view=FitH, accessed 18 September 2015).

23 Package of essential noncommunicable (PEN) disease interventions for primary health care in low-resource settings. Geneva: World Health Organization; 2010 (http://www.who.int/nmh/publications/essential_ncd_interventions_lr_settings.pdf, accessed 18 September 2015).

24 Gaziano TA, Galea G, Reddy KS. Scaling up interventions for chronic disease prevention: the evidence. Lancet. 2007;370(9603):1939–46 (http://www.thelancet.com/journals/lancet/article/PIIS0140-6736%2807%2961697-3/fulltext, accessed 18 September 2015).

25 Kontis V, Mathers CD, Rehm J, Stevens GA, Shield KD, Bonita R et al. Contribution of six risk factors to achieving the 25×25 non-communicable disease mortality reduction target: a modelling study. Lancet. 2014;384(9941):427–37 (http://www.thelancet.com/journals/lancet/article/PIIS0140-6736%2814%2960616-4/fulltext, accessed 18 September 2015).

26 2015 Country Capacity Survey. Geneva: World Health Organization 2015;

27 Assessing national capacity for the prevention and control of noncommunicable diseases: report of the 2015 global survey. Geneva: World Health Organization; 2015.(In press; http://www.who.int/chp/ncd_capacity/en/).

28 Finucane MM, Stevens GA, Cowan MJ, Danaei G, Lin JK, Paciorek CJ et al, on behalf of the Global Burden of Metabolic Risk Factors of Chronic Diseases Collaborating Group (Body Mass Index). National, regional, and global trends in body-mass index since 1980: systematic analysis of health examination surveys and epidemiological studies with 960 country-years and 9–1 million participants. Lancet. 2011;377(9765):557–67 (http://www.sciencedirect.com/science/article/pii/S0140673610620375, accessed 14 October 2015).

29 Galambos L, Sturchio JL, editors. Addressing the gaps in global policy and research for non-communicable diseases. Policy briefs from the NCD Working Group. The Institute for Applied Economics, Global Health and the Study of Business Enterprise. Baltimore (MD): Johns Hopkins University; 2012 (http://www.ifpma.org/fileadmin/content/Publication/2013/Johns_Hopkins_Addressing_the_Gaps_in_Global_Policy_and_Research_for_NCD.pdf, accessed 18 September 2015).

30 Atun R, Jaffar S, Nishtar S, Knaul FM, Barreto ML, Nyirenda M et al. Improving responsiveness of health systems to non-communicable diseases. Lancet. 2013;381(9867):690–7 (http://www.thelancet.com/journals/lancet/article/PIIS0140-6736%2813%2960063-X/fulltext, accessed 18 September 2015).

31 WHO global report on trends in tobacco smoking 2000–2025. Geneva: World Health Organization; 2015 (http://www.who.int/tobacco/publications/surveillance/reportontrendstobaccosmoking/en/, accessed 7 October 2015).

32 Moodie R, Stuckler D, Monteiro C, Shreon N, Neal B, Thamarangsi T et al. Profits and pandemics: prevention of harmful effects of tobacco, alcohol, and ultra-processed food and drink industries. Lancet. 2013;381(9867):670–9 (http://www.thelancet.com/journals/lancet/article/PIIS0140-6736%2812%2962089-3/fulltext, accessed 18 September 2015).

33 van Donkelaar A, Martin RV, Brauer M, Boys BL. Use of satellite observations for longterm exposure assessment of global concentrations of fine particulate matter. Environ Health Perspect. 2015;123(2):135–43 (http://ehp.niehs.nih.gov/1408646/, accessed 18 September 2015).

34 Mohan V, Seedat YK, Pradeepa R. The rising burden of diabetes and hypertension in Southeast Asian and African regions: need for effective strategies for prevention and control in primary health care settings. Int J Hypertens. 2013 (http://www.jourlib.org/paper/3072190#.VeQDPFerMqI, accessed 18 September 2015).

35 Beaglehole R, Epping-Jordan JA, Patel V, Chopra M, Ebrahim S, Kidd M et al. Improving the prevention and management of chronic disease in low-income and middle-income countries: a priority for primary health care. Lancet. 2008;372(9642):940–9 (http://www.thelancet.com/journals/

lancet/article/PIIS0140-6736%2808%2961404-X/fulltext, accessed 18 September 2015).

36 World population prospects, 2015 revision. New York (NY): United Nations, Department of Economic and Social Affairs, Population Division (http://esa.un.org/unpd/wpp/, accessed 18 September 2015).

37 Wang H, Schumacher AE, Levitz CE, Mokdad AH, Murray CJL. Left behind: widening disparities for males and females in US county life expectancy, 1985-2010. Popul Health Metr. 2013;11:8 (http://www.pophealthmetrics.com/content/11/1/8, accessed 18 September 2015).

38 Di Cesare M, Khang YH, Asaria P, Blakely T, Cowan MJ, Farzadfar F et al. Inequalities in non-communicable diseases and effective responses. Lancet. 2013;381(9866):585-97 (http://www.thelancet.com/journals/lancet/article/PIIS0140-6736%2812%2961851-0/fulltext, accessed 18 September 2015).

39 A/RES/66/2. Political Declaration of the High-level Meeting of the General Assembly on the Prevention and Control of Non-communicable Diseases. Resolution adopted by the General Assembly [without reference to a Main Committee (A/66/L.1)]. United Nations General Assembly, Sixty-sixth session, agenda item 117, 24 January 2012 (http://www.who.int/nmh/events/un_ncd_summit2011/political_declaration_en.pdf, accessed 18 September 2015).

40 From burden to "best buys": reducing the economic impact of non-communicable diseases in low- and middle-income countries. Geneva: World Economic Forum; 2011 (http://apps.who.int/medicinedocs/documents/s18804en/s18804en.pdf, accessed 18 September 2015).

41 A66/8. Report by the Director-General. Draft comprehensive global monitoring framework and targets for the prevention and control of noncommunicable diseases. Formal Meeting of Member States to conclude the work on the comprehensive global monitoring framework, including indicators, and a set of voluntary global targets for the prevention and control of noncommunicable diseases. In: Sixty-sixth World Health Assembly, Geneva, 20-27 May 2013. Provisional agenda item 13.1. Geneva: World Health Organization; 2013 (http://apps.who.int/gb/ebwha/pdf_files/WHA66/A66_8-en.pdf?ua=1, accessed 18 September 2015).

42 Noncommunicable Diseases Progress Monitor 2015. Geneva: World Health Organization; 2015 (http://apps.who.int/iris/bitstream/10665/184688/1/9789241509459_eng.pdf?ua=1, accessed 14 October 2015).

43 Danaei G et al. The global cardiovascular risk transition: associations of four metabolic risk factors with national income, urbanization, and Western diet in 1980 and 2008. Circulation. 2013;127(14):1493-502 (http://circ.ahajournals.org/content/127/14/1493. long, accessed 18 September 2015).

44 Gregg EW et al. Secular trends in cardiovascular disease risk factors according to body mass index in US adults. JAMA. 2005;293(15):1868-74 (http://jama.jamanetwork.com/article.aspx?articleid=200730, accessed 18 September 2015).

45 Tunstall-Pedoe H, Vanuzzo D, Hobbs M, Mahonen M, Cepaitis Z, Kuulasmaa K et al. Estimation of contribution of changes in coronary care to improving survival, event rates, and coronary heart disease mortality across the WHO MONICA Project populations. Lancet. 2000;355(9205):688-700 (http://www.sciencedirect.com/science/article/pii/S0140673699111814, accessed 18 September 2015).

46 Prevention of cardiovascular disease: Guidelines for assessment and management of cardiovascular risk. Geneva: World Health Organization; 2007 (http://www.who.int/cardiovascular_diseases/guidelines/Full%20text.pdf, accessed 18 September 2015).

47 Hopstock LA, Bonaa KH, Eggen AE, Grimsgaard S, Jacobsen BK, Lochen M-L et al. Longitudinal and secular trends in blood pressure among women and men in birth cohorts born between 1905 and 1977. Hypertension. 2015;66:496-501. (http://hyper.ahajournals.org/content/66/3/496.long, accessed 18 September 2015).

48 Ikeda N, Sapienza D, Guerrero R, Aekplakorn W, Naghavi M, Mokdad AH et al. Control of hypertension with medication: a comparative analysis of national surveys in 20 countries. Bull World Health Organ. 2014;92(1):10C-19C (http://www.who.int/entity/bulletin/volumes/92/1/13-121954.pdf?ua=1, accessed 18 September 2015); and Tracking universal health coverage: first global monitoring report. Geneva and Washington (DC): World Health Organization and World Bank; 2015 (http://www.who.int/entity/healthinfo/universal_health_coverage/report/2015/en/index.html, accessed 18 September 2015).

49 Hallal PC, Andersen LB, Bull FC, Guthold R, Haskell W, Ekelund U et al. Lancet Physical Activity Series Working Group Global physical activity levels: surveillance progress, pitfalls, and prospects. Lancet. 2012;380(9838):247-57 (http://www.thelancet.com/journals/lancet/article/PIIS0140-6736%2812%2960646-1/fulltext, accessed 18 September 2015).

50 Lim SS, Gaziano TA, Gakidou E, Reddy KS, Farzadfar F, Lozano R et al. Prevention of cardiovascular disease in high-risk individuals in low-income and middle-income countries: health effects and costs. Lancet. 2007;370(9604):2054-62 (http://www.thelancet.com/journals/lancet/article/PIIS0140-6736%2807%2961699-7/fulltext, accessed 18 September 2015).

51 Globocan 2012: Estimated cancer incidence, mortality and

prevalence in 2012. Lyon: International Agency for Research on Cancer (http://globocan.iarc.fr/Default.aspx, accessed 18 September 2015).

52 Table uses WHO regional grouping with high-income OECD countries separated out (see Annex 1).

53 Ott JJ, Ullrich A, Mascarenhas M, Stevens GA. Global cancer incidence and mortality caused by behavior and infection. J Public Health (Oxf). 2011;33(2):223–33 (http://jpubhealth.oxfordjournals.org/content/33/2/223.long, accessed 18 September 2015).

54 de Martel C, Ferlay J, Franceschi S, Vignat J, Bray F, Forman D et al. Lancet Oncol. 2012;13(6):607–15 (http://www.thelancet.com/journals/lanonc/article/PIIS1470-2045%2812%2970137-7/fulltext, accessed 18 September 2015).

55 Ezzati M, Riboli E. Can noncommunicable diseases be prevented? Lessons from studies of populations and individuals. Science. 2012;337(6101):1482–7. Review. (http://www.sciencemag.org/content/337/6101/1482.long, accessed 18 September 2015).

56 Stewart BW, Wild CP, editors. World cancer report 2014. Lyon: International Agency for Research on Cancer; 2014 (http://www.iarc.fr/en/publications/books/wcr/, accessed 18 September 2015).

57 Global Burden of Disease Cancer Collaboration. The Global Burden of Cancer 2013. JAMA Oncol. 2015;1(4):505–27 (http://oncology.jamanetwork.com/article.aspx?articleid=2294966, accessed 18 September 2015).

58 Sankaranarayanan R, Budukh AM, Rajkuma R. Effective screening programmes for cervical cancer in low- and middle-income developing countries. Bull World Health Organ. 2001;79(10):954–62 (http://www.who.int/bulletin/archives/79(10)954.pdf, accessed 18 September 2015).

59 World Cancer Research Fund/American Institute for Cancer Research. Food, nutrition, physical activity, and the prevention of cancer: a global perspective. Part 2: evidence and judgements. Washington (DC): American Institute for Cancer Research; 2007 (http://www.dietandcancerreport.org/cancer_resource_center/downloads/chapters/chapter_04.pdf, accessed 18 September 2015).

60 Bull F, Armstrong TP, Dixon T, Ham S, Neiman A, Pratt M. Physical inactivity. In: Ezzati M, Lopez AD, Rodgers A, Murray CJL, editors. Comparative quantification of health risks: global and regional burden of disease attributable to selected major risk factors. Geneva: World Health Organization; 2004:729–882 (http://www.who.int/publications/cra/chapters/volume1/0729-0882.pdf, accessed 18 September 2015).

61 Arnold M, Pandeya N, Byrnes G, Renehan AG, Stevens GA, Ezzati M et al. Global burden of cancer attributable to high body-mass index in 2012: a population-based study. Lancet Oncol. 2014;16(1):36–46 (http://www.thelancet.com/journals/lanonc/article/PIIS1470-2045%2814%2971123-4/fulltext, accessed 18 September 2015).

62 Global cancer surgery. Lancet Oncol. 28 September 2015 (http://www.thelancet.com/commissions/global-cancer-surgery, accessed 7 October 2015; and Jaffrey DA, Knaul FM; Atun R, Adams C, Barton MG, Baumann M et al. Global Task Force on Radiotherapy for Cancer Control. Lancet Oncol. 2015;16(10):1144–6 (http://www.thelancet.com/journals/lanonc/article/PIIS1470-2045%2815%2900285-5/fulltext, accessed 7 October 2015).

63 Higginson IJ. Healthcare needs assessment: palliative and terminal care. In: Stevens AR, Raftery J, editors. Healthcare needs assessment, 2nd series. Oxford and New York: The Wessex Institute; 1997.

64 Definition, diagnosis and classification of diabetes mellitus and its complications. Part 1: Diagnosis and classification of diabetes mellitus. Geneva: World Health Organization; 1999 (WHO/NCD/NCS/99.2; http://apps.who.int/iris/bitstream/10665/66040/1/WHO_NCD_NCS_99.2.pdf, accessed 18 September 2015).

65 Morrish NJ, Wang SL, Stevens LK, Fuller JH, Keen H. Mortality and causes of death in the WHO Multinational Study of Vascular Disease in Diabetes. Diabetologia. 2001; 44(Suppl. 2):S14–S21 (Abstract: http://www.ncbi.nlm.nih.gov/pubmed/11587045, accessed 18 September 2015).

66 Roglic G, Unwin N, Bennett PH, Mathers C, Tuomilehto J, Nag S et al. The burden of mortality attributable to diabetes: realistic estimates for the year 2000. Diabetes Care. 2005; 28(9):2130–5 (http://care.diabetesjournals.org/content/28/9/2130.long, accessed 18 September 2015).

67 Chen L, Magliano DJ, Zimmet PZ. The worldwide epidemiology of type 2 diabetes mellitus: present and future perspectives. Nat Rev Endocrinol. 2012;8:228–36 (Abstract: http://www.nature.com/nrendo/journal/v8/n4/full/nrendo.2011.183.html, accessed 18 September 2015).

68 Hu FB, Manson JE, Stampfer MJ, Colditz G, Liu S, Solomon CG et al. Diet, lifestyle, and the risk of type 2 diabetes mellitus in women. N Engl J Med. 2001;345:790–7 (http://www.nejm.org/doi/full/10.1056/NEJMoa010492, accessed 18 September 2015).

69 Willi C, Bodenmann P, Ghali WA, Faris PD, Cornuz J. Active smoking and the risk of type 2 diabetes: a systematic review and meta-analysis. JAMA. 2007;298(22): 2654–64 (http://jama.jamanetwork.com/article.aspx?articleid=209729, accessed 18 September 2015).

70 Boffetta P, Mclerran D, Chan Y, Manami I, Sinha R, Gupta PC et al. Body mass index and diabetes mellitus in Asia: a cross sectional pooled analysis of 900,000 individuals in the Asia cohort consortium. PloS ONE. 22 June 2011;doi:10.1371/journal.pone.0019930 (http://journals.plos.org/plosone/article?id=10.1371/journal.pone.0019930, accessed 18 September 2015).

71 Ali MK, Bullard KM, Gregg EW, DelRio C. A cascade of care for diabetes in the United States: visualizing the gaps. Ann Intern Med. 2014;161(10):681–9 (http://annals.org/article.aspx?articleid=1935052, accessed 18 September 2015).

72 Gakidou E, Mallinger L, Abbott-Klafter J, Guerrero R, Vilalpando S et al. Management of diabetes and associated cardiovascular risk factors in seven countries: a comparison of data from national health examination surveys. Bull World Health Organ. 2011;89(3):172–83 (http://www.who.int/bulletin/volumes/89/3/10-080820/en/, accessed 18 September 2015)

73 Tracking universal health coverage: first global monitoring report. Geneva and Washington (DC): World Health Organization and World Bank; 2015 (http://www.who.int/entity/healthinfo/universal_health_coverage/report/2015/en/index.html, accessed 18 September 2015).

74 Hawkes C, Jewell J, Allen K. A food policy package for healthy diets and the prevention of obesity and diet-related non-communicable diseases: the NOURISHING framework. Obes Rev. 2013;14(Suppl. 2):159–68 (http://onlinelibrary.wiley.com/doi/10.1111/obr.12098/full, accessed 18 September 2015).

75 Interventions on diet and physical activity: what works. Summary report. Geneva: World Health Organization; 2009 (http://www.who.int/dietphysicalactivity/whatworks/en/, accessed 18 September 2015).

76 Population-based approaches of childhood obesity prevention. Geneva: World Health Organization; 2012 (http://www.who.int/iris/bitstream/10665/80149/1/9789241504782_eng. pdf?ua=1, accessed 18 September 2015).

77 WHO global report: mortality attributable to tobacco. Geneva: World Health Organization; 2012 (http://www.who.int/tobacco/publications/surveillance/rep_mortality_attributable/en/, accessed 7 October 2015).

78 Oberg M, Jaakkola MS, Woodward A, Peruga A, Pruss-Ustun A. Worldwide burden of disease from exposure to second-hand smoke: a retrospective analysis of data from 192 countries. Lancet. 2011;377(9760):139–46 (http://www.thelancet.com/journals/lancet/article/PIIS0140-6736%2810%2961388-8/fulltext, accessed 18 September 2015).

79 Unpublished work for the report using methods from: WHO global report on trends in tobacco smoking 2000–2025. Geneva: World Health Organization; 2015 (http://www.who.int/tobacco/publications/surveillance/reportontrendstobaccosmoking/en/, accessed 7 October 2015).

80 Derived from: WHO global report on trends in tobacco smoking 2000–2025. Geneva: World Health Organization; 2015 (http://www.who.int/tobacco/publications/surveillance/reportontrendstobaccosmoking/en/, accessed 7 October 2015).

81 Definitions of the highest level for all interventions are available in: WHO report on the global tobacco epidemic 2015; Technical note I. Geneva: World Health Organization; 2015 (http://www.who.int/tobacco/global_report/2015/en/, accessed 18 September 2015).

82 In some countries, children are employed in tobacco farming to provide family income, and are especially vulnerable to "green tobacco sickness", which is caused by the nicotine that is absorbed through the skin from the handling of wet tobacco leaves.

83 Hosseinpoor AR, Parker LA, Tursan d'Espaignet E, Chatterji S. Socioeconomic inequality in smoking in low-income and middle-income countries: tesults from the World Health Survey. PLoS One. 29 August 2012;doi:10.1371/journal.pone.0042843 (http://journals.plos.org/plosone/article?id=10.1371/journal.pone.0042843, accessed 18 September 2015).

84 Scaling up action against noncommunicable diseases: How much will it cost? Geneva: World Health Organization; 2011 (http://www.who.int/nmh/publications/cost_of_inaction/en/, accessed 18 September 2015).

85 Indoor air pollution: from solid fuels and risk of low birth weight and stillbirth. Geneva: World Health Organization; 2007 (http://www.who.int/maternal_child_adolescent/documents/9789241505735/en/, accessed 18 September 2015).

86 Burden of disease from the joint effects of household and ambient air pollution for 2012. Geneva: World Health Organization; 2014 (http://www.who.int/phe/health_topics/outdoorair/databases/AP_jointeffect_BoD_results_March2014.pdf, accessed 18 September 2015).

87 Burden of disease from ambient air pollution for 2012. Geneva: World Health Organization; 2012 (http://www.who.int/entity/phe/health_topics/outdoorair/databases/AAP_BoD_results_March2014.pdf?ua=1, accessed 7 October 2015).

88 Global Health Observatory data: household air pollution. Geneva: World Health Organization; (http://www.who.int/gho/phe/indoor_air_pollution/en/, accessed 18 September 2015).

89 Rehfuess E, Pope D, Bruce N, Dherani M, Jagoe K, Naeher L et al. WHO indoor air quality guidelines: household fuel combustion. Review 6: impacts of interventions on household

air pollution concentrations and personal exposure. Geneva: World Health Organization (http://www.who.int/indoorair/guidelines/hhfc/Evidence_Review_6.pdf?ua=1, accessed 18 September 2015).

90 Global Health Observatory data: public health and environment – ambient air pollution, exposure at city level. Geneva: World Health Organization (http://apps.who.int/gho/data/node.main.152?lang=en, accessed 14 October 2015).

91 Indoor air quality guidelines: household fuel combustion. Geneva: World Health Organization (http://www.who.int/indoorair/guidelines/hhfc/en/, accessed 18 September 2015).

92 WHO household energy and household air pollution database. Geneva: World Health Organization (http://www.who.int/indoorair/health_impacts/databases/en/, accessed 18 September 2015).

93 Global Health Observatory data: public health and environment – ambient air pollution, burden of disease. Geneva: World Health Organization (http://apps.who.int/gho/data/node.main.156, accessed 18 September 2015).

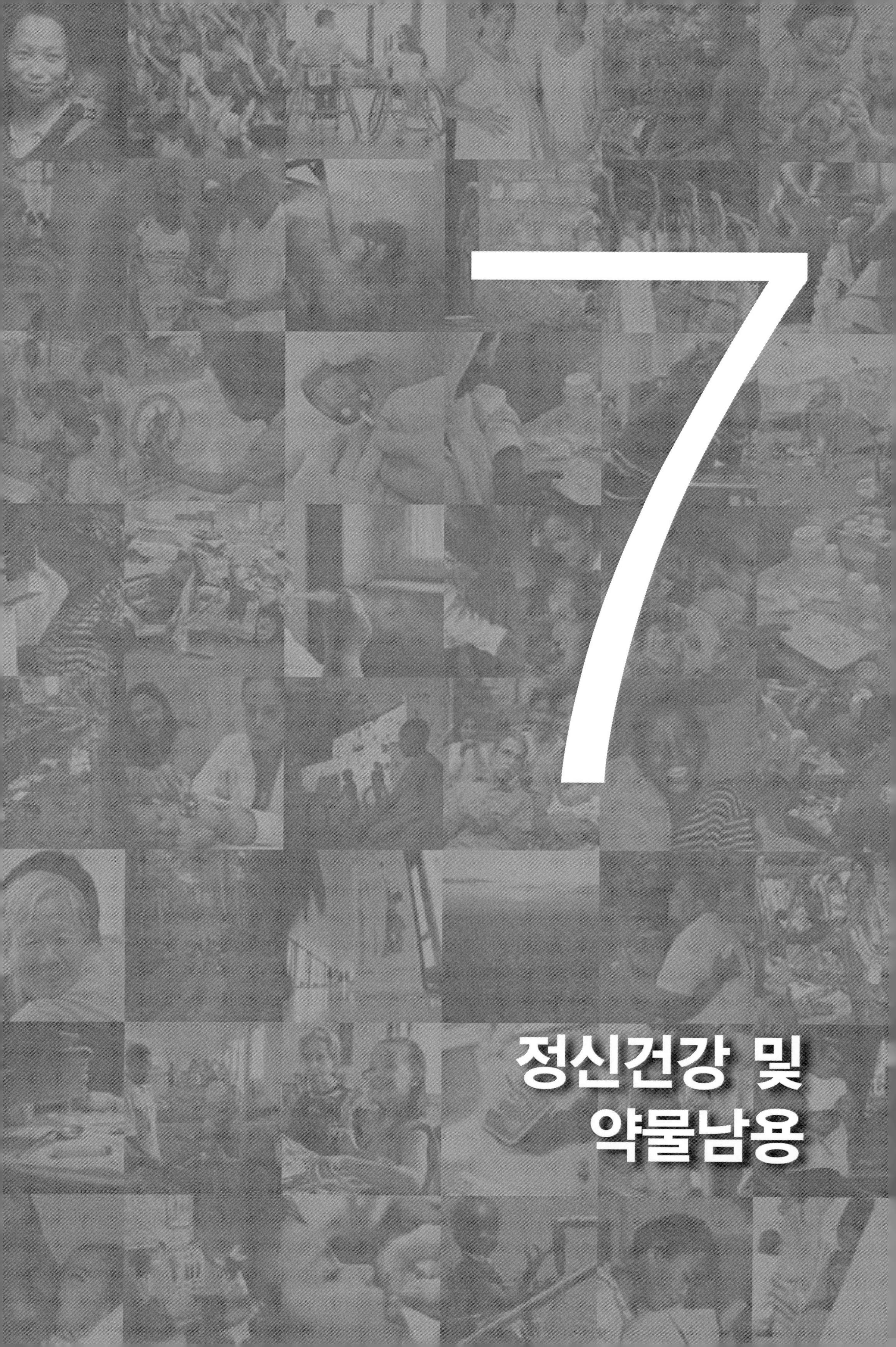

7

정신건강 및 약물남용

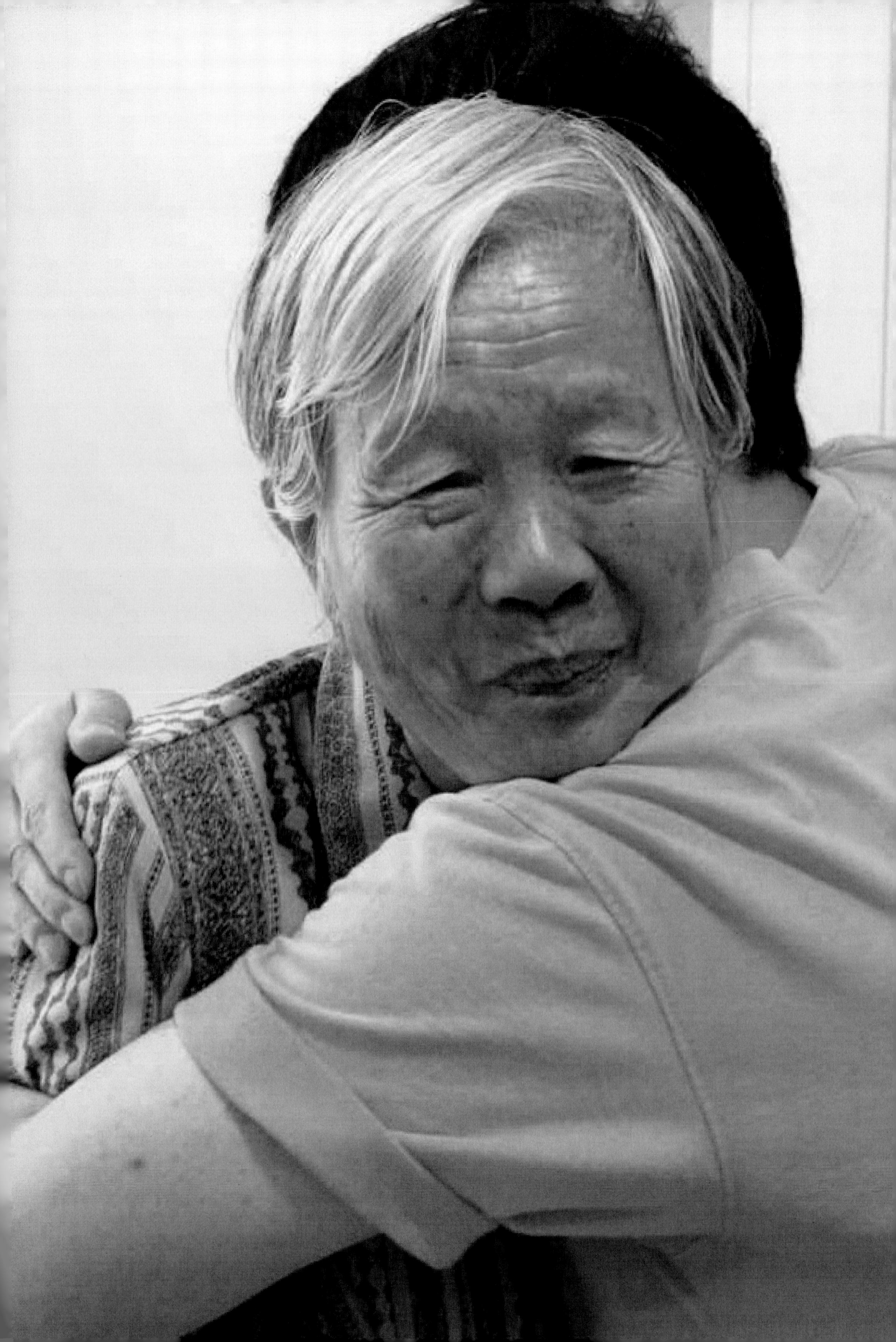

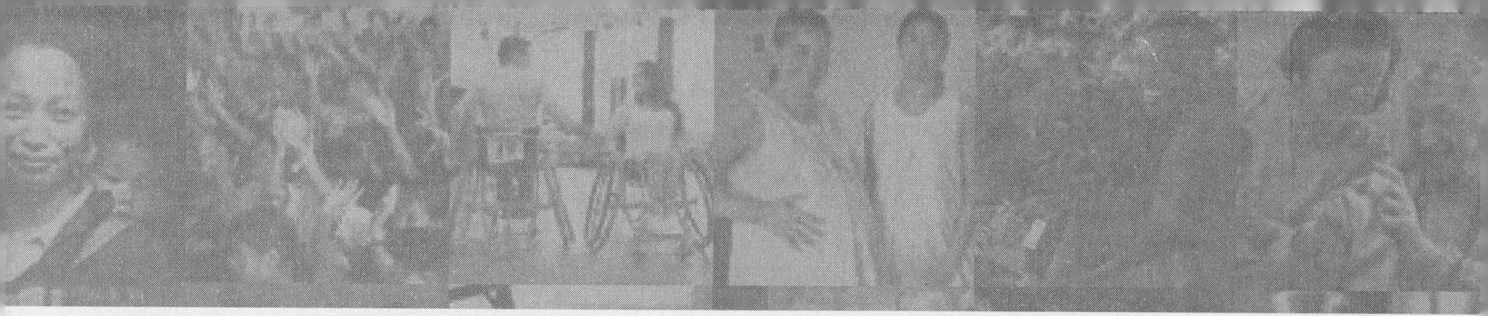

요 약

MDG와 대조적으로 SDG는 세계 질병 부담의 10% 이상을 차지하는 신경 질환 및 발달장애와 함께 정신건강 및 약물남용 장애를 포함한다.

SDG 세부목표 3.4는 정신건강 및 웰빙의 증진을 나타낸다. 우울증과 자살은 인구의 건강에 커다란 손실을 가져온다. 전세계 인구 10명 중 1명은 정신장애로 고통받고 있다. 2012년 전세계에서 자살로 인한 사망자는 약 804,000명으로 추정된다. 정신장애에 대한 치료 보장 범위는 많은 나라들에서 매우 열악하며, 이에 대한 상당한 규모의 확대가 필요한 시점이다. 우울증과 자살 관리를 위한 증거기반의 지침은 이용가능하며, WHO 정신건강 실행계획(Mental Health Action Plan) 2013-2020은 심각한 정신장애에 대한 서비스의 보장 범위가 20% 확대되어야 한다고 요구하고 있다.

치매는 많은 사람들과 그 가족들에게 영향을 미치기 때문에 주요한 국제적 건강 문제로 대두되었으며(2015년 4,600만 명 이상의 사람들이 치매 상태로 살고 있는 것으로 추정되며, 그 숫자는 2030년까지 약 7,500만 명에 도달할 것으로 예상된다), 이에 따라, 사회에 주요 경제적 비용이 부과된다(2010년 전세계적으로 약 6,040억 달러). 치매의 원인을 이해하고 적절한 예방 전략 및 치료법을 개발해야 할 필요성에 가속도가 붙었다. 광범위한 공중보건 접근방식은 독립된 치매 정책 및 계획 또는 기존의 정신건강 또는 노인 정책 및 계획의 통합을 기반으로 치매 환자들과 가족 간병인의 치료 및 삶의 질을 개선하기 위하여 필요하다.

SDG 세부목표 3.5는 마약 사용과 음주 폐해를 포함하는 약물남용의 예방 및 치료 강화를 제안한다. 국제적 질병부담의 약 2%는 알코올 및 기타 물질 사용 장애와 관련되는 것으로 추정된다. 알코올 남용은 NCD의 주요 위험 요인 중 하나이며, 향후 15년 동안 알코올 남용의 10% 감소를 목표로 설정하였다. 알코올의 남용을 줄이기 위한 WHO 글로벌 전략(WHO Global Strategy)은 국가 정책에서 알코올의 남용에 대해 공중보건의 대응을 강화하고 약물 남용 장애와 건강상태에 대한 예방 및 치료를 위한 역량을 구축하도록 제안하였다.

2013년 전세계의 약 2,700만 명의 사람들이 약물 사용 장애로 고통받았으며, 그 중 약 50%가 약물을 주입하였고, 165만 명이 HIV에 감염된 채 살고 있는 것으로 추정되었다. 2006년 이후로 불법 약물을 사용하는 사람들의 수는 3,800만 명까지 증가하였으며, 2013년에는 2억 4,600만 명에 이르렀다. 약물 남용자의 수는 2008년 이후 2,700만 명에서 유지되고 있다. 약물 사용 장애에 대한 치료의 범위는 열악한 상태로 지속되고 있다. UN 총회의 특별 회의는 2016년 세계 마약 문제를 해결하기 위해 개최될 예정이다.

치매를 포함한 정신장애는 전세계적으로 질병의 주요 원인 중 하나로, DALYs에서 측정된 전체 질병 부담의 약 6.2%를 차지한다.[1] 치매와 같은 정신장애의 부담은 특히 다른 나라와 비교하여 상대적으로 높은 노인 인구의 비율을 보이는 고소득 OECD 국가에서 가장 높다(그림 7.1).[1] 아메리카 지역(AMR), 유럽 지역(EUR) 그리고 동부 지중해 지역(EMR)의 저소득국, 중소득국, OECD 미가입 고소득 국가들 또한 전세계 DALYs 평균 이상의 질병 부담을 갖고 있다.

장애생활년수(YLDs, Years Lived with Disability) 측면에서 정신장애는 장애생활년수의 1/5 이상의 원인을 차지하며 더 큰 부담을 안겨주고 있다. 정신장애의 가장 큰 비율은 우울증과 불안에 의해 발생하며, 15세–59세 연령층 인구가 가장 많은 영향을 받는다.

[그림 7.1] 세계 지역별 정신장애에 대한 DALYs, 2012[1,2]

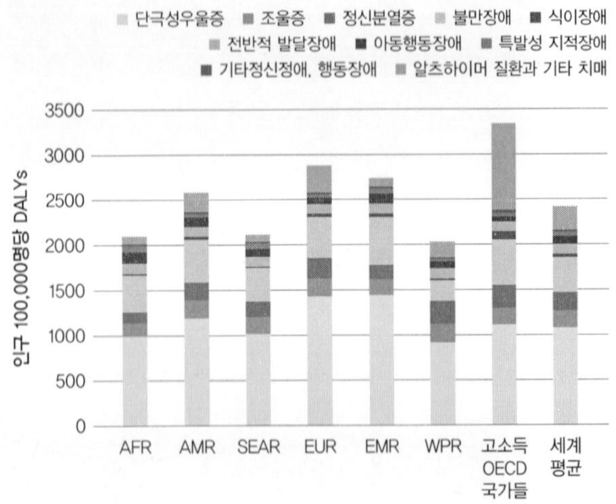

정신장애를 갖고 사는 사람들 중 조기 사망의 수준은 정신장애가 없는 사람들의 두 배 이상이다.[3] 주요 원인은 자살과 심혈관 질환, 보건의료서비스의 접근성 악화, 생활습관 요인 및 기타 건강의 사회적 결정요인(예, 빈곤) 등과 같은 해결되지 않은 신체적 건강상태이다. 2012년, 전세계적으로 자살 사망자는 80만 명 이상으로 추정되는데, 자살률은 지역과 성별에 의한 상당한 차이를 보인다(그림 7.2).[4]

전세계 질병 부담의 약 1.8%는 약물 사용 장애로 인한 것이다(알코올 남용 장애 1.2%와 마약 사용 장애 0.6%를 차지한다). 약물 사용 장애로 인한 질병 부담

[그림 7.2] 세계 지역별 자살 사망률, 2012[1,2]

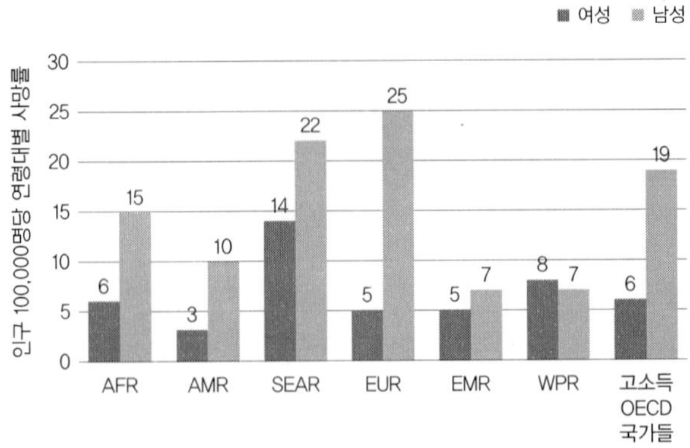

[그림 7.3] 세계 지역별 약물 사용 장애 DALYs, 2012[1,2]

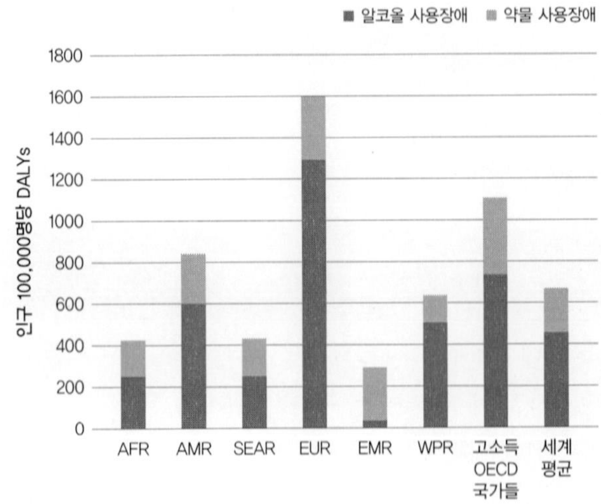

또한 상당한 지역적 편차가 존재한다(그림 7.3).

예를 들어, 유럽 지역에서 저소득, 중소득, OECD 미가입 고소득 국가들에 대한 DALY 비율은 많은 국가에서 알코올 섭취가 금지되어 있는 동부 지중해 지역(EMR) 보다 5배 이상 더 높다. 질병 부담은 30세–49세 연령층 인구에서 가장 높은 수치를 기록하는 반면, 약물 사용 장애의 질병 부담은 15세–29세 연령층 인구에서 가장 많이 발생한다. 전체 질병 부담과 약물 관련 질병 부담은 50세 이후 급격히 감소하는데 반해, 알코올 남용 장애는 70세 이상까지 지속적으로 심각한 질병 부담으로 작용한다. 알코올의 남용은 전세계 질병 부담에 기여하는 5대 위험 요인 중 하나이다. 알코올로 인한 질병 부담은 알코올 남용 장애에만 한정되지 않고, 전세계 질병 및 손상 원인의 5.1%를 차지한다. 불법 약물남용은 공중보건과 특히 어린이, 청소년 및 그들의 가족을 포함하여 사람들의 안전과 복지에 심각한 위협을 초래하고 있다.

두말할 나위 없이, 정신적, 약물 사용 장애에 의한 부담은 질병 자체로 인한 직접적인 건강 영향을 넘어선다. 특히 부양을 하는 가족들이 짊어진 책임까지 질병 부담에 포함시켜야 한다. 정신 및 약물 사용 장애는 또한 경제적으로도 심각한 영향을 미친다. 최근 한 연구에 따르면, 2010년 이러한 장애로 인해 손실된 전체 경제 생산량은 전세계적으로 85억 달러였으며, 2030년까지 연간 합계가 거의 두 배가 될 것으로 예상하였다.[5] 알코올 소비 및 알코올 사용 장애로 인한 경제적 비용에 관한 다른 연구는 2/3 이상의 생산성 손실과 함께 고소득 및 중소득 국가에서 GDP의 1.3-3.3%의 재정적 손실이 발생한 것으로 추정하였으며,[6] 치매의 국제적 비용은 2010년에 6,040억 달러로 측정되었다.[7]

모든 지역에서 정신장애 및 약물 사용 장애는 기타 공중보건 문제처럼 중요하고 심각한 문제임에도 불구하고, 이에 대한 논의는 MDG에서 간과되었다. 반면에 SDG는 정신건강과 웰빙의 증진을 위한 노력을 요구하는 광범위한 NCD 세부목표(3.4)의 일부로 이러한 문제를 다루며, 세부목표 3.5에서 구체적으로 불법 약물 및 알코올 남용에 초점을 맞추고 있다(그림 7.4). 추가적으로 UHC 세부목표(3.8)는 정신장애 및 약물 사용 장애를 가진 모든 사람들에 대한 효과적인 건강 증진, 질병 예방, 치료, 재활 및 고통완화치료의 제공에 대해 분명히 명시하였다.

[그림 7.4] 정신 약물 사용 장애와 관련된 MDG와 SDG 목표들

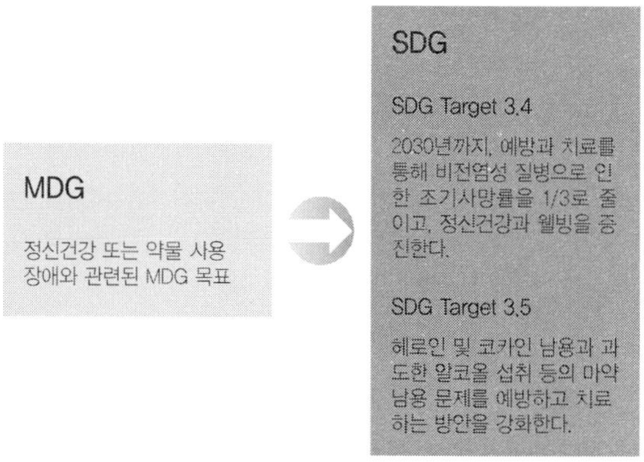

동향

2000년과 2012년 사이에 전세계 자살 사망 수는 9% 감소한 것으로 추정되었다.[1] 전세계 연령표준화 자살률은 같은 기간 동안에 26% 하락하였고, 아프리카 지역, 동부 지중해 지역의 남성, 고소득 OECD 국가의 여성을 제외하고 전 지역에서 감소하였다.

우울증 문제는 흔히 알려져 있지만, 국제적 및 지역적 추세의 신뢰할 만한 추정치를 제공할 수 있는 데이터가 충분하지 않다. 우울증의 치료 보장 범위는 낮다. 세계정신건강조사(World Mental Health Surveys)의 분석에 따르면, 심지어 자원이 풍부한 환경에서도 우울증이 있는 사람들의 50%만 임의적 치료를 받았고, 약 40%의 사람들만 최소 적정 수준 진료를 받는 것으로 나타났다.[8,9]

전세계적으로 치매 환자의 수는 세계 인구의 급속한 노령화와 함께 지난 수십 년 동안 증가하였다. 2015년 치매 환자는 약 4,600만 명 이상이 되는 것으로 추정되며, 20년마다 거의 두 배가 될 것으로 예상된다.[10] 고소득 국가에서 저소득 국가보다 훨씬 더 높은 치매 발생률이 발생하는 것처럼 지역별 치매 발생률에 현저한 차이가 있다.

알코올 사용에 대한 데이터 가용성은 최근에서야 개선되어, 과거의 국제적 또는 지역적 동향에 접근하기 어렵다. 2012년 전세계 사망의 약 6%는 알코올 섭취의 결과에 기인한 심혈관질환 및 손상으로 인한 사망이었다. 전세계의 15세 이상 인구의 38%가 지난 12개월 간 알코올 섭취를 하였고 16%는 취할 정도로 술을 마신 것(폭음)으로 추정되었다.[11]

불법 약물 투여자의 수는 2006년부터 2013년까지 3,800만 명에서 2억 4,600만 명까지 증가한 것으로 나타났으며, 반면에 고위험 약물을 투여하는 문제적 사용자(problem user)의 수는 2008년 이후로 2,700만 명을 일정하게 유지하고 있다. 문제적 사용자의 약 절반(1,220만 명)은 주사약물 투여를 하고 있으며, 주사

바늘 공유와 같은 안전하지 않은 주사투여 행위의 결과로 2013년 165만 명이 HIV에 감염된 것으로 추정되었다.[12]

긍정적 발전

일부 영역에서의 진전에 대한 주요 원인은 성공적인 인적, 사회 및 경제 발전을 촉진하는 건강한 생활습관뿐만 아니라 정신건강과 웰빙의 중요성에 대한 인식의 증가로부터 기인한다. 국가 보건부처 및 국제 파트너들은 '정신건강 없이는 건강은 없다(no health without mental health)'라는 모토를 가지고 있을 뿐만 아니라, 경제성장을 위해 무대책의 결과는 이제 공공 정책 결정자에 의해 평가된다.

2001 WHO 정신건강에 대한 세계보건보고서(World Health Report on mental health)가 2개의 란셋(lancet) 시리즈를 발간하면서, 전세계 대다수의 나라에서 정신장애를 겪는 10명 중 9명의 사람들이 기본적인 치료조차 받지 못한다는 사실을 밝혔다.[14,15] 뒤이어 WHO 정신건강 유지 활동 프로그램(Mental Health Gap Action Programme, mhGAP)[16]이 출범하고, Grand Challenges in Global Mental Health가 새로운 연구를 지원하면서 정신장애에 대한 논의가 첨예화

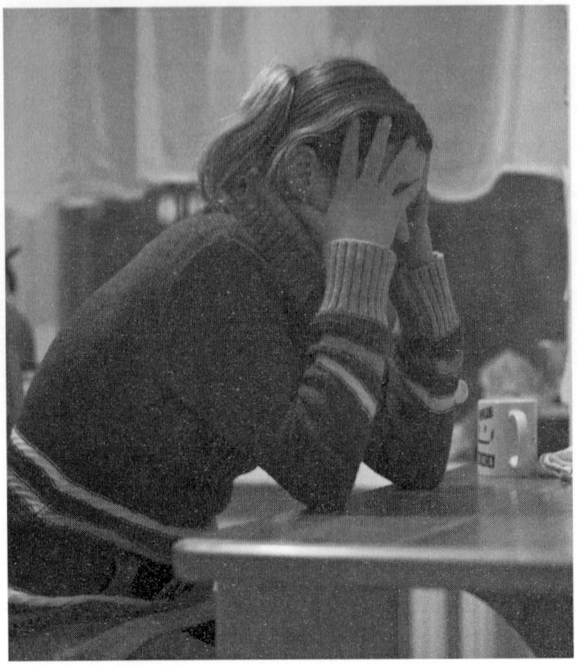

되었다. 회원국에 의한 WHO 정신건강 실행계획 2013–2020(Mental Health Action Plan 2013–2020)의 개발 및 승인과 함께 정신건강을 위한 진전에 있어서 중요한 단계에 도달했다.[17] 또 다른 중요한 단계는 2010년 WHO의 알코올의 유해한 영향을 줄이기 위한 국제 전략(WHO global strategy to reduce the harmful effects of alcohol)의 개발과 승인[18] 그리고 현재 소규모 자원을 가진 15개 국가에서 주로 운영 중인 마약 의존의 치료 및 관리에 대한 마약 및 범죄(UNODC) 프로그램의 WHO와 UN 사무소의 공동 개발 및 실행뿐만 아니라 약물 사용 장애의 식별 및 관리에 대한 새로운 WHO 가이드라인 및 도구의 개발을 포함한다.[19,20,21,22,23]

정신장애는 NCD의 예방 및 대책을 위한 WHO의 글로벌 실행계획 2013–2020 또는 NCD에 관한 UN 고위급 회의에서 언급된 정치적 선언에 포함되어 있지 않았다.[24] 이와 같이 전략적으로 중요한 문서에서 정신장애를 간과한 것은 정신건강에 대한 WHO 글로벌 실행계획의 개발을 추진하기 위한 WHO 회원국 다수의 결정에 영향을 미치는 요인이 되었다.[17] 그러나 정치적 선언은 NCD의 주요한 4개의 위험요인 중 하나로 알코올의 유해한 사용이 영향을 미친다는 것을 인식하였고, NCD의 예방 및 대책에 대한 WHO 글로벌 실행계획 2013–2020은 2010년과 비교하여 2025년까지 음주 폐해를 최소 10% 감소하려는 WHO 글로벌 전략을 강화하였다. UN 총회는 2016년에 세계 마약 문제에 대한 특별 세션을 개최하는 결의안을 통과시켰다.

진전은 새로운 국제적 합의에 의해 구동되어야 한다. 증거기반의 개입은 비용 효과성, 지불능력, 시행 가능성 등의 분석에 기반하여 규모 확대에 대한 우선순위를 선정한다. 예를 들어, 우울증, 양극성 장애, 정신분열증과 같은 상태에 대한 진료 패키지 제공 비용에 대한 증거는 적당한 규모의 투자로 주요 개입의 규모 확대가 가능하다는 것이다.[25,26] 마찬가지로, 정신건강 전문가와 비전문적인 의료인력에 의한 업무 공유의 효과성에 대한 증거는 보건의료 인력의 능력 개발에 대한 새로운 접근 방식을 제안한다.[27,28,29]

WHO는 비전문 의료 환경에서 정신적, 신경학적, 약

물 사용 장애에 대한 개입의 가이드라인을 제공함으로써 이러한 동향을 지원하고 있다.[30] 현재 크고 작은 개입이 실행되고 있는 80여개 국가에 프로토콜 및 도구를 지원하고 있다.[31] 저중소득 국가에서 정신장애를 해결하기 위한 개입 전략의 범위의 영향과 실행가능성에 대한 새로운 증거의 생성과 보급이 허용됨에 따라, 세계 정신건강 연구에 대한 재정지원이 지난 5년간 단독으로 약 5,000만 달러 정도 상당히 증가하였다.[32,33] 또한 해당 국가들의 정부가 주목하는 것은 가장 최근의 WHO 정신건강 아틀라스 조사(Mental Health Atlas survey)로,[34] 이는 2/3 이상의 국가에서 정신건강에 대한 특정 정책이나 계획을 가지고 있음을 보여주고, 절반 이상의 나라에서 독립된 정신건강법을 가지고 있는 것을 보여준다.

또한 특히 평가 및 일반적 분석 방법에 대해 일반적인 수단을 사용하는 정신장애의 역학과 관련하여 모니터링에 진전이 있었으며, 몇몇 주요 다국가적 계획(initiative)가 진행 중에 있다.[35] 이러한 연구는 세계의 모든 지역에서 정신장애의 범위, 분포 및 특성에 대한 비교를 제공하였고 이에 따라 질병부담을 정의하는데 도움이 되었으며 또한 정신건강 상태의 분류에도 기여하였다.[36,37,38,39]

도전과제

위에서 언급된 성과 및 성공에 기여한 요인들에도 불구하고, 몇 가지 중요한 문제가 남아있다.

재원의 부족: 정신건강에 투자하고자 하는 정치적 의지가 계속해서 증가하고 있지만, 적절한 수준에 도달하기에는 여전히 불충분하다. 정신건강에 대한 공공지출은 대부분의 저중소득 국가에서 총 보건의료비지출의 2% 또는 1인당 2달러 이하로 매우 낮은 상태이다.[35] 이러한 지원은 주로 입원환자 치료에 소비된다. 마찬가지로, 정신건강에 대한 개발원조는 2007년부터 2013년 사이에 상대적 및 절대적으로 모두 증가하면서, 연간 평균 약 1억 3,400만 달러에 도달하였는데, 보건에 대한 전체 개발원조 비율의 1% 미만이었다.

전세계적 치매 확산: 치매에 대한 발병 및 발생 예측에 따르면, 치매 환자의 수는 계속 증가하고, 특히 노인 인구 중에서 그리고 인구학적 변화 과정에 있는 국가에서 치매 환자의 최대 증가를 경험할 것이라고 전망한다.[7] 보건의료 시스템의 막대한 비용은 직면한 도전과제의 단 한가지 측면일 뿐이다. 2010년 한 해 비용은 연간 6,400억 달러로 추정되며,[41] 이러한 비용은 치매 유병률(prevalence) 보다 더 빠르게 증가할 것으로 예측되고 있다.

양질의 데이터 부족: 전체 국가의 2/3 이상에서 국가 건강정보 시스템은 정신건강 지표의 핵심적인 데이터를 정기적으로 수집하지 않고 있으며, 이는 심각한 정신 장애에 대한 서비스 보장에 신뢰할 수 있는 정보를 제공하지 못한다.

낙인: 정신장애 및 약물사용 장애를 가진 사람들에 대해 일반 대중 및 의료 종사자 모두 부정적인 태도를 갖고 있다.[42] 이러한 태도는 종종 '객관적' 표시 또는 진단적 검사의 부족에 의해 정신 질환에 대한 '실제' 질병이 존재하지 않는다는 증거로 해석되어 생성되었다. 환자와 그의 가족 모두에게 부정적인 영향을 미치는 낙인 그리고 진단 및 치료에 대한 장해물의 결과로 인해 대부분의 국가에서 치매에 대한 인식과 이해가 부족한 실정이다.

사회적 지지의 결여: 시민사회 조직의 활동은 HIV에 있어 매우 성공적이었다. 하지만 이와 같은 강력한 시민사회 단체들의 지지 결여는 정신건강 문제가 전면으로 제시되는 것에 장해가 되고 있다.

보건인력: 인적자원 문제는 정신건강 및 약물남용 장애와 관련하여 중대한 문제이다. 특히 치매의 경우, 인적자원 문제는 더욱 심각하다. 정신장애를 인식할 수 있는 간병인을 훈련시키고, 특히 1차의료 또는 일반 보건의료의 개입에 필수적인 비전문 보건인력을 지원하기 위해 투자가 필요하다. 보건서비스의 확대를 위해 적정한 기술을 갖춘 비전문 보건인력으로 직무를 전환시키고, 정신장애 및 치매에 대한 협력적인 관리 모델을 개발하는 것은 거대한 도전과제가 될 것이다.

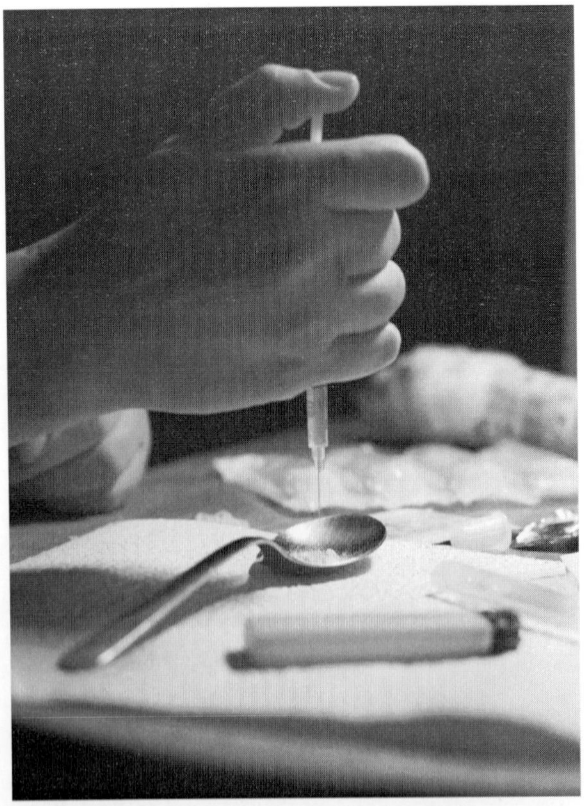

접근의 용이성: 상업적 이익이 좌우하는 정책 및 규제는 공중보건의 목표를 저해한다. 특히 알코올 사용의 경우, 추가적인 도전과제는 "이윤 추구로 인한 질병"에 관련된 것이다. 정기적으로 보고되는 새로운 항정신성 약물과 함께 불법 약물 및 유통경로가 끊임없이 변화하는 시장은 이러한 문제를 해결하는데 있어서 추가적인 과제로 나타나고 있다.

전략적 우선순위

정신건강 및 약물 사용에 대해 나아갈 방향은 이미 승인된 WHO의 정신건강 실행계획 2013-2020과 알코올의 유해한 사용을 줄이기 위한 세계 전략을 토대로 적절하고 효과적인 실행에 우선적으로 기반한다. 기타 약물 사용에 관하여 2016년 UN 특별회의는 세계 약물문제에 전념하고, 향후 몇 년간 전략적 방향과 행동을 제공할 것으로 기대하고 있다.

지속가능개발에 관련한 정신건강에 대한 사례를 만드는데, 정신건강 연구에 대한 투자는 지난 5년간 계속 증가하고 있지만, '정신건강에 대한 정치 경제학'으로 언급되는 정신건강과 가난, 불평등의 관계에 대한 분석을 수행할 필요가 있다. 특히 불평등의 관점에서 정신건강에 대한 빈곤의 영향이 연구될 필요가 있으며, 정신건강에 대한 빈곤퇴치 전략의 영향을 더 잘 이해해야 한다.[43]

WHO 정신건강 실행계획 2013-2020의 목적 및 목표는 다음과 같다:

- 정신건강에 대한 효과적인 리더십과 거버넌스를 강화한다:
  - **목표**: 전세계 국가의 80%는 국가 및 지역 인권 기구에 따라 정신건강을 위한 그들의 정책 및 계획을 개발하거나 개선하도록 한다(2020년까지).
  - **목표**: 전세계 국가의 50%는 국제적 또는 지역별 인권 기구에 따라 정신건강에 대한 그들의 법규를 개발하거나 개선하도록 한다(2020년까지).

- 지역사회를 기반으로 포괄적이고 통합적이며 신속하게 대응할 수 있는 정신건강 및 사회복지 서비스를 제공한다:
  - **목표**: 심각한 정신장애에 대한 서비스 범위는 20%까지 증가시킨다(2020년까지).

- 정신건강의 증진과 예방을 위한 전략을 실행한다:
  - **목표**: 전세계 국가의 80%는 정신건강에 대한 국가적, 다부문적 증진과 예방 프로그램을 최소 두 개 이상 운영하도록 한다(2020년까지).
  - **목표**: 국가의 자살률은 10%까지 감소시킨다(2020년까지).

- 정신건강에 대한 정보 시스템, 증거 및 연구를 강화시킨다:
  - **목표**: 전세계 국가의 80%는 국가의 보건 및 복지 정보 시스템을 통하여 정신건강의 핵심 데이터를 적어도 2년마다 정기적으로 수집하고 보고해야 한다(2020년까지).

광범위한 공중보건 접근방식은 치매 환자 및 가족 간병인의 삶의 질과 관리를 개선시키는데 요구된다.

WHO와 국제알츠하이머학회(Alzheimer's Disease International)에 의해 공동으로 개발된 "치매: 공중보건의 우선순위"[7]에 명시된 주요 전략적 우선순위는 다음과 같다:

- 치매 친화적인 사회를 촉진한다.
- 전세계적으로 치매를 국가 공중보건 및 사회복지에서 우선순위로 둔다.
- 대중 및 전문가의 태도 및 치매에 대한 이해를 개선한다.
- 치매환자와 그들 보호자를 위한 관심과 서비스를 개선하기 위해 보건 및 복지 시스템에 투자한다.
- 공중보건 연구 의제에서 치매에 부여된 우선순위를 증가시킨다.

SDG 세부목표 3.5에서 약물사용 문제에 대한 명확한 인식은 향후 중요한 단계가 된다. 알코올의 유해한 사용의 감소와 보건 및 복지 결과를 강화하기 위한 주요 접근방법은 알코올의 유해한 영향과 국가적 대책에 대한 정책대안을 제시하기 위한 WHO 국제 전략의 실행을 기반으로 한다.[18] 공중보건 옹호 및 파트너십, 기술적 지원 및 역량강화의 증가, 지식의 보급과 생산에 대한 국제적 활동의 강화, 알코올의 유해한 사용감소를 위한 국제적 및 국가적 행동을 지원하기 위해 가용자원의 동원은 음주폐해가 개인과 사회에 미치는 영향을 줄이기 위한 향후 핵심 요소로 형성될 것이다.

약물 사용(알코올 이외) 및 약물 사용 장애에 관하여 세계 약물 문제에 대한 공중보건 대응 강화를 토대로 조치가 필요하다. 또한 비의학적(non-medical) 약물사용의 예방 그리고 약물 사용 장애의 예방 및 치료에 대한 보건 분야의 역할 증대를 기반으로 조치가 요구된다. 2030년까지, 국가들은 약물 사용 장애에 대한 치료의 범위를 증가시키기 위한 관련된 국가 정책 및 프로그램을 개발하거나 수정할 것으로 예상된다. 주요 활동은 유해한 약물남용으로 인한 질병부담에 대한 인식을 제고하고, 1차 보건의료 및 지역사회기반 보건 및 복지서비스를 통해 약물남용 장애에 대한 통합적인 보건의료 서비스 증진에 대한 관심을 증가시키는 것을 포함한다.[18] 이러한 모든 것은 강력한 정치적 의지에 의해 뒷받침될 필요가 있을 것이다. 이는 2016년도 세계 마약 문제에 관한 UN 특별 회의에서 증명될 것이다.

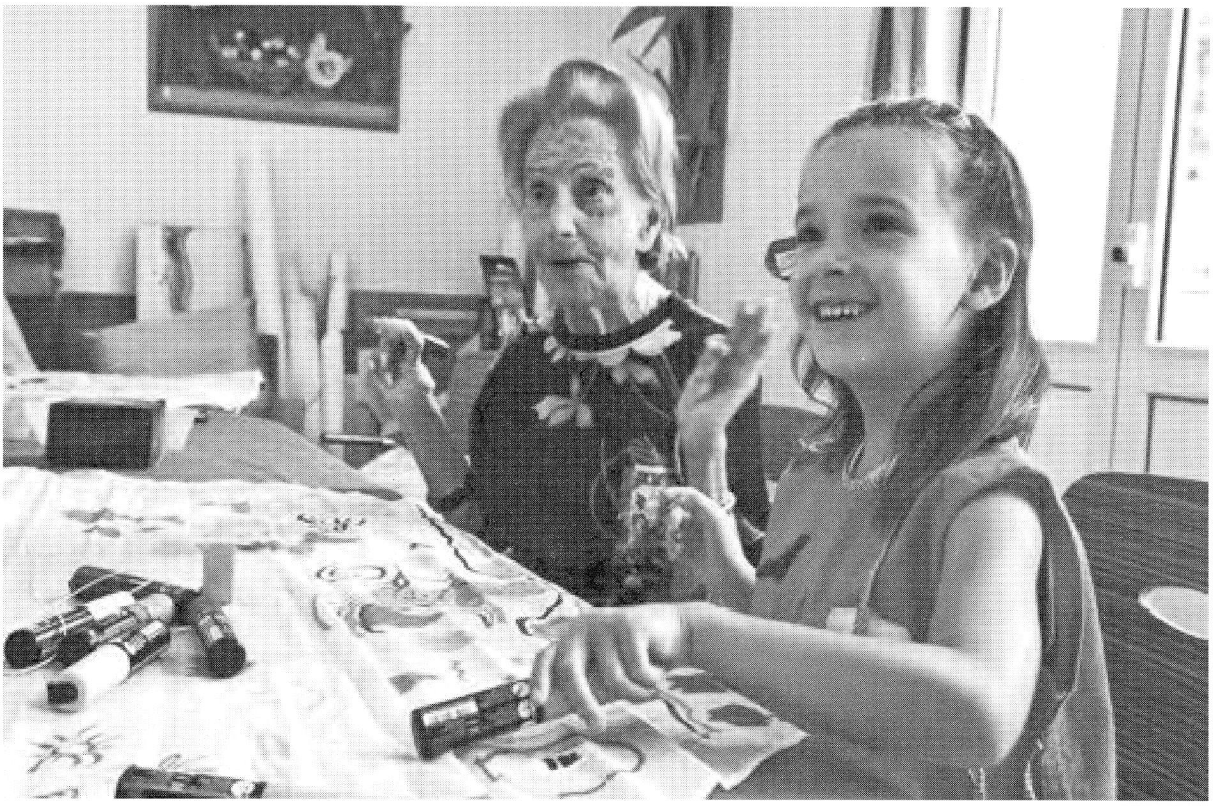

우울증 및 자살

정신장애는 전세계 모든 지역과 문화에서 발생하고 있으며, 가장 흔히 발생하는 우울증 및 불안은 전세계 인구 10명 중 1명이 영향을 받는 것으로 추정된다(총 6억 7,600만 명).[44] 여성들의 우울증 유병률은 남성보다 상당히 높은 수준이다.[45] 최악의 경우, 우울증은 자살로 이어질 수 있다. 2012년 전세계적으로 804,000명의 자살 사망자가 발생하였고, 매년 인구 10만 명당 11.4명의 자살사망이 발생하고 있으며, 전체 자살 사건마다 여러 번의 자살 시도가 있었던 것으로 추정된다.

동향

세계 인구의 증가와 동시에 2000년부터 2012년까지 전세계 자살사망자 수가 9% 감소되었다.[1] 전세계 연령표준화 자살률은 같은 기간 동안에 26% 하락하였고, 아프리카 지역, 동부 지중해 지역의 남성, 고소득 OECD 국가의 여성을 제외한 모든 지역에서 감소하였다(그림 7.5).

모든 자살 사망의 75% 이상은 저중소득 국가에서 발생한다. 전세계적으로, 15세-29세 청년층의 모든 사망 중에서 자살이 8.5%를 차지하고 있으며, 이는 사망의 두 번째 주요 요인으로 보고된다(교통사고 부상 다음으로 두 번째 사망원인). 고소득 국가에서 남성들의 자살이 여성의 자살보다 세 배 더 많으며, 저중소득 국가에서는 자살에 대한 남녀 비율이 1:1.5로 나타났다.[4]

정신장애의 심각한 건강 영향에도 불구하고, 치료가 필요한 사람들 중 오직 소수만이 치료를 받는다. 세계정신건강조사(World Mental Health Surveys)[36]에 따르면, 저소득 국가의 치료 보장 범위가 훨씬 낮음에도 불구하고, 자원이 풍부한 환경에서 우울증이 있는 사람들의 절반만이 임의적 치료를 받았으며, 약 40%의 사람들은 최소 수준의 적절한 치료를 받는 것으로 나타났다. 나이지리아의 예를 들면, 우울 장애가 있는 사람들의 단지 1/5만이 치료를 받고, 50명 중 1명이 최소의 적정수준 진료를 받았다(그림 7.6).

우울증과 정신장애의 발병 및 유병이 가장 높으며, 이는 생산활동연령의 심각한 손실로 이어진다.[39] 정신장애를 가진 사람이 있는 가구의 수입은 국가에서 가구 수입의 평균 수준보다 16%에서 33%까지 더 낮은 것으로 추정되며,[46] 이러한 정신장애가 있는 사람과 함께 살 때에 일할 수 있는 기간을 거의 매년 한 달씩 잃게 되는 것으로 나타났다.[38] 우울증과 같은 일반적인 정신장애는 대부분 함께 발생하고 있으며 이러한 정신장애가 있는 사람의 2/3 이상은 적어도 하나의 만성질환을 함께 갖고 있다.[47,48,49]

[그림 7.5] 지역별 자살 사망률, 2010년과 2012년[1,2]

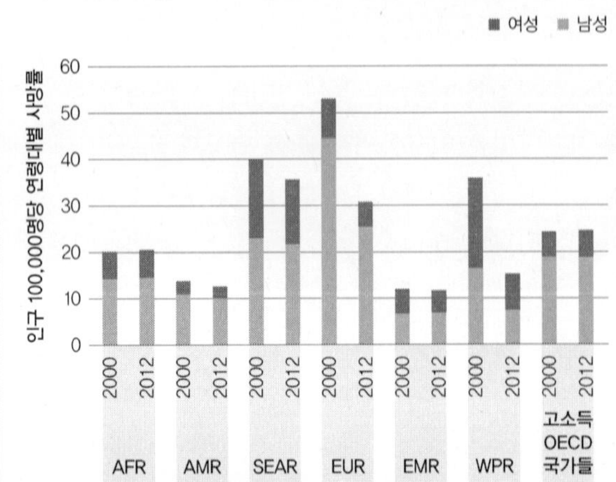

[그림 7.6] 과거[35], 대우울성 에피소드(MDE)를 가진 사람들을 위한 12달 후 치료율

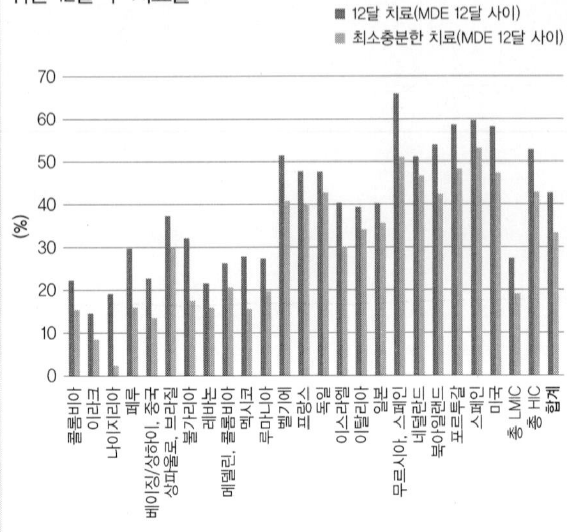

HIC: 고소득 국가들; LMIC: 저-중소득 국가들

긍정적 발전

국가적 대책: 지난 반세기 동안, 많은 국가들에서 자살의 비 범죄화(decriminalization)로 자살 시도자들이 도움을 요청하는 것을 가능하게 했다. 특히 고소득 국가에서 종합적인 국가 전략 또는 실행계획으로,[50] 그리고 일부 국가에서 살충제 또는 총기 소유권을 제한하는 법안으로 자살 수단에 대한 접근을 제한하면서 자살 예방에 기여했다.

국제적 기준: 현재 전세계의 80개국 이상에서 국제적인 문헌에 대한 체계적 고찰을 기반으로 한 mhGAP 개입 가이드라인이 사용되고 있으며,[51] 이의 일환으로 우울증 치료 및 자살 예방의 지침이 개발 및 보급되었다. 이는 자살을 예방하는 전략에 대한 이해를 포함하고 있다.[52,53,54]

옹호 및 인식: 일부 국가에서는 우울증 및 알코올 사용 장애 치료에 대한 인식률 증가가 도움이 되었다. 예를 들어 높은 영향력이 있는 국제 간행물 및 멀티미디어의 특별 기사 '나는 검은 개(black dog)가 있다. 그 이름은 우울증이다'라고 보도되었을 때, 이는 어떠한 WHO 웹페이지보다 더 많은 관심을 끌었다.[55]

연구 자금: 자원이 제한되어 있는 상황에서 우울증을 관리하기 위한 무작위 대조군 실험을 포함하여 정신건강 서비스 연구의 연구 자금이 증가되었다.

더 나은 치료: 우울증에 대한 새로운 치료법이 가능하게 되었다. 약물 및 심리적 개입은 더욱 효과적이며, 부작용이 적다는 면에서 급성 우울증 및 재발 방지에 모두 사용가능하다.[56,57,58]

도전과제

정신 질환의 낮은 발견율: 우울증으로 고통받는 사람과 의료서비스 종사자 모두 우울증에 대해 낮은 인식률을 갖고 있다.

낙인: 우울증과 자살에 대한 높은 수준의 낙인은 개인의 도움 요청과 보건 당국의 서비스 발전을 저해한다. 약 25개 국가에서는 자살 시도자에 대해 적용되는 법률이나 제재가 여전히 남아있다. 이는 도움을 청하는 행위를 잠재적으로 단념시키는 결과를 낳는다.

예방적 조치의 부족: 자살수단(특히 총기 또는 농약)에 대한 접근성을 제한하는 것에 대해 저항하거나 비협조적이다.

치료에 대한 접근성 부족: 저중소득 국가에서의 많은 시설들에서 보건인력들은 정신건강 문제에 대해 교육받은 경험이 없으며 약물도 이용할 수 없음에 따라 우울증에 대해 기본적인 치료를 제공할 수 있는 역량을 갖고 있지 않다.[34]

전략적 우선순위

SDG 세부목표 3.5는 정신건강과 웰빙의 증진을 목표로 한다. 심각한 정신장애 질환자를 위한 서비스 보장을 2020년까지 20% 확대시키기 위해 경도 우울증 및 중증도 우울증은 정신건강 실행계획 2013-2020 세부목표에 포함되었다. 회원국은 지역사회를 기반으로 포괄적이고 통합적이며 즉시 대응할 수 있는 정신건강 및 사회복지 서비스를 개발하고 제공하기 위해 최선을 다하고 있다.[59] 자살 예방은 실행계획의 중요한 구성요소이며, 2020년까지 각 국가당 10%까지 자살률을 감소시키는 것을 목표로 한다.[17] 효과적인 국가적 대응을 위해서는 포괄적이고 다부문적인 자살예방 전략이 필요하며, 다음의 내용을 포함한다:

- 정신건강 서비스 보장을 확대, 정신장애 및 약물사용 장애에 대한 치료 개선, 자살위험의 조기 발견 및 효과적인 관리 그리고 자살 시도자들에 대한 추적관리 및 지역사회 지원;
- 음주 폐해를 감소;
- 살충제, 소화기 및 특정 약물을 포함하는 자살의 가장 일반적인 수단에 대한 접근성 제한;
- 책임감 있는 매체 보도와 소셜 미디어 및 위기 상담전화;
- 의식 고취 및 낙인 완화를 위한 대중 인식 제고 프로그램;
- 취약 계층을 대상으로 한 예방 전략

치매

세계의 인구는 고령화되고 있다. 지난 세기 동안 보건의료의 개선은 사람들의 수명 연장과 건강한 삶에 기여를 해왔다. 그러나 또한 비감염성 질환(NCD) 환자의 증가로 이어졌다. 비록 치매는 주로 노인들에게 영향을 미친다 하더라도, 그것은 노화의 정상적인 부분이 아니다. 단순한 질병보다 치매와 같은 증후군은 기억, 생각, 행동 및 일상생활을 수행할 수 있는 능력에 영향을 미칠 수 있는 뇌 질환에 기인한다.

동향

전세계적으로 치매가 있는 사람의 수는 2015년 4,680만 명으로 추정되며, 이 수치는 2030년까지 7,470만 명, 2050년까지 1억 3,150만 명에 도달할 것으로 추정된다.[60] 치매의 발생 빈도는 연령이 증가함에 따라 기하급수적으로 증가한다. 최근 보고에 따르면 치매의 발생빈도는 5.9년의 연령이 증가할 때 두 배씩 증가하며, 60-64세 연령층의 인구 1,000명당 3.1명, 96세 이상은 1,000명당 175명의 수준으로 치매가 발생한다고 밝혀졌다(그림 7.7).[61] 저중소득 국가보다 고소득 국가에서 훨씬 더 많은 치매 발생률을 나타내며, 치매 발생에 대한 지역 간 편차가 존재한다.

[그림 7.7] 국가별 연령 치매 발생 정도[66]

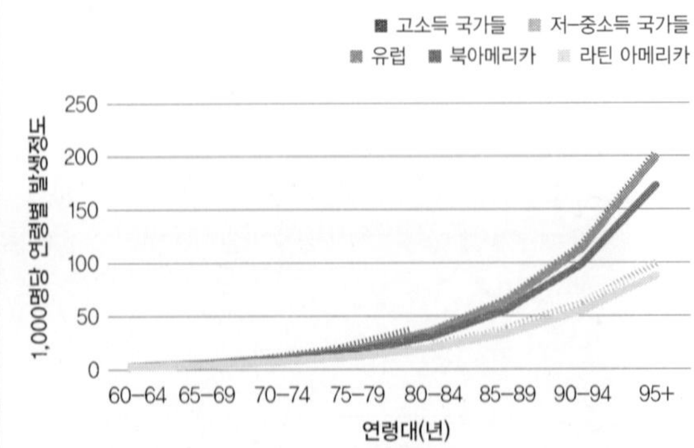

긍정적 발전

국제적 지지 및 인식: 2013년 12월 런던에서 세계 최초의 G8 치매 정상회담이 개최된 것처럼 치매 문제에 대한 심각성이 대두됨에 따라, 치매 연구에 대한 인식과 투자가 증가하였고, 뒤이어 2015년 3월 제1회 WHO 국제 치매대책 장관회의가 개최되었다.[63]

국가적 대책: 국가적 수준에 따른 우선순위와 대책으로 이어지는 국가적 치매 전략의 개발은 또 다른 성공의 이정표이다. "치매 친구"와 같은 지지 캠페인을 통하여 치매에 대한 대중의 이해를 향상시키기 위한 움직임이 증대되고 있다.[64] 이러한 노력은 치매에 대한 자세한 정보를 더 많은 사람들에게 제공하고, 지역사회 내 치매 환자들의 삶을 향상시키는데 도움을 줄 수 있도록 더 많은 사람들에게 치매에 대한 인식을 고취시킨다.

더 나은 데이터: 일관성 있고 통합적인 데이터 수집 노력과 함께 특히 저중소득 국가에서 역학, 질병부담, 치매의 영향에 대한 이해가 증가되었다. 전세계적인 연구 네트워크 간의 협력은 시간이 지남에 따라 더 많은 비교자료를 생성할 수 있도록 한다.[65]

예방: 치매의 이해에 대한 최근의 발전은 여러가지 완화가능한 위험요인이 치매를 유발한다고 시사한다. 식이 및 생활습관 위험요인에 대한 조사에 따르면, 포화지방 및 트랜스 지방을 최소화하고, 고기와 유제품을 야채와 콩으로 대체하며, 최소한의 비타민 B_{12} 섭취를 보장하며, 유산소 운동, 여가활동에 참여하고, 스트레스를 줄이는 것만으로 치매 위험요인을 줄일 수 있을 것이라고 본다.[66,67,68]

기준 설정: WHO mhGAP 개입 가이드의 한 부분으로써 비전문인력에 대한 임상적 평가 및 관리 가이드라인의 개발과 전세계적인 실행은 또한 치매 환자가 1차 의료 환경 내에서 적절한 진료를 받을 것을 보장한다.[69]

도전과제

세계적인 치매 확산: 치매에 대한 발병 및 발생 예측에 따르면, 치매 환자의 수는 계속 증가하고, 특히 노인 인구 중에서 그리고 인구학적 변화 과정에 있는 국가에서 치매 환자의 최대 증가를 경험할 것이라고 전망했다.[7]

낙인: 대부분의 국가들에서 치매에 대한 이해가 부족

하여 그 결과 진단 및 치료에 대한 낙인 및 장해물을 초래하였다. 치매 환자와 가족 모두에 대한 낙인은 사회적 고립을 유발하고, 진단 및 대책을 지연시켰다. 사회 전반에 걸쳐 치매에 대한 이해와 인식을 고취시켜 차별을 줄이고, 치매 환자 및 보호자의 삶의 질을 개선시켜야 한다.

효과적인 치료의 부족: 아밀로이드 캐스케이드(Amyloid cascade) 이론의 측면에서 치매에 대한 근본적인 매커니즘을 이해하는 데 의미 있는 변화를 불러왔지만, 이것이 상당한 영향을 미치는 약물 치료의 개발로 이어지지는 않았다.[70] 현재 치매를 위해 이용 가능한 약물은 단지 일부 증상의 완화와 진행을 가능한 늦추는 기능밖에 없다.[71]

비용의 상승: 인구 고령화로 치매가 늘어날 것이라는 전망과 함께 경제적 부담이 감당하기 힘들만큼 커질 것으로 예상되면서, 이를 해소하려는 보건의료 시스템은 난제에 직면하게 되었다. 치매로 인한 비용은 2010년 기준 연간 6,040억 달러로 추정되며,[72] 이는 심지어 유병률보다 더 빠르게 증가하였다. 대부분의 비용은 사회 복지의 필요성에 의해 기인하였다. 낮은 진단율, 제한된 치료적 선택 및 기존 증거기반 개입의 저조한 활용 등을 고려할 때, 치매로 인한 의료비용은 전체 비용과 비교해서 낮은 비율을 차지한다(그림 7.8). 치매환자 중 2/3이 살고 있는 저중소득 국가에서 대부분의 간병 부담은 가족 구성원 같은 비공식적 간병인에게 부과된다. 향후, 만성질환 관리 및 장기요양을 포함한 의료 및 복지서비스 개선에 대해 전체 이해관계자들이 집중하는 정책 개발이 중요하다.

간병인에 대한 지원 부족: 치매 환자를 돌보는 것은 보호자들에게 감당하기 힘들만큼 큰 부담이다. 스트레스는 신체적, 감정적, 경제적 압력을 포함한다. 간병인은 건강, 사회, 재정 및 법적 시스템의 지원을 필요로 한다.

[그림 7.8] 국가 소득별 치매의 비용 분포, 2010[7]

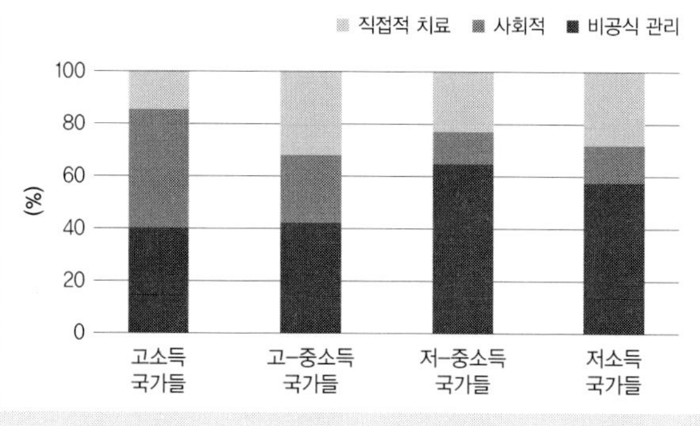

전략적 우선순위

광범위한 공중보건의 접근방식은 치매 환자와 가족 간병인의 관리 및 삶의 질 향상을 위해 필요하다. 독립된 치매 정책이나 계획은 접근방식의 목적과 목표 중 어느 하나에 연관되어야 하며, 또는 기존의 건강, 정신건강 또는 노령정책과 계획에 통합되어야 한다. 일부 고소득 국가들은 치매의 영향에 대응하기 위한 정책, 계획, 전략 및 프레임워크를 시작하였다.[7]

치매 관리의 주요 목표는 다음과 같다:

- 조기 진단
- 신체적 건강, 인지, 활동 및 웰빙의 최적화
- 행동 및 심리적 증상에 대한 검사 및 치료
- 정보제공 및 보호자에 대한 장기적 지원

"치매: 공중보건의 우선순위"에 명시된 핵심 전략의 우선순위는 WHO와 국제알츠하이머학회와 공동으로 개발되었다:[7]

- 치매 친화적인 사회를 촉진한다.
- 전세계적으로 치매에 대한 국가 공중보건 및 사회복지의 우선순위을 구성한다.
- 치매에 대한 전문적 태도 및 이해를 향상시킨다.
- 치매 환자와 보호자에 대한 관심과 서비스를 개선하기 위해 보건 및 복지 시스템에 대한 투자한다.
- 공중보건 연구 의제에서 치매에 주어진 우선순위를 증가시킨다.

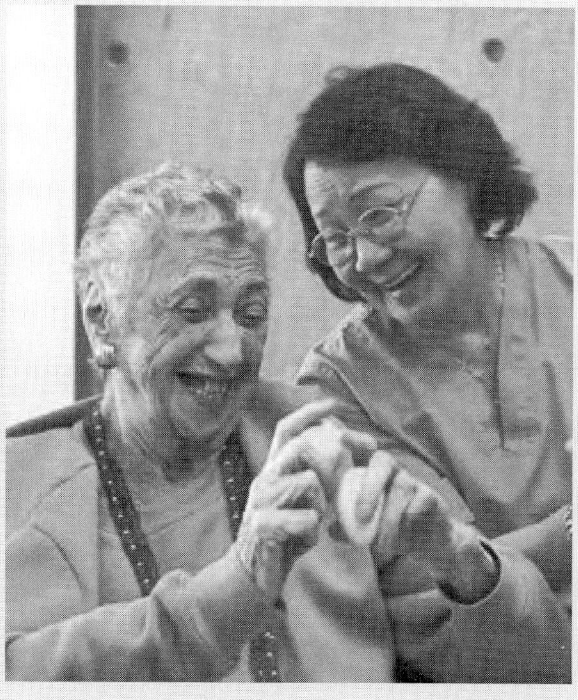

약물남용 및 약물남용 장애

알코올과 불법 약물을 포함한 향정신성 약물 사용은 전세계적으로 건강에 대한 중요한 위험요인이다.[11,73] 의존성 약물의 사용은 약물 사용으로 인한 장애를 야기시킬 수 있다. 향정신성 약물의 중독 효과, 장기와 조직에 대한 해로운 영향 또는 투여 방식은 질병, 부상 및 기타 건강상태의 확대에 영향을 미치는 요인이다.[12]

동향

2012년에 음주사망자는 전세계 사망자의 5.9%에 해당하며, 음주로 인한 심혈관 질환 및 부상으로 인한 사망이 상당한 비율을 차지한 것으로 나타났다(그림 7.9). 2010년 전세계 알코올 소비량은 15세 이상 인구 한 사람당 순수 알코올 6.2리터로 나타났다: 전세계 15세 이상 인구의 38%는 지난 12개월 동안 과음한 경험이 있었고, 16%는 폭음을 한 것으로 나타났다.[11] 이와 같이 세계적으로 상당한 변화가 있었지만(그림 7.10), 2005년과 2010년 사이에 인당 알코올 소비에서 이러한 추세가 명확하게 나타나지는 않았다.

2013년, 전세계적으로 2,700만 명의 사람들이 약물 사용 장애로 고통받고 있으며, 그들 중 거의 절반(1,220만 명)은 약물을 주사하였으며, 165만 명이 HIV에 감염된 채 살아가는 것으로 추정된다.[12] 2013년 15세–64세 인구의 약 5%는 불법약물을 사용한 경험이 있었다. 2008년 이후로 문제 사용자 수가 2,700만 명으로 일정하게 유지되는 반면, 2006년 이후, 불법약물 사용자의 수는 3,800만 명까지 증가하였다.

[그림 7.9] 넓은 원인 범주에 따른 알코올에 기인하는 사망의 분포, 2012[11]

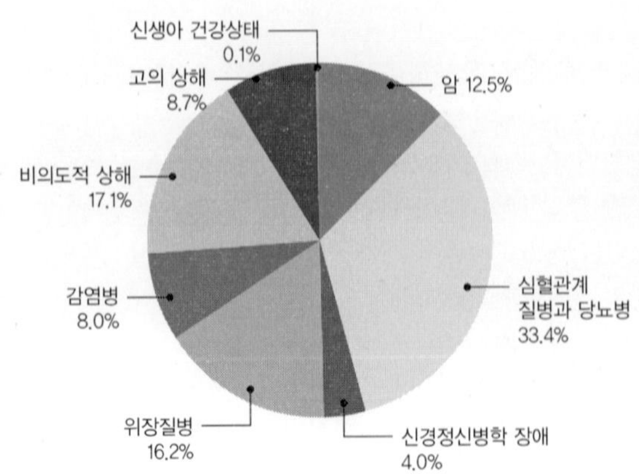

[그림 7.10] 순수 알코올의 (15세 이상) 1인당 총 알코올 소비량, 2010[74]

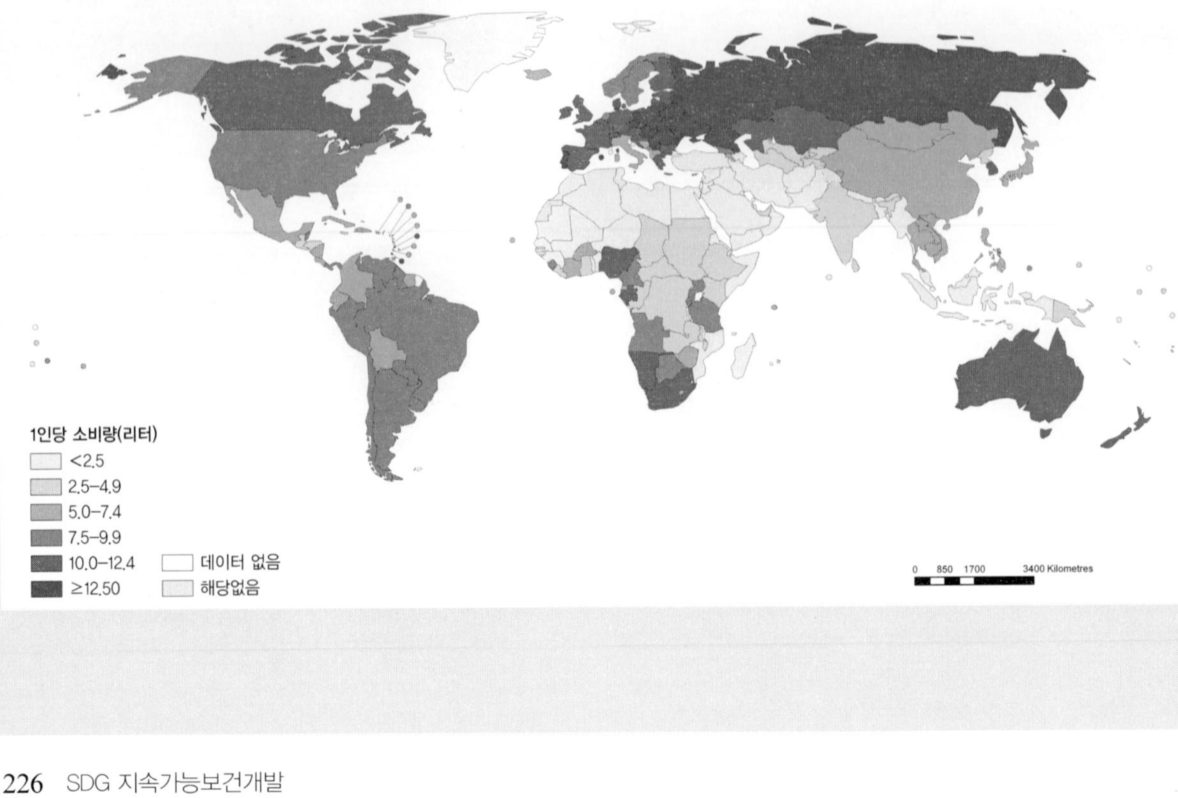

긍정적 발전

정치적 의지: 2016년 세계 마약 문제에 대한 UN 총회의 특별회의를 개최하기 위한 결의안을 포함하여, 음주 폐해 감소를 위한 국제적 합의 및 전세계적으로 약물 문제를 해결하기 위한 UN 총회의 결의가 반영됨으로써 정치적 의지가 증가하였다.

NCD 의제와 연계: 알코올의 유해한 사용이 비감염성 질환의 주요 위험요인으로 인식되면서, NCD 글로벌 모니터링 프레임워크(NCD Global Monitoring Framework)는 2025년까지 알코올의 유해한 사용을 10%까지 줄이자는 세계적인 목표를 승인하였다.

강화된 데이터: 점차적으로, 알코올과 불법약물 사용에 대한 더 많은 데이터들이 WHO와 UNODC 데이터베이스 및 국제적 보고서를 통해 축적되며, 인간의 건강 및 발전에 미치는 알코올 및 약물 사용의 영향에 대한 인식이 증대하면서, 지원이 이어지고 있다.

부문간 협력: WHO와 UNODC는 약물 의존 치료 및 관리에 대한 프로그램을 개발한 사례와 같이 UN 시스템 내에서 알코올의 유해한 사용 및 세계 약물 문제를 다루고 있다.[75]

도전과제

낙인 및 방치: 예방 가능한 질병의 범위와 향정신성 약물 사용과 연관된 사회적 질병 부담에도 불구하고, 보건의료 시스템 내에서 약물 사용 장애에 대한 낙인과 낮은 우선순위가 나타나고 있다.

자원 및 대응역량의 부족: 국제기구의 제한된 역량과 공중보건에서의 제한된 투자는 약물 사용 장애 전반에 영향을 미친다. 대다수의 국가에서 약물 정책 개발 및 실행에 대한 공중보건의 참여가 저조하였으며, 약물 통제와 공중보건 기관 사이의 소통이 결여되어 있다.

데이터 격차: 특히 저중소득 국가에서 약물(특히 불법약물) 사용의 수준과 유형에 대한 질적 데이터가 불충분하다.

상업적 이익: 합법적으로 거래되는 약물(주류 및 처방약)에 관한 정책 및 규제는 공중 보건 편익과 대립한다.

처방 약물의 남용: 처방 의약품에 대한 비의료적 사용이 증가하였다.

전략적 우선순위

SDG 목표 3.5에서 약물 사용 문제에 대한 명확한 인식(마약 남용 및 알코올의 유해한 사용을 포함하여 약물 남용의 예방 및 치료의 강화)은 중요한 성과이다. 향후 전략은 알코올의 유해한 사용에 대한 WHO 글로벌 전략의 실행을 포함하여 공중보건정책과 의료시스템에 초점을 맞춘 글로벌 정책 프레임워크 및 실행계획의 실행을 기반으로 할 것이다. 주요 활동은 다음을 포함한다:

- 전세계적으로 음주 폐해를 경감시키기 위해 정부 및 관련 단체의 의지와 역량을 공중보건 지지 및 파트너십을 통해 강화한다.
- 필요한 정책 및 법률 체계를 생성하고 강화하며 유지하기 위하여 기술지원과 역량강화를 증진시킨다.
- 알코올 소비, 알코올로 인한 피해 및 사회적 반응의 동향에 대한 지식의 생산 및 보급과 관련하여 국제적인 활동을 강화한다.
- 확인된 우선순위의 영역에서 알코올의 유해한 사용을 줄이기 위해 국제적, 국가적 행동을 지원하기 위한 가용한 자원을 동원한다.

다른 향정신성 약물 사용 및 약물 사용 장애와 대책은 세계 약물 문제에 대한 공중보건 역할의 강화와 약물 사용 장애의 예방 및 치료에 대한 보건분야의 참여 증가를 기반으로 한다. 주요 활동은 다음과 같다:[18]

- 의료 목적의 의약품에 대한 접근 및 관리를 보장하면서, 약물의 유해한 사용과 관련된 보건 및 사회적 영향을 줄이기 위해 윤리적이고 효과적인 정책 대안을 명확히 표현해야 한다.
- 유해한 향정신성 약물 사용에 대한 질병 부담의 인식을 제고한다.
- 파트너십과 국제적 협력 및 정보 교환을 강화한다.
- 1차예방, 조기개입, 치료, 재활 및 사회복귀에서 효율성 있고 비용효과적인 전략 및 개입에 대한 증거를 보급한다.
- 약물 사용 장애의 예방 및 치료와 관련된 건강상태의 영역에서 규범적 가이드라인, 기술적 지원 및 역량강화를 제공한다.
- 1차보건의료 및 지역사회기반 보건 및 복지서비스를 포함하여 약물 사용 장애에 대한 통합적 건강서비스를 촉진한다.
- 약물 사용 및 건강에 대한 영향과 관련된 역학에 대한 지식의 생산과 보급을 지원한다.
- 약물 사용 장애에 대한 예방 및 치료에 대해 국제적 정보시스템을 유지하고 개발한다.[76]

참고 및 참조

1 Global Health Estimates: Deaths, disability-adjusted life year (DALYs), years of life lost (YLL) and years lost due to disability (YLD) by cause, age and sex, 2000-2012. Geneva: World Health Organization (http://www.who.int/healthinfo/global_burden_disease/estimates/en/, accessed 21 September 2015).

2 Graph uses WHO regional grouping with high-income OECD countries separated out (see Annex 1).

3 Walker ER, McGee RE, Druss BG. Mortality in mental disorders and global disease burden implications: a systematic review and meta-analysis. JAMA Psychiatry. 2015;72(4):334-41 (http://archpsyc.jamanetwork.com/article.aspx?articleid=2110027, accessed 17 September 2015).

4 Preventing suicide: a global imperative. Geneva: World Health Organization; 2014 (http://www.who.int/mental_health/suicide-prevention/world_report_2014/en/, accessed 17 September 2015).

5 Bloom DE, Cafiero ET, Jane-Llopis E, Abrahams-Gessel S, Bloom LR et al. The global economic burden of non-communicable diseases. Geneva: World Economic Forum; 2011 (http://www3.weforum.org/docs/WEF_Harvard_HE_GlobalEconomicBurdenNonCommunicableDiseases_2011.pdf, accessed 17 September 2015).

6 Rehm J, Mathers C, Popova S, Thavorncharoensap M, Teerawattananon Y, Patra J. Global burden of disease and injury and economic cost attributable to alcohol use and alcohol-use disorders. Lancet. 2009;373(9682):2223-33 (http://www.thelancet.com/journals/lancet/article/PIIS0140-6736%2809%2960746-7/fulltext, accessed 17 September 2015).

7 Dementia: a public health priority. Geneva: World Health Organization; 2012 (http://www.who.int/mental_health/publications/dementia_report_2012/en/, accessed 17 September 2015).

8 Wang PS, Aguilar-Gaxiola S, Alonso J, Angermeyer MC, Borges G, Bromet EJ et al. Use of mental health services for anxiety, mood, and substance disorders in 17 countries in the WHO world mental health surveys. Lancet. 2007;370(9590):841-50 (http://www.thelancet.com/journals/lancet/article/PIIS0140-6736%2807%2961414-7/fulltext, accessed 17 September 2015).

9 Tracking universal health coverage: first global monitoring report. Geneva and Washington (DC): World Health Organization and World Bank; June 2015 (http://www.who.int/entity/healthinfo/universal_health_coverage/report/2015/en/index.html, accessed 28 August 2015).

10 World Alzheimer report 2015. The global impact of dementia: An analysis of prevalence, incidence, cost and trends. London: Alzheimer's Disease International; 2015 (http://www.alz.co.uk/research/WorldAlzheimerReport2015.pdf, accessed 22 September 2015).

11 Global status report on alcohol and health 2014. Geneva: World Health Organization; 2014 (http://www.who.int/substance_abuse/publications/global_alcohol_report/en/, accessed 18 September 2015).

12 World drug report 2015. Vienna: United Nations Office on Drugs and Crime; 2015 (http://www.unodc.org/wdr2015/, accessed 18 September 2015).

13 World health report 2001: mental health: new understanding, new hope. Geneva: World Health Organization; 2001 (http://www.who.int/whr/2001/en/, accessed 18 September 2015).

14 Lancet Global Mental Health Group. Scaling up services for mental disorders: a call for action. Lancet. 2007;370(9594):1241-52 (http://www.thelancet.com/journals/lancet/article/PIIS0140-6736%2807%2961242-2/fulltext, accessed 18 September 2015).

15 Patel V, Boyce N, Collins PY, Saxena S, Horton R. A renewed agenda for global mental health. Lancet. 2011;22;378(9801):1441-2 (http://www.thelancet.com/journals/lancet/article/PIIS0140-6736%2811%2961385-8/fulltext, accessed 18 September 2015).

16 mhGAP: Mental Health Gap Action Programme: scaling up care for mental, neurological and substance use disorders. Geneva: World Health Organization; 2008 (http://apps.who.int/iris/bitstream/10665/43809/1/9789241596206_eng.pdf, accessed 18 September 2015).

17 Mental health action plan 2013-2020. Geneva: World Health Organization; 2013 (http://apps.who.int/iris/bitstream/10665/89966/1/9789241506021_eng.pdf, accessed 18 September 2015).

18 Global strategy to reduce the harmful use of alcohol. Geneva: World Health Organization; 2010 (http://www.who.int/substance_abuse/activities/gsrhua/en/, accessed 18 September 2015).

19 Principles of drug dependence treatment. Discussion paper. Geneva and Vienna: World Health Organization and United Nations Office on Drugs and Crime; 2008 (https://www.unodc.org/documents/drug-treatment/UNODC-WHO-Principles-of-Drug-Dependence-Treatment-March08.pdf, accessed 18 September 2015).

20 Guidelines for the psychosocially assisted pharmacological treatment of opioid dependence. Geneva: World Health Organization; 2009 (http://www.who.int/substance_abuse/publications/opioid_dependence_guidelines.pdf, accessed 5

October 2015).

21 Manuals for the Alcohol, Smoking and Substance Involvement Screening Test (ASSIST) and the ASSIST-linked brief interventions: The WHO ASSIST package. Geneva: World Health Organization; 2011 (www.who.int/substance_abuse/publications/media_assist/en/, accessed 5 October 2015).

22 Guidelines for the identification and management of substance use and substance use disorders in pregnancy. Geneva: World Health Organization; 2014 (http://apps.who.int/iris/bitstream/10665/107130/1/9789241548731_eng.pdf?ua=1, accessed 5 October 2015).

23 Community management of opioid overdose. Geneva: World Health Organization; 2014 (http://apps.who.int/iris/bitstream/10665/137462/1/9789241548816_eng.pdf?ua=1&ua=1, accessed 5 October 2015).

24 A/66/L.1. Political declaration of the high-level meeting of the General Assembly on the prevention and control of non-communicable diseases. Draft resolution submitted by the President of the General Assembly. New York, 16 September 2011 (http://www.un.org/ga/search/view_doc.asp?symbol=A/66/L.1, accessed 18 September 2015).

25 Chisholm D, Lund C, Saxena S. Cost of scaling up mental healthcare in low- and middle-income countries. Br J Psychiatry. 2007;191(6):528-35 (http://bjp.rcpsych.org/content/191/6/528.long, accessed 18 September 2015).

26 Chisholm D, Saxena S. Cost effectiveness of strategies to combat neuropsychiatric conditions in sub-Saharan Africa and South-East Asia: mathematical modelling study. BMJ. 2012;344:e609 (http://www.bmj.com/content/344/bmj.e609, accessed 18 September 2015).

27 Patel V, Chisholm D, Dua T, Laxminarayan R, Medina-Mora ME. Mental, neurological, and substance use disorders: disease control priorities. Third edition. Washington (DC): World Bank; 2015.

28 Patel V, Belkin GS, Chockalingam A, Cooper J, Saxena S, Unutzer J. Grand Challenges: Integrating Mental Health Services into Priority Health Care Platforms. PLoS Med. 28 May 2013;doi:10.1371/journal.pmed.1001448 (http://journals.plos.org/plosmedicine/article?id=10.1371/journal.pmed.1001448, accessed 18 September 2015).

29 van Ginneken N, Tharyan P, Lewin S, Rao GN, Meera SM, Pian J et al. Non-specialist health worker interventions for the care of mental, neurological and substance-abuse disorders in low- and middle-income countries. Cochrane Database Syst. 19 November 2013;doi:10.1002/14651858.CD009149.pub2 (http://onlinelibrary.wiley.com/doi/10.1002/14651858.CD009149.pub2/abstract;jsessionid=F3513055F4B98CD53E7C8603BA1BFDD9.f03t03, accessed 18 September 2015).

30 mhGAP intervention guide for mental, neurological and substance use disorders in nonspecialized health settings. Geneva: World Health Organization; 2010 (http://apps.who.int/iris/bitstream/10665/44406/1/9789241548069_eng.pdf, accessed 18 September 2015).

31 QualityRights Tool Kit: assessing and improving quality and human rights in mental health and social care facilities. Geneva: World Health Organization; 2012 (http://apps.who.int/iris/bitstream/10665/70927/3/9789241548410_eng.pdf, accessed 18 September 2015).

32 Collins PY, Patel V, Joestl SS, March D, Insel TR, Daar AS et al. Grand Challenges in Global Mental Health. Nature. 2011;475:27-30 (http://www.nature.com/nature/journal/v475/n7354/full/475027a.html, accessed 18 September 2015).

33 Collins PY, Insel TR, Chockalingam A, Daar A, Maddox YT. Grand challenges in global mental health: integration in research, policy, and practice. PLoS Med. 30 April 2013;doi:10.1371/journal.pmed.1001434 (http://journals.plos.org/plosmedicine/article?id=10.1371/journal.pmed.1001434, accessed 18 September 2015).

34 Mental Health Atlas 2014. Geneva: World Health Organization; 2014 (http://apps.who.int/iris/bitstream/10665/178879/1/9789241565011_eng.pdf?ua=1&ua=1, accessed 18 September 2015).

35 The World Mental Health Survey Initiative. Boston (MA): Harvard Medical School (http://www.hcp.med.harvard.edu/wmh/, accessed 18 September 2015).

36 Henderson AS. Psychiatric epidemiology now: some achievements and prospects. Epidemiol Psychiatr Sci. 2012;21(2):161-6 (Abstract: http://www.ncbi.nlm.nih.gov/pubmed/22789164, accessed 18 September 2015).

37 Ormel J, Petukhova M, Chatterji S, Aguilar-Gaxiola S, Alonso J, Angermeyer MC et al. Disability and treatment of specific mental and physical disorders across the world. Br J Psychiatry. 2008;192(5):368-75 (http://bjp.rcpsych.org/content/192/5/368.long, accessed 18 September 2015).

38 Alonso J, Petukhova M, Vilagut G, Chatterji S, Heeringa S, Ustun TB et al. Days out of role due to common physical and mental conditions: results from the WHO World Mental Health Surveys. Mol Psychiatry. 2012;16(12):1234-46 (http://www.ncbi.nlm.nih.gov/pmc/articles/PMC3223313/, accessed 18 September 2015).

39 Kessler RC, McLaughlin KA, Greif Green J, Gruber MJ, Sampson NA, Zaslavsky AM et al. Childhood adversities and adult psychopathology in the WHO World Mental Health Surveys. Br J Psychiatry. 2010;197(5):378-85 (http://bjp.rcpsych.org/content/197/5/378.long, accessed 18 September

2015).

40 Gilbert BJ, Patel V, Farmer PE, Lu C. Assessing development assistance for mental health in developing countries: 2007–2013. PLoS Med. 2 June 2015;doi:10.1371/journal.pmed.1001834 (http://journals.plos.org/plosmedicine/article?id=10.1371/journal.pmed.1001834, accessed 18 September 2015).

41 Wimo A, Jonsson L, Bond J, Prince M, Winblad B. Alzheimer Disease International. The worldwide economic impact of dementia 2010. Alzheimers Dement. 2013;9:1–11.e3 (http://www.sciencedirect.com/science/article/pii/S1552526012025307, accessed 18 September 2015).

42 Semrau M, Evans-Lacko S, Koschorke M, Ashenafi L, Thornicroft G. Stigma and discrimination related to mental illness in low- and middle-income countries. Epidemiol Psychiatr Sci. 2015;24(5):382–94 (Abstract: http://www.ncbi.nlm.nih.gov/pubmed/25937022, accessed 18 September 2015).

43 Lund C. Poverty, inequality and mental health in low- and middle-income countries: time to expand the research and policy agendas. Epidemiol Psychiatr Sci. 2015;24(2):97–9 (Abstract: http://journals.cambridge.org/action/displayAbstract?fromPage=online&aid=9603230&fileId=S2045796015000050, accessed 18 September 2015).

44 Vos T, Flaxman AD, Naghavi M, Lozano R, Michaud C, Ezzati M et al. Years lived with disability (YLDs) for 1160 sequelae of 289 diseases and injuries 1990–2010: a systematic analysis for the Global Burden of Disease Study 2010. Lancet. 2012;380(9859):2163–96 (http://www.thelancet.com/journals/lancet/article/PIIS0140-6736%2812%2961729-2/fulltext, accessed 18 September 2015).

45 Kessler RC, Bromet EJ. The epidemiology of depression across cultures. Annu Rev Public Health. 2013;34:119–38 (Abstract: http://www.annualreviews.org/doi/full/10.1146/annurev-publhealth-031912-114409, accessed 5 October 2015).

46 Kawakami N, Abdulghani EA, Alonson J, Bromet EJ, Bruffaerts R, Caldas-de-Almeida JM et al. Early-life mental disorders and adult household income in the World Mental Health Surveys. Biol Psychiatry. 2012;72(3):228–37 (http://www.sciencedirect.com/science/article/pii/S0006322312002363, accessed 18 September 2015).

47 Prince M, Patel V, Saxena S, Maj M, Maselko J, Philips MR et al. No health without mental health. Lancet. 2007;370(9590):859–77 (http://www.thelancet.com/journals/lancet/article/PIIS0140-6736%2807%2961238-0/fulltext, accessed 18 September 2015).

48 Barnett K, Mercer SW, Norbury M, Watt G, Wyke S, Guthrie B. Epidemiology of multimorbidity and implications for health care, research, and medical education: a cross-sectional study. Lancet. 2012;380(9836):37–43 (http://www.thelancet.com/journals/lancet/article/PIIS0140-6736%2812%2960240-2/fulltext, accessed 18 September 2015).

49 Moussavi S, Chatterji S, Verdes E, Tandon A, Patel V, Ustun B. Depression, chronic diseases, and decrements in health: results from the World Health Surveys. Lancet. 2007;370(9590):851–8 (http://www.thelancet.com/journals/lancet/article/PIIS0140-6736%2807%2961415-9/fulltext, accessed 18 September 2015).

50 The CASP blueprint for a Canadian National Suicide Prevention Strategy. Winnipeg: Canadian Association for Suicide Prevention; 2009 (http://suicideprevention.ca/wp-content/uploads/2014/05/SuicidePreventionBlueprint0909.pdf, accessed 18 September 2015).

51 Scaling up care for mental, neurological and substance use disorders. Geneva: World Health Organization; 2008 (http://www.who.int/mental_health/evidence/mhGAP/en/, accessed 18 September 2015).

52 Brown GK, Green KL. A review of evidence-based follow-up care for suicide prevention: Where do we go from here? Am J Prev Med. 2014;47(3S2):S209–S215 (http://www.sciencedirect.com/science/article/pii/S0749379714002748, accessed 18 September 2015).

53 Brown GK, Jager-Hyman S. Evidence-based psychotherapies for suicide prevention: future directions. Am J Prev Med. 2014;47(3S2):S186–S194 (http://www.sciencedirect.com/science/article/pii/S0749379714002761, accessed 18 September 2015).

54 Mann JJ, Apter A, Bertolote J, Beautrais A, Currier D, Haas A et al. Suicide prevention strategies: a systematic review. JAMA. 2005;294(16):2064–74 (http://jama.jamanetwork.com/article.aspx?articleid=201761, accessed 18 September 2015).

55 Health topics: depression. Geneva: World Health Organization (http://www.who.int/topics/depression/en/, accessed 18 September 2015).

56 Biesheuvel-Leliefeld KE, Kok GD, Bockting CL, Cuijpers P, Hollon SD, van Marwijk HW et al. Effectiveness of psychological interventions in preventing recurrence of depressive disorder: meta-analysis and meta-regression. J Affect Disord. 2015;174(15):400–10 (http://www.sciencedirect.com/science/article/pii/S0165032714008027, accessed 18 September 2015).

57 Gartlehner G, Hansen RA, Morgan LC, Thaler K, Lux LJ, Noord M et al. Second-generation antidepressants in the pharmacologic treatment of adult depression: an update of the 2007 comparative effectiveness review. AHRQ 2011. Comparative Effectiveness Review (46) (http://www.ncbi.nlm.nih.gov/books/NBK83442/, accessed 18 September 2015).

58 Geddes JR, Carney SM, Davies C, Furukawa TA, Kupfer DJ, Frank E et al. Relapse prevention with antidepressant drug treatment in depressive disorders: a systematic review. Lancet 2003;361(9358):653–61 (http://www.thelancet.com/journals/lancet/article/PIIS0140-6736%2803%2912599-8/fulltext, accessed 18 September 2015).

59 Resolution WHA66.8. Comprehensive mental health action plan 2013–2020. In: Sixty-sixth World Health Assembly, Geneva, 20–27 May 2013. Resolutions and decisions, annexes. Geneva: World Health Organization; 2013:12–3 (WHA66/2013/REC/1; http://apps.who.int/gb/ebwha/pdf_files/WHA66-REC1/A66_REC1-en.pdf, accessed 28 August 2015).

60 World Alzheimer report 2015: the global impact of dementia. An analysis of prevalence, incidence, cost trends. London: Alzheimer's Disease International; 2015 (http://www.alz.co.uk/research/world-report-2015, accessed 18 September 2015).

61 The epidemiology and impact of dementia: current state and future trends. Thematic brief for the first WHO Ministerial Conference on Global Action Against Dementia, 16–17 March 2015. Geneva: World Health Organization; 2015 (http://www.who.int/mental_health/neurology/dementia/thematic_briefs_dementia/en/, accessed 18 September 2015).

62 G8 dementia summit: Global action against dementia. England Department of Health (https://www.gov.uk/government/publications/g8-dementia-summit-global-action-againstdementia/, accessed 18 September 2015).

63 First WHO ministerial conference on global action against dementia: 16–17 March 2015, Geneva, Switzerland. Meeting report. Geneva: World Health Organization; 2015 (http://apps.who.int/iris/bitstream/10665/179537/1/9789241509114_eng.pdf?ua=1&ua=1, accessed 18 September 2015).

64 Dementia Friends: an alzheimer's society initiative. London: Alzheimer's Society (https://www.dementiafriends.org.uk/, accessed 18 September 2015).

65 Prince MJ. The 10/66 dementia research group – 10 years on. Indian J Psychiatry. 2009;51(Suppl. 1):S8–S15 (http://www.ncbi.nlm.nih.gov/pmc/articles/PMC3038536/, accessed 18 September 2015).

66 Barnard ND, Bush AI, Ceccarelli A, Cooper J, de Jager CA, Erickson KI et al. Dietary and lifestyle guidelines for the prevention of Alzheimer's disease. Neurobiol Aging. 2014; 35(S2):S74–S78 (http://www.sciencedirect.com/science/article/pii/S0197458014003480, accessed 18 September 2015).

67 Di Marco LY, Marzo A, Munoz-Ruiz M, Ikram MA, Kivipelto M, Ruefenacht D et al. Modifiable lifestyle factors in dementia: a systematic review of longitudinal observational cohort studies. J Alzheimers Dis. 2014;42(1):119–35 (http://www.ncbi.nlm.nih.gov/pubmed/24799342, accessed 18 September 2015).

68 Ngandu T, Lehtisalo J, Solomon A, Levalahti E, Ahtiluoto S, Antikainen R et al. A 2-year multidomain intervention of diet, exercise, cognitive training, and vascular risk monitoring versus control to prevent cognitive decline in at-risk elderly people (FINGER): a randomised controlled trial. Lancet. 2015;385(9984):2255–63 (http://www.thelancet.com/journals/lancet/article/PIIS0140-6736%2815%2960461-5/fulltext, accessed 18 September 2015).

69 WHO Mental Health Gap Action Programme (http://www.who.int/mental_health/mhgap/en/, accessed 18 September 2015).

70 Sagar H. Barage, Kailas D. Sonawane. Amyloid cascade hypothesis: pathogenesis and therapeutic strategies in Alzheimer's disease. Neuropeptides. 2015;52:1–18 (http://www.sciencedirect.com/science/article/pii/S0143417915000657, accessed 18 September 2015).

71 Kumar A, Singh A, Ekavali. A review on Alzheimer's disease pathophysiology and its management: an update. Pharmacol Rep. 2015;67(2):195–203 (http://www.sciencedirect.com/science/article/pii/S1734114014002886, accessed 18 September 2015).

72 Wimo A, Jonsson L, Bond J, Prince M, Winblad B. Alzheimer Disease International. The worldwide economic impact of dementia 2010. Alzheimers Dement. 2013;9(1):1–11.e3 (http://www.sciencedirect.com/science/article/pii/S1552526012025307, accessed 18 September 2015).

73 Lim SS, Vos T, Flaxman AD, Danaei G, Shibuya K, Adair-Rohani H. A comparative risk assessment of burden of disease and injury attributable to 67 risk factors and risk factor clusters in 21 regions, 1990–2010: a systematic analysis for the Global Burden of Disease Study 2010. Lancet. 2012; 380(9859):2224–60 (http://www.thelancet.com/journals/lancet/article/PIIS0140-6736%2812%2961766-8/fulltext, accessed 18 September 2015).

74 Global Information System for Alcohol and Health (GISAH). Geneva: World Health Organization (http://www.who.int/gho/alcohol/en, accessed 28 September 2015).

75 The ASSIST project – Alcohol, Smoking and Substance Involvement Screening Test. Geneva: World Health Organization (http://www.who.int/substance_abuse/activities/assist/en/, accessed 18 September 2015).

76 Resources for the Prevention and Treatment of Substance Use Disorders. Global Health Observatory data. Geneva: World Health Organization (http://www.who.int/gho/substance_abuse/en/, accessed 28 September 2015).

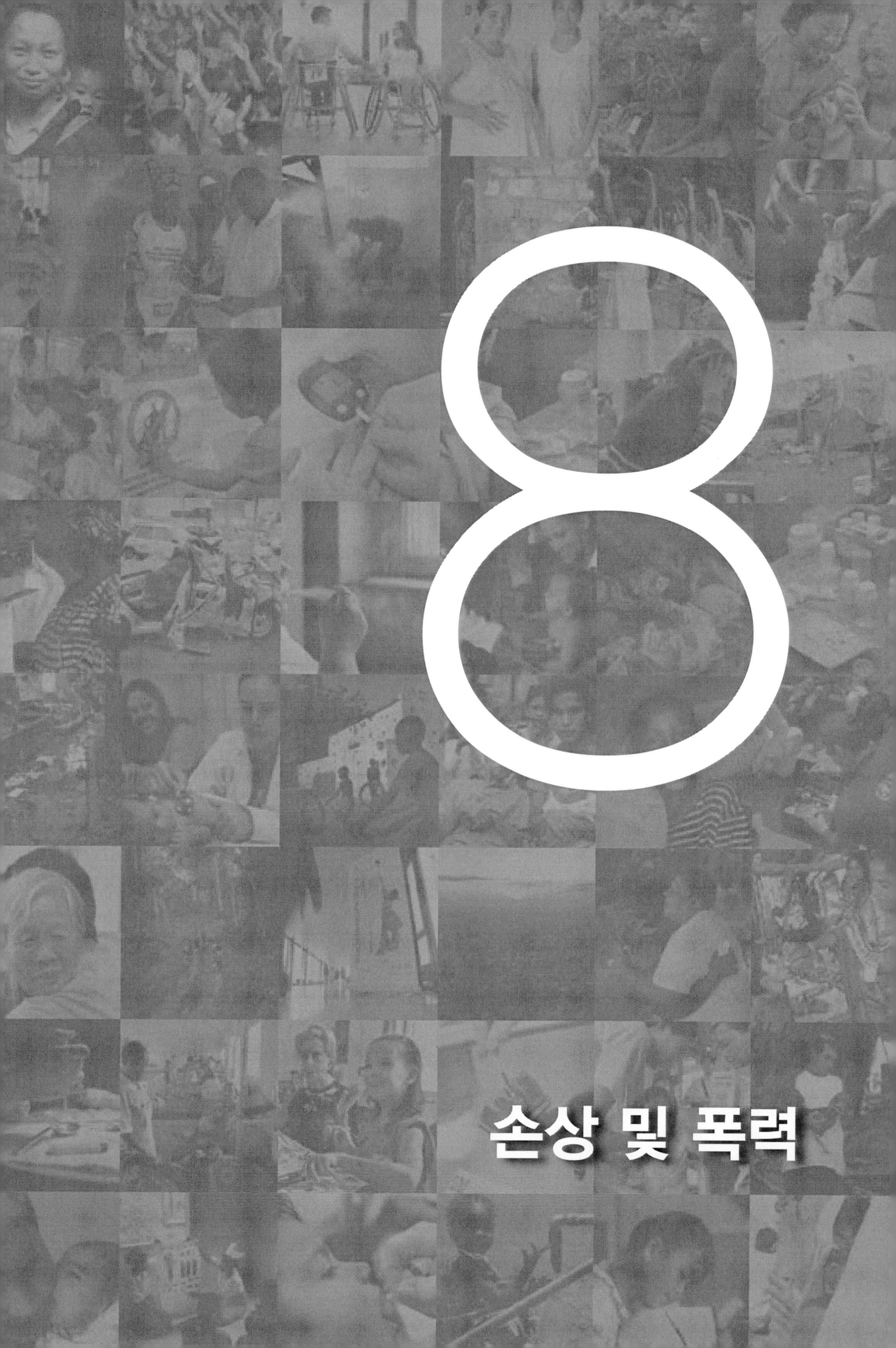

8

손상 및 폭력

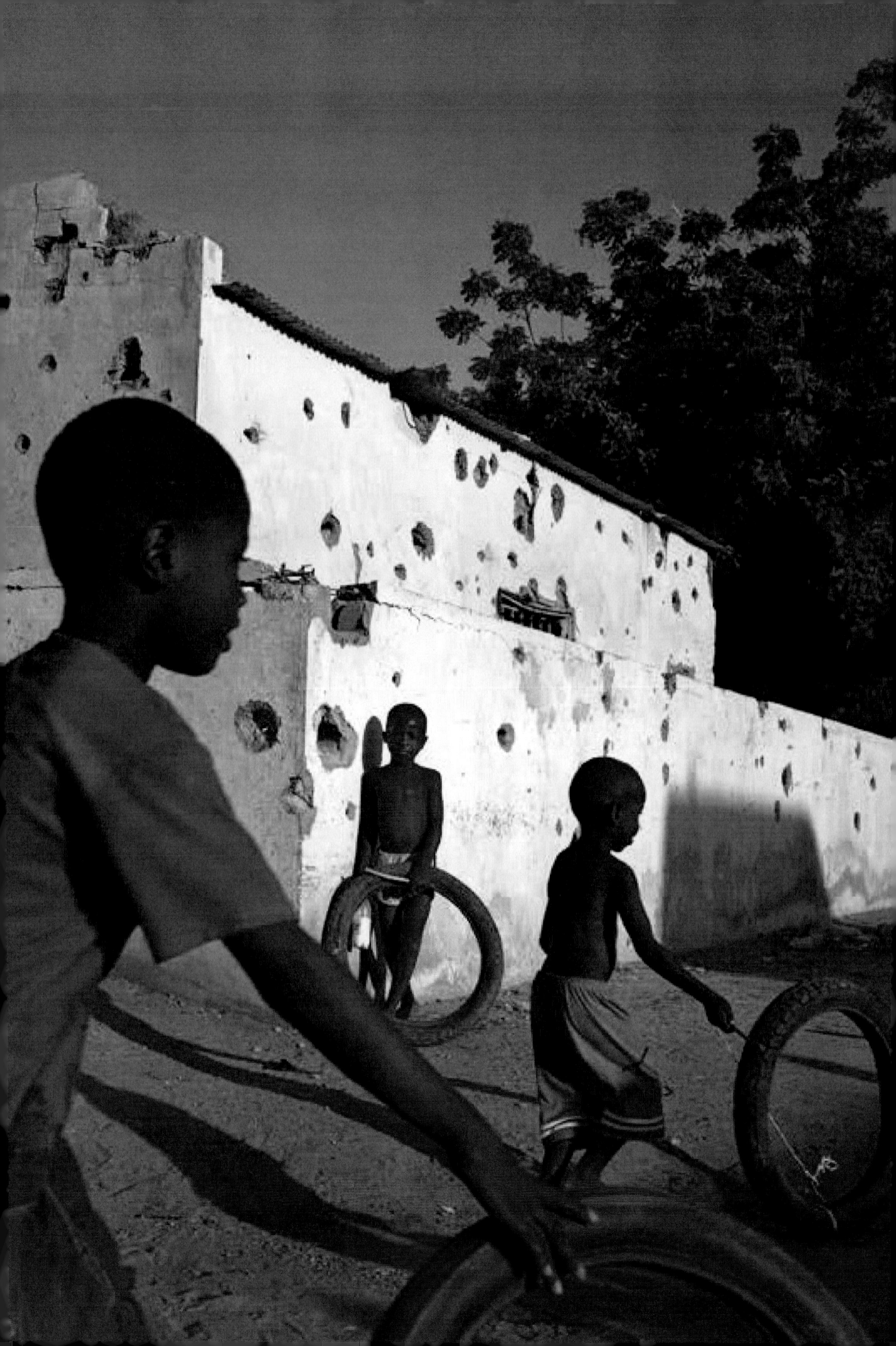

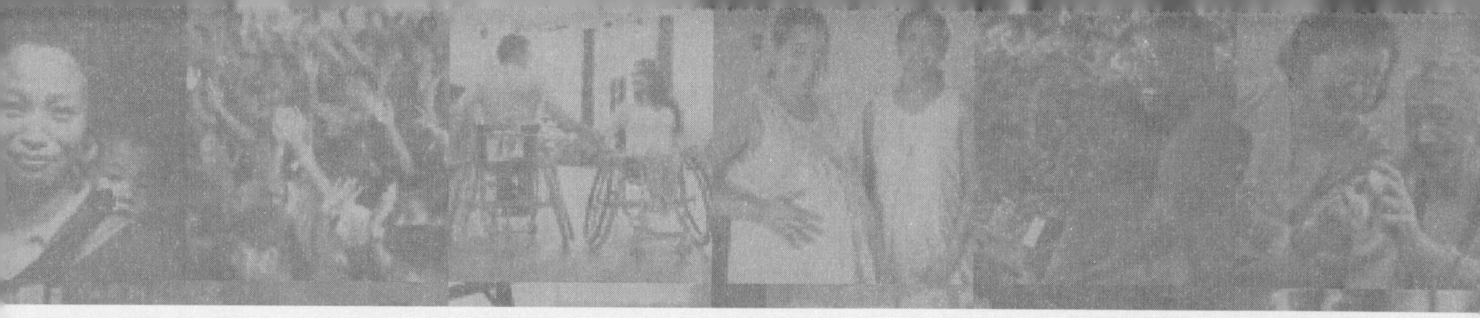

요 약

MDG와 대조적으로, SDG는 500만 명 이상 또는 11명 중에 1명을 사망에 이르게 하는 손상 및 폭력 감소를 위한 세부목표에 초점을 맞춘다. 본 장(chapter)은 교통사고로 인한 손상, 폭력, 전쟁 및 분쟁, 그리고 자연재해를 집중적으로 다룬다.

SDG는 보건 목표의 기치 아래 교통사고 사망 감소를 위한 세부목표와 교통안전 향상을 도모하는 안전한 교통체계 구축을 위한 세부목표를 명시한다. 현재 교통사고 사망자 수는 연간 약 125만 명으로, 이는 2000년에 비해 23% 증가한 수치이다. 지난 10년 간, 법률, 운전자 운전행태 변화, 차량 설계 등 광범위한 개입의 실행으로 교통사고로 인한 손상과 사망의 위험성은 감소했으나, 차량의 급증으로 인한 (2000년 이후 90% 증가하여 15억대 돌파; 2030년까지 47% 더 증가할 전망이다) 교통사고 사망자 수를 더 이상 증가하지 않도록 방지하는 것 그 자체로 상당한 성과를 거둘 수 있다. 추가적으로, 교통사고 사망자 수를 크게 줄이기 위해서는 모든 국가의 엄청난 노력이 필요하다.

또한 낙상, 익수 사고, 화상 및 중독 등 의도치 않은 손상 때문에 150만 명이 사망하고 다수의 손상이 발생한다. 이는 전체적인 SDG의 보건 목표를 달성하기 위해서 반드시 짚고 넘어가야 하는 문제이다.

SDG는 보건 목표 외에 폭력으로 인한 사망 및 손상을 감소시키기 위한 4개의 세부목표를 가지고 있다. 2012년에 약 50만 명이 개인간 폭력으로 사망했는데, 총기 관련 살인사건이 절반을 차지했고, 희생자 중 대부분이 남성이었다. 전세계적 살인사건 발생률을 비교해 볼 때, 미주 지역의 저중소득 국가에서 살인사건 발생률이 4배 이상 더 높은 반면, 서태평양지역의 저중소득 국가에서는 3배 이상 낮았다. 전세계적으로, 살인사건 발생률은 2000년 이후 약 17% 감소했다.

여성에 대한 신체적 또는 성적 폭력, 아동의 조혼 및 여성 할례 등 유해한 관습, 그리고 아동에 대한 폭력은 많은 국가에서 공통적으로 존재하는 문제이다. 이러한 문제들을 2030년까지 해결하기 위해 구체적인 SDG 세부목표들을 설정하였다. 살인과 폭력을 예방하기 위해 성적·사회적·경제적 불평등, 폭력에 동조하는 문화적 규범, 알코올·마약·총기에 대한 손쉬운 접근 및 남용을 해소하는 다부문적 접근이 요구된다.

SDG 16은 지속가능한 개발을 위한 평화적이고 포용적인 사회를 촉진하는 것으로, 이는 보건을 포함한 모든 분야에 영향을 미친다. 2차 세계대전 종전 이후 전쟁 및 분쟁의 빈도와 강도가 장기적으로 감소하였다. 그러나 2011년 이후, 특히 중동에서 긴장과 갈등이 고조되면서 분쟁으로 인한 사망이 크게 증가하였다. 이는 많은 사람들을 감염성 질환의 전파, 영양 결핍 및 의료서비스 저하 등 추가적인 건강상 위험에 놓이게 했을 뿐만 아니라 소아마비 같은 질병을 근절시키기 위한 국제적인 노력을 위태롭게 하였다.

SDG는 또한 자연재해에 관한 노출과 취약성을 줄이고 복원력과 적응력을 신장시키는 개별적인 세부목표를 포함한다. 2000년과 2014년 사이에 자연재해 및 기술적 재해로 인해 평균 86만 5,000명의 사망이 보고되었다. 2000년 이후, 2004년 인도양의 쓰나미, 2008년 미얀마의 사이클론, 2010년 아이티 지진 등 3가지 대규모 재난은 10만 명 이상의 사망을 야기시켜 사망률 추세를 좌우했다. 2014년에는 박해, 분쟁, 일반화된 폭력 및 인권 침해로 인해 전세계적으로 약 6,000만 명 이상의 인구가 고향을 떠나 강제로 이주했으며, 2015년에는 더욱 증가하였다.

우발적인 또는 고의적인 폭력으로 인한 손상으로 매년 500만 명 이상 사망하는 것으로 집계되었다. 이는 전세계 전체 사망의 9%을 차지하며 HIV/AIDS, 결핵 및 말라리아로 인한 사망자의 1.7배나 된다. 게다가, 치료가 요구되는 손상으로 인해 수천만 명의 사람들이 고통받고 있으며, 이러한 손상은 사망에 이르지 않는 대신 일시적인 또는 영구적인 장애를 초래할 수 있다. 대다수의 손상 및 몇 가지 유형의 폭력은 대부분 그 발생을 줄이고 충격을 완화시킬 수 있는 효과적인 증거기반 전략이 존재한다. 따라서 손상 및 폭력으로 인한 질병 부담 그리고 이를 해소할 수 있는 해결책의 관점 모두 손상을 SDG에 포함시키는 강력한 논거를 제시한다.

손상으로 인한 사망의 주요 원인은 교통사고 부상, 자살, 낙상, 개인간 폭력 순이다. 손상의 기타 요인에는 익수 사고, 화재 및 화상, 중독, 전쟁과 대립이 포함된다(그림 8.1).[1] 이 장에서는 교통사고, 개인간 폭력, 분쟁 및 자연재해 관련 손상에 초점을 맞추고 있다. 자해 손상 및 정신장애는 7장에서 언급되었다.

[그림 8.1] 손상과 폭력으로 인한 510만 명 사망의 주요 원인들, 2012[2]

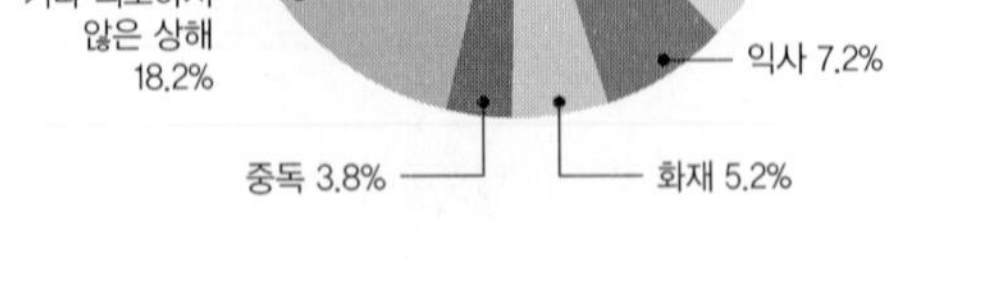

세계적으로 매년 교통사고로 125만 명이 사망하고 2,000만–5,000만 명이 부상하는 것으로 집계되었다.[3] 교통사고는 세계 10대 사망 원인 중 하나이며 15–29세 연령층 사망의 주요인이다. 또한 교통사고는 고통과 사망을 유발하는 주요 원인인 동시에 미화 1조 8,000억 달러에 달하는(또는 전세계 GDP 3%에 해당하는) 과중한 경제적 부담을 부과한다. 하위 중소득국의 경우 GDP의 5% 감소에 해당한다.[4]

살인과 집단폭력은 손상 관련 사망의 약 10%를 차지한다. 2012년에는 약 47만 5,000건의 살인사건이 발생했다. 살인사건의 희생자 80%가 남성이며, 15–44세 남성이 희생자의 60%를 차지한다.[5] 미주 지역의 하위 중소득국에서 인구 10만 명당 28.5명의 살인사건이 발생하여 전세계적으로 가장 높은 살인사건 발생률을 기록하였다. 반면, 서태평양 지역의 하위 중소득국의 살인사건 발생률은 인구 10만 명당 2.1명으로 가장 낮은데, 미주 지역과 비교할 때 14배나 차이 나는 것을 알 수 있다.

살인사건 발생률의 주요 원인은 총기에 대한 손쉬운 접근이다. 전체 살인사건의 대략 절반이 총기로 인해 발생했다. 여성의 경우, 친밀한 파트너에 의한 살인(intimate partner homicide)이 전체 살인 중 38%를 차지하는 반면, 남성의 경우 이는 전체 살인의 6%만 해당한다. 모든 신문의 헤드라인을 살인사건이 차지하지만, 죽음에 이르지 않더라도 폭행으로 인해 응급치료가 필요한 치명적 손상 등 심각한 건강 문제를 겪는 사람들이 월등히 많다. 어떤 경우는 영구적인 장애를 초래하기도 한다.

손상 부담(injury burden)에 대한 상당한 지역적 편차가 존재한다(그림 8.2). 아프리카 지역과 동부 지중

[그림 8.2] 주요 외부 원인으로 인한 손상에 대한 지역별 DALYs,[a] 2012[2,6]

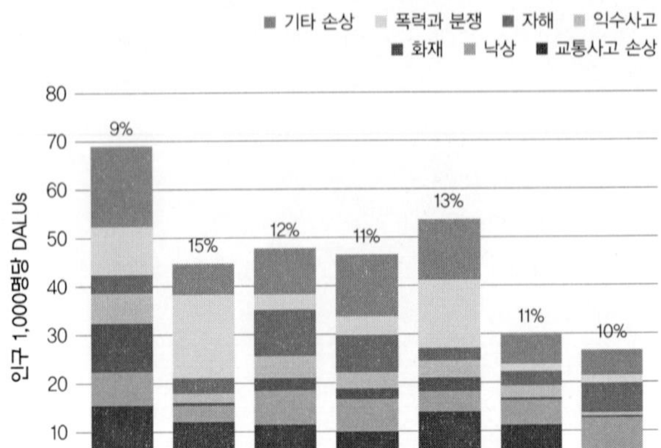

[a] 손상 DALYs가 모든 원인들에 대한 총 DALYs에서 차지하는 비율을 막대 상단에 표시.

해 지역에서 가장 높은 인구당 부담을 기록하는 반면, OECD 고소득 국가를 제외한 미주 지역은 전체 질병 부담 중 가장 높은 손상 부담률(15%)을 기록한다. 이는 주로 매우 높은 수준의 개인간 폭력 및 살인 때문이다.

MDG와 대조적으로 SDG는 보건 목표에서 교통사고 사망을 줄이기 위한 세부목표(세부목표 3.6: 2020년까지 교통사고로 인한 사망과 부상 수를 현재의 절반으로 감소)를 명시한다. 또한 손상 및 폭력에 대한 개별적인 세부목표를 포함한다. 교통안전을 도모할 수 있도록 안전하고, 합리적이며, 접근가능하고, 지속가능한 교통체계 구축에 관한 세부목표 11.2도 제시한다. 개인간 폭력 문제를 다루는 SDG 4가지 세부목표들의 범위는 느슨한 형태의 정의(세부목표 16.1: 전 지역에서 모든 형태의 폭력과 이와 관련된 사망률의 대폭 축소)부터 모든 여성 및 소녀에게 가해지는 모든 형태의 폭력 근절에 대한 구체적인 세부목표(세부목표 5.2, 4장 참조), 아동 결혼 및 여성 할례와 같은 모든 위해 행위 근절(세부목표 5.3, 4장 참조)과 아동에 대한 폭력(세부목표 16.2) 등이다.

살인사건의 사망자 중 80% 그리고 전쟁으로 인한 사망자의 90%는 남성들이다.[7] 하지만 그 외에도 여성과 아동에게 가해지는 폭력이 분명히 존재한다. 이 경우, 범행은 흔히 은폐되고, 낙인 찍히며, 피해자와 면식이 있는 누군가에 의해 이루어진다. 예를 들면, 79개 국가와 2개 지역의 데이터를 바탕으로 분석한 결과, 세계 여성의 세 명 중 한 명이 친밀한 관계의 파트너 또는 다른 사람에게 신체적 폭력 혹은 성폭력을 당했다고 밝혀졌다.[8] 이런 형태의 폭력은 전 지역에서 공통적으로 나타났다. 아동 폭력의 경우, 소년과 소녀 모두 물리적 폭력과 학대를 경험했다. 전체 성인의 1/4은 아동 시절 물리적 학대를 경험했으며, 또한 여성의 20%와 남성의 5-10%가 아동 시절 성적 학대를 당한 적이 있다고 보고했다. 노인 또한 폭력의 희생자인데, 연구에 따르면 지난 한 달 동안 노인의 6%가 학대를 당했다고 보고했다. 그러나 노인 학대에 대한 자료는 특히 저중소득 국가에서, 극히 제한적이다.[9]

자연재해는 MDG에서 언급되지 않았지만, SDG에서는 몇 차례 언급되었다(세부목표 1.5, 3.d, 11.5 및 13.1). 도시 및 인간 거주지 목표의 일환으로, 세부목표 11.5는 "빈곤층과 취약계층에 중점을 둔 2030년까지 물 관련 재해를 포함한 각종 자연재해에 의해 발생하는 사상자와 직간접적으로 영향을 받은 인구를 대폭 축소하고 국내총생산(GDP)에 부정적인 영향을 주는 경제적 경감"하겠다고 명시했다. 세부목표 13.1은 기후와 관련된 자연재해를 언급한다: "모든 국가에서 기후 관련 위험과 자연재해에 대한 회복력과 적응 역량을 강화."

2000년부터 2014년까지 연간 평균 656건의 재해와 86,500건의 사망사건이 보고되었다(감염병 제외).[10] 전반적으로 가장 많은 사망이 지진 및 쓰나미에 관련되어 있지만, 폭풍 또한 대규모 손해를 야기시킨다. 재해로 인한 경제적 손실은 매우 다양하며 절대치로 본다면 보통 고소득 국가에서 매우 높게 나타난다. 그러나 GDP 백분율로 표시했을 때, 1980년에서 2011년 기간 동안 자연재해로 인한 직접적인 경제손실은 저소득 국가에서 고소득 국가보다 14배 높게 나타났다.

동향

전세계적으로, 손상의 모든 주요 원인 집단으로 인한 사망률은 2000년부터 하락했다. 그러나 전세계 인구가 증가하면서, 사망률 감소는 연간 사망자 수의 감소로 변환되지 않았다(그림 8.3). 2000년 이후 전세계 교통사고 사망률은 23% 증가하였으며, 현재 교통사고 사망자는 약 125만 명에 육박하고 있다.[2] 최근의 조사에 따르면, 2000년-2013년의 기간 동안 교통사고 사망률은 13%로 완만한 상승세를 보인다.[3] 이러한 추세의 주요인은 교통량의 증가로, 2000년 이후 등록된 차량이 90%로 증가했기 때문이다. 그러나 여기서 주목해야 할 점은, 이러한 교통량의 증가에도 불구하고 사망률은 최근 몇 년간 변동이 거의 없다는 사실이다.

2000년-2012년 동안, 살인사건 발생률은 전세계적으로 약 17% 감소한 것으로 추산되며, 인상적인 것은 고소득 국가에서 39% 감소했다는 사실이다. 유럽 지역

[그림 8.3] 상해의 주요한 외부 원인들에 기인한 세계 사망자 수 동향, 2000–2012년[4]

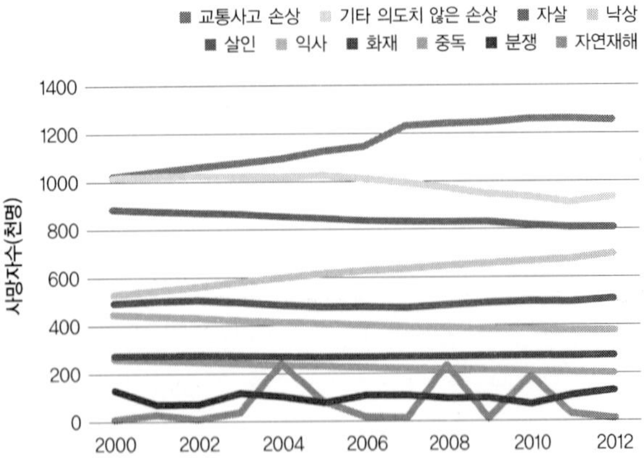

의 저중소득 국가에서 2000년부터 살인사건 발생률이 50% 이상 급감하는 등 감소 추세를 보이고 있다. 그러나 기타 저중소득 국가에서 진척 상황은 그다지 두드러지지 않는데, 살인사건 발생률은 중소득 국가에서 13% 감소했으며 저소득 국가에서 10% 감소했다.[5] 이러한 감소 추세가 광범위한 폭력에 대한 통계에 전체적으로 반영되는지 여부는 확실하지 않다.

여성 및 아동에 대한 폭력 발생에 관한 국제적, 지역적 동향을 수립하는 것은 제한된 데이터로 인해 아직 불가능하다. 하지만, 과거 폭력 및 학대를 경험한 성인들을 대상으로 수행되는 설문조사에 의하면, 여성과 아동에 대한 폭력의 발생률은 매우 높은 편이다.

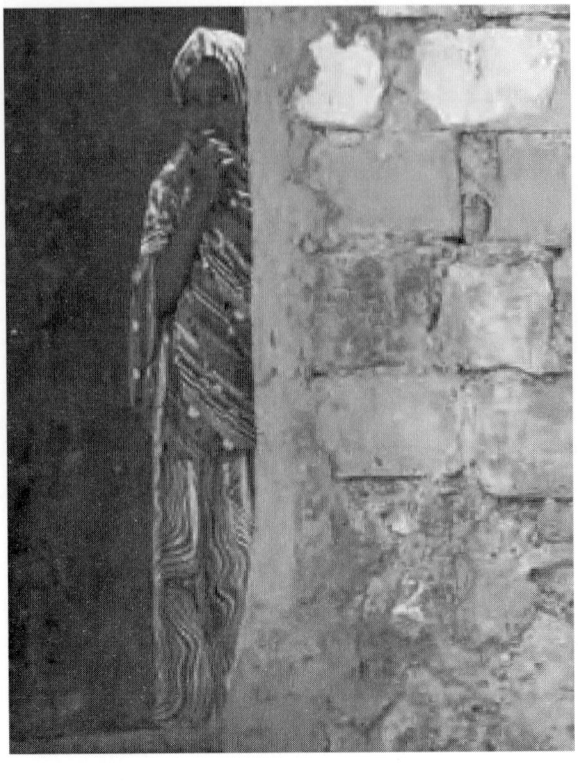

WHO는 전세계에서 직접적인 분쟁으로 인한 사망(손상 사망)은 연도별로 상당히 가변적이라고 추정한다. 하지만, 1994년 르완다 대량 학살을 제외한다면, 1990년–2010년 동안 매년 2%씩 통계적으로 유의미한 감소를 보였다. 2차 세계대전 종전 이후 전쟁 및 분쟁의 빈도와 강도가 장기적으로 감소하였다. 그러나 2011년 이후, 특히 중동에서 긴장과 갈등이 고조되면서 분쟁으로 인한 사망이 크게 증가하였다.[13]

재난역학연구소(CRED)에 의해 보고된 재해로 인한 직접적인 사망 추정치에 따르면, 2000년–2014년 기간 동안 연간 평균 약 86,500명의 사람들이 자연적·기술적 재해로 인해 사망하였다.[11] 2000년 이후, 10만 명 이상의 사망을 야기시킨 3가지 대규모 자연재해가 전반적인 사망률 추세를 지배했다: 2004년 인도양 쓰나미; 2008년 미얀마 싸이클론; 그리고 2010년 아이티 지진(그림 8.4). 재해의 발생 횟수는 지난 10년간 감소하고 있으며, 2000년 이후 2012년과 2013년에 재해에 영향을 받는 사람들이 최저수준에 도달했다.

[그림 8.4] 재해에 의해 사망 보고된 인구수, 2000–2014년[11]

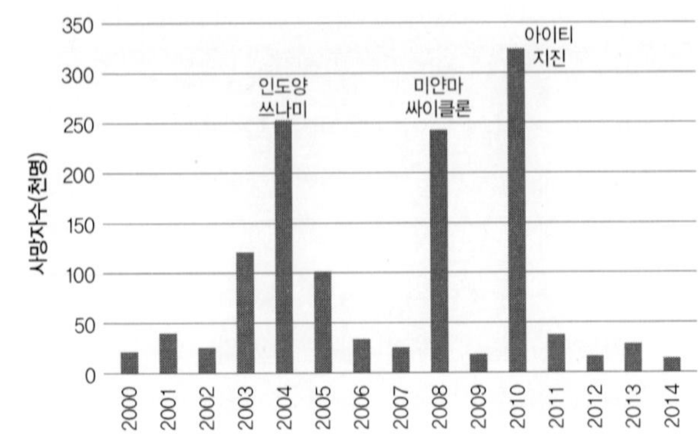

긍정적 발전

전세계적으로 차량 및 인구가 급속도로 증가하는 추세이지만, 교통사고로 숨지는 사람의 수는 안정화되고 있다. 교통사고 손상으로 인한 사망자 수가 일정하다

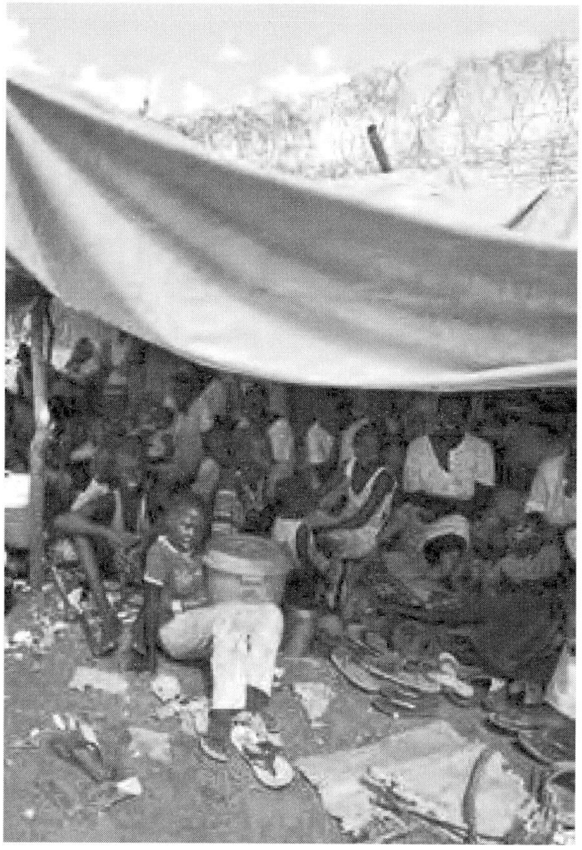

는 것은 교통안전 향상을 위한 개입들이 효과적으로 작용한다는 것을 의미한다. 교통안전을 도모할 수 있는 개입이 성공적으로 정착한다고 가정한다면, 자동차, 트럭, 오토바이로 인한 피해를 완화시킬 수 있기 때문에 향후 전망은 긍정적이다. 2000년에서 2013년 동안 최소 76개국[3]에서 교통사고 사망자 수가 감소하였는데, 이는 교통안전에 대한 개선이 가능할 뿐 아니라 더 많은 생명을 살릴 수 있다는 것을 입증했다.

이러한 긍정적인 추세에 기여한 몇 가지 요인들:

- **효과적이고, 강제력 있는 법률**: 많은 국가에서 강제력 있는 법안의 도입은 소셜 마케팅과 함께 속도 위반, 안전벨트, 아동용 안전장치, 오토바이 헬멧, 음주운전 등 성공적인 변화를 가져왔다.
- **도로의 안전 강화**: 새로운 도로의 구조를 개선하는 한편, 보행자, 오토바이 및 자전거 이용자 등 취약한 도로 사용자의 필요에 주안점을 늘린다.
- **교통수단의 안전 강화**: 자동차는 더욱 안전하게 제작되었고, 프런트엔드(Front-End) 설계, 에어백, 자동화된 제동 장치 등 차량 설계 및 안전에 대한 지속적인 개선은 교통사고 손상 및 사망 감소를 위한 Post-2015 캠페인의 필수적인 구성요소이다.

살인사건의 감소는 폭력과 그 결과를 줄이기 위한 국가 정책 및 전략의 개선과 관련되어 있다. 현재 전체 국가의 약 1/3이 안전에 대한 지원, 아동과 부모 또는 보호자의 안정적인 양육관계 지원, 음주 폐해 감소, 총과 칼에 대한 접근성 감소, 그리고 성 평등 증진을 포함한 전략들을 이미 시행하고 있다.[14] 그러나 이러한 전략들이 살인사건 발생률을 줄이는데 어느 정도 영향을 미치는지 아직 알려지지 않았다.

2005년-2015년까지, 효고 행동강령(Hyogo Framework for Action) 2005-2015은 재해 위험 경감과 국가와 지역사회의 재해 회복성 구축을 위한 전략적, 체계적 접근이 중요하다고 역설한다. 효고 행동강령은 국가와 개발 파트너 및 기타 기관이 재난 위험 감소를 위한 행동을 취할 수 있도록 촉구하고, 홍수 같은 위험 빈도수가 증가함에도 불구하고 사망자가 줄어든 것처럼, 사망률을 줄이는데 중요한 역할을 했다. 많은 나라들(85%)은 국가 비상사태 대비와 대응정책을 보유하고 있으며, 전체 국가들의 2/3에 보건분야 비상사태 대비와 대응책이 있다.[16]

도전과제

교통수단의 증가: 현재 추세를 바탕으로, 만약 긴급 조치가 취해지지 않는다면, 세계 주요 사망 원인 중 교통사고 사망의 순위가 높아질 것이다. 주요 도전과제는 특히 저중소득 국가에서 빠르게 증가하는 자동차 대중화로 인한 교통사고 사망을 낮추는 것이다. 특히 우려되는 사안은 교통안전 체계에 대한 투자가 수립되지 않은 상태에서 급증하는 교통량의 문제이다.

총기에 대한 접근성: 살인사건 발생의 한 가지 주요 요인은 총기에 대한 손쉬운 접근성이다. 대략적으로 전체 살인사건 중 절반이 총기로 인해 발생했다. 총기에 대한 접근성은 대부분의 국가에서 가까운 시일 내에

감소하지 않을 것이다.

성 불평등: 성 불평등과 여성 및 소녀에 대한 차별이 여성 및 아동에 대한 폭력에 내재되어 있다. 성 규범에 대한 변화를 촉구하기 위해 지속적이고 증대된 노력이 필요하다: (i) 교육과 안전 및 적절한 보수를 지급하는 직장에 대한 접근성의 향상으로 여성과 소녀의 역량 강화; (ii) 지역사회와 기관이 폭력을 용인하는 문화적 규범을 철폐하고, 평등주의 원칙을 채택할 수 있도록 독려; (iii) 결혼, 이혼, 자녀 양육, 재산, 상속에 대한 여성의 권리를 제한하는 법뿐만 아니라 성폭력 및 친밀한 파트너에 의한 폭력을 해소하기 위한 법률의 개혁 및 효과적인 법 집행 강화

재해 위험 증가: 수리기상학적(hydrometeorological) 재해 등 자연적 위험은 기후변화의 결과로 인해 빈도와 강도 모두 증가하며 지속가능한 발전을 저해한다(2장 참조). 인구 증가와 천연자원의 지속 불가능한 사용은 이러한 위험들을 악화시킨다.

장애: 손상 및 폭력으로 사망하지 않았지만, 수백만 명의 사람들이 심각한 손상과, 일부 경우에는, 영구 장애 및 정신적 트라우마로 고통을 받는다. 손상으로 인한 신체 기능 상실을 예방하고, 치료 및 재활할 수 있도록 하기 위한 투자 증대가 필요하다.

기타 손상 – 낙상: SDG는 교통사고 손상 및 폭력에 초점을 맞추지만 기타 주요 손상 영역 또한 우려 사안이다. 2012년에 약 693,000건의 치명적인 낙상이 발생하여, 우발적인 손상으로 인한 사망원인 순위에서 1위 교통사고 손상의 뒤를 이어 2위를 차지했다. 사망에 이르지 않았지만, 수천만 건의 추락 사건이 의학적인 치료가 필요할 만큼 충분히 심각한 문제이다. 낙상으로 고통 받는 노인들 또한 지속적인 장기요양 및 보호시설에 보내질 위험에 처해 있다.

기타 손상 – 화상: 화재 관련 손상은 또 다른 우려 사안으로, 대부분 저중소득 국가에서 발생한다. 이 문제들은 주로 개방형 화덕 같은 불안전한 요리 방법 그리고 여성에 대한 폭력과 연관되어 있다. 여성과 아동은 특히 위험에 처해 있다. 화상은 대부분 예방 가능하며, OECD 고소득 국가에서 거의 무시할 수 있는 수준으로 감소했다.

기타 손상 – 익수 사고: 2012년에 약 372,000명의 사람들이 익수 사고로 사망했으며, 전세계 익수 사고의 절반 이상이 동남 아시아 지역과 서태평양 지역에서 발생한다. 익수 사고로 인한 사망은 물에 접근할 때 통제를 강화하는 것으로 방지할 수 있다. 미취학 아동에 대한 성인의 지속적인 관리감독을 강화하고, 학교에서 아동에게 기본적인 수영실력 및 안전한 구조기술을 가르치며, 홍수 위험 경감 전략을 개선시킨다면, 익수 사고로 인한 사망(익사)를 예방할 수 있을 것이다.

분쟁: SDG 선언에서 언급한 것처럼, 분쟁, 폭력 극단주의, 테러리즘, 인도주의적 위기 및 인구의 강제이동이 급증하면서, 최근 수십 년 동안 이룩했던 발전 추이를 후퇴시킬 수 있다는 우려가 있다. 이러한 현재 추세를 역전시키기 위해, 분쟁 국가 및 분쟁 이후의 국가에 보건 분야를 비롯하여 전 분야를 아우르는 더욱 효과적인 지원을 제공하는 것이 주요한 도전과제가 될 것이다.

전략적 우선순위

손상 및 폭력의 결정요인의 복잡성을 감안할 때, 주의를 집중시킬 수 있는 단순하면서 설득력 있는 개발 세부목표를 수립하는 것은 어려운 일이다. 또한 효과적인 정책의 입안 및 이행을 원활히 진행시킬 수 있는 구체적인 개발 세부목표의 수립도 쉽지 않다. 그러나 일부 세부목표의 전망은 밝은 편이다. 예를 들어, 교통사고 사망은 쉽게 정의되고 측정할 수 있으면서, 모든 나라와 관련된 심각한 문제인 반면, 체계적으로 수립된 증거기반의 개입을 통해 개선할 수 있기 때문에 구체적인 세부목표로 수립될 수 있었다. 2020년까지 전세계 교통사고 사망자를 50%로 경감시키려는 SDG 세부목표는 2010년 UN 총회에서 승인된 교통사고 사망의 예측된 증가를 현재 수준으로 저지하기 위한 도로안전 10개년 실행계획(Decade of Action for Road Safety)

2011-2020의 세부목표 보다 훨씬 더 큰 포부를 밝힌다.[17] 차량의 예상 증가량(2030년까지 47% 증가)을 감안할 때, 교통사고 사망자 수의 감소는 고사하고, 현재 수준으로 유지하는 것만으로도 상당한 성과를 이룰 것이다. 주요 전략은 다음과 같다: 법안의 입법, 집행, 소셜 마케팅 등 효과적인 행동 변화를 위한 개입의 계획 및 이행; 취약한 도로 사용자들을 고려한 도로 인프라 개선; 향상된 차량 설계요소의 활용 장려.

개인간 폭력, 특히 여성과 아동에 대한 폭력의 감소를 위한 세부목표 또한 국제적 지지와 함께 우선순위에 놓인다. 특히 UN 총회, 유네스코(UNESCO), 유엔개발계획(UNDP), 유니세프(UNICEF), 유엔여성기구(UN Women) 등 UN 기구와 함께 WHO가 지원하고 있다. 2014년, 세계보건총회는 특히 여성 및 소녀에 대한 폭력과 아동 폭력 근절에 있어 보건시스템의 중요한 역할을 환기시켰다. 그리고 WHO 사무총장에게 개인간 폭력을 해결하기 위한 보건시스템의 역할을 강화할 수 있도록 글로벌 실행계획의 개발을 요청했다.[18]

Post-2015 시대를 위한 세계 폭력 예방 부문의 비전은 향후 30년 이내에 개인간 폭력을 전세계적 수준의 절반으로 감소시키는 것이다.[19,20] 향후 15년 이내에 몇 가지 유형의 폭력을 제거하겠다는 목표를 가진 SDG 만큼 포부가 크지 않지만, 이 비전은 폭력 경감 목표를 분명하게 제시한 SDG 5 및 SDG 16과 긴밀히 협력한다. 특히 여성과 아동을 대상으로 한 개인간 폭력을 근절시키기 위해 보건 분야의 역할을 강화하려는 15개년 글로벌 실행계획은 2016년 5월에 개최되는 세계보건총회에서 WHO 회원국들에 의해 논의될 것이다.

현재까지, 소수의 국가에서 폭력을 유발하는 주요 위험 요소를 해소하기 위해 필요한 사회적, 경제적, 교육적 정책 대안이 시행되었다. 이는, 여성에 대한 폭력에 관해 고려 되어야 하는 특별히 우려되는 사안으로, 전 지역과 국가에 공통적으로 해당하는 심각한 문제이다. 특히 여성과 아동에 대한 가정 폭력이 사회적으로 용인되는 환경에서 문제는 더욱 심각해진다. 위에서 언급한 바와 같이 총기에 대한 접근성은 또 다른 우려대상이며, 거의 모든 국가에서 총기 소지 및 사용을 국법으로 규제하지만, 이 법의 타당성 및 집행에 광범위한

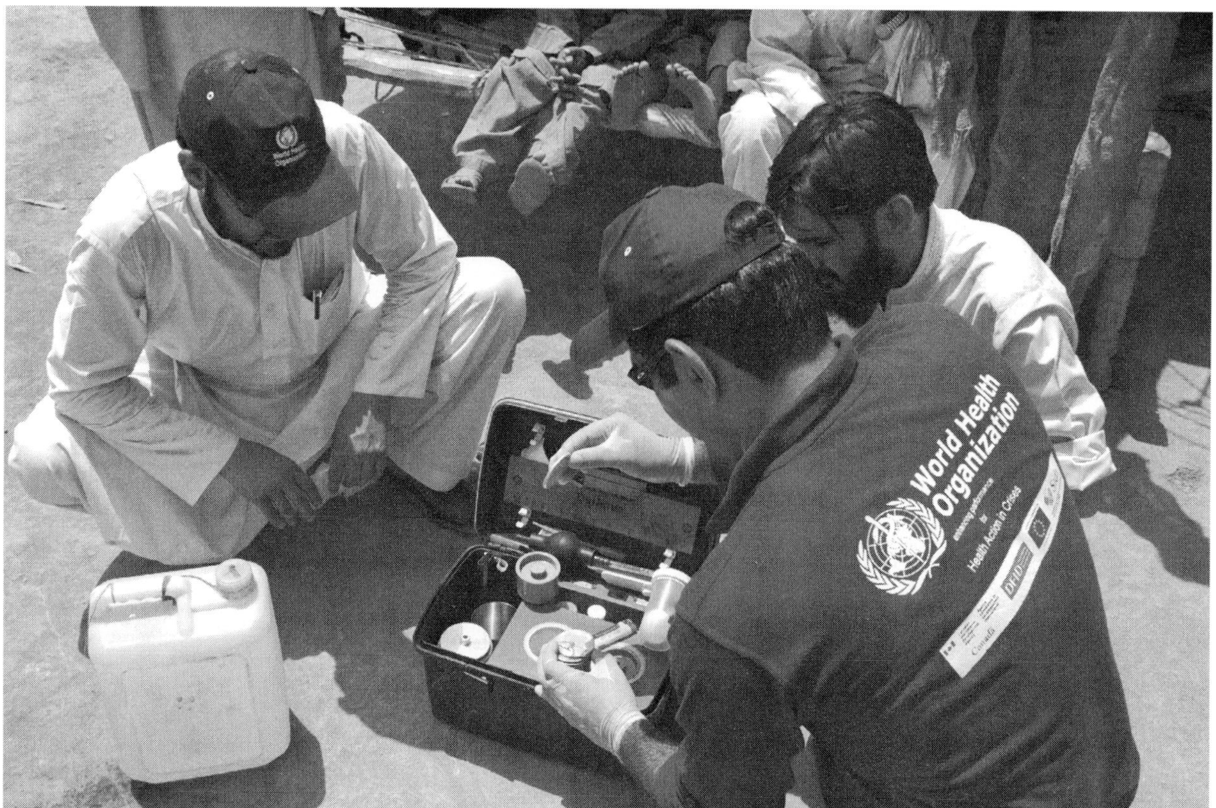

편차가 존재한다.

SDG는 분쟁을 예방하고, 분쟁국가 및 분쟁이후 국가들을 효과적으로 지원할 수 있는 프레임워크를 제공한다. 이를 위해 인도주의를 기반으로 한 개발원조가 필수적이다. 사람들의 건강과 웰빙에 대한 분쟁의 영향을 최소화하기 위해 보건 분야는 지속적으로 다른 분야와 긴밀하게 협력해 나가야 할 것이다. 친밀한 파트너에 의한 폭력 및 기타 가정 폭력, 성폭력, 인신매매 등 우려 사안의 각 영역에서 정책 대응과 효과적인 개입은 이미 존재한다. SDG는 이런 시급한 문제들을 해결하기 위한 국제적, 지역적 그리고 국가의 노력의 일환으로 의사결정자들을 문제 해결로 이끄는 중요한 기회이다.

Post-2015 시대 이후, 자연재해와 관련된 건강상 위험을 관리하기 위한 주요전략은 2015-2030 재해 위험 경감을 위한 센다이 강령(Sendai Framework for Disaster Risk Reduction)에 의해 뒷받침되었다.[21] 이 강령은 국가, 지역 및 국제적 참여를 포괄하는 조치에 대해 4가지 우선순위를 제시했다:

1. 재해 위험의 이해: 취약점, 역량, 사람과 자산의 노출, 위험 특성과 환경 등 모든 방면에 대한 이해
2. 재난 위험 관리를 위한 재해 위험 거버넌스의 강화: 예방, 완화, 대비, 대응, 복구 및 재활
3. 재해 회복성 구축을 위한 재난 위험 감소에 투자: 사람, 지역사회, 국가의 경제, 사회, 보건 및 문화 그리고 그들의 자산과 환경에 대한 회복력 구축
4. 효과적인 대응을 위한 재난 대비 강화 그리고 복구, 재활 및 재건 등 "재구축" 강화

WHO의 비상사태와 재해의 건강에 대한 영향을 최소화하기 위한 6개년 전략 계획 2014-2019(WHO's Six-year Strategic plan to minimize the Health Impact of emergencies and Disasters)는 보건 분야의 정책과 프로그램 실행에 대해 개괄적으로 다룬다.[22] 효과적인 비상사태 및 재해 위험 관리에 대한 보건 정책과 프로그램은 비상사태 관리 사이클을 아우르는 포괄적인 접근을 통해 시행되어야 한다: 예방/완화; 대비; 반응 및 복구. 또한, 정책과 프로그램은 공통의 문제들을 해결할 수 있도록 설계되어야 하고, "전방위 위험 접근(all hazard approach)"에 대한 필수적 역량을 구축해야 하며, 폭동, 홍수, 지진, 방사능 위험 및 분쟁 등 특정 위험 요소로 보완되어야 한다.

보건 분야는 감염성 질환(3장과 5장)의 위험을 관리하는데 앞장서는 동시에, 기타 분야에서도 다수의 위험 유형 및 사건을 다루는데 핵심적인 역할을 할 것이다. 따라서, 보건 안보 역량을 구축하기 위해서 이와 같은 부문 간 협력이 중요하다. 효과적인 비상사태 및 재난 위험 관리의 핵심은 지역사회 구성원임을 기억해야 한다. 왜냐하면 비상사태 발생시, 지역사회 구성원들이 1차 구호자인 동시에 희생자이기 때문이다. 지역사회 구성원들이 재해 관련 위험과 취약점을 식별할 수 있게 돕고, 비상사태를 완화, 대비, 반응, 복구할 수 있도록 그들의 역량을 구축한다면, 지역사회의 회복력을 강화시킬 수 있을 것이다.

교통사고 손상

전세계적으로 매년 교통사고로 125만 명이 사망하고 2,000만-5,000만 명이 부상하는 것으로 집계되었다. 교통사고로 인한 손상은 전세계적 주요 사망 원인에서 9위를 차지하고 있으며, 15-29세 연령층 사망의 주요인이다.[3] 교통사고 사망자의 60%는 15-44세 연령층의 인구이다. 현재 추세를 기반으로 볼 때, 교통사고로 인한 사망을 줄이기 위한 긴급 조치가 취해지지 않는다면, 2030년에는 교통사고로 인한 사망이 주요 사망원인 5위에 도달할 전망이다.

동향

2000년에서 2012년 동안, 등록된 차량의 수가 90% 증가하였다. 그러나, 상대적으로 교통사고 손상으로 숨지는 사망자의 수는 크게 증가하지 않은 것으로 나타났다 (그림 8.5).[3] 이는, 교통안전 향상을 위한 개입들이 사망률 통계에서 보이는 것과 같이 긍정적인 영향력을 미쳤음을 시사한다. 2000년에서 2013년 동안, 76개국[3]에서 교통사고 사망자 수는 확실히 감소했는데, 이는 교통안전이 개선 가능하며, 국가에서 추가적인 조치를 취한다면 더 많은 생명을 살릴 수 있다는 것을 보여준다.

[그림 8.5] 고소득 OECD 국가들과 기타 국가들에서 교통사고 사망자 수 동향[a], 2000-2012년[3]

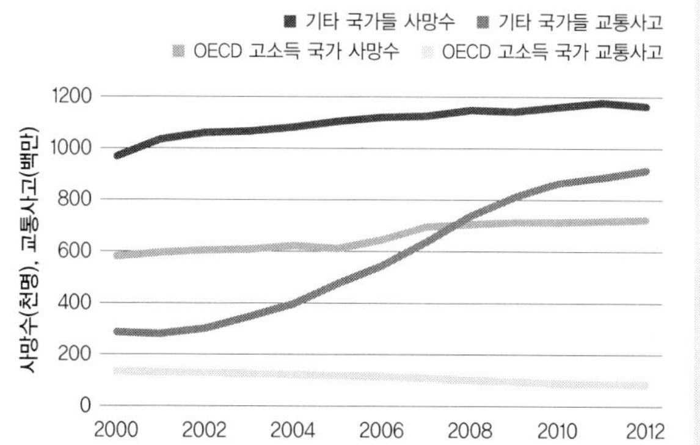

[a] 기타국가들은 저소득, 중소득, OECD가 아닌 고소득 국가들을 말한다.

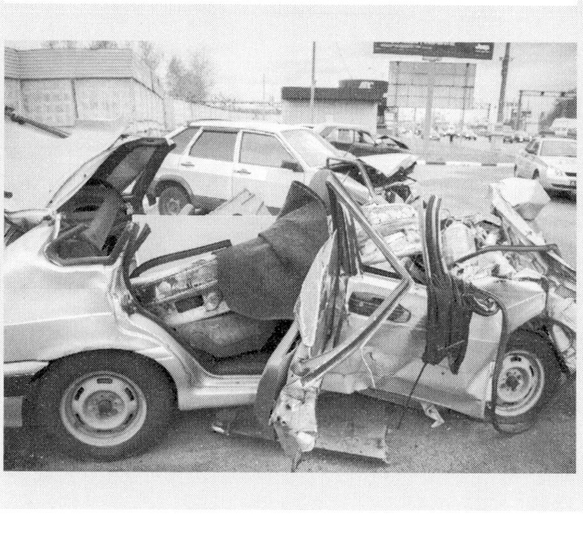

긍정적 발전

법률부터 차량설계에 이르기까지 개별적인 개입에 대한 긍정적인 발전은 교통사고로 인한 손상을 경감시키는 긍정적인 추세에 기여한다. 이는 다음과 같다:[3]

- **포괄적인 법률**: 법률의 제정 이후, 법안이 보편화된 관례로 자리잡기까지 상당한 노력이 요구되는데, 이에 대한 진전은 이미 진행 중에 있다. 2011년에서 2014년 동안, 4억 900만 명의 인구에 해당하는 17개 국가에서 한 개 또는 그 이상의 행동 위험요인을 포괄하기 위해 도로교통법을 개정하였다. 특정 위험요인과 결부된 역학적인 증거가 부각됨에 따라, 종합적인 법안을 평가하기 위한 기준들이 더욱 정제되고, 엄격하게 적용되었다.
- **속도제한법**: 전체 국가의 26%에서 종합적인 속도제한법을 채택했다.
- **종합적인 안전벨트 법안**: 앞좌석과 뒷좌석의 탑승자 모두를 포함하는 내용의 법을 58%의 국가에서 승인했다.
- **음주운전법**: 20%의 국가에서 관련 법안을 시행하고 있다. 혈중알코올농도를 기반으로, 일반 사람은 0.05 g/dl, 젊은 운전자들은 0.02 g/dl로 제한하는 것이 적합한 법적 조치이다.
- **오토바이 헬멧 법안**: 종합적인 관련 법안이 25개 국가에서 시행되고 있다.
- **아동용 안전장치**: 전체 1/3 이상의 국가에서 아동용 안전장치에 대한 종합적인 법안을 시행 중이다.
- **전체 도로 사용자들에 대한 주의**: 새 도로를 건설할 때, 전체 도로 사용자들의 요구에 대한 주의가 필요하다. 특히, 취약한 도로 사용자(보행자, 자전거 이용자 및 오토바이 이용자)에 대한 주안점을 늘려야 할 필요가 있다. 안전등급은 도로 사용자의 다양한 범주에 따라 달라질 수 있다.
- **차량 안전**: 프런트엔드 설계(front-end design), 전자제어 주행 안정 장치(Electronic Stability Control), 안전벨트 고정 및 부착장치 강화 등 차량 설계 및 안전에 대한 개선이 지속적으로 이루어지고 있다. 이는, 충돌

가능성과 도로 교통사고로 인한 손상 정도를 감소시키는데 커다란 역할을 한다.

도전과제

저중소득 국가 및 고소득 OECD 미가입 국가의 사망률 상승: 전세계 인구의 85%에 해당하는 중·저소득 국가 및 고소득 OECD 미가입 국가에서 세계 전체 자동차 가운데 56%가 등록되어 있는 반면, 세계 전체 교통사고 사망자의 90%를 차지한다. 조악한 규제 및 규제 이행, 부적절한 도로 및 차량 품질, 취약한 도로 사용자의 높은 비율, 차량의 수 증가 등 여러 요인들이 사망률 상승을 초래했다.

일부 지역의 교통사고 사망률 증가: 이는 대다수 개발도상국에서 교통안전 체계에 대한 투자가 수립되지 않은 상태에서 교통량이 급증했기 때문에 나타나는 현상이다(그림 8.6).

젊은 남성의 높은 사망률: 15-44세 남성이 교통사고 희생자의 1/3 이상을 차지한다. 이 연령층의 남성은 공중보건 메시지에 가장 주의를 기울이지 않는 집단이다(그림 8.7)

취약한 도로 사용자: 교통사고로 인한 연간 사망자 가운데 오토바이 이용자(23%), 보행자(22%), 자전거 이용자(4%)가 절반 가까이를 차지했다. 대부분의 저중소득 국가에서 보행자, 자전거 이용자, 혹은 2륜 또는 3륜차량 이용자 등 취약한 도로 사용자 비율이 고소득 국가보다 현저히 높다.

주요 행동 위험요인 관련 법적 조치에 대한 입법 노력 부족: 앞에서 언급했듯이, 대다수 국가에서 속도위반 및 음주운전, 오토바이 헬멧, 안전벨트, 아동용 안전장치 등 교통사고로 인한 사망과 손상을 줄일 수 있는 적합한 법적 조치가 부족함에도 불구하고 이를 위한 법안 채택이 지연되고 있다.

법 집행의 결여: 교통사고 손상을 유발하는 주요 위험요인 관련 법률을 제정하는 국가들이 점차 증가하는 반면, 대다수의 나라에서 관련 법 집행이 부족한 실정이다. 예를 들면, 전체 국가의 25%만이 안전벨트 법안의 집행을 적절히 한 것으로 평가 받는다.

[그림 8.6] 세계 지역별 교통사고 사망률 동향,[a] 2000-2013년[3,6]

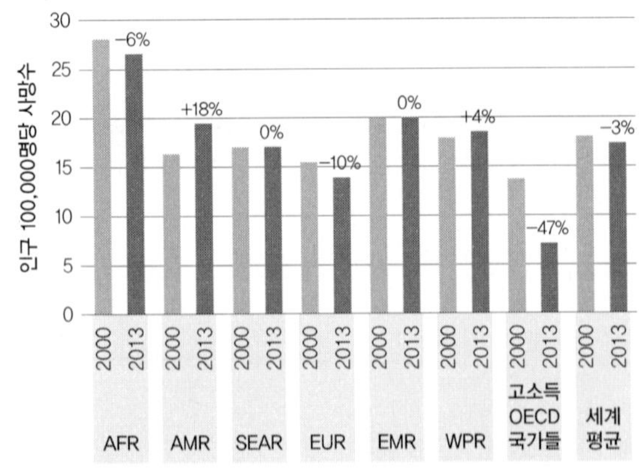

a 각 지역의 상단에 보여지는 것은 기간 동안의 비율 변화이다.

[그림 8.7] 성별과 연령에 따른 세계 교통사고 사망수, 2012[2]

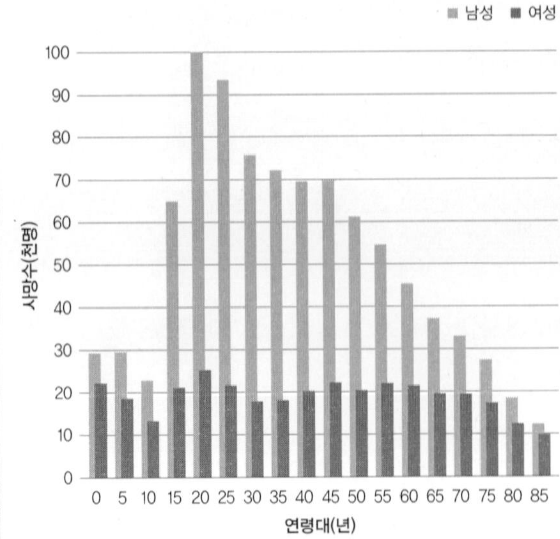

전략적 우선순위

SDG 세부목표 3.6은 2020년까지 전세계적으로 도로 교통사고 사망자를 절반으로 경감시키는 것을 목표로 한다.

이는, 교통사고 사망자의 예측된 증가를 현재 수준으로 저지하기 위해 UN 총회에서 승인된 도로안전 10개년 실행계획(Decade of Action for Road Safety) 2011-2020의 세부목표 보다 훨씬 더 큰 포부를 밝힌다.[17] 차량의 예상 증가량(2030년까지 47% 증가)을 감안할 때, 교통사고 사망의 교통사고 사망자 수의 감소는 고사하고, 현재 수준으로 유지하는 것만으로도 상당한 성과를 이룰 것이다.

현재 추세가 계속되고 직면한 다양한 과제를 해결하기 위한 조치가 이뤄지지 않을 경우, 전세계 교통사고 사망자수는 매해 약 150만 명씩 증가할 전망이다. 지난 20년간 고소득 국가에서 관찰된 것처럼 일인당 차량 증가에도 불구하고 사망률이 감소한다면, 전세계 교통사고 사망자는 2030년까지 연간 약 100만 명이 감소할 것이라는 낙관적인 전망이 존재한다. 교통사고 사망자를 절반(625,000명)으로 감소시키기 위한 SDG 세부목표를 달성하기 위해서 추가적으로 실질적인 노력이 필요하다. SDG 관련 개입 및 국가 정책이 교통사고 사망률을 효과적으로 감소시킬 수 있다는 강력한 증거가 존재하며 이를 위한 성공의 핵심은 개입 및 정책에 대한 이행을 확립하는 것에 달려있다. UN 시스템을 위한 WHO의 협력적 역할을 인정한 가장 최근의 UN 총회 결의안[23]과 도로안전 10개년 실행계획(Decade of Action for Road Safety) 2011-2020은 도로안전 SDG 세부목표를 위한 전략적 우선순위를 다음과 같이 포괄한다:

- **주요 위험요인에 대한 종합적인 법률 제정 및 법 집행:** 속도위반과 음주운전을 해소하기 위한 법과 오토바이 헬멧, 안전벨트, 아동용 안전장치 사용을 확립하기 위한 법이 제정되고 집행되어야 한다. 이때, 정부의 약속과 재정지원이 함께 뒷받침되어야 한다.
- **보행자와 자전거 이용자를 위한 더욱 안전한 도로 인프라 구축:** 도로 사용자들의 필요는 교통안전 정책 및 계획과 토지 사용에 반드시 고려되어야 한다. 특히, 정부는 자동차 이외의 교통수단이 지속가능하고 안전한 교통체계에 어떻게 통합될 수 있을지 심사 숙고해야 한다.
- **자동차 안전 기준 향상:** 정부는 현재 운행 중인 자동차들이 원활히 정비될 수 있고, 충돌 테스트 등을 통해 차량의 국제 안전 기준을 확립할 수 있도록 지원해야 한다.
- **교통사고 이후 대응방식 향상:** 교통사고 발생 이후 피해자들이 사고에 대처하는 방식은 그들의 생존 기회 및 질을 결정짓는다. 대응 시스템에 대한 신속한 소통 및 활성화, 신속한 반응 및 효과적인 평가, 치료 및 수송(필요한 경우, 공식 의료 시설에 부상자를 수송) 등이 필수적이다.

폭력과 살인

2012년에 전세계적으로 발생하는 개인간 폭력의 결과(살인)으로 인해 약 47만 5,000명이 희생되었다.[5] 살인사건 희생자 5명 중 4명이 남성으로 집계됐으며, 15–44세 남성이 희생자의 대부분을 차지한다. 특히 살인사건은 15–44세 남성의 사망원인 가운데 3번째로 높은 비중을 차지하는 것으로 조사됐다. 여성의 경우, 남성 파트너에 의한 살인이 전체 살인사건 중 38%을 차지하는 반면, 남성의 경우 전체 살인사건의 6%만 여성 파트너에 의한 살인에 의한 것으로 밝혀졌다.[5,24] 살인사건 발생률에 대한 매우 광범위한 지역적 편차가 존재한다.

비록 치명적이지 않지만, 폭력으로 인한 희생자 수는 살인사건의 희생자 수를 훨씬 능가한다. 젊은 남성부터 중년 남성이 기타 인구집단보다 폭력에 더 높은 비율로 노출되어 있지만, 여성, 아동, 노인 또한 물리적 폭력, 성적 학대 및 심리적 학대로 인해 고통을 겪고 있다. 성인의 약 25%가 어린 시절 신체적 학대를 경험했다고 보고되었으며, 또한 18%의 여성은 어린 시절 성적 학대를 당했다고 보고되었다.[5] 여성에 대한 폭력은 여전히 만연한 가운데, 친밀한 파트너에 의해 가해지는 폭력, 임의의 가해자에 의한 성폭력, 인신매매, 명예살인 또는 지참금 살인, 아동 조혼, 강제 결혼(4장 참조) 등 여성은 매우 다양한 유형의 폭력에 노출되어 있다. 또한, 여성 3명 중 1명은 가까운 사람들로부터 육체적 또는 성적으로 희생되고 있다고 보고되었다.[25]

동향

전세계적으로 지난 2000년에서 2012년 사이에 살인사건 발생률의 현저한 감소가 나타났는데(그림 8.8), 살인사건 발생률이 17%가량 감소한 것으로 추정된다(인구 10만 명당 8명에서 6.7명). 인상적인 점은 고소득 국가에서 39% 감소했다는 사실이다(인구 10만 명당 6.2명에서 3.8명). 유럽 지역의 저중소득 국가에서 더욱 가파른 감소 추세를 보이는데, 2000년 이후 살인사건 발생률이 절반 이상 급감하였다. 일부 기타 지역을 제외하고, 완만한 감소 추세가 관찰되지만, 미주 지역의 저중소득 국가에서 살인사건 발생률은 매우 높게 지속되고 있다.

현저한 지역적 편차가 존재하는데, 미주 지역의 저중소득 국가에서 살인사건으로 인구 10만 명당 28.5명이 사망한다. 이는, 전체 세계 평균보다 4배 높은 수치이며, 서태평양 지역의 하위 중소득국(인구 10만 명당 2.1명)과 비교할 때 14배 많은 수치이다. 조직범죄로 인한 폭력과 불법 약물 관련 폭력은 라틴 아메리카와 중앙 아메리카에서 발생하는 살인율 증가의 주요인이다.[12]

전세계적으로 전체 살인사건 중 절반이 총기로 인해 발생하지만, 살인 수단은 지역에 따라 매우 다르다. 예를 들면, 총기로 인한 살인은 미주 지역 저중소득 국가에서 발생하는 살인사건의 75%를 차지하지만, 서태평양 지역의 중저소득 국가에서는 23%만 총기에 의해 발생한다.

[그림 8.8] 세계 지역별 살인사건율 동향,[a] 2000–2012년[5]

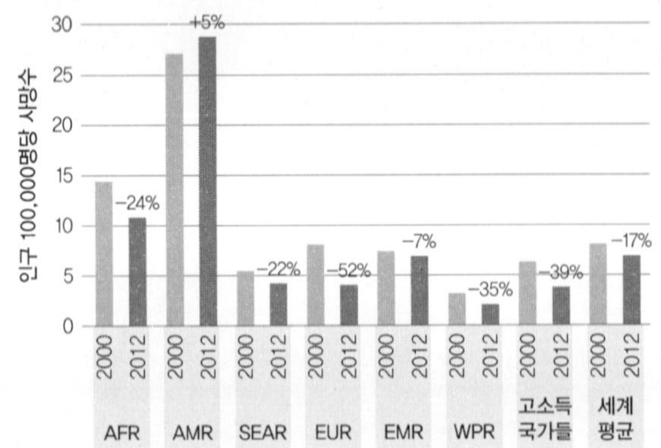

[a] 각각의 막대의 상단에서 보여지는 것은 기간 동안의 비율 변화이다.

긍정적 발전

전세계 약 1/3 국가는 폭력을 감소시키기 위해 아래와 같은 전략을 시행하기 위한 단계에 착수하고 있다:[14]

- 아동과 부모 및 보호자의 안전하고, 안정적인 양육관계 증가
- 아동 및 청소년의 생활기능 발전
- 음주 폐해 감소
- 총기, 칼 및 독(특히 살충제)에 대한 접근성 감소
- 성 평등 증진과 여성능력 강화
- 폭력을 옹호하는 문화적 규범 변화
- 피해자 식별, 관리 및 지원

• "면책 문화(culture of impunity)" 축소를 위한 가해자의 식별 및 처벌

이러한 개입들이 2000년 이후 살인율 감소에 어느 정도 영향을 미쳤는지 확실하지 않다. 살인은 대부분의 개인간 폭력과 마찬가지로, 사회적 규범, 성 불평등, 빈곤과 실업, 기타 교차적인 위험요소 등 사회적 결정요인과 긴밀하게 연관되어 있다.[5]

도전과제

2014년 폭력예방에 관한 세계현황보고서(The Global Status Report on Violence Prevention)와 2013년 여성폭력에 대한 세계 및 지역 추정 보고서(Report on Global and Regional Estimates of Violence Against Women)는 몇 가지 주요 우려 사안에 대해 다루고 있다:

• 미주 지역의 중저소득 국가에서 극도로 높은 살인율이 지속되고 있다;
• 오직 소수의 국가에서 폭력을 유발하는 사회적, 문화적, 경제적 위험 요소를 해소하기 위해 필요한 사회적, 경제적, 교육적 정책 대안이 시행되고 있다;
• 범죄 예방을 위한 법률이 광범위하게 제정되어 있지만, 적절한 집행이 이뤄지지 않고 있다;
• 거의 모든 국가에서 총기 규제 법을 보유하고 있지만, 법에 대한 집행이 부적절하며, 총기매입, 총기수거 및 파기 같은 특별한 총기 규제 프로그램은 거의 전무한 실정이다;
• 범죄 피해자를 식별, 참조, 보호 및 지원을 할 수 있는 서비스에 대한 이용가능성이 상당히 다르다;
• 친밀한 파트너에 의한 폭력 발생 추이는 전세계 다른 지역과 비교해 볼 때, 아프리카 지역, 동부 지중해 지역, 동남 아시아 지역의 중저소득 국가에서 월등히 높게 나타난다(그림 8.9). 그러나 이 지역에서 오직 절반에 해당하는 나라들만이 성폭력 및 친밀한 파트너에 의한 폭력 근절을 위해 사회적·문화적 규범을 변화시키기 위한 전략을 실행하고 있다;
• 대다수 지역에서 여성에 대한 친밀한 파트너의 폭력과 아동학대는 사회적으로 용인될 뿐만 아니라 묵인된다;
• 법률을 포함하여 사회에 만연한 여성 및 소녀에 대한 차별은 여성 및 소녀에게 가해지는 폭력을 근절시키려는 노력을 저해한다;
• 아프리카 지역에서 시행된 아동 폭력에 대한 국가적 설문 조사에서 아동에 대한 물리적, 성적, 정서적 학대 발생률이 높은 수치를 기록했다;
• 폭력 예방은 다부문적 대응이 요구되는데 반해, 오직 소수의 국가에서 타 분야의 활동을 조율하고 정기적으로 진척현황을 보고할 수 있는 주요 기관을 보유하고 있다.

[그림 8.9] 지역별 친밀한 파트너에 의한 폭력 발생, 2010[8]

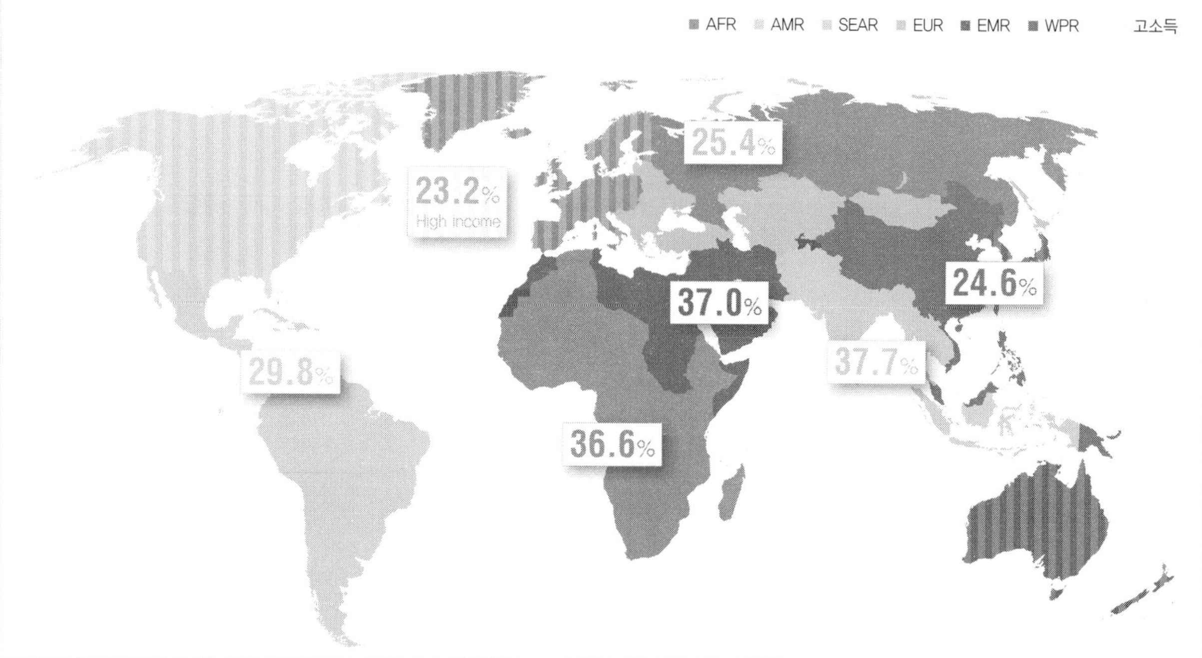

전략적 우선순위

2015년 이후 세계 폭력 예방 분야의 비전은 향후 30년 이내에 개인간 폭력을 전세계적 수준의 절반으로 감소시키는 것이다.[19,20] 향후 15년 이내에 몇 가지 유형의 폭력을 제거하겠다는 SDG 세부목표만큼 도전적인 것은 아니지만, 폭력 경감 목표를 분명하게 제시한 SDG 5 및 SDG 16과 긴밀히 협력한다.

UN총회 뿐만 아니라 WHO, UNESCO, UNODC, UNICEF와 UN Women 등 개별적인 UN 기구들이 폭력 감소를 우선순위로 설정하여 집중하고 있다.

2014년, 세계보건총회는 특히 여성 및 소녀에 대한 폭력과 아동 폭력 근절에 있어서 보건시스템의 중요한 역할을 강조했다. 그리고 WHO 사무총장에게 특히 여성, 소녀, 아동에 대한 개인간 폭력을 해결할 수 있도록 보건시스템의 역할을 강화하는 글로벌 실행계획의 개발을 요청했다.[18]

특히 여성과 아동을 대상으로 한 개인간 폭력을 근절시키기 위해 보건 분야의 역할을 강화하려는 15개년 글로벌 실행계획은 2016년 5월에 개최되는 세계보건총회에서 WHO 회원국들에 의해 논의될 것이다. 또한 여성, 소녀, 아동에 대한 폭력을 해소하기 위해 4가지 전략적 지시사항이 포함될 것이다:

- 보건시스템의 리더십 및 거버넌스 강화;
- 의료서비스 전달체계 강화 및 폭력에 대응하는 의료종사자의 역량 강화;
- 예방을 위한 프로그램 강화;
- 연구와 정보 개선

전쟁 및 분쟁

2012년에 전쟁 및 분쟁으로 인해 약 164,000명이 사망한 것으로 추정되며, 이는 전세계 사망의 약 3%에 해당한다. 2014년에는 분쟁 관련 사망이 더욱 증가하여 20만 명의 사람들이 사망한 것으로 예상된다.[2,26] 이러한 추정치들은 질병 확산, 영양실조 및 보건의료서비스의 붕괴 등 전쟁 및 분쟁의 간접적인 영향으로 인한 사망을 반영하지 않은 수치이다.

동향

1990년에서 2011년 사이에 전쟁 및 분쟁의 빈도와 강도가 감소하였다.[11,12] 2013년 인간 안전보장 보고서(Human Security Report 2013)에 따르면, 1992년에서 2011년까지 전체 분쟁 발생 수가 40% 감소했다. 냉전의 종식 이후, 고강도의 분쟁은 절반 이상 줄어들었으며, 테러, 대량학살 및 살인사건 발생 또한 감소했다.[12] WHO는 전세계에서 직접적인 분쟁으로 인한 사망(손상 사망)은 연도별로 상당히 가변적이라고 추정한다. 하지만, 1994년 르완다 대량 학살을 제외한다면, 1990년–2010년 동안 통계적으로 매년 2%씩 통계적으로 유의미한 감소를 보였다(그림 8.10).

그러나 2011년 이후, 특히 중동에서 긴장과 갈등이 고조되면서 분쟁으로 인한 사망이 크게 증가하였다(그림 8.11).[13,26] 2015년에 분쟁으로 인한 사망률 수준은 1990년 사망률 수준과 비슷하거나 초과할 것으로 전망된다. 2013년 15차례의 분쟁이 발생한 것과 비교했을 때, 2014년에는 적어도 17차례의 분쟁이 발생한 것으로 추정되며, 이로 인해 각각 1,000명 이상의 사람들이 목숨을 잃었다.[26] 아프가니스탄, 이라크, 시리아에서 지속적으로 발생하는 분쟁과 관련된 사망자의 수가 상당한 부분을 차지하며, 이 3개국에서 2014년 분쟁으로 인한 전세계 사망자의 2/3를 차지한다. 나이지리아에서 지속되는 분쟁이 4번째로 치명적이며, '무장단체 보코하람'과의 갈등으로 전년에 비해 2배 가량 심화되었다. 아프리카 국가들 수가 증가하면서, 수단과 남수단 또한 분쟁으로 고통받고 있다. 분쟁 상황에서 여성에 대한 성폭력 발생률이 높게 나타난다는 문서나 증거가 증가하고 있다.[27]

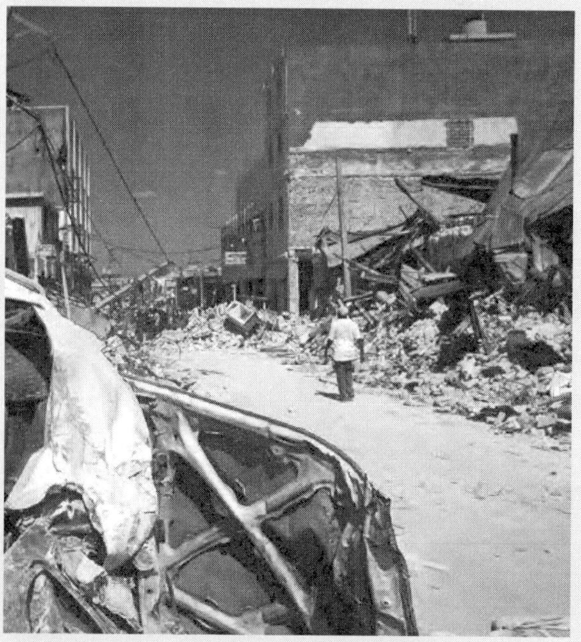

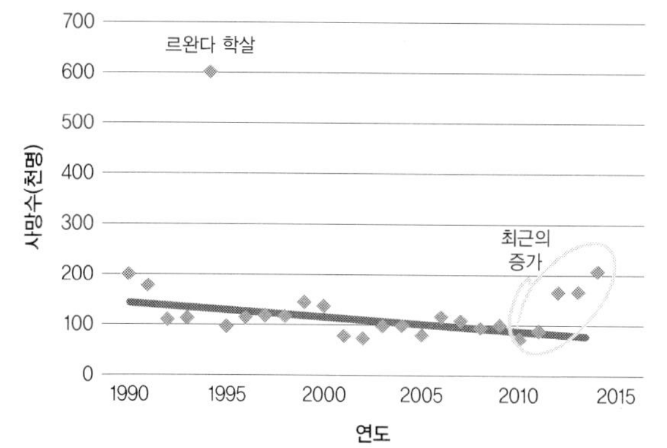

[그림 8.10] 분쟁으로 인한 손상 사망 세계 동향, 1990–2014년[26]

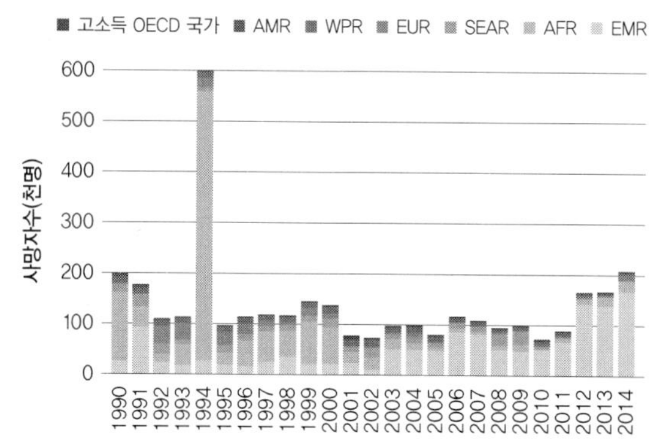

[그림 8.11] 분쟁으로 인한 손상 사망 지역별 동향, 1990–2014년[6,26]

긍정적 발전

최근 폭력적인 분쟁이 증가했음에도 불구하고, 2차 세계대전 종전 이후 전쟁 및 분쟁의 빈도와 강도는 장기적으로 감소하였다.[11]

- **글로벌 파트너십**: 군사력 사용에 대한 강력한 규범적 금지(normative proscription) – 정당방위나 UN 안보리의 승인 제외 – 및 평화를 유지하고, 구축하며, 분쟁 및 전쟁을 종식시킬 수 있는 위한 중재를 포함
- **경제적 요인**: 경제적 상호의존성(세계화) 증가와 경제 발전의 증대
- **민주화의 확산**: 폭력적인 전쟁을 수행하려는 국가 의지 제한
- **국가 역량 강화**: 불만 해소 및 폭력 억제를 위한 자원에 대한 접근성 확대
- **국제적 규모의 분쟁 감소**: 2차 세계대전, 반식민주의 및 냉전 같은 대규모 전쟁 감소

도전과제

불안정한 분쟁/분쟁 이후 상황: 이러한 상황들이 오늘날 세계의 발전에 대한 가장 심각한 문제가 된다. 불안정하고 분쟁이 심한 상태에서 빈곤 수준은 보통 높은 반면 복지 수준은 낮다. 발전을 위해 필요한 안정성과 사회통합은 여전히 결핍되어 있다. 빈곤을 해소하고, 분쟁을 관리할 수 있는 강력하고 합법적인 기관이 존재하지 않기 때문에, 폭력적인 분쟁은 이런 지역에서 다시 부각될 수 있으며, 빈곤을 심화시키고, 사회 통합을 저해하며, 법령을 약화시킨다.[28,29] 각 분쟁의 양상은 약간씩 다르지만, 다년간 계속되는 해결하기 어려운 중동 위기, 잔존하고 있는 냉전 및 종파간 종교적 분열의 산물 등 주요인들을 포괄한다. 또한, 대다수의 분쟁은 빈곤, 취약한 거버넌스 및 방치, 지역사회의 불만 등 근본적으로 내재되어 있는 원인에 의해 발생하기도 한다.

사회정치적 요인: 이들은 아프리카 지역과 동부 지중해 지역에서 지난 5년 동안 발생한 분쟁의 빈도와 강도의 증가를 포함한다. 또한 대다수의 분쟁은 이슬람의 발현과 연관된 교전의 초국가적 급증처럼 종교적 극단주의 요소를 포함하고 있다. 이는 세계화의 증가와 함께 경기침체 및 실업에 의해 일정 부분 자극 받아 발생했을 수 있다. 핵의 위험 또는 화학적 테러리즘 역시 증가하였다.

질병통제 및 영양에 대한 악영향: 전쟁 및 분쟁은 지속적인 공중보건의 개입 및 의료서비스를 저해하며, 말라리아와 HIV와 같은 질병을 근절시키고 통제하려는 노력에 대한 거대한 장애물이 될 수 있다. 특히 소아마비가 유력한 예이다: 소아마비 바이러스에 대항하는 전투는 아프가니스탄과 파키스탄 같은 분쟁지역에 전적으로 집중되어 있다. 전쟁 및 분쟁은 또한 경제와 사람들의 생계에 악영향을 미쳐 심각한 영양실조와 기근을 야기할 수 있다.

전략적 우선순위

SDG16은 "지속가능발전을 위한 평화적이고 포괄적인 사회 증진과 모두가 접근할 수 있는 사법제도, 모든 수준에서 효과적 책무성 있는 포용적인 제도구축"을 목표로 한다. 처음 두 가지 세부목표는 아래와 같다:

- 전 지역에서 모든 형태의 폭력과 이에 관련 사망률 대폭 축소;
- 아동 학대, 착취, 인신매매 및 모든 형태의 폭력과 고문 근절

불안정의 악순환을 깨고, 재발의 위험성을 축소시키기 위해서 국가의 개혁 및 국제적 협력이 요구된다. 시민안전, 정의 및 직장을 적정 수준으로 제공하는 법적 기관을 구축해야 한다. 이는, 합법적인 활동보다 무장 폭력에 종사함으로써 더 많은 존경과 인정을 얻는 집단에게 철퇴를 가하고, 법률 위반을 빈틈없이 공정하게 처벌할 수 있는 토대를 제공한다.

1988년 5월에 개최된 제51회 세계보건총회에서 21세기 전략으로 모든 사람의 건강을 달성하기 위한 평화의 다리로써 WHO의 역할을 채택했다. 불안정하고 분쟁이 심화된 상황에서, 보건은 모든 이해관계자들을 연합시킬 수 있는 중요한 시작점 역할을 할 수 있을 것이다. 건강에 대한 투자는 잠재적으로 국가 형성에 공헌할 수 있으며, 국가 및 지역 내 합법성을 강화할 수 있을 것이다. 다음과 같은 목적을 위해, 지역 공통체와 비 정부 관계자들이 함께 힘을 합쳐 일해야 한다.

- 보건시스템의 기능 재건 및 보존;
- 질병 통제 강화;
- 여성과 아동 같은 취약 계층의 필요 해소;
- 성·생식 건강 및 심리적 치료 등 통합적인 보건서비스에 대한 접근성 제공;
- 보건 재정 유지 및 의료 종사자 보호

SDG는 분쟁중인 국가와 분쟁 직후의 국가들에게 더 많은 관심을 쏟고 글로벌 실행 체계를 제공한다. 이를 위해서 보건 및 기타 분야의 더욱 통합적인 노력과 인도주의 및 개발원조가 요구된다.

자연재해

자연재해는 수리기상학적 현상(홍수와 산사태), 기상학적 현상(극한 기온과 폭풍), 기후학적 현상(가뭄과 산불), 그리고 지구물리학적 현상(지진/쓰나미, 화산폭발과 대기의 건조)을 포함한 위험과 연관되어 있다. 수리기상학적 재해와 기상학적 재해는 2014년에 발생한 전체 자연재해 중에서 각각 47%, 36%를 차지했다. 전세계적으로 2014년에 324건의 자연재해가 기록되었으며, 1억 4,000만 명의 피해와 7,823건의 사망과 관련이 있다.[30] 산업 및 교통 재난을 포함한 기술적 재해는 2014년 전체 유형의 재해 중 약 40%에 해당했으나, 피해가 지역적으로 국한되었기 때문에 적은 수의 사람들에게 영향을 미쳤다.

동향

2000년에서 2014년 동안 자연재해로 인해 연간 평균 86,500명의 사망자가 발생했다(생물학적 위험 제외). 2000년부터 매년 평균적으로 656건의 자연 및 기술 재해가 발생했으며, 2012년에서 2014년 사이 약간 낮은 수치를 보였다. 1997년 이후 재해로 영향 받은 사람들의 수가 2013년에 최저점을 기록했다(그림 8.12).

2014년에 전체 사망자 수가 가장 적었으나, 장기 사망률 동향은 주요 사건에 의해 좌우되었다(그림 8.13).[30] 한 해에 각각 5만 명 이상이 사망한 대규모 자연재해는 다음과 같다: 2004년의 인도양 쓰나미, 2010년의 아이티 지진, 2008년 미얀마 싸이클론, 그리고 2003년과 2010년 유럽의 극한 이상 기온.

2000년-2014년에 발생한 백만 명 이상의 재해 관련 사망자 중 61%는 세계인구의 60%가 사는 아시아에서 발생했고, 20%는 아메리카였다. 아프리카(6%)와 오세아니아(1% 미만 사망자)는 매우 적은 비율을 차지했다.

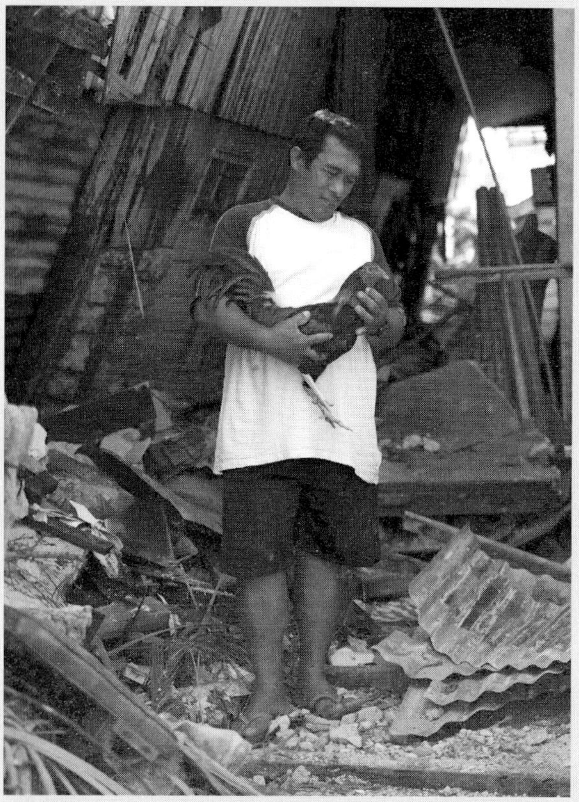

[그림 8.12] 재난의 수와 피해자 수, 2000–2014년[10]

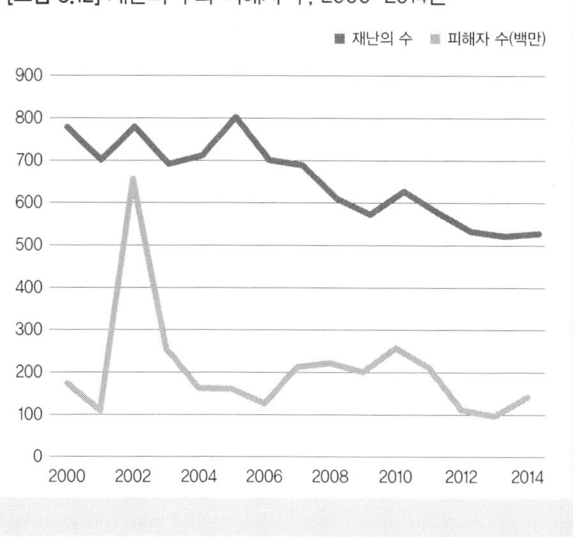

[그림 8.13] 한 해 동안의 5만 명이 넘는 사망수를 가진 재난 종류에 기인한 기록된 사망자 수 동향, 2000–2014년[10]

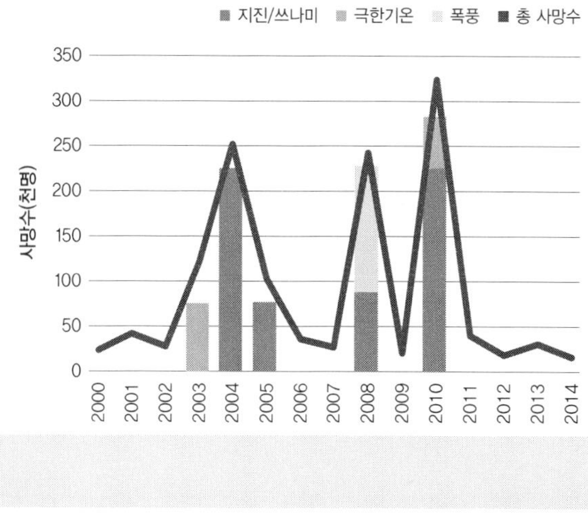

긍정적 발전

실행을 위한 글로벌 프레임워크(Global Framework for action): 재해에 대한 대비, 대응, 복구를 처리하는 동시에 재해 관련 노출빈도 및 취약점 감소 등 예방에 집중할 수 있도록 효고 행동강령 2005–2015는 보건시스템에 내재된 위험 관리에 대한 토대를 제공했다.

재해 위험 감소를 위한 국제적 플랫폼(Global Platform for Disaster Risk Reduction) 같은 전략적 조언, 협력, 파트너십 개발을 위한 국제적인 메커니즘 뿐 아니라 협력을 위한 기타 관련 국제 및 지역 포럼 또한 국가 정책 및 전략의 개발과 지식 및 상호 학습의 증진에 중요한 역할을 했다.

국가적 대책: 대다수의 국가들(85%)이 국가 비상사태 대비 및 대응정책을 보유하고 있으며, 전체 국가의 2/3가 보건 부문을 위한 비상사태 대비 및 대응정책을 가지고 있다.[16] WHO의 보고에 의하면, 130개의 회원국이 "비상사태 대비 및 대응 프로그램"이 준비되어 있다고 밝혔다.

전세계적으로 79개의 국가들이 안전한 병원 계획(Safe Hospital Initiative)을 시행하고 있으며, 이는 재해 위험 경감을 위한 센다이 강령 2015–2030의 이행을 위한 구체적인 실행계획을 제공한다고 보고했다. WHO는 안전한 병원 지원을 20년 이상[31] 진행해왔으며, 성공의 근거가 있다. 예를 들어 카트만두 계곡에 있는 병원은 네팔에서 지진이 발생(2015년 4월, 5월)한 직후 즉시 기능을 수행하여 사람들의 생명을 구하는 것을 도왔다.[32]

홍수의 빈도는 증가한 반면, 홍수로 인한 사망률은 감소했다. 이는 저중소득 국가의 개발상황이 개선된 것을 반영하며, 조기 경보, 보건과 다른 부문에서의 재해 대비 및 대응이 더 나아졌음을 보여준다.

도전과제

재해 발생 빈도 증가: 매일 전세계 데이터베이스에 1건 이상 기록되는 주요 재해는 평균적으로 강도가 증가하고 있으며 일부는 기후변화의 결과로 인한 것이다.

대규모 경제적 영향: 대다수의 국가 – 특히 재해로 인한 사망과 경제적 손실이 불균형하게 높은 저중소득 국가에서 – 재해 복구를 위한 재정, 물류, 인도주의적 필요를 충족시키는데 어려움을 겪고 있다.

국가 정책의 부족과 열악한 응급의료서비스: 1/3의 국가가 보건 분야 비상사태에 대비하고 대응할 어떤 정책도 가지고 있지 않다.[16]

재해 위험 요소 해결: 재해에 대한 노출빈도와 취약점을 줄이고, 빈곤 및 불평등, 기후변화 및 변동성, 무계획적 급속한 도시화, 열악한 토지 관리 등 근본적인 재해 위험 요소를 해소할 수 있도록 추가적인 노력이 필요하다.

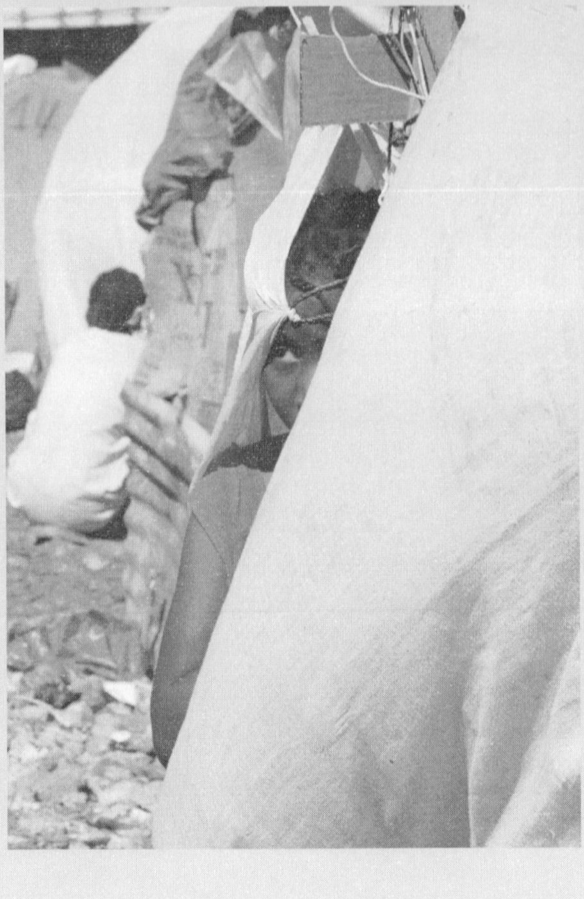

전략적 우선순위

Post-2015 개발 의제는 국제사회에 정책, 제도, 목표, 지표 및 실행을 위한 측정 시스템을 아우르는 통합적 접근을 강화시킬 수 있는 유일한 기회를 제공한다. SDG의 세부목표 3.d는 모든 국가, 특히 개도국의 국내 및 국외 건강상 위험의 조기 경보, 위험 경감과 관리를 위한 역량 강화를 필요로 하는데, 이는 보건 분야 비상사태 및 재난 위험관리를 위한 국가 역량 개발에 대한 종합적인 전방위 위험 접근의 적용과 맥을 같이 한다. 이는 WHO가 국가 비상사태 예방, 대비, 대응 및 복구 프로그램, 그리고 보건 시스템의 회복력을 강화할 것을 회원국들에게 요구하는 개별적인 WHO 결의안과도 연관이 있다.[33,34]

Post-2015 개발 의제의 일부였던 재해 위험 경감을 위한 센다이 강령 2015-2030은 새로운 재해를 예방하고, 기존의 재해위험을 완화시키며 위험 노출을 줄이고 대응 및 복구를 위한 대비를 강화 등 통합적이고 다부문적인 행동을 통해 재난 위험과 손실을 실질적으로 감소시키려는 목표를 가진다.[21] 이 체계는 재해 위험을 감소시키는 국제 정책과 행동[35,36]의 중심에 보건을 두고, 그 범위에 해당하는 유행병을 포함하여 전방위 위험 접근방식을 취한다.

국가적 보건시스템의 회복력을 향상시키기 위해 센다이 체계는 보건의료 공급(1차, 2차 및 3차)의 모든 측면에서 재난 위험 감소 전략과 통합할 것을 권장한다. 건강을 위한 긴급 재해 위험 관리(EDRM-H) 정책 체계 개발을 위해 WHO는 회원국 및 이해관계자들과 함께 일했다. EDRM-H는 포괄적이고 통합적인 위험 관리 접근법에 기반하여 예방/완화, 대비, 대응 및 복구로 이어지는 밀접하고 연속적인 단계를 언급했다.[37] 이는 모든 유형의 위험을 아우르는 정책을 의미한다.

참고 및 참조

1 Global report on drowning: preventing a leading killer. Geneva: World Health Organization; 2014 (http://www.who.int/violence_injury_prevention/global_report_drowning/en/, accessed 17 September 2015).

2 Global Health Estimates: deaths, disability-adjusted life year (DALYs), years of life lost (YLL) and years lost due to disability (YLD) by cause, age and sex, 2000–2012. Geneva: World Health Organization (http://www.who.int/healthinfo/global_burden_disease/estimates/en/, accessed 21 September 2015).

3 Global status report on road safety 2015. Geneva: World Health Organization; 2015 (http://www.who.int/violence_injury_prevention/road_safety_status/2015/en/, accessed 23 October 2015).

4 A business case for safer roads. London: International Road Assessment Programme (http://www.irap.org/en/about-irap-2/a-business-case-for-safer-roads, accessed 17 September 2015).

5 Global status report on violence prevention 2014. Geneva, New-York (NY) and Vienna: World Health Organization, United Nations Development Programme and United Nations Office on Drugs and Crime; 2014 (http://www.who.int/violence_injury_prevention/violence/status_report/2014/en/, accessed 17 September 2015).

6 Graph uses WHO regional grouping with high-income OECD countries separated out (see Annex 1).

7 Injuries and violence: the facts. Geneva: World Health Organization; 2014 (http://www.who.int/violence_injury_prevention/media/news/2015/Injury_violence_facts_2014/en/, accessed 17 September 2015).

8 Global and regional estimates of violence against women: prevalence and health effects of intimate partner violence and non-partner sexual violence. Geneva, London and Tygerberg: World Health Organization, London School of Hygiene & Tropical Medicine and South African Medical Research Council; 2013 (http://www.who.int/reproductivehealth/publications/violence/9789241564625/en/, accessed 17 September 2015).

9 Cooper C, Selwood A, Livingston G. The prevalence of elder abuse and neglect: a systematic review. Age and Ageing. 2008;37(2):151–60 (http://ageing.oxfordjournals.org/content/37/2/151.full, accessed 17 September 2015).

10 The International Disaster Database. Brussels: Centre for Research on the Epidemiology of Disasters (http://www.emdat.be/database, accessed 25 September 2015).

11 Pinker S. The better angels of our nature: why violence has declined. New York (NY): Viking; 2011 (Abstract: http://stevenpinker.com/publications/better-angels-our-nature, accessed 17 September 2015).

12 Human security report 2013. The decline in global violence: evidence, explanation and contestation. Vancouver: Human Security Press; 2014 (http://www.hsrgroup.org/docs/Publications/HSR2013/HSRP_Report_2013_140226_Web.pdf, accessed 16 September 2015).

13 Death toll in 2014's bloodiest wars sharply up on previous year. Project for the Study of the 21st Century; March 2015 (https://projects21.files.wordpress.com/2015/03/ps21-conflict-trends.pdf, accessed 17 September 2015).

14 Violence prevention: the evidence. Geneva and Liverpool: World Health Organization and Centre for Public Health, John Moores University; 2010 (http://www.who.int/violence_injury_prevention/violence/4th_milestones_meeting/publications/en/, accessed 17 September 2015).

15 Hyogo Framework for Action 2005–2015: building the resilience of nations and communities to disasters. Extract from the final report of the World Conference on Disaster Reduction (A/CONF.206/6). Geneva: United Nations Office for Disaster Risk Reduction; 2007 (http://www.unisdr.org/we/inform/publications/1037, accessed 28 August 2015).

16 Global assessment of national health sector emergency preparedness and response. Geneva: World Health Organization; 2008 (http://www.who.int/hac/about/Global_survey_inside.pdf, accessed 28 August 2015).

17 Resolutions and UN Secretary-General's reports. United Nations Road Safety Collaboration. Geneva: World Health Organization (http://www.who.int/roadsafety/about/resolutions/download/en/index.html, accessed 17 September 2015).

18 Resolution WHA67.15. Strengthening the role of the health system in addressing violence, in particular against women and girls, and against children. In: Sixty-seventh World Health Assembly, Geneva, 19–24 May 2014. Resolutions and decisions, annexes. Geneva: World Health Organization; 2014:30–34 (WHA67/2014/REC/1; http://apps.who.int/gb/ebwha/pdf_files/WHA67-REC1/A67_2014_REC1-en.pdf, accessed 28 August 2015).

19 Krisch M, Eisner M, Mikton C, Butchart A. Global strategies to reduce violence by 50% in 30 years: findings from the WHO and University of Cambridge Global Violence Reduction Conference 2014. Cambridge: University of Cambridge; 2015 (http://www.vrc.crim.cam.ac.uk/vrcpublications/cambridgewhoreport, accessed 17 September 2015).

20 Eisner M, Nivette P. How to reduce the global homicide rate to 2 per 100,000 by 2060. In: Loeber R, Walsh B, editors. The

Future of Criminology. New York (NY): Oxford University Press. 2012:219–28 (Abstract: http://www.oxfordscholarship.com/view/10.1093/acprof:oso/9780199917938.001.0001/acprof-9780199917938-chapter-28, accessed 17 September 2015).

21 Sendai Framework for Disaster Risk Reduction 2015–2030. Geneva: United Nations Office for Disaster Risk Reduction; 2015 (http://www.unisdr.org/we/inform/publications/43291, accessed 28 August 2015).

22 WHO's six-year strategic plan to minimize the health impact of emergencies and disasters: 2014–2019. Geneva: World Health Organization; 2015 (http://www.who.int/hac/ercm_strategic_plan_web.pdf, accessed 28 August 2015).

23 A/RES/68/269. Improving global road safety. Resolution adopted by the Sixty-eight United Nations General Assembly, New York, 10 April 2014 (http://www.un.org/en/ga/search/view_doc.asp?symbol=A/RES/68/269, accessed 17 September 2015).

24 OECD 2013 Report on homicide. Paris: Organisation for Economic Co-operation and Development; 2013 (https://www.unodc.org/documents/gsh/pdfs/2014_GLOBAL_HOMICIDE_BOOK_web.pdf, accessed 17 September 2015).

25 Includes contact and noncontact sexual violence (unwanted advances, harassment involving coercion).

26 Global Health Estimates: deaths by cause, age, and sex with provisional update to 2014 using methods and data sources found at: http://www.who.int/entity/healthinfo/global_burden_disease/GlobalCOD_method_2000_2012.pdf?ua=1 (accessed 7 October 2015).

27 Vu A, Atif A, Wirtz A, Pham K, Rubenstein L, Glass N et al. The prevalence of sexual violence among female refugees in complex humanitarian emergencies: a systematic review and metanalysis. Plos Curr. March 2014 (http://currents.plos.org/disasters/article/the-prevalence-of-sexual-violence-among-female-refugees-in-complex-humanitariane mergencies-a-systematic-review-and-meta-analysis/, accessed 17 September 2015).

28 Twenty Fragile States Make Progress on Millennium Development Goals. Washington (DC): World Bank; 2013 (http://www.worldbank.org/en/news/press-release/2013/05/01/twenty-fragile-states-make-progress-on-millennium-development-goals, http://post2015.org/tag/fragile-states/, accessed 17 September 2015).

29 World development report 2011. Washington (DC): World Bank; 2011 (http://siteresources.worldbank.org/INTWDRS/Resources/WDR2011_Full_Text.pdf, accessed 17 September 2015).

30 Guha-Sapir D, Hoyois P, Below R. Annual Disaster Statistical Review 2014: the numbers and trends. Brussels: Centre for Research on the Epidemiology of Disasters; 2015 (http://cred.be/sites/default/files/ADSR_2014.pdf, accessed 29 September 2015).

31 Safe hospitals and health facilities. Humanitarian Health in Action. Geneva: World Health Organization (http://www.who.int/hac/techguidance/safehospitals/en/, accessed 28 August 2015).

32 Field B, Barros V, Stocker T, Dahe Q, Jon Dokken D, Ebi K et al. Managing the risks of extreme events and disasters to advance climate change adaptation. Special report of the Intergovernmental Panel on Climate Change (IPCC). Cambridge and New York (NY): Cambridge University Press; 2012 (https://www.ipcc.ch/pdf/special-reports/srex/SREX_Full_Report.pdf, accessed 28 August 2015).

33 Resolution WHA59.22. Emergency preparedness and response. In: Fifty-ninth World Health Assembly, Geneva, 22–27 May 2006. Resolutions and decisions, annexes. Geneva: World Health Organization; 2006:29–30 (WHA59/2006/REC/1; http://apps.who.int/gb/ebwha/pdf_files/WHA59-REC1/e/WHA59_2006_REC1-en.pdf, accessed 28 August 2015).

34 Resolution WHA64.10. Strengthening national health emergency and disaster management capacities and resilience of health systems. In: Sixty-fourth World Health Assembly, Geneva, 16–24 May 2011. Resolutions and decisions, annexes. Geneva: World Health Organization; 2011:21–4 (WHA64/2011/REC/1; http://apps.who.int/gb/ebwha/pdf_files/WHA64-REC1/A64_REC1-en.pdf, accessed 28 August 2015).

35 The substantial reduction of disaster risk and losses in lives, livelihoods and health and in the economic, physical, social, cultural and environmental assets of persons, businesses, communities and countries.

36 Prevent new and reduce existing disaster risk through the implementation of integrated and inclusive economic, structural, legal, social, health, cultural, educational, environmental, technological, political and institutional measures that prevent and reduce hazard exposure and vulnerability to disaster, increase preparedness for response and recovery, and thus strengthen resilience.

37 Policy and strategies. Humanitarian Health Action. Geneva: World Health Organization (http://www.who.int/hac/techguidance/preparedness/policy_and_strategies/en/, accessed 28 August 2015).

9

건강에 대한 시사점 및 도전과제에 대한 성찰

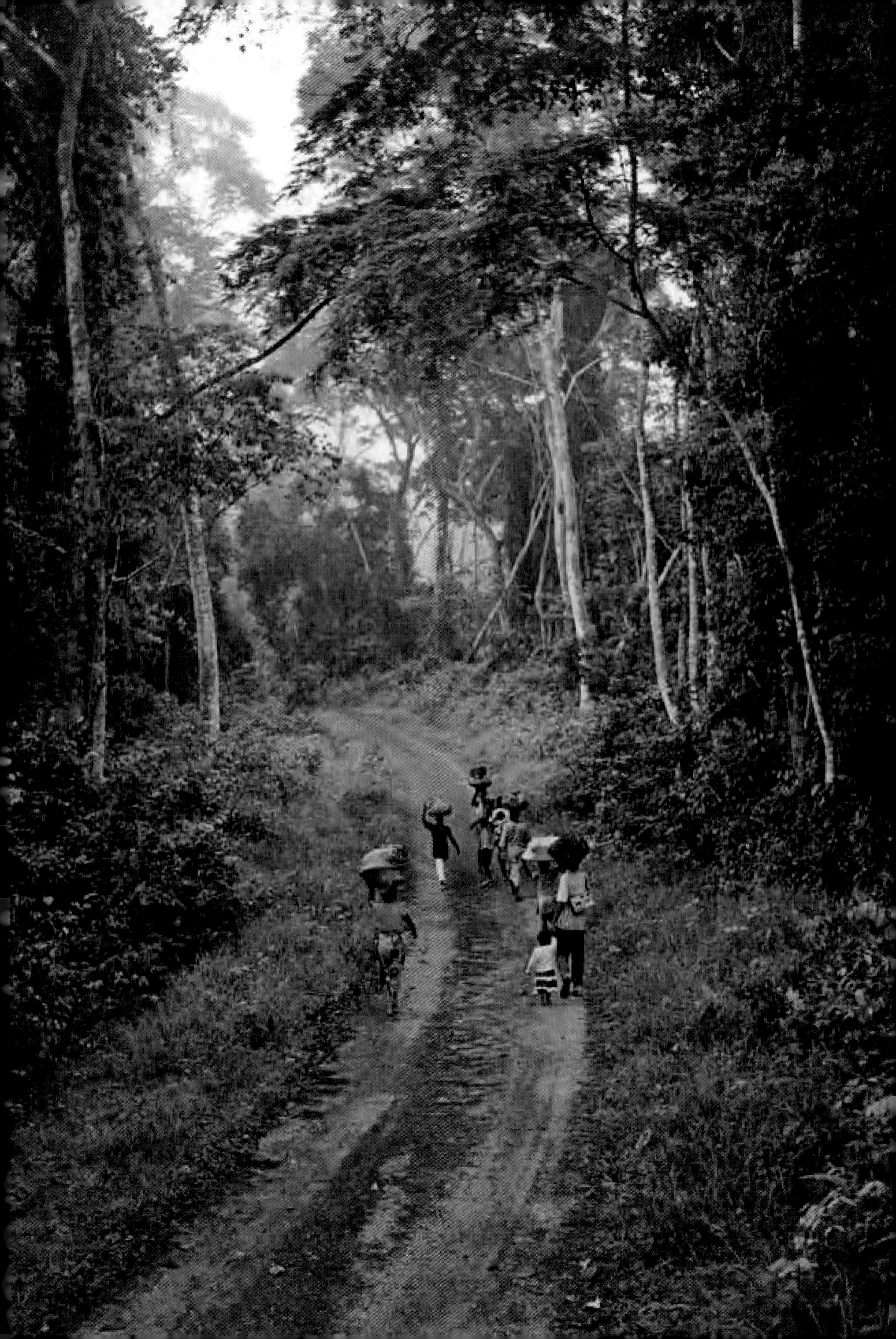

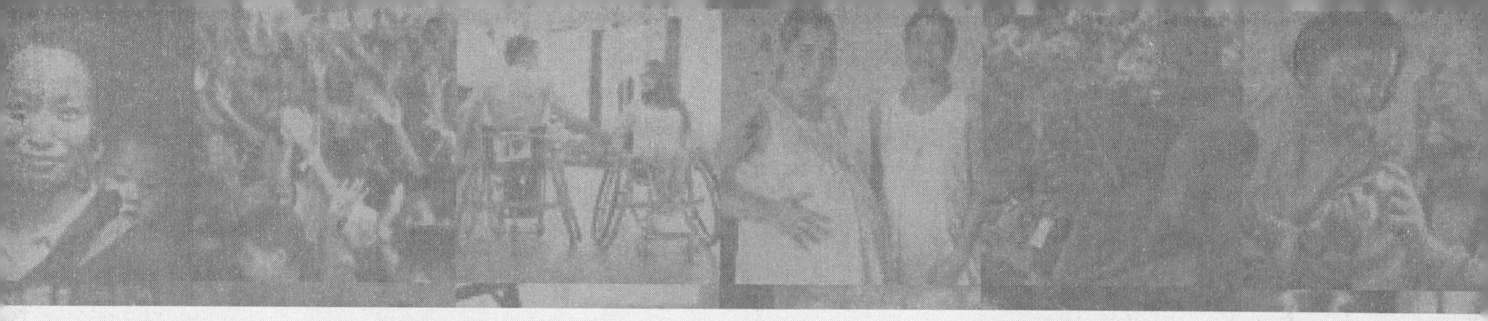

요 약

2015년 9월, 전세계 국가 정상들이 뉴욕에서 개최된 UN총회에서 MDG의 성과와 한계를 반영하여 SDG를 채택하였다. 총 17개 목표와 169개 세부목표로 구성되어 있는 SDG는 2030년까지 향후 15년간 국제개발을 이끌어갈 MDG 후속목표이다.[1]

광범위한 국제적 협의와 장기간 협상의 산물인 SDG는 그 포괄성, 보편적 적용 가능성 그리고 큰 포부로 인해 많은 국가로부터 환영을 받았다. 하지만, SDG는 부족한 정확성과 함께 도달할 수 없는 유토피아를 제시한다는 이유로 비판을 받기도 했다.[2] WHO 회원국들간에 의견이 분분한 가운데, 실용적인 타협안, 즉 SDG를 보편적 건강보장 및 인간 개발을 가속화시키는 기회로 삼자는 타협안이 마련되었다.

SDG는 국제보건에 대한 잠재적으로 중요하고 흥미로운 기회를 제공한다. 보건을 위한 SDG의 기회, 해결 과제, 그리고 실제적 의의를 명확하게 제시하는 것이 필요하다. 본 마지막 장에서는 SDG 개발을 간략하게 요약하면서, MDG와의 주요 차이점들을 강조한다. 또한, SDG가 WHO, 보건 부처들 그리고 국제적 및 지역적 보건 파트너들이 하는 업무에 상당한 영향을 미칠 것이라는 사실을 감안하여, WHO와 보건 분야의 전략적 위치에 대한 주요 요소들을 개괄적으로 설명한다.

MDG의 유산

일반적으로 MDG가 성공적이었다는 점에 대해서 이견이 없다. 분명히, MDG는 개발 분야의 국제 목표 설정에 있어서 다른 어떤 시도보다 강력한 영향력과 폭넓은 대중적 인지도를 발휘했다. 2000년-2015년에 걸친 MDG 기간 동안 개발재원 특히 보건에 필요한 재원이 상당히 증가하였다: 국가내 재원의 대폭적인 증가와 더불어 보건 개발원조가 2000년 이후 3배 이상 증가하였다.

이러한 성공은 일반적으로 MDG가 정해진 시간내에 측정이 용이하고 쉽게 소통할 수 있는 소수의 목표들을 중심으로 구체적인 대책을 논의했기 때문이다. 그러나 개발의 많은 측면들(특히 지속가능한 경제성장 및 의료 시스템 강화)을 간과하고, 형평성의 원칙에 의한 성과보다는 성과의 총합에 주목하였다는 이유로 비판을 받았다. 그럼에도 불구하고 MDG 세부목표들은 개발도상국에서 진행단계를 측정하기 위한 수단으로 폭넓게 인정되었다.

지난 15년간 보건 성과에서 거둔 주목할만한 진전의 정도와 그 성취를 가능하게 한 가용자원의 증가가 전적으로 MDG 존재 그 자체(per se)의 직접적인 영향이라고 주장하는 것은 논란의 여지가 있다.[3] 그러나 MDG의 중요한 업적 역시 존재한다. HIV, 결핵 및 말라리아에 대한 국제적 MDG 세부목표들은 모두 달성되었으며, 아동 사망률은 MDG 통계를 시작한 1990년 이후로 53%까지 감소했고, 모성 사망률은 44%까지 줄었다. 이러한 수치들은 목표 감소치의 2/3와 3/4에 불과하지만, 이같은 성과는 분명 기념할만한 일이다.

비록 특정 인과 효과를 구분하는 것은 어렵지만, 집중 강화(intensity of focus)와 투자가 혁신의 주요한 원동력이 되었다고 할 수 있다. 이 원동력으로 항 레트로 바이러스 치료(ART), 오래 지속되는 살충처리 모기장(LLINs), 아르테미시닌 기반 병용요법(ACTs), 폐렴과 설사 질환에 대항할 백신 그리고 새롭고 더 나은 진단법 등과 같은 새로운 개입의 확대가 가능했다.

또한, MDG가 측정을 강화하고, 모니터링 시스템을 개발하는데 영향력을 미치지 않았더라면, 지금 같은 신뢰도를 기반으로 진전을 측정하지 못했을 것이다. 더욱이, 측정에 초점을 맞추면서, 일부 국가의 정치 지도자들로 하여금 모성 및 아동 사망 같은 특정한 세부목표를 달성하는데 정치적 공약을 내걸도록 부추겼다. 이러한 공약들은 보건부처에 압력을 가할 뿐만 아니라, 시민사회, 의회 및 언론이 의료 종사자들의 행동에 책임을 물을 수 있는 방법을 제공한다.

보건 부문 외에, 다양한 건강 결정요인들도 비슷한 수준의 향상을 보였다. 하루에 1.25 달러 미만으로 살아가는 절대빈곤을 겪는 인구수가 절반 이상 급감하였으며, 개발도상국에서 영양 결핍의 비율도 상당히 떨어졌다. 소년과 소녀의 초등학교 진학률이 모두 90%를 넘었고, 2015년 현재, 지구 인구의 91%가 개선된 식수원을 이용하고 있다.

하지만, 진척이 더딘 일부 세부목표들(예를 들면, 가족계획 및 개선된 위생시설 사용)은 현행 MDG에서 끝내지 못한 "미결 의제(unfinished agenda)"로 남아있다. 또한, 개별 국가 내 그리고 국가들 간 진행단계도 크게 다르다. 이 미결 의제들은 SDG에 반영되었고, HIV, 결핵 및 말라리아 확산 종식 그리고 예방가능한 모성 및 아동 사망 근절 등과 같은 좀 더 새롭고 야심찬 세부목표들로 강화되었다.

SDG의 탄생

MDG 만료 5년전인 2010년에 UN 회원국들이 Post-2015 개발의제 수립을 위한 작업을 시작하라는 권한을 처음으로 부여하였다. 이에 따라, 유엔 사무총장이 2012년에 고위급 패널(HLP, High-level Panel of Eminent Persons)을 구성해 1년 후 12개 목표와 54개 세부목표들을 제안하는 보고서를 제출했다. 동시에, WHO 등 유엔 개발 단체 기구들이 "글로벌 대화"를 주도해 웹 기반 포털들과 국가적, 지역적, 그리고 국제적 차원에서 무수한 직접 대면 주제 및 부문 회의들을 통해 의견을 구했다. 비록 HLP 작업의 영향은 제한적이지만, 광범위한 범위의 문제들이 채택을 받기 위해 경쟁하는 것을 감안하여 합의에 이르지 못할 것이라고 많은 사람들이 두려워할 때 자신감을 북돋아주었다.

두 번째 권한은 2012년 리우 데 자네이루에서 개최된 유엔 지속가능개발회의(Rio+20)에서 합의되었다. Rio+20 결과문서 - *우리가 원하는 미래(The future we want)* - 는 유엔총회에 제출할 지속가능발전목표(SDG)를 개발하기 위해 유엔 회원국들로 구성된 공개작업반(OWG)을 설립했다. 또한 결과문서는 SDG가 유엔 Post-2015 개발의제와 긴밀히 협력하고 통합해야 한다고 명시하였다. OWG는 자체 자문 과정에 따라서 2014년에 제안서들을 정식으로 제출했는데, 이 당시 이 제안서들이 2015년 9월 각국 정상들이 합의할 일련의 최종 목표들에 대한 주요 협상 기반을 제공할 것이라는데 이견이 없었다.

2015년 다른 국제회의 성과(재해위험경감을 위한 센다이 강령 및 개발재원을 위한 아디스 아바바 행동 의제)를 고려하여 유엔 총회가 채택한 최종 문구가 2015년 8월에 발표되었다. 이 목표들은 2015년 9월 유엔 지속가능한 개발 정상회의에서 결의안 형태로 승인되었다.

10쪽짜리 선언문이 17개 목표들과 169개 세부목표를 설정한 본 문서에 앞서 발표되었다. 17개 전체 목표는 [표 1.2]에서 찾을 수 있다. SDG 선언문의 중요한 부분은 새로운 의제, 이행 수단, 추적 및 검토에 집중한다.

SDG목표들은 2016년 1월 1일에 발효될 예정이고, 그 후에 2개 과정들이 완료될 예정이다. 첫째, 28개 회원국들이 구성원으로 그리고 유엔 기구들이 관찰자로 참여하는 SDG 지표에 대한 기관간(inter-agency) 전문가 그룹(IAEG-SDG)이 유엔 통계위원회의 후원하에 글로벌 지표 체계 개발 작업을 진행 중이다. 2016년 3월에 유엔 통계위원회가 유엔 경제사회이사회(ECOSOC)에 제안서를 제출할 것으로 예상된다. 이 제안서에는 SDG 모니터링에 필요한 모든 지표들이 포함되어야 한다.

둘째, SDG 목표들과 세부목표들이 그 성격상 범지구적이며 보편적으로 적용가능한 반면에, 선언문은 "국제적 수준의 야망을 가지되 국가 상황을 고려하면서 각 국 정부가 자체적으로 국가 세부목표를 설정한다."는 상황을 예상한다. 이것이 실제로 어떻게 진행될 것인지 그리고 국제 및 지역 기관들이 국가 세부목표를 세우는데 어떤 역할을 할지는 지켜봐야 한다.

지표 체계에 합의하면, 복잡하고 철두철미한 보고, 추적 조사 그리고 검토 과정이 시작된다. 유엔 사무총장은 유엔 시스템의 지원 하에 매년 SDG 이행 보고서를 작성할 것이다. 이 보고서를 '지속가능개발을 위한 고위급 정치회담(HLPF)'에 제출하고, 이는 '글로벌 지속가능개발 보고서'를 받고 있는 ECOSOC의 조율하에 진행된다. 매 4년마다 "유엔 총회의 후원 하에, HPLF는 SDG 의제와 그 이행에 관해 고위급 정치적 조언을 제공할 예정이다." 검토 메커니즘 또한 지역적 및 국가적 수준에서 설치될 예정이고 MDG에서 했던 것보다 더욱 적극적이고 의미있게 진행될 것이다.

MDG와 SDG의 차이점

MDG에서 SDG로의 전환을 목표들과 세부목표들의 목록 교환만으로 파악할 수는 없다. MDG가 정치적 맥락 측면에서 개발되었고 이행되었다는 점에서 SDG는 근본적으로 MDG와 다르다.

MDG는 일관적이고 다소 보기 드문 목적을 가지고 있었다. 1990년대에 일련의 글로벌 개발 총회들에서 비롯된 MDG는 개도국에서의 인간 개발 성과들(주로 빈곤, 교육 및 건강 측면에서)의 개선에 관한 것이었다.

MDG는 또한 개발도상국과 선진국간 협정 형태를 취했다. 목표 8이 이를 명확하게 보여준다. 목표8은 저소득 국가들이 목표 1-7을 달성하기 위해 부유한 국가가 무엇을 도와야 하는지 논의한다. MDG는 원조 지출(aid spending)과 밀접한 관련이 있으며, 보건을 위한 원조 예산의 주요 결정요인이었다. 이는 공여국과 수원국 모두의 우선순위 설정에 필연적인 결과였다.

2000년 유엔 총회가 채택한 새천년 선언문은 "*세계의 변혁: 2030 지속가능개발의제(Transforming Our World: the 2030 Agenda for Sustainable Development)*"의 본문과 그 범위 및 야망 측면에서 유사하다. 큰 차이점은 2000년에 선언문을 채택한 후에, 유엔이 주도한 관료적 과정을 거쳐 목표들과 세부목표들이 선정되었다는 점이다. 이에 반해, SDG는 선언문에 그 범위와 포부를 반영하고 있다.

SDG는 선언문에서 "그 자체로 통합적이며, 불가분의 보편적으로 적용할 수 있다"라고 명시된다. SDG는 모든 국가들에 직접적으로 적용되는 것을 추구한다. 그러므로 SDG는 개발에 대한 목표일 뿐 개발도상국에 국한된 목표는 아니다(SDG 선언문에서 보편성에 대한 언급은 "국가적 현실, 역량, 정책 및 우선순위를 고려하여"라는 구절로 한정된다).

두 번째로 큰 차이점은 제안된 의제의 범위이다; SDG는 "그 범위와 중요성 면에서 전례가 없다." MDG가 인간개발 세부목표에 한정된 반면, "누구도 소외되지 않을 것이다(no one will be left behind)"라는 문구가 매우 자주 표현되는 것처럼 SDG는 형평성에 중점을 두면서 지속 가능한 개발의 경제, 환경, 사회적 축을 포괄한다. 의제의 범위와 야망이 다수의 비판적 논평을 야기시켰지만, 혹자는 MDG가 포함했던 제한된 의제보다 SDG에서 다루어지는 다양한 범위의 주제들이 정부가 실제로 맞서는 범위의 주제들에 밀접하게 반영된다고 주장한다.

MDG는 정치적 요인들이 각국에 미치는 영향에 대해서 침묵했다. 그러나, 세부목표의 달성과 거리가 먼 국가의 대부분은 인도주의적 지원 및 발달적 지원을 필요로 하는 정치적 격변이 지속되는 시기를 겪었다. SDG 목표 16은 지속가능한 개발의 필요조건으로 평화와 안보의 중요성을 명시한다.

선언문 중 "우리는 각국이 자국의 경제 및 사회 발전에 1차적 책임이 있음을 인정한다."라는 문장은 개발원조에서 SDG의 위치를 나타내며, MDG와 또다른 차이점을 보여준다. 복잡한 문제이지만, 이는 단순하게 표현될 수 있다: 만일 SDG 의제가 모든 나라에 보편화될 경우에는, 개발목표와 공여자로부터 오는 재정지원의 긴밀한 연계의 중요성이 상대적으로 감소할 것이다. 아디스 아바바에서 개최되었던 개발 재원에 관한 유엔 회담의 결과도 같은 방향을 가리킨다. 자국 및 민간 재원의 중요성을 강조하고, ODA 등 국제 공적 기금의 역할을 강조하며, 기타 출처로부터 추가적인 재원을 촉구한다. 하지만, 향후 15년 동안 개발원조는 가난하고 취약한 국가들의 수를 감소시키는데 여전히 중요할 것이라는 합의가 늘어나고 있다.

이러한 개념적인 성향 외에 SDG/개발원조 문제는 여전히 상반되는 경향을 띤다. 아디스 아바바에서, SDG 관련 계획을 재정 지원하기 위한 개발원조의 중요성에 대해 일부 공여국들과 수원국간에 명백한 차이가 있음이 분명했다. 합의된 소수의 구체적 세부목표들 가운데 하나는 "많은 선진국들이 세부목표들을 달성하기 위해 ODA/GNI의 0.7%와 ODA/GNI의 0.15-0.2%를 LDCs에 공여하기로 한 약속"의 재확인이었다.

마지막으로, 원조금과 정치적 관심을 획득하는데 있어서 MDG가 자문 및 이행 시기 동안 치열한 경쟁을 촉발시켰다는 점은 주지할만한 사실이다. 전체적인 의제 일관성에는 별 관심 없이, 국제 기구 등 다양한 이해집단들이 자신들의 우선순위를 확실히 지원받기 위해 집중적으로 로비하였다. 이러한 경쟁과 분열이 지속될 가능성에도 불구하고, SDG 선언문은 새로운 의제의 목적을 이루기 위해서 목표들간의 연계 및 통합이 중요하다는 것을 강조한다.

전체적으로, MDG는 세계적으로 낙관주의가 팽배하던 분위기 속에서 만들어졌고, 개발원조 지출이 증가할 것이란 전망이 밝았다(그리고 실제로 그렇게 되었다). 그러나, 현재 정치적 맥락은 매우 다르다.

경제적 불안, 공공 서비스 감축, 서구 사회에서의 전반적인 불평등 증대로 인해 부유한 국가들에서는 국제 개발에 대한 정치적 관심이 줄어들었고, 원조에 대한 대중들의 반감이 커졌다. 실제로, 선진국 정부들이 SDG에 기여한다는 의미에서 자국 내 불평등 및 불안을 해결하려고 더욱 노력한다면, 새로운 의제를 뒷받침할 수 있는 국제적 연대의 개념을 추진할 정치적 공간을 가질 수 있다는 주장도 있다.[4]

보건과 SDG에 대한 WHO 입장

미해결된 MDG 의제 후속으로 개별적인 보건 세부목표들과 다수의 기타 보건 세부목표들은 세계보건총회 결의안들과 이와 관련된 실행 계획으로부터 비롯되었다. SDG 의제의 포부가 너무 크더라도 보건과 관련되어 있을 경우, SDG에 대한 실행가능성, 정확성, 측정가능성 위주의 비판들을 전반적으로 비교적 쉽게 처리할 수 있다.

동시에, 새로운 의제의 범위를 인식하는 것 역시 중요하다: 보건은 모든 세대에서 건강한 삶을 보장하고 웰빙을 증진시키기며, 건강 및 건강 결정요인들은 지속가능한 개발에 필수적인 기타 목표들 및 세부목표들과 영향을 주고 받는다.

다음 섹션에서는 보건 및 SDG에 대한 조직적 위치를 구성하는 10가지 요점을 설명한다. 이들은 5개의 광범위한 제목으로 분류되어 있다.

SDG 내 보건의 위치

① 하나의 보건 목표로 충분하다 – Having one health goal is enough

모두의 건강한 삶을 보장하고, 모든 연령대의 웰빙을 증진시키는 것을 목표로 하는 보건 목표 3은 SDG 17개 목표 중 단 한 개의 보건 목표이다. 기존 MDG 8개 목표 가운데 3개가 보건 관련 목표 였던 것에 비해, SDG는 단 하나의 보건 목표를 가지고 있기 때문에, 혹자들은 보건이 예전 MDG에서의 위상을 잃어버렸다고 주장한다. 하지만, 이는 우려할 만한 사안이 아니다. 목표 3은 극도로 광범위한 용어로 정의되었기 때문에 MDG와 비교하기에 무리가 있다. MDG는 상대적으로 협소한 범위의 인간개발 성과들을 반영했기 때문에, 보건이 우세한 것은 당연하다. 이에 반해, SDG는 훨씬 더 광범위한 범위의 환경적, 경제적, 사회적 관심사들을 반영한다. 전체 SDG는 범분야적(cross-cutting)으로 설계되었고, SDG 간의 연계성 및 네트워크는 개별 목표만큼 중요하다. 더욱이 "국가내 및 국가간 불평등" 완화의 중요성은 SDG 개별 목표(목표 10)로 명확하게 인식되었고, 보건 등 기타 모든 목표들에도 적용된다. 단 하나의 목표를 갖는 것은 합리적이면서, 보건의 중요성을 폄하하는 것이 아니다. 보건 없이 다른 많은 SDG들이 달성될 수 없기 때문에, 보건은 다른 SDG 진전으로부터 혜택을 입는 수혜자이면서 다른 SDG에 대한 주요 공여자이기도 하다.

② 중요한 건강 문제들 일부는 SDG에서 다뤄지지 않았다 – There are some important health issues missing from the SDGs, but not many

목표 3의 세부목표들은 광범위한 영역을 포괄한다. 거의 모든 세부목표들은 최근 수년 내에 세계보건총회가 채택했던 또는 현재 개발 중인 전략 및 글로벌 실행계획과 연계되어 있다.

격차는 크지 않다. 예방 접종(immunization coverage)은 특정한 세부목표로 언급된 적은 없으나, 최소 4개의 세부목표의 달성에 핵심적인 역할을 한다. 성 및 생식 보건의료서비스에 대한 접근성은 포함되지만, 성과 생식 관련 권리, 그리고 여성과 소녀에게 가해지는 폭력 및 차별은 다른 목표(목표 5)에서 다루어진다. 노인 인구는 목표 2 영양과 목표 11 도시(안전한 환경)에서 언급된다. 의료시스템에 대해 중요한 영향을 미치는 국제적인 추세인 인구의 고령화 현상에 대한 영향은 NCD와 정신건강에 대한 영향을 통해 간접적으로 다루어진 것을 제외하고 SDG에서 결여되어 있다. 그러므로, UHC에 대한 진전을 이루기 위한 핵심적인 요소로 간주되어야 한다.

WHO 리더십 우선순위들에 나타나는 많지 않은 이슈들 가운데 하나는 항생제 내성이다. 선언문의 보건 관련 문구에 뒤늦게 겨우 삽입되었으나, 특정 세부목표들에는 누락되었다. 누락은 보건 세부목표들이 실패하게 되는 주요 원인들 가운데 하나이다. 즉 이런 원인들 때문에 보건 부문 내에서 현재의 사고 방식과 작업 방식이 영속화되고, 항생제 내성 같이 문제 그 자체로 질병 및 분야를 모두 관통하는 문제들에 대해 충분한 관심이 주어지지 않는다.[5]

③ 보건 세부목표들은 필연적 관계에 있다 – The health targets have a logical relationship

목표 3은 9개의 실질적인 세부목표들과 4개의 세부실행목표들로 구성되어 있다. 총 13가지 전부 [표 1.3]에 나와 있다. 세부목표들이 기재된 순서는 특별한 의미는 없고, 각국 정상들이 승인한 선언의 "새로운 의제" 부분이 더 많은 방향을 제시한다.

> "육체적·정신적 건강과 웰빙을 증진시키고, 모두의 기대수명을 연장시키기 위하여 우리는 반드시 보편적 건강보장과 양질의 의료서비스 접근을 달성해야 한다. 누구도 소외되지 않는다. 우리는 ……하기로 약속한다"(이후 보건 세부목표들에 대한 간략한 요약이 뒤따른다).

이는 보편적 건강보장(UHC)을 다른 세부목표들을 달성하기 위한 열쇠이자 뒷받침하는 세부목표로 수립한다. 이는 UHC가 보건 부문의 일관성을 증가시키고, 단절성을 감소시키는 역할을 어떻게 수행하는지 또한 강력한 의료시스템의 개발에 어떻게 기여하는지 보여준다. [그림 9.1]은 목표 3의 세부목표들을 제시한다. 이는 MDG로부터 승계되고 강화된 세부목표, 추가 사안 및 이행 수단을 구별하는 방식으로 나타낸다. 목표 17은 이행 수단에 관한 범분야적 목표로 다른 모든 목표들과 관련된다. 이 목표는 재원, 파트너십, 기술 평가 및 데이터, 모니터링 그리고 책무성을 다룬다.

[그림 9.1] SDG 건강 목표와 세부목표들의 프레임워크

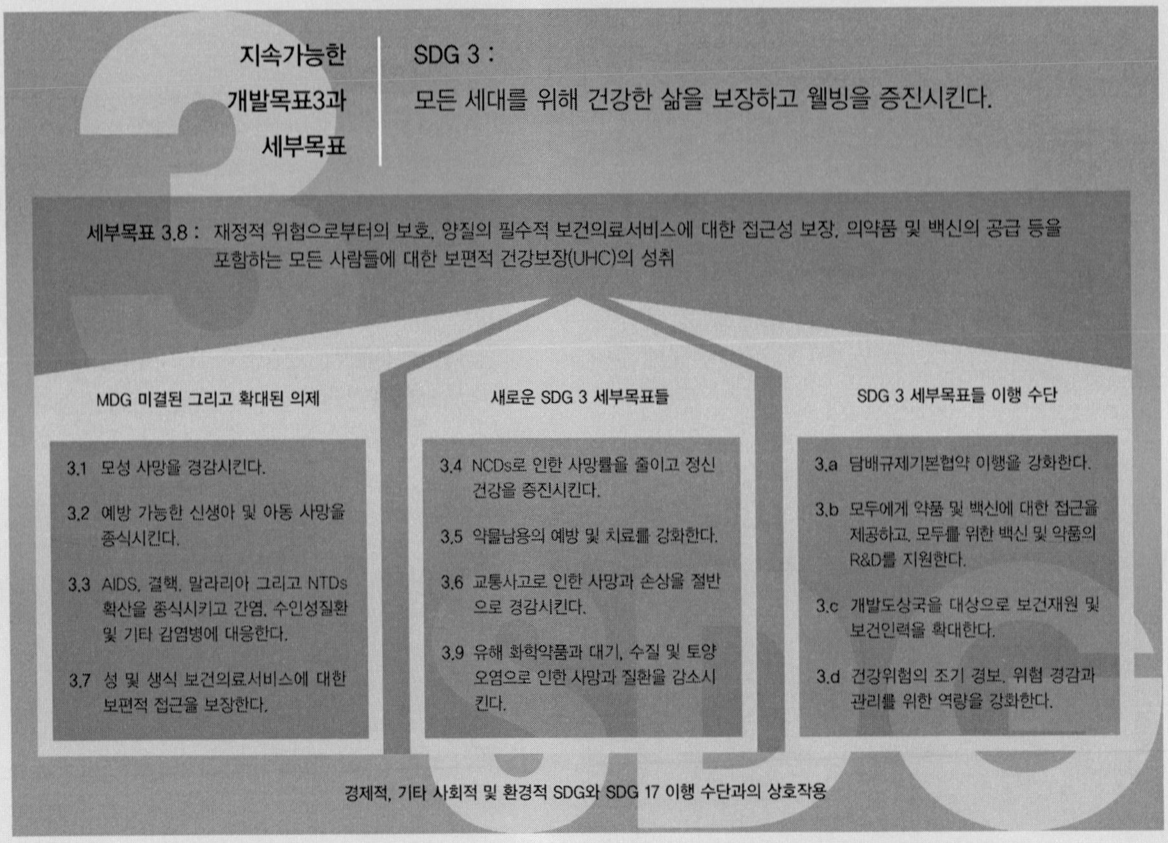

④ 새로운 보건 세부목표들을 달성하는 것은 평상시와 같은 일(business)에 의존할 수 없다 – Achieving the new health targets cannot rely on business as usual

MDG시대에 가장 잘 알려진 문제 중 하나는 자체 세부목표들에만 집중하면서 보건시스템들에 끼치는 영향을 거의 고려하지 않고 별도 프로그램들을 수립함으로써 국가보건시스템의 분열(fragmentation)을 야기시킨 것이다. 이러한 상황은 각 프로그램들이 정확한 예산 수립보다는 주로 지지(advocacy)에 기인한 재정 수요에 대한 별도의 측정치를 내놓게 되면서 악화되었다. 최종적인 결론은 다양한 세부목표들을 달성할 수 있는 역량있는 현실적 비용의 사람중심 통합적인 보건시스템이 수립되기 어렵다는 것이다.

대부분 국가들의 보건문제와 WHO 지역을 관장하는 13개의 보건 세부목표와 함께 개별 프로그램에만 고립된 국가보건개발(national health development)을 추구하는 것은 오히려 역효과를 낳을 것이다. 이 방식은 분열 및 경쟁을 과거보다 심화시킬 위험이 있다. 더 비판적으로 말하자면, 앞에서 이미 말했듯이, 이 방식은 프로그램 영역에 잘 맞지 않는 많은 범분야적 이슈들을 다루는데 실패할 것이다.

이 점은 특히 국가적인 수준에서 WHO의 업무에 근본적인 영향을 미친다. 새로운 의제에 부응하기 위해, WHO는 개별 프로그램 영역들이 한 국가의 전반적인 보건 계획 또는 전략 체계에 기여하고 체계 내에서 작동하도록 해야 한다. 이를 위해서는 프로그램 내부 협력 그리고 프로그램들 간 협력이 과거의 사례에서 보다 더욱 적극적으로 요구된다. 또한 계획 수립, 예산 수립 그리고 자원 배당이 조직 전체에 걸쳐 더 많은 작업을 추진하는데 필요한 인센티브를 어떻게 제공할 수 있는지에 대해 중요한 질문들을 제기한다.

보건 거버넌스: SDG의 주요 관심대상

⑤ SDG는 보건을 위한 거버넌스를 강화시킬 수 있다
– the SDGs can enhance governance for health

SDG는 '통합적이고 불가분하다': 한 영역의 진전은 다른 많은 영역에서의 진전에 좌우된다. 이런 통찰력을 실제 행동으로 전환시키는 것이 새로운 의제가 해결해야 할 주요 과제들 가운데 하나이다. 건강, 교육, 영양, 사회 안전, 분쟁 사이에 존재하는 많은 시너지 효과들이 잘 알려져 있다. 더 나아가, 지속가능한 소비와 NCD 위험요인과의 관계 또는 기후변화와 질병 매개체 확산과의 관계처럼 다른 관계들 역시 직접적으로 작용하지 않더라도 매우 중요하다.

SDG 연계의 중심에 대해 주목받고 있는 영역은 비보건 정책들이 보건에 미치는 영향력이다. *보건 거버넌스(governance for health)*[6] 기저에 깔려있는 기본 개념은 건강을 증진시키고 보호하기 위해 거버넌스가 다른 정책 영역에 영향을 미칠 때 계획적인 행동이 필요하다는 것이다. SDG 의제의 통합적인 성격은 WHO가 이 영역에서 좀더 적극적인 의제를 추구할 수 있도록 WHO에게 별도의 합법성을 제공한다. 특별하게 관련된 영역들에서 거버넌스가 건강에 긍정적인 영향을 미칠 수 있고, 이 거버넌스에 교역 및 지적 재산, 지속가능한 에너지, 수입 불평등, 이민, 식량 안보, 그리고 지속가능한 소비 및 생산이 포함된다. 보건 거버넌스에 대한 관심이 국제 문제들에 집중된 반면, SDG 선언문은 국가적 및 지역적 수준에서 보건 거버넌스의 중요성을 시사하고 있다.

⑥ SDGs는 보건체계(health architecture)에 대한 심도있는 논의를 유발해야 한다
– The SDGs should provoke a deeper debate about health architecture

MDG는 국제보건에 대한 제도적 환경(institutional landscape)을 구축하는데 확실한 영향력을 미쳤다. 지난 15년 동안 설립된 많은 매커니즘들(글로벌 펀드; GAVI; 모성, 신생아 및 아동 건강을 위한 파트너십; 그리고 다양한 지지단체들 및 기금 모금 파트너십 등)은 자금과 정치적 관심을 동원하는데 성공하였지만, 이는 국제적으로 경쟁적인 제도적 환경을 만들고 국내적으로는 분열된 서비스 전달 시스템이 발생하는데 일조하였다. 주요 공여자들로부터 영향받은 유엔 기구들 역시 특정 목표 또는 세부목표에 대한 헌신 또는 소유권을 주장하면서 위와 비슷한 방식으로 행동하였다. 그 결과, 한 개의 목표를 위해 재원을 확보하고 대중의 관심을 끌기 위한 경쟁이 질병보다 사람을 주요 관심사로 두는 전반적인 보건을 위한 협력을 능가하였다.

특정한 보건 세부목표들에 맞춘 목적지향적 재원들을 만드는 것은, 이미 언급한 바 있지만, 이 새로운 목표가 상황을 더 악화시킬 수도 있다는 것이 밝혔졌다. 하지만, 이에 대한 대안이 있다. SDG의 채택은 사람들의 건강을 증진시키고 유지시키는데 필요한 제도적 장치들을 새롭게 바라볼 기회를 제공한다. 이러한 접근법은 재정과 제도적 위치에 대한 현재의 논의를 넘어서 "국제 보건 체계(global health architecture)"의 범위를 넓힐 수 있다. 오히려 지금이 공익(public good)을 이루는데 재정적으로 필요한 제도적 장치들을 만드는데 무엇이 필요한지 생각할 기회이다. 또한, 범국가적 보건안보를 개선하고, 보건 분야 유엔 개발기구들의 적절성과 일관성을 향상시키고, NCD의 원인들을 해소하며, 측정과 책무성의 기준을 강화하는데 필요한 제도적 장치들을 고려해야 한다. 이는 보건을 위해 더 나은 거버넌스를 마련하는데 필요한 제도적 장치의 토대를 다진다.

SDG 재원

⑦ SDG는 현실적으로 실현가능하다 – The SDGs affordable...

많은 비평가들은 SDG가 성과를 내기 위해서는 매년 3.3조 달러에서 4.5조 달러 정도 비용이 들 것이라는 유엔의 예측을 지불불가능(unaffordability)에 대한 증거라고 지적한다.[7] SDG는 충분히 실현 가능하다. 하지만, 여기에는 중요한 의미가 있다.

첫째, 모든 규범적 틀(normative framework)처럼, 목적은 점진적으로 실현되어야 한다. 국가들은 자원의 가용성을 감안해 자국의 상황을 고려한 발전을 추구해야 한다. SDG의 경우에, 이러한 점은 국가적 세부목표 상황을 강조함으로써 보강된다. 둘째, 일부 세부 목표들의 비용 추계는 아주 부정확하더라도, 목표 3을 포함해 일부 목표들은 좀더 정확하게 비용을 산출할 수 있다. 셋째, SDG는 1차적으로 원조 예산을 사용하지 않는다(제일 먼저 지불가능성(affordability)문제를 불러일으키는 사안). 실제로, MDG 시기에 건강 개발원조가 대폭적으로 증가했음에도 불구하고, 저소득 국가는 평균적으로 총 건강 경비의 75%를 국내 재원에서 지원받았다.

앞에서 이미 말했듯이, 개발원조는 일부 국가들에서 계속 중요하겠지만, 그런 국가들의 수는 줄어들 가능성이 있기 때문에, 향후 원조 지출은 소수의 취약한 최빈개도국에 집중될 것이다.[8] 이런 국가들에 대한 관심이 증가하면서, 인도주의적 원조와 개발원조가 더 많이 통합될 것이다. 보다 많은 보건시스템의 복구와 개발이 인도주의적 원조가 단기에 끝나거나 장기개발이 지연되거나 또는 지원이 실행되지 않았을 때의 공백기에 위기에 처하게 되는 경우가 많이 발생했다.

⑧ 위원단은 SDG가 보건재원에 어떻게 영향을 미칠 것인지에 대해 아직 명확히 하지 않았다 – …but the jury is still out on how the SDGs will influence financing for health

많은 저소득 국가와 중소득 국가의 경제는 예측 가능한 미래에 비교적 높은 성장률을 지속할 것으로 예상된다. 만약 국가적으로 좀더 효율적인 조세 제도를 만들기 위해 아디스아바바에서 만든 의향서(statements of intent)가 실현되거나, 탈세와 불법적인 세금 흐름과 싸우는 조치들이 세계적으로 효과를 거두거나, 민간 부문 기업들과의 파트너십들이 더 나은 건강 및 지속가능한 개발 원칙에 맞게 투자를 조정한다면, 국내적으로 자금을 확보하고 소비할 국가 역량이 더욱 강화될 것이다.

보건을 더 자세하게 들여다 보면, SDG가 보건 부문 내에서 기존의 지출 패턴들을 바꿀 것인지는 핵심 문제이다. AIDS 또는 세계적인 유행병들이 글로벌 안보를 위협했듯이 NCDs가 글로벌 안보를 위협하지는 않더라도, 저중소득 국가들에서의 NCDs 증가는 이의 예방과 촉진에 대한 투자를 시급하게 진행하지 않으면 취약한 의료시스템들을 붕괴시킬 우려가 있다. 하지만, 지금까지 개발원조의 변화가 실제로 일어날 기미는 보이지 않는다. NCDs는 여전히 개발원조 기구들의 건강 기금들을 타내기 위해 경합하는 것처럼 보이고(부문간 행동 필요성에도 불구하고) 의료시스템들에 대한 관심 증가는 분명히 보편적 건강 보장 및 사람중심 진료보다 보건 안보에 대한 우려들과 좀더 관련이 있다.

따라서 만약 SDG가 건강 재원 패턴의 기본적 변화를 일으켰다면, 그 책임은 국내예산에 있다고 예비적으로 결론지을 수 있다. 이런 추세가 바람직하고 자립 정신과 일치하는 반면에, 글로벌 파트너십으로부터 특정한 관심 영역들에 대한 "대충자금(counterpart funding)"을 늘리라는 압력이 거세지면서 어떤 조치를 취할 정부의 재정적 여력이 제한될 수도 있는 것이다.

추적 조사 및 검토

⑨ 보건 목표를 모니터링하는 것이 개별 세부목표들을 모니터링하는 것만큼 중요하다 – monitoring the health goal is as important as monitoring individual targets

유엔 사무총장이 SDG 진척 관련 보고서들을 작성해 HLPF에 의한 ECOSOC 하에서의 지속가능한 개발의 진척에 대한 연례 검토 내용과 유엔 총회가 4년마다 실시한 검토 내용을 보고한다. 만약 이 과정의 목적이 유엔 총회에서 한 약속들에 대한 책임을 묻는 것이라면, 세부목표들과 지표들에 관한 세부적인 보고에 높은 수준의 청사진(high-level picture)이 빠지지 않는 것이 중요하다.

추적 조사 및 검토 과정이 SDG 선언문에 설명되어 있다. 169개 세부목표들과 잠재적으로 20개 정도의 보건 목표 지표 등 약 200개가 넘는 글로벌 지표들로 인해, 이 과정은 복잡할 수 밖에 없다. 따라서, 책임에 대한 합법적인 관심이 너무 많은 데이터를 요구하게 될 위험이 따르고, 그리고 과정이 특히 기존 보고 요건들로 인해 지나치게 부담을 느끼는 국가들에서 지원을 얻는데 실패할 위험이 따른다.

보건 목표에 있어서, 기존의 많은 보고 시스템들이 개별 세부목표들을 모니터하는데 사용될 수 있다. 더욱이, SDG 의제는 다양한 WHA 결의안들에 수록된 보고 요건들을 합리적으로 개선할 기회를 제공한다. 하지만, 거시적인 청사진이나 목표와 세부목표간의 상호작용을 무시한 채 지표개발이나 성과평가에만 초점을 두고, 정부나 기타 기관들이 배타적으로 개별 세부목표에만 집중하게 하는 현재의 노력들이 바로 장애요소이다.

기대수명(life expectancy), 70세 이하 사망률, 건강기대수명(healthy life expectancy)과 같이 몇가지 중요한 지표들이 진행단계를 모니터링하는 데 중요하게 쓰일 수 있다. 만약 신뢰성 있게 측정될 수 있다면, 건강한 기대수명은 사망률과 좋지 않은 건강 속에서(즉, 장애를 가지고) 살 기간을 담아낸다.[10] 하지만, 시간이 지나면서 그리고 사람들에게 비교할 수 있는 그리고 불평등을 줄이는데 있어서의 진행단계를 추적할 수 있는 데이터 가용성에 관해 여전히 과제가 남아있다.

⑩ 국가적 수준의 책무성(accountability)에 대한 관심이 집중될 것이다
– There will be a growing focus on accountability at country level

MDG에 대한 세계의 많은 관심은 전세계 및 지역에서 거둔 총체적인 성과들에 바탕을 두고 있다. 앞서 말했듯이, 이해하기 쉬운 방법으로 모니터링 결과를 어떻게 발표할 것인지에 대해 그래픽 아티스트, 보고서 디자이너, 그리고 회의조직자에게 큰 과제를 안겼음에도 불구하고 선언문은 글로벌 모니터링이 SDG에서도 중요함을 강조했다.

하지만, MDG와 대조적으로, SDG 선언문은 책임과 개선책의 기반이라 할 수 있는 국가 및 지역 추적 조사 및 검토 과정을 더욱 강조한다. SDG 의제가 지닌 정치적 성격과 폭을 감안했을 때, 사람들은 시민 사회와 그 밖의 다른 주체들이 각자의 정부에 책임을 추궁하기 위해 SDG를 이용할 것이라고 생각할 수 있다.[11]

다시 말하지만, MDG와 달리, 소셜 미디어 – 시민 사회와 사회적으로 관련된 지지자들의 초연결 세대(hyper-connected generation)를 통해 – 가 먼저 SDG가 대중의 관심을 얻을 것인지를 결정하는데 있어서, 그리고 더 큰 책임을 주장하는데 있어서 중요한 역할을 할 것은 자연스러운 현상이다.

따라서, SDG가 특정한 건강 세부목표들을 국가 수준에서 모니터링하는 주제 이외에, 수입 또는 건강 불평등에 대한, 이민에 대한, 건강에 영향을 주는 약품 및 기타 많은 요인들에 대한 접근에 대한 국가의 입장을 주제로 토론을 유발하는데 사용될 것이라고 상상하기는 어렵지 않다. 건강 및 형평성에 대한 관심을 고수한 상태에서, WHO는 국가의 수행 능력에 대한 좀더 세부적인 정밀 조사 요구를 다룰 준비를 그리고 중앙 정부와 지방 정부가 필요로 하는 종합적인 분석을 제공할 준비를 할 필요가 있다.

최종 고찰(Final Reflection)

SDG 보건 목표와 13개의 세부목표들 그리고 다른 SDG의 다수의 보건 관련 세부목표들이 모든 국가들의 모든 세대들의 건강증진을 위해 토론과 행동을 하는데 필요한 좋은 근거를 제공한다. 일련의 보건 세부목표들은 포괄적이며 다수의 최근의 세계보건총회 결의안들, WHO 및 기타 글로벌 실행계획들, 그리고 현재의 국가 건강 전략들 위에 설정되었다. SDG 내의 보건 세부목표들은 WHO 12차 일반 업무 프로그램 2014-2019 안에 있는 모든 주요 우선 순위들을 다룬다.

보건 세부목표들 그 자체는 많은 프로그램 지역들에서 행동을 촉발시킬 가능성이 있다. 개별 세부목표들을 달성하는 일은 여전히 중요하지만, 야심찬 SDG를 의도했던 방식으로 SDG를 "통합되고 불가분의" 의제로 생각하는 것이 필요하다. 기타 모든 세부목표들을 뒷받침하는 세부목표인 UHC에 관한 관심, 그리고 지속가능한 개발의 사회적, 경제적 및 환경적 차원들과의 전략적 및 운영적 상호작용에 대한 더 큰 강조는 새로운 보건 의제의 2가지 중심 축이다. SDG는 또한 보건 거버넌스를 강화하는데 있어서 글로벌 차원에서, 그리고 점차적으로 지역적 및 국가 차원에서 다른 부문들의 정책 과정들과의 상호작용을 강화하는데 필요한 새롭고 재미있는 기회를 제공한다. 또한 특히 보건 안보 및 글로벌 공공재의 개발과 관련하여 글로벌 보건 아키텍처를 재조명하고 개조하는 것이 필수적이다.

SDG 의제는 이제 국제 보건에 대한 관심이 건강 및 관련 부문들의 더욱 광범위한 일련의 국가적 우선순위들에 맞춰 조정되기를 요구한다. 이는 모든 글로벌 건강 파트너들이 국가 주도적 의제를 건강에 반영하기 위해 계획 수립 시기와 그 구조를 조정해야 한다는 것을 의미한다. 이는 또한 보건 거버넌스, 보건시스템 개발, 그리고 새로운 의제가 암시한 부문간 작업을 위해 적절한 자원 할당을 보장해야 한다.

WHO가 유엔 울타리를 벗어나 다른 파트너들과 긴밀한 관계 속에서 계속 일을 하고, 세부 목표를 지향하는 업무가 지속되고 강화될 가능성이 있음에도 불구하고, WHO는 전체 보건 의제를 다룰 권한이 있는 유일한 글로벌 기구이다. 이는 WHO가 특히 지표들을 규정하고 진행단계를 측정하는 방법과 보고하는 방법을 개선하는 측면에서, 국가들이 필요한 재원을 마련하는 것을 도와주는 측면에서, 최상의 구매 개입(best buy interventions), 이행 및 전달 전략들에 관해 조언하는 측면에서, 그리고 연구 우선 순위들을 규정하는 측면에서 12차 일반 업무 프로그램을 통해 핵심 기능들을 유지하고 강화할 것을 요구한다.

목표 3의 SDG 보건 의제의 폭과 목표 전체에 반영된 다양한 건강 결정요인들이 중요한 거버넌스 과제를 제기한다: 세부목표 달성에 집중했던 MDG 검토 방법들은 13개의 건강 세부목표들을 가지고 있는 SDG에서 사용하기는 어렵고 불편할 것이다. 관련 유엔 기구들과

[박스 9.1] 건강 SDG 보고용 프레임워크 요약

앞에서 논의했던 대로 건강한 기대수명 또는 조기 사망률을 이용한 **건강 및 안녕 측정 요약**

보편적 건강 보장을 향한 진척이 목표 3의 다른 모든 건강 세부목표들의 성과를 뒷받침한다. UHC는 모든 국가들에서 의미가 있으며 관심 사안이기에, 사회경제적 및 기타 주요 결정 요인들에 의해 분리된 보장 및 재정 보호 지표들을 이용해 이를 향한 진척을 측정하는데 사용할 수 있는 프레임워크가 하나 있다.

전반적인 데이터 및 특정 세부목표들의 데이터를 바탕으로 평생에 걸친 **건강 불평등을 줄이는데 있어서의 진전**[12]

SDG를 향한 진전에 대한 전반적인 평가의 일부로 틀을 갖춰 표현된 **보건 세부목표들을 향한 진전**

보건 안보와 관련된 역량들의 요약 등 건강과 그 밖의 다른 SDG 그리고 보건 아키텍처와 보건 거버넌스 상의 변화에 대한 정량적인 평가 사이의 연관성을 반영해, 건강에 영향을 주는 **선정된 결정 요인들과 추세들에 대한 관심**, 프레임워크의 이 부분은 특정한 지역적 그리고/또는 글로벌 문제와 관련되어 있다고 간주된 이슈들을 포함시키기 위해 매년 조정될 수 있다.

의 협력 하에 WHO가 보고하는 프레임워크와 5개의 구성 요소로 이루어진 검토가 [박스 9.1]에 나와 있다.

많은 SDG가 실제로 정확성이 떨어지고, 달성하기 어려우며, 많은 세부목표들을 가지고 있으나 이 가운데 많은 것이 측정되기 어렵다 하더라도, 중요한 것은 SDG가 인류와 세상에 굉장히 중요한 이슈들을 반영한다는 것이다. SDG는 국가들과 지역 기구들 및 WHO 등 국제기구들에게 심오한 영향을 줄 수 있다. SDG는 전 세대에서 모두를 위한 건강한 삶과 웰빙이라는 목표가 개별 세부목표들의 성취에 기여한 개별 세부목표들의 총합보다 크다는 사실을 입증할 기회를 제공한다. SDG의 통합적인 성격은 건강의 결정 요인들을 폭넓게 다루는데 새로운 정당성을 제공하는 동시에, 건강에 있어서 평화와 안전의 중요성, 더 나은 거버넌스의 필요성, 증가하는 불평등이 건강에 미치는 영향, 그리고 건강을 증진하기 위한 전략의 중심에 질병이 아니라 사람을 놓는 일의 중요성을 다루는 기반을 제공한다.

참고 및 참조

1 Transforming our world: the 2030 agenda for sustainable development. New York (NY): United Nations; 2015 (https://sustainabledevelopment.un.org/post2015/transformingourworld, accessed 5 October 2015).

2 See for example: Easterly W. The SDGs should stand for senseless, dreamy and garbled. Foreign Policy. 28 September 2015. (http://foreignpolicy.com/2015/09/28/, accessed 26 October 2015).

3 See for example: Kenny C, Sumner A. More money or more development: What have the MDGs achieved? Working paper No. 278. Centre for Global Development; 2011 (http://www.cgdev.org/sites/default/files/1425806_file_Kenny_Sumner_MDGs_FINAL.pdf, accessed 16 September 2015).

4 See for example: Barder O. Addis: a good first step, but a terrible last word, for 2015. Blog of International Development, The London School of Economics and Political Science. 24 July 2015. (http://blogs.lse.ac.uk/internationaldevelopment/2015/07/24/addis-a-goodfirst-step-but-a-terrible-last-word-for-2015/, accessed 26 October 2015).

5 Kickbush I. Benefits and costs of the health targets for the post-2015 agenda. Post-2015 Consensus. Working Paper as of 19 January 2015. Copenhagen: Copenhagen Consensus Center;2015 (http://www.copenhagenconsensus.com/sites/default/files/health_viewpoint_-_kickbusch.pdf, accessed 26 October 2015).

6 See for example: EUR/RC61/Inf.Doc./6. Governance for health in the 21st century: a study conducted for the WHO Regional Office for Europe. Provisional agenda item 6(a). In: Regional Committee for Europe, sixty-first session. Copenhagen: WHO Regional Office for Europe; 2011. (http://www.euro.who.int/__data/assets/pdf_file/0010/148951/RC61_InfDoc6.pdf, accessed 26 October 2015); Frenk J, Moon S. Governance challenges in global health. N Engl J Med 2013;368:936-942 (http://www.nejm.org/doi/full/10.1056/NEJMra1109339, accessed 26 October 2015).

7 edie explains: Sustainable Development Goals. edie.net. 5 August 2015. (http://www.edie.net/library/UN-Sustainable-Development-Goals-2015-SDGs-list-definition/6637, accessed 26 October 2015).

8 While this point reflects the received wisdom – see for example: Kharas H, Prizzon A, Rogerson A. Financing the post-2015 Sustainable Development Goals:a rough road map. London: Overseas Development Institute; 2014 (http://www.odi.org/sites/odi.org.uk/files/odi-assets/publications-opinion-files/9374.pdf, accessed 26 October 2015) – many analyses show only a weak relationship between development assistance and economic development, reflecting the real world incentives that continue to guide aid allocation.

9 Norheim OF, Jha P, Admasu K, Godal T, Hum RJ, Kruk ME et al. Avoiding 40% of the premature deaths in each country, 2010-30: review of national mortality trends to help quantify the United Nations Sustainable Development Goal for health. Lancet. 2015;385(9964):239-52 (http://www.thelancet.com/journals/lancet/article/PIIS0140-6736%2814%2961591-9/fulltext, accessed 16 September 2015).

10 Europe 2020 – for a healthier EU. Brussels: European Commission (http://ec.europa.eu/health/europe_2020_en.htm, accessed 16 September 2015).

11 See for example: Mirchandani R. What will America do differently once it signs on to the SDGs? – Podcast with US Chief Negotiator Tony Pipa. Blog of Center for Global Health Development. 31 August 2015. (http://www.cgdev.org/blog/what-will-america-dodifferently-once-it-signs-on-to-sdgs-podcast-us-chief-negotiator-tony-pipa, accessed 26 October 2015).

12 Tracking universal health coverage: first global monitoring report. Geneva and Washington (DC): World Health Organization and World Bank; 2015 (http://www.who.int/entity/healthinfo/universal_health_coverage/report/2015/en/index.html, accessed 28 August 2015).

부록 1.

지역별 그룹

WHO 지역별 그룹

WHO 아프리카 지역: 알제리, 앙골라, 베닌, 보츠와나, 부르키나 파소, 브룬디, 카보 베르데, 카메룬, 중앙아프리카 공화국, 차드, 코모로, 콩고, 코트디부아르, 콩고민주공화국, 적도 기니, 에리트레아, 에티오피아, 가봉, 감비아, 가나, 기니, 기니비사우, 케냐, 레소토, 라이베리아, 마다가스카르, 말라위, 말리, 모라타니아, 모리셔츠, 모잠비크, 나미비아, 니제르, 나이지리아, 르완다, 상투메프린시페, 세네갈, 세이셸, 시에라리온, 남아프리카, 남수단, 스와질란드, 토고, 우간다, 탄자니아 연방공화국, 잠비아, 짐바브웨

WHO 아메리카(미주) 지역: 앤티가 바부다, 아르헨티나, 바하마, 바베이도스, 벨리즈, 볼리비아(다민족 공화국), 브라질, 캐나다, 칠레, 콜롬비아, 코스타리카, 쿠바, 도미니카, 도미니카 공화국, 에콰도르, 엘살바도르, 그라나다, 과테말라, 가이아나, 아이티, 온두라스, 자메이카, 멕시코, 니카라과, 파나마, 파라과이, 페루, 세인트키츠 네비스, 세인트루시아, 세인트빈센트 그레나딘, 수리남, 트리니다드 토바고, 미국, 우루과이, 베네수엘라(볼리바르 공화국)

WHO 동남아시아 지역: 방글라데시, 부탄, 조선민주주의인민공화국(북한), 인도, 인도네시아, 몰디브, 미얀마, 네팔, 스리랑카, 태국, 티모르

WHO 유럽 지역: 알바니아, 안도라, 아르메니아, 오스트리아, 아제르바이잔, 벨라루스, 벨기에, 보스니아 헤르체고비나, 불가리아, 크로아티아, 키프로스, 체코 공화국, 덴마크, 에스토니아, 핀란드, 프랑스, 조지아, 독일, 그리스, 헝가리, 아이슬란드, 아일랜드, 이스라엘, 이탈리아, 카자흐스탄, 키르기스스탄, 라트비아, 리투아니아, 룩셈부르크, 몰타, 모나코, 몬테네그로, 네덜란드, 노르웨이, 폴란드, 포르투갈, 몰도바, 루마니아, 러시아 연방, 산 마리노, 세르비아, 슬로바키아, 슬로베니아, 스페인, 스웨덴, 스위스, 타지키스탄, 마케도니아, 터키, 투르크메니스탄, 우크라이나, 영국, 우즈베키스탄

WHO 동부 지중해 지역: 아프가니스탄, 바레인, 지부티, 이집트, 이란, 이라크, 요르단, 쿠웨이트, 레바논, 리비아, 모로코, 오만, 파키스탄, 카타르, 사우디 아라비아, 소말리아, 수단, 시리아, 튀니지, 아랍에미리트(UAE), 예멘

WHO 서태평양 지역: 호주, 브루나이, 캄보디아, 중국, 쿡 제도, 피지, 일본, 키리바시, 라오 인민민주공화국, 말레이시아, 마샬 군도, 미크로네시아(연방 공화국), 몽골, 나우루, 뉴질랜드, 니우에, 팔라우, 파푸아뉴기니, 필리핀, 대한민국, 사모아, 싱가폴, 솔로몬 제도, 통가, 투발루, 바누아투, 베트남

WHO 지역별 그룹 및 고소득 OECD 국가 구분[1)2)]

고소득 OECD 국가: 호주, 오스트리아, 벨기에, 캐나다, 칠레, 체코, 덴마크, 에스토니아, 핀란드, 프랑스,

1) WHO Member States that are member countries of the OECD and classified as high income according to the World Bank analytical income classification of economies (based on the 2013 Atlas estimates of gross national income per capita) are grouped together as "high-income OECD countries". The remaining WHO Member States are grouped into the six WHO regions.

2 Member States marked with an * have been classified into income groups using gross domestic product.

독일, 그리스, 아이슬란드, 이스라엘, 이탈리아, 일본, 룩셈부르크, 네덜란드, 뉴질랜드, 노르웨이, 폴란드, 포르투갈, 대한민국, 슬로바키아, 슬로베니아, 스페인, 스웨덴, 스위스, 영국, 미국

저소득, 중소득, 고소득 OECD 미가입 국가:

WHO 아프리카 지역: 알제리, 앙골라, 베닌, 보츠와나, 부르키나 파소, 부룬디, 카보 베르데, 카메룬, 중앙아프리카 공화국, 차드, 코모로, 콩고, 코트디부아르, 콩고민주공화국, 적도 기니, 에리트레아, 에티오피아, 가봉, 감비아, 가나, 기니아, 기니비사우, 케냐, 레소토, 라이베리아, 마다가스카르, 말라위, 말리, 모리타니아, 모리셔스, 모잠비크, 나미비아, 니제르, 나이지리아, 르완다, 상투메프린시페, 세네갈, 세이셸, 시에라리온, 남아프리카, 남수단, 스와질란드, 토고, 우간다, 탄자니아, 잠비아, 짐바브웨

WHO 아메리카 지역: 앤티가 바부다, 아르헨티나, 바하마, 바베이도스, 벨리즈, 볼리비아, 브라질, 콜롬비아, 코스타리카, 쿠바, 도미니카 공화국, 도미니카, 에콰도르, 엘살바도르, 그라나다, 과테말라, 가이아나, 아이티, 온두라스, 자메이카, 멕시코, 니카라과, 파나마, 파라과이, 페루, 세인트키츠 네비스, 세인트루시아, 세인트빈센트 그레나딘, 수리남, 트리니다드 토바고, 우루과이, 베네수엘라

WHO 동남아시아 지역: 방글라데시, 부탄, 조선민주주의인민공화국(북한), 인도, 인도네시아, 몰디브, 미얀마, 네팔, 스리랑카, 태국, 티모르

WHO 유럽 지역: 알바니아, 안도라, 아르메니아, 아제르바이잔, 벨라루스, 보스니아 헤르체고비나, 불가리아, 크로아티아, 키프로스, 조지아, 헝가리, 카자흐스탄, 키르기스스탄, 라트비아, 리투아니아, 몰타, 모나코, 몬테네그로, 몰도바, 루마니아, 러시아 연방, 산 마리노, 세르비아, 타지키스탄, 마케도니아, 터키, 투르크메니스탄, 우크라이나, 우즈베키스탄

WHO 동부 지중해 지역: 아프가니스탄, 바레인, 지부티, 이집트, 이란, 이라크, 요르단, 쿠웨이트, 레바논, 리비아, 모로코, 오만, 파키스탄, 카타르, 사우디 아라비아, 소말리아, 수단, 시리아, 튀니지, 아랍에미리트, 예멘

WHO 서태평양 지역: 브루나이, 캄보디아, 중국, 쿡제도,* 피지, 일본, 키리바시, 라오스, 말레이시아, 마샬군도, 미크로네시아(연방 공화국), 몽골, 나우루,* 니우에,* 팔라우, 파푸아 뉴기니, 필리핀, 사모아, 싱가포르, 솔로몬 제도, 통가, 투발루, 바누아투, 베트남

PHOTO CREDITS

Page 2 UN Photo/Kibae Park
Page 5 WHO/Christopher Black
Page 13 WHO/Sergey Volkov
Page 18 WHO/Paolo Costa
Page 21 WHO/SEARO/Vismita Gupta-Smith
Page 29 WHO/Diego Rodriguez
Page 35 WHO/Diego Rodriguez
Page 50 WHO/Chris de Bode
Page 59 WHO/Sarah Bones
Page 60 WHO/Christopher Black
Page 70 WHO/Samuel Aranda
Page 72 WHO/Christina Banluta
Page 80 WHO/PAHO
Page 96 WHO/Christopher Black
Page 102 WHO/PAHO/Jane Dempster
Page 104 Measles and Rubella Initiative/Christine McNab
Page 107 WHO/SEARO/Andrew Caballero Reynolds
Page 109 WHO/Christopher Black
Page 111 WHO/PAHO
Page 119 Rotary International/Jean-Marc Giboux
Page 120 WHO/Bachir Chaibou
Page 125 UN Photo/Shehzad Noorani
Page 127 WHO/Anna Wang
Page 129 WHO/SEARO/Shehzad Noorani
Page 138 UNHCR/Sarah Hoibak
Page 146 WHO/SEARO/Karen Reidy
Page 149 WHO/SEARO
Page 153 WHO/SEARO/Gary Hampton
Page 155 WHO/Sergey Volkov
Page 157 WHO/SEARO/David Orr
Page 162 WHO/TDR/Fernando G. Revilla
Page 167 WHO/Pierre Albouy
Page 169 WHO/Fid Thompson
Page 171 WHO/Fid Thompson
Page 172 WHO/Fid Thompson
Page 175 WHO/SEARO/Gary Hampton
Page 184 WHO/Sergey Volkov
Page 200 WHO/Sergey Volkov
Page 204 WHO/Anna Kari
Page 214 Cathy Greenblat
Page 218 WHO/Sergey Volkov
Page 220 WHO/Sergey Volkov
Page 221 Cathy Greenblat
Page 225 Cathy Greenblat
Page 234 UN Photo/Marco Domino
Page 238 UN Photo/Stuart Price
Page 239 UN Photo/Paul Banks
Page 241 WHO
Page 243 WHO/Sergey Volkov
Page 249 UN Photo/Marco Dormino
Page 251 WHO/Francisco Guerrero
Page 252 WHO/PAHO/Victor Ariscain
Page 258 UN Photo/UNHCR/Glenna Gordon

SDG 지속가능보건개발 값 25,000원

2016년 12월 26일 제1판 인쇄
2016년 12월 30일 제1판 발행

저 자 : World Health Organization
역 자 : 남 은 우
발행인 : 주 영 일
발행처 : 계 축 문 화 사

서울특별시 종로구 통일로12길 16-17
우편번호 03029
TEL : 735-2257 · 738-9746
FAX : 723-9025
E-mail : gyechuk@hanmail.net
홈페이지 : http://gyechuk.co.kr

1973.10.31 등록번호 제300-1973-8호
ISBN 978-89-5629-442-1 93510